Pete
Walker

Das Tao der Gefühle

Für meine beste Freundin, Sat Ferren,
die wie eine Mutter für mich war.

Für Jim Dowe,
»Walt Whitman in a Buick«,
meine wichtigste Vaterfigur.

Für meine Schwestern Pat, Diane und Sharon
durch deren Liebe in der Kindheit mein Herz am Leben blieb.

Pete
Walker

Das Tao der Gefühle

Vergebung praktizieren und traumatische Kindheitserinnerungen hinter sich lassen

Unimedica

Impressum

Pete Walker
Das Tao der Gefühle: Vergebung praktizieren und traumatische Kindheitserinnerungen hinter sich lassen
1. deutsche Ausgabe 2021
2. deutsche Ausgabe 2023
ISBN 978-3-96257-208-2

Titel der Originalausgabe:
The Tao of fully Feeling: Harvesting Forgiveness out of Blame

Übersetzung aus dem Englischen: Elisabeth Möller-Giesen
Layout und Satz: Nicole Laka
Coverlayout: Nicole Laka, www.Nicole-Laka.de
Coverabbildung: shutterstock 503896363, © HstrongART

Herausgeber:
Unimedica im Narayana Verlag GmbH,
Blumenplatz 2, D-79400 Kandern
Tel.: +49 7626 974 970-0
E-Mail: info@unimedica.de
www.unimedica.de

Ich weiß, es gibt kein Gefängnis,
außer dem, das ich mir selbst schaffe, um
mich davor zu schützen,
meinen Schmerz zu spüren.
– Sheldon Kopp

Den Schmerz einzuladen,
Teil meiner Erfahrung zu werden,
und mein Leben nicht kontrollieren zu müssen,
um den Schmerz zu kontrollieren,
bedeutet eine solche Freiheit!
– Christina Baldwin

Inhalt

Begriffe

Dysfunktionale Familie bezieht sich auf jede Familie, die das natürliche Selbstwertgefühl eines Kindes durch jegliche Konstellation von verbaler, seelischer, emotionaler oder körperlicher Misshandlung und Vernachlässigung beschädigt, wie in Anhang A und Kapitel 8 definiert.

Die Begriffe *erwachsenes Kind*, *Überlebender* und *Genesender* werden austauschbar für jegliche Person verwendet, die durch missbräuchliche oder vernachlässigende Erziehung in der Kindheit verletzt wurde. *Erwachsenes Kind* bedeutet nicht, dass erwachsene Überlebende von dysfunktionalen Familien sich kindisch verhalten. Es bezieht sich auf die Tatsache, dass sie erwachsen geworden sind, ohne dass viele ihrer entwicklungsgemäßen Bedürfnisse befriedigt wurden. Viele erwachsene Kinder müssen erst noch das volle emotionale Potenzial eines reifen Erwachsenen entwickeln – sowie die Fähigkeit, entsprechende Beziehungen zu führen und sich selbst auszudrücken.

Inneres Kind bezieht sich auf den Teil des Selbst, der entwicklungsmäßig gefangen ist, weil in der Kindheit wichtige Formen der Fürsorge fehlten. Für einige Überlebende ist dieser Begriff lediglich ein nützlicher Ansatz, um diese Bedürfnisse zu identifizieren. Für andere, wie mich selbst, scheint es im Unterbewusstsein ein »altes« Kind-Selbst zu geben, das immer noch auf das Sicherheitsgefühl und die Fürsorge wartet, um ein vollwertiges, funktionierendes Erwachsen-Selbst entwickeln zu können.

Der Begriff *Genesung* wird auf zwei Arten verwendet: erstens als übergreifender Begriff zur Beschreibung des allgemeinen Heilungsprozesses von Traumata, die durch Kindesmisshandlung und Vernachlässigung entstanden sind. Viele Genesende beschreiben dies mit dem Satz »Ich bin in Genesung«. Genesung wird auch verwendet, um spezifische Entwicklungsziele zu benennen, z. B.: »Ich arbeite an der Wiederherstellung meiner Gefühle« oder »Meine Therapie hilft mir, mein Selbstbewusstsein wiederzuerlangen«. Genesung muss man sich als einen fortlaufenden Prozess vorstellen – einen Prozess der Wiederherstellung, nicht die erfolgte Genesung. Dies hilft, die Fallstricke einer

Alles-oder-nichts-Bewertung und eines Schwarz-Weiß-Denkens zu vermeiden, die ein gemeinsames Erbe der dysfunktionalen Familie sind.

Der Begriff *Co-Abhängigkeit* wird im engeren Sinne bei einem erwachsenen Kind verwendet, das gewöhnlich seine eigenen Bedürfnisse und Wünsche im Übermaß zugunsten eines anderen Menschen opfert. Co-Abhängigkeit ist häufig das Ergebnis einer Kindheit, in der die Bedürfnisse der Eltern in der Regel über die des Kindes gestellt wurden.

Der Begriff *toxische Scham* beschreibt einen verzerrten mentalen und emotionalen Zustand, der viele erwachsene Kinder über längere Phasen quält, in denen sie sich von Selbsthass überwältigt und außer Gefecht gesetzt fühlen. Toxische Scham entsteht, wenn die Betroffenen in ihrer Kindheit fortlaufend elterlicher Missbilligung und Abscheu ausgesetzt waren. (Kapitel 7 untersucht die durch nichts zu ersetzende Rolle der Schuldzuweisung bei der Heilung von toxischer Scham.)

Der Begriff *effektives Trauern* bezieht sich auf die Tatsache, dass die meisten Überlebenden nicht in der Lage sind, sich ihrer Trauer voll und ganz hinzugeben, um das wertvolle Gefühl der Erleichterung zu erleben, das sich dadurch ergibt. (In Kapitel 5 werden die häufigsten Ursachen für »gescheiterte« Trauerarbeit untersucht.)

Während die Substantive *Gefühl* und *Emotion* in diesem Buch im gleichen Sinne verwendet werden, unterscheiden sich die Worte *fühlen* und *emotional* sein voneinander. Fühlen bezeichnet den Prozess, wenn wir uns inneren, gefühlsmäßigen Erfahrungen hingeben und diese akzeptieren, ohne sie ändern zu wollen. Emotional sein ist der Prozess des aktiven Ausdrucks innerer gefühlsbezogener Erfahrungen, wie z. B. weinen, »sich ärgern« oder lachen.

Einleitung

weil fühlen zuerst kommt
wer sich kümmert
um die syntax der dinge
wird nie voll dich küssen;

— E. E. Cummings

Die Industriegesellschaften werden so seelenlos wie ihre maschinellen Idole, die sie über die Menschlichkeit stellen. Industriegesellschaften behandeln Gefühle, als wären sie veraltete Teile. *Das Tao der Gefühle* ist eine Anleitung zur Rückgewinnung des emotionalen Reichtums, dessen wir in der Kindheit beraubt wurden, so wie in unserem Land Holz und Kohle abgeschafft wurden.

Das Tao der Gefühle entstand aus meinem persönlichen Kampf und dem meiner Klienten und Freunde, unsere Gefühle zurückzugewinnen. Das Buch ist eine Einladung, zu erfahren, wie Fühlen und das Zeigen von Gefühlen unsere Werte auf natürliche Weise beeinflussen, sodass Liebe und Vertrautheit wieder über materielle Güter und Konsum gestellt werden.

Das Tao der Gefühle konzentriert sich stark auf die dysfunktionale Familie, denn dort wird das gesellschaftliche Diktum gegen das Fühlen am strengsten durchgesetzt. Ich stimme mit John Bradshaw überein, dass unsere Kultur von einer Epidemie des Versagens elterlicher Erziehung befallen ist.

Meine Aussagen über familiäre Dysfunktionalität stimmen mit einer Reihe aktueller Bücher überein, deren Titel allein schon den Zusammenbruch der Institution der Elternschaft in unserer Kultur widerspiegeln: *Das Drama des begabten Kindes; Betrayal of Innocence [Verrat der Unschuld]; The Secret Everyone Knows [Das Geheimnis, das jeder kennt]; Hearts That We Broke A Long Time Ago [Herzen, die wir vor langer Zeit gebrochen haben]; Soul Murder: Persecution in the Family [Seelenmord: Schikane in der Familie]; After The Tears: Reclaiming the Personal Losses of Childhood [Nach den Tränen: Die persönlichen Verluste der Kindheit zurückgewinnen]; Getting Divorced From Mother And Dad [Trennung von Mutter und Vater]; Wenn Scham krank macht; My Name Is Chellis, I'm in Recovery from Western Civilization [Mein Name ist Chellis, Ich befinde mich im Genesungsprozess von der westlichen Zivilisation].* Familiäre Dysfunktionalität ist in unserer Gesellschaft so alltäglich und normal, dass sie nicht leicht zu erkennen ist. Paradoxerweise ignorieren diejenigen, die in ihrer Kindheit nicht unter massiver körperlicher Gewalt gelitten haben, am ehesten die schädlichen Auswirkungen ihrer Kindheit. Dennoch wurzeln die meisten Leiden von Erwachsenen, die mir als Psychotherapeut begegnet sind, auf nicht-physischen Formen von Kindesmisshandlung und -vernachlässigung.

Die häufigste Form des Leids von Erwachsenen ist Selbsthass, und der Gegenstand dieses Hasses sind in der Regel unsere Gefühle. Die meisten von uns wurden in sehr jungen Jahren attackiert, beschämt oder abgelehnt, weil sie Emotionen gezeigt haben. Vor der Zeit unserer Erinnerung waren die meisten von uns schon gezwungen, auf unsere Gefühle zu verzichten und uns dafür zu hassen, dass sie hatten. Dieses Buch bietet praktische Ratschläge, um diese unbewusste, selbstzerstörerische Angewohnheit zu durchbrechen.

Die Perspektiven und Ratschläge, die ich hier anbiete, basieren auf vielfältigen Lebenserfahrungen und Studien. Mein persönlicher Weg der emotionalen Genesung ist damit verwoben. An den Anfang möchte ich eine irritierende Beobachtung stellen, nämlich dass die US-Armee auf dem Höhepunkt des Vietnamkrieges für mich ein wärmeres, fürsorglicheres Zuhause war als mein Elternhaus.

Diese überraschende Erkenntnis gewann ich durch eine Reihe von wiederkehrenden Träumen, in denen ich mich wiederholt freiwillig zur Armee gemeldet habe und in denen ich glücklicher und erfüllter war als jemals im echten Leben.

Diese Träume verwirrten mich all die zehn Jahre, in denen sie auftraten. Wenn sie Albträume gewesen wären, hätten sie vollkommen Sinn für mich gemacht, denn ich wollte nie in die Armee. Jegliche Vorstellung, dass die Armee für mich von irgendeinem Nutzen sein könnte, war undenkbar. In der Zeit, als ich dort festsaß, sehnte ich mich unendlich nach dem Ende meiner Dienstzeit.

Diese Träume haben mich so konfus gemacht, dass ich gelegentlich betete: »Bitte, Gott, sag mir, dass es nicht bedeutet, dass ich mich wieder verpflichten soll!«

Schließlich begann ich diese Träume zu verstehen, indem ich meine Erfahrungen in der Armee mit dem Leben in meiner Familie verglich. Die

Ausbilder und Offiziere, die mich zu einem Kampfzugführer schulten, waren verbal und emotional auf gleiche Weise missbräuchlich wie meine Eltern. Auch die drohende Gefahr von körperlicher Gewalt war mir bekannt, wenngleich mein Kriegsdienst entlang der koreanischen entmilitarisierten Zone (EMZ) wesentlich weniger gefährlich war als in Vietnam.

In der Armee war es jedoch anders als in meiner Familie, denn ich bin nie wirklich körperlich angegriffen wurde, wohingegen körperliche Misshandlungen bis zu meinem Teenageralter zu Hause andauernd vorkamen.

Während ich über diese Differenzierung nachdachte, entdeckte ich weitere wichtige Unterschiede zwischen der Armee und meiner Familie. Sobald die relativ kurze erniedrigende Anfangsphase der Ausbildung abgeschlossen war, erwies sich die Armee als deutlich angenehmer als meine Familie. Im Gegensatz zu meiner Familie boten mir klar definierte Regeln die Möglichkeit, »es richtig zu machen«, mich einzufügen sowie Wertschätzung und Respekt zu erlangen.

Das Leben in der Armee war kein ständiger Irrgarten von Doppelbotschaften und No-win-Situationen. Und obwohl es im Dienst zahlreiche unangenehme und gefährliche Situationen gab, erlebte ich viele Phasen, die sicher und frei von drohenden Angriffen waren. Selbst die berüchtigte stressige Grundausbildung bot für mich insgesamt mehr Sicherheit als meine Familie! Welch glückliche und erleichternde Erfahrung war es, in der Messe zu essen, ohne von der Person neben mir plötzlich angeschrien oder geschlagen zu werden, wie es so oft bei Mahlzeiten in meiner Familie geschehen war! Ich entspannte mich so weit, dass ich mein Essen besser verwerten konnte, und ich nahm in den ersten sechs Monaten gesunde dreißig Pfund zu.

Ich habe dort auch viele Freunde gefunden, die mich schätzten. Ich glänzte bei der Erfüllung von Aufgaben, die mir zugewiesen wurden, und wurde für meine Leistung belohnt. Mein Selbstvertrauen und meine Durchsetzungskraft wuchsen sprunghaft an und ich begann zu glauben, dass ich vielleicht doch noch ein bisschen Wert habe. (Das bedeutet nicht, dass ich sofort von dem Glauben geheilt wurde, der bei vielen erwachsenen Kindern verbreitet ist, dass mein Erfolg nur ein Zufall war. Die meiste Zeit dachte ich, ich würde meine Vorgesetzten nur täuschen und dass sie, wenn sie mein wahres Ich entdeckten – das fehlerbehaftete, das meine Eltern ohne große Schwierigkeiten erkannt hatten –, mich schnell in eine niedrigere Position degradieren würden. Ich war immer noch mit dem berüchtigten »Hochstapler-Syndrom« behaftet, das die Erfolge vieler erwachsener Kinder verdirbt.)

Als ich diese Träume verstand, hörten sie auf. Ihre Funktion war erfüllt, sobald sie den allmählichen Zerfall meiner »idyllischen Kindheit«-Illusion einleiteten.

Zu dieser Zeit studierte ich Psychologie, Soziologie und Anthropologie an der Universität. Meine Studien beschleunigten die Auflösung meiner Illusion von meiner »perfekten« Familie. Ich entdeckte eklatante Beweise dafür, dass westliche Erziehungspraktiken seit der Industriellen Revolution kontinuierlich weitergegeben wurden. Schließlich kam ich zu der Überzeugung, dass die meisten amerikanischen Familien das Ideal der perfekten Familie aus der beliebten Fernsehserie *The Brady Bunch* Lügen strafen.

Meine Ansicht, dass wir unter einer Erziehungskrise leiden, gründet auch auf den Erfahrungen der sechs Jahre, die ich mit oder in der Nähe von Menschen aus nicht industrialisierten Gesellschaften verbracht habe: drei Jahre in Afrika und Asien sowie drei Jahre in der Nähe eines Aborigines-Reservats im Norden Australiens.

Beim Vergleich der vor- und nachindustriellen elterlichen Erziehungspraktiken scheint es offensichtlich, dass westliche Eltern den Kontakt zu ihren emotional geprägten elterlichen Instinkten verloren haben. Allein dieser Faktor verursacht bei den meisten unserer Kinder eine Menge unnötiger und unbeabsichtigter Verletzungen und Entbehrungen. Diese Beobachtung zeigt sich deutlich in der Reaktion der kalifornischen Ureinwohner auf die ersten westlichen Siedler. Sie waren vom mangelnden Mitgefühl der Europäer ihren Kindern gegenüber so sehr betroffen, dass Sie sie verächtlich als »die Leute, die ihre Kinder schlagen« bezeichneten.

Unzählige Erlebnisse machten mich neidisch auf die Beziehungen der Eltern und Kinder in »primitiven« Kulturen. Eltern dieser Kulturen leiten ihre Kinder an und betreuen sie nach dem gesunden Menschenverstand, den wir schon lange aufgegeben haben, so wie viele unserer Gefühle und Instinkte. Alice Miller beschreibt den Erziehungsprozess, der uns unserer Gefühle beraubt, bevor wir uns ihrer bewusst sind und sie zu schätzen wissen:

> … (Wir) haben alle die Kunst entwickelt, keine Gefühle zu empfinden, denn ein Kind kann seine Gefühle nur dann erleben, wenn es jemanden gibt, der es voll akzeptiert, versteht und unterstützt. Wenn das nicht gegeben ist und das Kind riskieren muss, die Liebe der Mutter oder ihres Stellvertreters zu verlieren, dann kann es diese Gefühle nicht heimlich »nur für sich selbst« empfinden, sondern überhaupt nicht.

Als ich eines Tages über die Betrachtung von Alice Miller nachdachte, kam mir dieses Gedicht in den Sinn:

> Sie stumpfen meine Gefühle ab
> Um die Blutung meiner Tränen zu stoppen
> Und nun ertrinke ich allein in
> Einem Pool, der seit Jahren verblutet ist.

Eltern in nichtindustrialisierten Gesellschaften lieben ihre Kinder auf eine Art und Weise, die jenseits der Fähigkeit der meisten westlichen Eltern liegt. So sehr wir uns auch aufrichtig bemühen, unsere Kinder zu lieben, wir scheitern gewöhnlich kläglich, weil wir von unserer emotionalen Natur getrennt sind. Ängstlich und beschämt über unsere Gefühle und unsere inneren Erfahrungen, haben wir keinen Zugang zu dem Teil unseres Selbst, wo liebevolle Gefühle entstehen.

Es gibt eine Geschichte der amerikanischen Ureinwohner, die den Mangel an Liebe in unserer Kultur hervorhebt. Ein westlicher Anthropologe, der bei den Hopi-Indianern lebte und sie studierte, bemerkte im Laufe der Zeit, dass die meisten Hopi-Lieder vom Wasser handelten. Eines Tages fragte er den Schamanen:

> Wie kommt es, dass ihr so viel über Wasser singt? In meiner Kultur ist die Liebe das Thema, das am häufigsten in unseren Liedern zum Ausdruck kommt. Schätzt dein Volk die Liebe nicht?

Der Schamane dieser Wüstenkultur antwortete:

> In meiner Kultur sind die Lieder häufig Gebete, und wir singen und beten für die wertvollen Dinge im Leben, von denen wir nicht genug haben. Liebe gehört nicht dazu.

Das Tao der Gefühe skizziert eine Reise zurück zu den Gefühlen und zurück zu authentischen, gefühlsbasierten Liebeserfahrungen. Wenn wir jemals wieder unsere natürliche Fähigkeit, unsere Kinder wirklich zu lieben, wiedererlangen wollen, müssen wir zuerst lernen, uns in all unseren emotionalen Zuständen selbst zu lieben. Wir beginnen damit, so absurd es auch erscheinen mag, indem wir uns selbst und anderen verzeihen, Gefühle zu haben! Wir erreichen dies, indem wir uns weigern, unseren Eltern nachzueifern – und zwar indem wir mit der von ihnen übernommenen Angewohnheit brechen, uns schuldig zu fühlen und uns für die meisten unserer Gefühle, mit denen wir dem Leben begegnen, zu schämen.

Ich hoffe, dass Ihnen dieses Buch helfen wird zu verstehen, dass Sie in der Kindheit schwere Verluste erlitten haben, falls auch Ihre Eltern sich an die Normen und Praktiken der modernen Erziehung gehalten und diese befolgt haben. Ich möchte Sie auf Anhang A hinweisen, der Ihnen helfen soll, eine sachkundigere Bewertung dieser Behauptung vorzunehmen.

Bei meinen Versuchen, mit meinen Emotionen zurechtzukommen, bin ich in vielen Sackgassen gelandet. Ich habe sie verdrängt, runtergeschluckt, in Alkohol ertränkt, bin abgehoben in Hanf-Schwaden, hungerte sie aus, begrub sie unter Nahrung, transzendierte sie in der Meditation, bin ihnen davongelaufen, überlistete sie durch Rationalisierung, exorzierte sie, übergab sie an höhere Wesen, verwandelte sie in etwas, das man nicht ernst zu nehmen hatte, und spürte sie sogar kurz, bevor ich sie in einer dramatischen Katharsis löschte, damit sie endgültig verschwanden.

Ich wurde bei meinen Bemühungen, dauerhafte Linderung von dem mich erdrückenden emotionalen Schmerz zu erreichen, durch eine Fülle von Selbsthilfebüchern, Workshops, praktischen Kuren, psychologischen Lehren und spirituellen Praktiken in die Irre geführt. Die meisten Sackgassen, die ich auf der Flucht vor meinen Gefühlen erforscht habe, hatten eine gemeinsame Eigenschaft: das Versprechen einer ewigen Transzendenz normaler emotionaler Zustände wie Wut, Trauer, und Angst.

Die schädlichsten waren jene, die versprachen, man könne dauerhaft »wünschenswerte« emotionale Zustände wie Glück, Liebe und Frieden erreichen. Ich erinnere mich lebhaft an die klägliche Enttäuschung, die ich erlebte, wenn die kurzlebigen positiven Wirkungen des einen oder anderen Ansatzes so hinfällig wurden, dass ich nicht mehr so tun konnte, als würde ich sie tatsächlich erleben. Immer wieder wurden Versprechungen von dauerhafter Zufriedenheit gebrochen, denn die negativen Emotionen, die eigentlich dauerhaft beseitigt werden sollten, kehrten unweigerlich zurück. Da es mir wieder einmal nicht gelungen war, mein Leiden zu überwinden (wie es anderen zu gelingen schien), begab ich mich – überwältigt von toxischer Scham –, unweigerlich auf eine weitere verzweifelte Suche nach einem neuen Allheilmittel für meine Gefühle.

Wie ungewöhnlich und überraschend, dass ich jetzt meine Gefühle nur noch akzeptieren muss! Manchmal kann ich kaum glauben, wie leicht es ist, sie einfach wahrzunehmen oder ihnen einen liebevollen Ausdruck zu verleihen.

Bin ich wirklich die gleiche Person, die vor zwanzig Jahren zu diesen unzähligen Männern gehörte, die keine Ahnung von Gefühlen haben?

Ich möchte nicht behaupten, dass alle oben genannten Ansätze völlig wertlos sind. Einige davon sind nützliche Werkzeuge, sofern sie nicht dazu benutzt werden, Gefühle zu verbannen, und sie werden auch in mein vielschichtiges Konzept der emotionalen Genesung mit einbezogen.

Ich hoffe, dass Ihnen dieses Buch hilft, sich nicht zu schaden, wie ich es getan habe, indem ich mich naiv Lehren und Praktiken verschrieben habe, die dauerhaftes Glück garantierten. Es ist eine Sisyphusarbeit, wenn man auf diese Weise versucht »oben« zu bleiben, und man wird unweigerlich und unnötig unzufrieden mit sich selbst, egal, wie gut gemeint diese Ansätze sind oder wie hilfreich sie für den Moment sein mögen.

Thomas Moore bezeichnet in seinem Buch *Der Seele Raum geben: Wie Leben gelingen kann* das Streben nach dem Glück als »Erlösungsfantasie«. Sie ist ein verführerischer, nutzloser Umweg in unserer persönlichen Entwicklung. Sheldon Kopp betitelte sein Buch *Triffst du Buddha unterwegs,* um uns zu ermutigen, diesen Umweg zu vermeiden und uns vor der unnötigen Selbstsabotage des emotionalen Perfektionismus zu retten.

Die motivierenden, emotionalen Auswirkungen jeder Technik oder Lehre im Hinblick auf die persönliche Entwicklung, ganz gleich, wie gesund und gut gemeint sie sind, weichen zwangsläufig normalen, ebenso gesunden Erfahrungen von weniger erhabenen Gefühlen. In solchen Momenten kann es geschehen, dass sich diejenigen, die glauben, sie sollten unerschütterlich fröhlich und transzendent sein, für diese normale Fluktuation der Empfindungen von Glück und Gelassenheit schuldig fühlen, da sie vermeintlich von Natur aus fehlerhaft sind.

Der Mensch wurde nicht geschaffen, um sich im Dauerzustand einer bestimmten Empfindung zu befinden. Niemand wird uns weiter auf die Folterbank des emotionalen Perfektionismus binden. Wir können heruntersteigen und stattdessen realistischere emotionale Ziele anstreben. Ein unerschütterliches Selbstvertrauen, das nicht durch emotionale Schwankungen beeinträchtigt wird, ist etwas, das wir alle auf gesunde Weise anstreben und nach und nach erreichen können.

Es gibt viel zu viele spirituelle Führer und kognitive Verhaltenspsychologen, die uns den Weg in die falsche Richtung weisen, indem sie darauf bestehen, dass wir unangenehme Gefühle beseitigen können und sollten. Viele New-Age-Führer kredenzen fälschlicherweise das Konzept der Erleuchtung, als ob es ein dauerhaft erreichbarer schmerzfreier Zustand wäre. Während meiner fünfundzwanzigjährigen spirituellen Praxis und der zwanzig Jahre, die ich mit psychologischen

Studien verbrachte habe, ist mir jedoch noch kein Guru, Therapeut, Lehrer oder Anhänger begegnet, der sich in einem dauerhaft glückseligen Zustand befand und der nicht gelegentlich emotionalen Schmerzen ausgesetzt war. Wie traurig, dass so viele immer noch dieser illusorischen Verheißung nachjagen, und sich weiterhin dafür verachten, dass sie sie nicht erreichen.

Verstehen Sie mich bitte nicht falsch, ich möchte in keiner Weise die wunderbaren Möglichkeiten einer effektiven spirituellen Praktik abwerten. Vielmehr versuche ich den Trugschluss deutlich zu machen, eine spirituelle Praktik könne die Notwendigkeiten einer »emotionalen Praktik« aufheben. Wenn wir nicht die ganze Bandbreite menschlicher Gefühle akzeptieren und erleben, können wir keine gesunden Menschen sein.

Vielleicht bin ich schlecht informiert und vielleicht gibt es einige seltene Seelen, die wirklich permanente Erleuchtung oder unerschütterliches Glück verkörpern. Vielleicht hat der neueste Avatar eines Abkömmlings des EST-Trainings eine Formel entwickelt, um eine wirklich vollständige Beherrschung der emotionalen Natur zu erreichen. Vielleicht beweist das Gehen auf heißen Kohlen ohne Schmerzempfindung, wie es die Teilnehmer in den aktuell populären Wochenendseminaren tun, dass wir in der Lage sein »sollten«, andere, weniger intensive, emotionale Formen des Schmerzes zu transzendieren. Da ich jedoch diejenigen, die für sich behaupten, den Himmel hier auf Erden gefunden zu haben, bisher nur als anmaßend erlebt habe, scheint es mir, dass die Chancen, unerschütterliche Glückseligkeit zu erlangen, extrem gering sind.

Daher bin ich so dankbar, dass ich R. D. Laings weise Äußerung schließlich verstanden habe: »Der einzige Schmerz, der vermieden werden kann, ist der Schmerz, der entsteht, wenn unvermeidlicher Schmerz vermieden wird.« Ich weiß jetzt, dass der Löwenanteil meiner bisherigen emotionalen Schmerzen, über neunzig Prozent, daher rührte, dass ich gelernt hatte, meine Gefühle zu hassen, zu betäuben und vor ihnen wegzulaufen.

Der größte Wendepunkt in meinem Leben geschah, als ich mein Streben nach dauerhaftem Glück und Transzendenz mit der unbeugsamen Bereitschaft ersetzte, für mich selbst in jedem Gefühlszustand da zu sein. Die Belohnung dafür war wundersam. Manchmal sind meine Tränen wie Juwelen, die durch Brechung strahlende Farbigkeit in mein Leben lenken. Meine Wut erlebe ich jetzt als eine sanfte Flamme, die mich mit einer immer größer werdenden Leidenschaft für das Leben wärmt. Meine Angst ist manchmal ein Leuchtfeuer, das mir neue Wege aufzeigt, um eine größere Wertschätzung des Lebens zu erlangen. Mein Neid zeigt mir, was ich in mir noch entwickeln möchte.

Ich habe sogar in Phasen der Depression Wunderbares erlebt. Depressionen führen mich manchmal in die Stille, die mich vom Joch der Zeit befreit; sie laden mich ein zu einem zunehmend intensiver erlebten Ort des Friedens in mir selbst und sie erlauben mir, mich in meinem Körper wohlzufühlen, als wäre er der luxuriöseste Sessel, den man sich vorstellen kann.

Außerdem versetzt mich das Trauern, besonders wenn es intensiv ist, in einen so tiefen Schlaf, dass ich mich wie ein ruhender Samen fühle, der sicher im fruchtbaren Lehm von Mutter Erde geborgen ist und nichts anderes zu tun hat, als darauf zu warten, dass die Sonnenstrahlen ihn wecken.

Die Bereitschaft, ganzheitlich zu fühlen, verleiht uns eine befreiende emotionale Flexibilität. Ich staune immer wieder darüber, wie das Zulassen unangenehmer Gefühle diese Wirkung auslöst und mir viel schneller wieder ein gutes Gefühl verleiht, als es eine Abwehr jemals getan hat.

Unsere Gefühle beleben und bereichern uns in dem Maße, wie wir sie in ihrer Vielfalt zulassen. Jetzt ist es an der Zeit, uns von der lähmenden Treue zu den TV-Helden zu befreien, die uns einzelne monotone Melodien von Härte, Coolness, Nettigkeit oder gekünstelter Leichtsinnigkeit summen lassen. Unsere Emotionen sind unsere eigene Musik, und kein monotones oder Drei-Noten-Liedchen kann in uns die Leidenschaft für das Leben erzeugen. Wir werden zu Sinfonien, wenn wir uns alle Töne der emotionalen Skala zurückerobern.

Ich selbst war auf einer langen Reise zurück zu meinen Gefühlen, ohne die Orientierung einer Karte, und ich hoffe, dass die Karte, die ich Ihnen hier anbiete, Ihnen eine Abkürzung zu Ihrer emotionalen Genesung ermöglicht. Ich hoffe, dass Sie einige der hier beschriebenen Schätze entdecken werden und dass Sie durch eine umfangreichere emotionale Erfahrung des Lebens beseelt werden. Ich bete, dass Sie das Gefühl der Zugehörigkeit und Erfüllung erleben, das durch die emotionale Freiheit Ihrer selbst und mit Ihren Vertrauten entsteht.

Kapitel 1

Die Bedeutung der Wiedererlangung des ganzen Spektrums der Gefühle

Das Gefühl sagt uns, wie und wie sehr eine Sache für uns wichtig ist.

— Carl Gustav Jung

Amerika ist eine Nation emotionaler Waisenkinder … erwachsene Kinder sind ohne wirkliche Eltern aufgewachsen. Unzählige unserer Freunde, Nachbarn, Ehepartner und Liebhaber hatten eine Kindheit, in der ihre Eltern emotional nicht für sie da waren.

— Dennis Wholey

Gefühle und Emotionen sind energetische Zustände, die sich nicht auf magische Weise auflösen, wenn sie ignoriert werden. Ein großer Teil unseres unnützen emotionalen Schmerzes ist der verzweifelte Druck, der dadurch entsteht, dass die emotionale Energie nicht freigesetzt wird. Wenn wir uns nicht um unsere Gefühle kümmern, sammeln sie sich in uns an und erzeugen wachsende Angst, die wir häufig als Stress abtun.

Stress ist nicht nur eine schädliche physiologische Reaktion auf belastende äußere Anreize wie Lärm, Umweltverschmutzung, Pendeln zum Arbeitsplatz, lange Arbeitszeiten oder viel Trubel. Stress ist auch der schmerzhafte innere Druck der angesammelten emotionalen Energie.

Das Trauern, das hier ausführlich untersucht wird, ist der effektivste Mechanismus zur Stressbewältigung, über den die Menschen verfügen. Trauern ist ein sicheres, gesundes Ventil für unsere inneren Druckkochtöpfe der Emotionen. Oft habe ich Gefühle erlebt, bei denen ich glaubte, gleich zu explodieren, und die sich durch ein ausgiebiges Weinen sofort lösten. Fast täglich erlebe ich in meiner Privatpraxis, wie andere dieselbe wunderbare Erleichterung erfahren.

Wenn wir uns nicht auf unsere Gefühle einlassen, hat das viele furchtbare Konsequenzen. Der Preis der Unterdrückung der Gefühle ist eine konstante, verheerende Energieverschwendung, die viele von uns deprimiert und schweigsam macht. Wenn wir auf diese Weise ständig geschwächt werden, versinken wir zunehmend in Apathie und im Gefühl des Überdrusses, »alles schon mal gesehen zu haben, überall schon mal gewesen zu sein und alles schon mal gemacht zu haben«. Wenn dies eintritt, geben wir unsere Bestimmung auf, ausdrucksstarke, das Leben feiernde Wesen zu sein, zu denen wir geboren wurden.

Der Kampf gegen unsere Gefühle zwingt diese, sich gegen uns zu wenden. Ein Großteil unseres überflüssigen Leidens wird durch die Geister unserer getöteten Emotionen verursacht, die durch unser Bewusstsein wehen und uns in Form von verletzenden Gedanken verfolgen. Verleugnete Emotionen trüben unsere Gedanken durch ängstliche Sorge, mürrische Selbstzweifel und wütende Selbstkritik.

Wir riskieren auch, unsere Emotionen unbewusst »auszuleben«, wenn wir nicht bereit sind, sie zu spüren. Sarkasmus, der Hang zum Kritisieren, gewohnheitsmäßiges Zuspätkommen und »vergessene« Verpflichtungen sind häufige unbewusste Äußerungen von Wut. Paradoxerweise lassen uns diese passiv-aggressiven Verhaltensweisen in noch größerem emotionalen Schmerz zurück, weil sie andere dazu bringen, uns zu misstrauen und uns nicht zu mögen.

Die gravierenden Probleme des maßlosen Essens, der Übermedikation und des übermäßigen Arbeitens, die Amerika plagen, wurzeln ebenfalls in der massenhaften Entfremdung von unseren Gefühlen. Wenn wir Angst vor unseren Gefühlen haben, sind wir gezwungen, uns durch stimmungsverändernde Substanzen, Arbeitssucht oder ständige Geschäftigkeit von unseren Emotionen abzulenken. Wie Anne Wilson Schaef in ihrem Buch *Im Zeitalter der Sucht: Wege aus der Abhängigkeit* zeigt, sind viele von mindestens einer selbstzerstörerischen Substanz oder einem entsprechenden Verhalten abhängig.

Ironischerweise tragen unsere Ablenkungen in der Regel zu dem zugrunde liegenden Schmerz bei, den wir versuchen zu vermeiden. Wenn es zur Gewohnheit wird, fügen sie unserem Körper schließlich schwere Schäden zu. Unser rasendes Lebenstempo und die Verwendung von chemischen Substanzen (verschriebene, illegale oder rezeptfreie) betäuben uns so gründlich, dass wir ihre lähmenden Auswirkungen oft erst dann spüren, wenn wir schwer erkranken.

Wir sind so abwehrend gegenüber unseren Schmerzen geworden, dass wir immer wieder auf der Suche nach neuen Wegen sind, um nicht zu fühlen. Die weit verbreitete Narkotisierung der Hausfrauen mit Valium in den Fünfziger- und Sechzigerjahren war ein Präzedenzfall für die gegenwärtige explosionsartige Betäubung beider Geschlechter mit modernen Antidepressiva. Medikamente wie Prozac, Zoloft und Paxil werden derzeit als »Designerdrogen« verwendet, und viele Allgemeinmediziner mit geringer psychiatrischer Ausbildung verschreiben sie großzügig jedem, der sich schlecht fühlt.

1995 wurde in einer TV-Sondersendung von *Frontline* über entsprechende Zustände berichtet. Dieses Programm dokumentierte den damals weitverbreiteten Trend zum übermäßigen Gebrauch von Prozac und richtete den Fokus auf einen Psychologen aus dem Bundesstaat Washington, der Prozac allen seinen Klienten verschrieb und neue Klienten nur behandelte, wenn sie bereit waren, Prozac zu nehmen. Vor laufender Kamera sagte er einem potenziellen Klienten: »Sie haben keinen Zugang zu Ihrem wahren Selbst ohne dieses Medikament.« Leider begegne ich immer mehr Therapeuten, die ihren Klienten sofort Prozac verschreiben, ohne zuerst das Trauern als Mittel gegen Depressionen und Stress auszuloten.

In dem Krieg, den unsere Kultur gegen das Fühlen führt, werden Emotionen zu einer gefährdeten Art. Überall werden wir von familiären und gesellschaftlichen Erwartungen bedrängt, »cool« zu sein. Die Haltung, so zu tun, als könne uns nichts verletzen oder beeinträchtigen, ist schleichend zu unserem Vorbild für Gesundheit und Entfaltung geworden. Viele von uns sind so cool, dass sie emotional kalt und abschreckend distanziert geworden sind. Mit den Worten von Robert Bly:

> … die Vertuschung schmerzhafter Emotionen in uns … ist in unserem Land zu einer Frage des nationalen und privaten Stils geworden. Wir haben mit überwältigendem Elan das Tier der Verleugnung zum Leittier des Lebens in unserem Land gemacht.

Nirgendwo, weder in unseren privatesten Momenten, noch in der Gesellschaft unserer engsten Freunde, fühlen wir uns sicher, unsere Gefühle zu erkunden. Wut, Depression, Neid, Traurigkeit, Angst, Misstrauen usw. sind alle genauso wichtig für das Leben wie Brot, Blumen und Straßen. Doch diese Gefühle rufen bei uns – sobald sie aufkommen – gewöhnlich Scham und Furcht hervor, selbst bei denjenigen, die allen anderen unvorhergesehenen Lebensereignissen tapfer begegnen.

Wer es wagt, Gefühle auszudrücken, die nicht positiv sind, wird als bemitleidenswert und unreif betrachtet, weil er sich nicht für eine würdevollere Haltung entschieden hat. Welch schrecklicher Verlust der natürlichen menschlichen Neigung, einem verzweifelten Freund Mitgefühl zu erweisen – eine Reaktion, die es in nichtindustrialisierten Ländern immer noch gibt.

Eine Schulter zum Ausweinen und die Erlaubnis, zu jammern und zu klagen, sind in den Industriegesellschaften verschwindende Sakramente. In unserer Kultur bedeutet Empathie, unseren bedrückten Freunden – in bester Absicht – zu raten, »das Positive zu sehen« und daran zu denken, dass »es schlimmer sein könnte«.

Dies steht im Gegensatz zur Stammeskultur von Neuguinea, wo Männer und Frauen gleichermaßen von ganzem Herzen an den jährlichen Trauerfeierlichkeiten beteiligt sind. Den ganzen Tag lang halten sie sich in den Armen und trösten sich gegenseitig über den Verlust ihrer in der Tat glücklichen Kindheitstage.

Uns fehlt die normale menschliche Güte, aus der heraus wir unsere engen Freunde ermutigen, ihre Gefühle zu zeigen, damit sich ihr Schmerz nicht einkapselt und in Angst, Sorge und Selbstverachtung verwandelt.

Von Jahr zu Jahr offenbart sich immer mehr die 1969 vom Psychoanalytiker Rollo May geäußerte Vorhersage:

> Ich glaube, dass es in unserer Gesellschaft einen eindeutigen Trend zu einem Zustand der Gefühllosigkeit als Lebenseinstellung, als Charakterzustand gibt.

Hat Gott einen schrecklichen Fehler begangen, als er uns mit der Eigenschaft zu fühlen ausgestattet hat, um uns von Robotern und Androiden zu unterscheiden, denen wir scheinbar nacheifern?

Vielleicht ist Gott dabei, ein neues Gebot zu erlassen: »Du sollst keinen emotionalen Schmerz fühlen oder ausdrücken!« Wenn dem so ist, könnten wir alle in einer Welt enden, die frostig und ohne Gefühl ist. Lesley Hazelton beschreibt in ihrem Buch *Dein Recht, dich schlecht zu fühlen. Mit Alltags-Depressionen leben* solch eine Welt:

Schizophrene kennen diese Welt. Sie haben sich in sie zurückgezogen, abseits des gesamten Bereichs menschlicher Interaktionen und Beziehungen – in extremen Fällen sogar von der Fähigkeit, physischen sowie psychischen Schmerz zu empfinden. Dies ist ein Zustand schwerer emotionaler Störung. Dennoch kommt er dem derzeitigen Idealzustand, keine »negativen« Gefühle zu haben, sehr nahe.

Schluss mit der Flucht vor den Gefühlen

Menschen greifen nicht millionenfach zu Drogen und Alkohol, um einen Schmerz zu betäuben, den sie erkannt haben und benennen können.

— Dennis Wholey

Wenn ein Kind Gefühle der Traurigkeit, der Wut, des Verlustes und der Frustration nicht ausleben darf, werden seine wahren Gefühle neurotisch und verzerrt. Im Erwachsenenalter wird dieses Kind unbewusst sein Leben so gestalten, dass es dieselben Gefühle wieder verdrängt. Der Kinderpsychologe Bruno Bettelheim beklagt, dass Kindern berechtigtes Leiden nicht zugestanden wird. Er stellt fest, dass sogar die Bücher, die Kinder in der Schule lesen, das Leben als eine Abfolge von Freuden zeigen. Niemand ist wirklich wütend, niemand leidet wirklich, es gibt keine echten Emotionen.

— Susanne Short

Die Krankheit der emotionalen Auszehrung ist eine Epidemie. Millionen von Menschen in den Industrieländern sind emotional verarmt und abgestumpft. Unser breites Angebot von vermeintlich kultivierten Ablenkungen macht uns emotional verletzter und verlorener, als es Menschen jemals zuvor waren. Da wir immer getriebener sind und unter Zwängen leiden, vermögen wir keinen wirklichen Frieden zu finden. Ständige Geschäftigkeit in der Tretmühle des Leitsatzes »es ist nie genug« stresst und erschöpft uns. Wir haben unbewusst Angst davor innezuhalten oder unverplante Zeit zu haben, damit die Gefühle, vor denen wir fliehen, uns nicht erreichen und in unser Bewusstsein dringen.

Einige der schönsten Dinge des Lebens – Sex, Essen, Sport, Gespräche, Lernen und Arbeiten – verlieren ihre Qualität, weil unser rasendes Tempo es unmöglich macht, sie zu genießen. Selten nehmen wir uns genügend Zeit, um diese Aktivitäten in ihrer ganzen Fülle zu genießen.

Wie traurig ist es, dass wir unseren Frieden opfern, weil wir noch nicht zur Ruhe gekommen sind, um die unverdauten Emotionen, die uns antreiben, zu fühlen, zu erleben und zu verarbeiten, die als Angst in unseren Bäuchen rumoren, die unsere Gedanken als ständige Sorge »vergiften«, die uns rennen lassen, als ob wir die ganze Zeit beim Ausbruch aus unserem eigenen Gefängnis feststecken würden!

Wir können das geistlose Rennen stoppen. Erfahrungen von Frieden und Zufriedenheit liegen unter unseren unverdauten Gefühlen. Wir können lernen, alle unsere Emotionen gefahrlos zu fühlen und auszudrücken und den tiefen Trost erleben, wenn wir unseren Körper ungestört und ganzheitlich bewohnen. Wir können uns wieder von »menschlich Handelnden«, einem von Johannes Bradshaw geprägten Begriff, zurück zu »menschlich Seienden« verwandeln.

Die Anthropologen Eli und Beth Halpern erinnern uns daran, dass Friedlichkeit eine natürliche Eigenschaft des Menschen ist. Sie berichten: Auf Mikronesisch gibt es das Wort kukaro, das kein entsprechendes Wort im Englischen hat. Wenn Leute sagen, sie werden kukaro, meinen sie, dass sie sich entspannen, herumsitzen, abhängen wollen. Sie wollen sein, sie wollen nichts tun.

Viele von uns können sich nicht an das letzte Mal erinnern, als sie unproduktiv waren bzw. nicht getrieben waren, produktiv zu sein. Viele haben vergessen, wie sehr wir uns früher durch solche alltäglichen Wunder wie das Bestaunen eines Spinnennetzes, das Entdecken einer Tierform in den Wolken oder das Erforschen der zarten Komplexität der Stempel und Staubgefäße einer Blume bezaubern lassen konnten.

Es ist an der Zeit, die emotionale Vitalität des Kindes in uns wiederzuentdecken. Unser inneres Kind vermag in einfachen Vergnügungen dauerhafte Befriedigung finden, weil es diese nicht dazu nutzt, einem inneren Gefühlschaos zu entfliehen. Vielleicht motiviert Sie die Vision des emotional vitalen Dichters Walt Whitman, sich wieder mit der Begeisterungsfähigkeit Ihres verlassenen inneren Kindes zu verbinden:

> Ich glaube, ein Grashalm ist nicht geringer als die Flugbahn der Sterne,
> Und Brombeerranken könnten die Vorhallen des Himmels schmücken,
> Und eine Maus ist Wunder genug, um Trilliarden von Ungläubigen
> Ins Wanken zu bringen …
> Und ich oder du, ohne einen einzigen Cent in der Tasche, können das Kostbarste der Erde erwerben

> Und einen Blick aus den Augen zu tun oder eine Bohne in ihrer Hülse zu zeigen bringt die Gelehrsamkeit aller Zeiten durcheinander …

Viele von uns schrecken vor der Idee zurück, ihre Gefühle willkommen zu heißen, weil sie selten gesunde Gefühlsäußerungen erlebt haben. Der kleine Prozentsatz an Menschen, der in unserer Kultur Gefühle zeigt, tut dies oft auf abstoßende Weise, und viele, die »unter Drogeneinfluss« stehen, sind in ihrer ungezügelten Emotionalität mitleiderregend oder verletzend.

Es gibt auch eine kleine, unübersehbare Gruppe in unserer Bevölkerung, die an einer Borderline-Persönlichkeitsstörung leidet. Betroffene drücken ihre Emotionen in der Regel strafend und aufbrausend aus. Sie wüten und schluchzen krampfhaft ohne Vorbereitung, oft in einer Weise, die uns das Gefühl gibt, kontrolliert und manipuliert zu werden. Ihre extremen emotionalen Verhaltensweisen überzeugen uns ebenfalls davon, dass wir gut daran tun, unsere Gefühle zu verbergen.

Es gibt einen dritten Typus von Menschen, der Gefühle ins schlechte Licht rückt, indem er hartnäckig an ihnen festhält, bis sie zu verbitterten Haltungen werden. Menschen, die sich ständig hinter Reizbarkeit oder Selbstmitleid verschanzen, lassen uns davon Abstand nehmen, Ärger, Traurigkeit oder was auch immer zu fühlen oder zu zeigen.

Wir müssen uns nicht durch den unverantwortlichen Gefühlsausdruck anderer Menschen von unseren Gefühlen entfremden lassen. Ich glaube zwar, dass wir keine große Wahl haben, was wir fühlen, aber ich weiß, dass wir viele Möglichkeiten haben, wie wir auf unsere Gefühle reagieren können. *Das Tao der Gefühle* beschreibt den Mittelweg zwischen emotionaler Explosivität und emotionaler Kälte – zwischen schädlicher Launenhaftigkeit und ausgetrockneter »Gefühllosigkeit«. Dieses Buch bietet pragmatische Ansätze für einen nichtdestruktiven Umgang mit schmerzhaften und potenziell störenden Gefühlen.

Wir können lernen, auf gute Weise emotional zu sein. Wir können unsere Emotionen zulassen, ohne an ihnen festzuhalten. Wir können unsere Gefühle mildern und uns in unseren Gefühlen entspannen, ohne sie zu verbannen oder zu zementieren. Wir können unsere Gefühle gehen lassen, wenn sie ihre Funktion voll erfüllt haben.

Es gibt auch Zeiten, in denen es erforderlich ist, Gefühle zu sublimieren oder zu unterdrücken. Sublimierung ist die bewusste Entscheidung, emotionale Energie in andere Formen des produktiven Selbstausdrucks zu transformieren und umzulenken, wie z. B. in Sport oder Tanz. Unterdrückung ist die bewusste Entscheidung, unter nicht passenden Umständen auf emotionalen Ausdruck zu verzichten. Selten nützt es etwas, den Chef anzuschreien oder vor unsensiblen Menschen zu weinen. In solchen Situationen können wir das »Ausleben« unserer Emotionen verschieben, bis wir uns in einem sichereren Umfeld befinden.

Automatische Unterdrückung ist nicht die einzige schlechte Wahl, die wir in Bezug auf unsere Gefühle treffen. Eine schädliche Option, die die meisten von uns ständig wählen, ist auch das Festhalten an einem positiven Gefühl, das wir nicht mehr wirklich empfinden. Wenn wir das tun, ersetzen wir die Authentizität eines Gefühls durch eine leere, leblose Vorstellung davon.

Wenn wir uns dazu zwingen, Gefühle des Glücks oder der Liebe zu zeigen, die wir nicht wirklich empfinden, wirken wir künstlich und betrügerisch wie Plastikblumen oder billiges Parfüm. Gezwungenes Lachen und ein angestrengtes Lächeln erwecken ebenso viel Vertrauen wie unehrliche Politiker und »aalglatte« Gebrauchtwagenverkäufer.

Ohne das ganze Spektrum an Emotionen sind wir keine ganzen Menschen. Wir sind vielmehr wie der Künstler, dessen Palette nur Platz für helle und fröhliche Farben hat. Unser Selbstausdruck ist langweilig und oberflächlich wie die Bilder vom Discounter, die mit ihren faden, zarten Pastelltönen in ästhetischer Hinsicht wenig überzeugend sind.

Die »negativen« Emotionen bringen dunkle Farben auf die Palette des Künstlers. Sie eröffnen eine unendliche Auswahl an Farben, Schattierungen und Nuancen. Ohne Schwarz auf der Palette gibt es keine satten Farben, keine Tiefen, keine Kontraste, keine Feinheiten. Ohne dunkle Farben ist es unmöglich, die unendlich vielfältigen Themen und Landschaften des Lebens einzufangen.

Ohne unsere dunkleren Emotionen gibt es wenig Tiefe und Dimensionalität in unserer Beziehung zu anderen. Wir haben keinen Zugang zu den vielen Wegen und Feinheiten der Kommunikation, die Freundschaften reich und dauerhaft interessant machen. Wenn wir nur Freunde sein können, solange wir glücklich und »gut drauf« sind, dann sind unsere Freundschaften schmerzlich oberflächlich.

Tiefe Einsamkeit ist der schreckliche Preis, den wir zahlen, wenn wir unsere Beziehungen zu anderen Menschen nur unter dem Deckmantel des Wohlbefindens führen. Diejenigen, die nur in guten Zeiten für andere da sind, sind Schönwetterfreunde, denen Loyalität und Vertrauen fremd sind.

Die meisten Menschen mögen sich selbst, wenn sie Liebe, Glück oder Gelassenheit empfinden, doch die Person, die sich in Zeiten emotionalen Schmerzes mit sich selbst anfreundet, besitzt ein stabileres und authentischeres Selbstwertgefühl.

Wenn wir lernen, unsere Gefühle unmittelbar wahrzunehmen, entdecken wir schließlich, dass die Hingabe an die Gefühle die bei Weitem effizienteste

– und auf lange Sicht am wenigsten schmerzhafte – Art und Weise ist, auf sie zu reagieren. Wir wissen selbst, dass das Leben nicht schmerzfrei sein muss, um es voll genießen zu können. Wir entdecken, dass neue Erfahrungen von Verlust und Schmerz unser Bewusstsein nicht dominieren oder unsere Begeisterung für das Leben vernichten.

Wenn wir lernen, uns mit unseren Gefühlen anzufreunden, leiden wir immer weniger unter selbstschädigenden Gefühlsfluchten. Wir akzeptieren anstandslos die Realität, dass sich unsere emotionale Natur, wie das Wetter, oft unvorhersehbar ändert, mit einer Vielzahl von angenehmen und unangenehmen Eigenschaften. Wir sind uns bewusst, dass wir genauso wenig ein positives Gefühl dazu bringen können, ewig anzudauern, wie die Sonne gezwungen werden kann, ständig zu scheinen.

Wenn wir uns unseren Gefühlen hingeben und ihnen nachgeben, verbinden wir uns wieder mit den unschätzbaren Instinkten und der Intuition, die wir von Natur aus tragen. Manchmal entdecken wir das Wunder aller sogenannten negativen Emotionen. Ich erlebe, wie andere, die ihre Emotionalität wiedererlangt haben, viele wunderbare Erfahrungen machen, bei denen Traurigkeit zu Trost wird, Wut sich zu Lachen entfaltet, Angst in Aufregung umschlägt, Eifersucht zu Wertschätzung wird und Schuld Vergebung ermöglicht.

Wie Schuldzuweisungen zur Vergebung führen

Denn es ist wahr, oder nicht wahr, dass in unserer Welt
die mit Nektar gefüllten Blütenblätter
und die polierten Dornen ein und dasselbe sind,
dass selbst das reinste Licht
ohne das Gewand der Dunkelheit
ohne Wirkung wäre.

— Mary Oliver

Für die meisten Menschen ist Vergebung ein Prozess. Wenn man tief verwundet wurde, kann der Prozess der Vergebung Jahre dauern. Er wird viele Phasen durchlaufen – Trauer, Wut, Kummer, Angst und Verwirrung …

— **Jack Kornfield**, *Frag den Buddha – und geh den Weg des Herzens*

Zurzeit höre ich von vielen gefährlichen und unzutreffenden »Anleitungen« zum Umgang mit Vergebung – insbesondere bezüglich der Vergebung gegenüber Eltern, die missbräuchlich oder vernachlässigend waren. »Du musst dich nur dafür entscheiden zu vergeben« ist ein üblicher Refrain in vielen Genesungs- und New-Age-Kreisen.

Dieser grob vereinfachende Ratschlag zur Vergebung scheint so zweifelsfrei, dass viele Überlebende ihn bedingungslos akzeptieren. Viele entscheiden sich dafür, fühlen sich aber insgeheim furchtbar, weil sie nie wirklich das Gefühl von Vergebung hatten. Andere sind wirklich davon überzeugt, dass sie verzeihen, aber sie fühlen nie die emotionale Qualität ihrer Vergebung.

Das blinde Befolgen des Ratschlags, sich einfach für Vergebung zu entscheiden, schafft die Voraussetzung für eine falsche Vergebung. Sie ist in psychischer Hinsicht wie eine dünne Eisschicht, die unser darunterliegendes Reservoir an wütenden und verletzten Gefühlen aus der Kindheit verdeckt. Leider kann diese zerbrechliche mentale Konstruktion eine emotional tiefe und wirklich intime Beziehung zu unseren Eltern nicht fördern.

Wirkliche Vergebung ist aus der westlichen Kultur so gut wie verschwunden. An ihre Stelle ist ein unauthentisches Ideal der Vergebung getreten, das uns unseren Schmerz vergessen lässt.

Bei denjenigen von uns, die in der Kindheit gravierend verletzt wurden, entstehen selten verzeihende Gefühle gegenüber ihren Eltern, bevor sie nicht durch Trauern ihr Schmerzreservoir geleert haben. Da wirkliche Vergebung, wie wir sehen werden, mit der Vergebung unserer selbst beginnt, hoffe ich, dass dieses Buch Ihnen helfen wird zu verstehen, warum es unfair ist, sich selbst die Schuld dafür zu geben, dass man sich nicht »einfach nur für Vergebung entscheidet«.

Trauer geht der Erlösung voraus

> *Der Tod ist nicht die Tragödie, sondern die Millionen Male, die wir unsere Herzen betäuben und verschließen, weil die Erfahrung nicht das widerspiegelt, was wir bereit sind zu akzeptieren.*
>
> — Stephen Levine, *Who Dies*

> *Die Zeit mag alle Wunden heilen oder auch nicht. Es hängt davon ab, wie wir die Zeit nutzen. Wenn wir unsere Trauer verleugnen, vor ihr weglaufen oder hoffen, dass sie von selbst verschwindet, werden wir unglücklich sein. Aber wenn wir uns ihr stellen und unsere Trauer auf gesunde Weise zum Ausdruck bringen, werden wir durch die Trauer selbst verwandelt.*
>
> — Hazelden Meditations

Sich zu entscheiden, einfach zu vergeben, ist oft der unbewusste Versuch, unsere Trauer und Wut über die Kindheit in der Vergangenheit begraben zu lassen. Paradoxerweise begräbt diese Entscheidung auch unsere Gefühle echter Vergebung sowie unsere Fähigkeit, vollständig zu fühlen.

Wenn wir unsere gesamte emotionale Natur zutagefördern, müssen wir uns zunächst durch Schichten alter emotionaler Schmerzen wühlen, die sie bedecken. Bei dieser Ausgrabung werden in der Regel die Leichname vieler Kindheitsverluste ans Licht kommen – der Verlust wesentlicher Aspekte unserer selbst –, die wir damals nicht betrauern durften. Wenn wir jetzt trauern, entdecken wir unsere phönixartige Fähigkeit, aus diesen Verlusten vollständig wiedergeboren zu werden.

Trauern ist in unserer Kultur leider weitgehend verboten. Die Psychotherapeuten Jordan und Margaret Paul erläutern, warum wir uns dagegen wehren zu trauern und uns mit unseren schmerzhaften Gefühlen zu »beschmutzen«:

> Unsere Schwierigkeiten im konstruktiven Umgang mit Schmerzen beginnen bereits in der Kindheit. Die Bemühungen der Eltern, ihre Kinder vor jeder harten Realität zu schützen – Konflikte in der Familie, der Tod eines Haustiers – berauben sie der Übung im Umgang mit Schmerzen. Wenn Eltern keinen offenen Ausdruck von Schmerz zulassen, egal ob es sich um einen kleinen (wie eine Enttäuschung oder einen Misserfolg) oder großen (wie den Verlust eines Großelternteils) handelt, lernen die Kinder nie, dass sie Schmerz erfahren, tief betroffen sein und trotzdem überleben können. Auf diese Weise lernen wir, wie wir sein müssen oder scheinbar sein sollen, nämlich unberührt.

Trauern ist in unserer Kultur so tabuisiert, dass die meisten von uns nicht einmal bei den Beerdigungen derer weinen können, die sie am meisten lieben. Die wenigen, die es wagen, aktiv zu trauern, werden ermutigt, schnell »darüber hinwegzukommen«, nicht mehr an ihre Lieben zu denken (zu fühlen!), Fotos von den Verstorbenen wegzulegen und vor allem, sich zu beschäftigen. In *Loss*

And Change, der Studie von Peter Marris über den angelsächsischen Zugang zur Trauer, geht er näher darauf ein:

> Sich der Trauer hinzugeben wird als krankhaft, ungesund, demoralisierend … stigmatisiert. Die Ablenkung eines Trauernden von seiner Trauer wird als richtiges Verhalten eines Freundes oder Wohlmeinenden angesehen … Trauer wird als Schwäche, Selbstgefälligkeit, verwerfliche schlechte Angewohnheit behandelt, statt als eine psychologische Notwendigkeit.

Wenn wir nicht um den Tod trauern dürfen, wie viel mehr zögern wir dann, andere bedeutende Verluste zu betrauern? Bis zu meinem dreißigsten Lebensjahr wäre ich nie auf die Idee gekommen, den Verlust eines Arbeitsplatzes oder das Ende einer Beziehung zu betrauern. Bis vor Kurzem trauerte fast niemand um einen der größten Verluste – den Verlust des Wohlwollens der Eltern in der Kindheit. Kein Wunder, dass so viele von uns eine ungeheure Last an ungelöster Trauer mit sich herumtragen.

Wie unnötig wir darunter leiden, dass uns die einzigartige heilende Erleichterung vorenthalten wird, die nur durch Trauer möglich ist! Trauer befreit uns wie nichts anderes aus den Fängen der Anspannung und Ablenkung. Wir können uns von ungesunden Bindungen an alte Familienregeln befreien, die es uns nicht erlauben, den Schmerz unserer Kindheit anzuerkennen. Wir müssen unsere Vitalität nicht mehr verschwenden, indem wir unsere Erinnerungen einsperren und aufpassen, dass uns unser Schmerz nicht entwischt.

Viele von uns sind wie Tiere, die so lange eingepfercht waren, dass sie nicht gemerkt haben, dass das Erwachsenenalter uns das Tor zu einem weiten Feld der Freiheit und Möglichkeiten geöffnet hat. Trauern befreit uns aus der Gefangenschaft in einem winzigen Teil unseres Selbst und gibt uns die Freiheit, zu den selbstbewussten, lebensbejahenden Erwachsenen heranzuwachsen, auf die man uns hätte vorbereiten sollen. Ich hoffe, dass dieses Buch Ihre angeborene Fähigkeit freisetzt, Ihren Trauerprozess mit Stolz anzunehmen, und dass Sie anschließend mit den Gaben der Trauer belohnt werden, die in Kapitel 4 näher erläutert werden.

Wie kann ich dir verzeihen, wenn du keine Schuld hast?

> *Warum möchte mein Papa, dass ich ihm verzeihe, obwohl er mich nicht verletzt hat?*
>
> — Maria, eine elfjährige Klientin

Echte Vergebung findet sich am häufigsten im ruhigen Zentrum des Orkans der Anschuldigungen. Dieses Paradoxon ist Teil einer größeren Ironie, die die menschliche Fähigkeit, sich »gut« zu fühlen, untrennbar mit der Notwendigkeit verbindet, sich manchmal »schlecht« zu fühlen.

Wer nie traurig ist, weiß nicht, was Freude ist. Wer nie wütend ist, empfindet selten echte Liebe. Wer ständig vor seiner Angst davonläuft, entdeckt nie seinen Mut. Und wer sich weigert, Anschuldigungen zu erheben, wird niemals wirklich Vergebung empfinden. Ken Wilber, ein moderner Weiser der transpersonalen Psychologie, stellt fest:

> Wenn wir versuchen, die Gegensätze zu trennen und an denen festzuhalten, die wir positiv beurteilen, wie Vergnügen ohne Schmerz, Leben ohne Tod … streben wir tatsächlich nach Phantomen ohne die geringste Realität. Wir können genauso gut nach einer Welt von Gipfeln ohne Täler, Käufern ohne Verkäufer, Linken ohne Rechte sowie Innen ohne Außen streben.

Als Gegenteil von Vergebung wird die Anschuldigung in spirituellen und therapeutischen Kreisen weitgehend »pathologisiert«. Die meisten Experten zum Thema Vergebung scheinen die Unterschiede zwischen gesunder und dysfunktionaler Schuldzuweisung zu übersehen.

Wenn wir die Schuldzuweisung leichthin aus unserem Bewusstsein verbannen, entdecken wir nie ihren enormen Wert als Instinkt. Schuldzuweisungen sind wichtige Voraussetzungen, um Nein sagen zu können, Grenzen zu setzen, gegen Ungerechtigkeit zu protestieren und unsere Grenzen zu verteidigen. Wir werden uns nie sicher fühlen, wenn wir keine Vorwürfe erheben wie »Hör auf, du tust mir weh!«, »Beschimpf mich nicht« und »Nein, das kannst du nicht mitnehmen – es gehört mir!« Solche reflexartigen Vorwürfe sind ein wesentlicher Beitrag der Gefühlsnatur zum Instinkt des Selbstschutzes.

Dysfunktionale Eltern unterdrücken gewöhnlich den Instinkt ihrer Kinder, unfaire Elternpraktiken – und damit auch alles schlechte Verhalten

– zu kritisieren, sobald es auftaucht. In unserer Kultur erleben Kinder, die ihre Eltern infrage stellen, die extremsten Konsequenzen. Die meisten Notaufnahmen von Krankenhäusern haben täglich mit der Gewalt zu tun, die Eltern an Kindern verüben, die Nein sagen oder widersprechen.

Selbst Eltern, die behaupten, grundsätzlich gegen körperliche Bestrafung zu sein, reagieren manchmal reflexartig auf das Nein ihres Kleinkindes, indem sie es am Arm packen, es in die Luft reißen oder ihm mit voller Wucht auf den Po schlagen. Können Sie sich vorstellen, wie Sie sich fühlen würden, wenn plötzlich jemand, der dreimal so groß ist wie Sie, neben Ihnen auftauchen und Sie so grob behandeln würde?

Viele von uns haben auch Angst, Kritik zu äußern, weil man sich von ihnen in der Kindheit auf traumatische Weise abgewendet hat, wenn sie die elterliche Ungerechtigkeit infrage gestellt haben. Viele von uns haben die typische Strafmaßnahme erlitten, von einem vor Wut schäumenden Elternteil aus der Tür gestoßen zu werden (manchmal mit einem gepackten Koffer), begleitet von den Worten: »Geh mir aus den Augen! Wenn es dir hier bei uns nicht gefällt, dann such dir einen anderen Platz zum Leben!«

Wenn es Kindern nicht erlaubt ist, das schlechte Verhalten ihrer Eltern zu kritisieren, wenden sie sich in der Regel gegen andere und/oder gegen sich selbst. Wenn wir unsere Vorwürfe nicht an der richtigen Stelle loswerden, werden wir oft unbewusst dazu gezwungen, jemand anderen zu kritisieren und zu verletzen. Dr. George R. Bach und Dr. Herb Goldberg beschreiben die Folgen:

> Viele der bekannten Formen von verdrängter Aggression – wie das Sündenbock-Syndrom, Schikanierung, Vorurteile und Grausamkeit – sind Nebenprodukte aggressiver Gefühle, die zuerst innerhalb der Familie gefühlt, aber unterdrückt wurden. Jemand anderem Schmerzen zuzufügen beweist zumindest, dass ich auf jemanden schädigend einwirken kann. Wenn ich schon niemanden mögen oder berühren kann, dann kann ich durch emotionale Schmerzen zumindest ein gewisses Leid erregen. So kann ich wenigstens dafür sorgen, dass wir beide etwas fühlen …

Das Sündenbock-Syndrom ist eine Form deplatzierter Schuldzuweisungen. Wilhelm Reich beschreibt in *Die Massenpsychologie des Faschismus* brillant die Folgen fehlgeleiteter Schuldzuweisungen.

Es gibt viele faschistische Subkulturen in unserer Gesellschaft. Fast jede Minderheitengruppe (einschließlich Kinder) leidet unter grausamen Akten des Sündenbock-Syndroms und unter Vorurteilen. Reich weist darauf hin, dass die Subkulturen in dem Maße faschistisch sind, wie sie eine absolute, bedingungslose Ehrung ihrer Führer erfordern. Ähnlich sind Familien in dem Maße faschistisch, wie die Eltern autokratisch sind. Eltern, die nicht gegen das Fehlverhalten ihrer Führer protestieren können, machen ihre Kinder häufig zum Sündenbock, und Kinder, die ihre Eltern nicht beschuldigen können, verlagern ihre Wut auf die gesellschaftlich anerkannten Zielscheiben ihrer Subkultur.

Ob wir nun unsere Schuldzuweisungen durch das Sündenbock-Syndrom unbewusst ausleben oder nicht, so geben sich doch die meisten von uns zu Unrecht selbst die Schuld für die Defizite, an denen sie wegen ihrer schlechten Erziehung leiden. Wir machen uns selbst zum Sündenbock, anstatt in Erwägung zu ziehen, dass unsere Eltern uns vielleicht gravierend verletzt haben, zumal das Klagen über schlechte Erziehung eines der letzten Tabus unserer Kultur ist.

Der renommierte Psychologe Erik Eriksen weist darauf hin, dass Schuldgefühle zu Scham werden, wenn sie sich gegen das Selbst richten, und viele von uns leiden unter unendlichen Schüben von toxischer Scham, weil unsere nach innen gekehrten Anschuldigungen permanent Selbsthass erzeugen.

Solange wir nicht verstehen, in welchem Ausmaß unser gegenwärtiger Schmerz auf ungeklärte Verluste in der Kindheit zurückzuführen ist, sind wir anfällig dafür, die falsche(n) Person(en) für unsere Probleme verantwortlich zu machen. Kapitel 7 ist ein Ansatz für Schuldzuweisungen, der die Notwendigkeit eines Sündenbocks und der Hexenjagd überflüssig macht und es uns erlaubt, unsere Schuldzuweisungen auf eine Weise zu fühlen und auszudrücken, die uns, unsere Eltern oder Unbeteiligte nicht verletzt.

Wenn Sie einschätzen möchten, ob Sie durch Ihre eigenen Schuldzuweisungen vergiftet wurden, schließen Sie Ihre Augen und nehmen Sie Ihre innere Erfahrung wahr, während Sie versuchen, sich daran zu erinnern, wie Sie Ihre Eltern herausgefordert haben. Vielleicht erinnern Sie sich nicht daran, dass Sie sich ihnen widersetzt haben. Vielleicht hat Ihre ganze »Demütigung« zu einem frühen Zeitpunkt stattgefunden, an den Sie sich überhaupt nicht erinnern können. Trotzdem sind Sie vielleicht im Inneren immer noch verspannt, fühlen sich schuldig oder tadeln sich sogar bei dem Gedanken oder der Vorstellung, Ihre Eltern wegen irgendetwas infrage gestellt zu haben.

Oder vielleicht erinnern Sie sich an Traumata, die sich ereignet haben, als Sie mit Ihren Eltern nicht übereinstimmten. Wenn Sie bei dieser Übung

Verlust oder Kummer empfinden, hoffe ich, dass es Sie dazu motiviert, Ihr Verhältnis zu Anschuldigungen gründlicher zu untersuchen.

Vergeben, aber nicht vergessen

> *Vergebung rechtfertigt oder duldet in keiner Weise schädliche Handlungen. Während Sie verzeihen, können Sie auch sagen: »Nie wieder werde ich dies wissentlich zulassen.«*
>
> — Jack Kornfield

Wirkliche Vergebung hängt davon ab, dass sich das erwachsene Kind deutlich an die Besonderheiten der Misshandlung und der Vernachlässigung durch seine Eltern erinnert. Es ist menschlich nicht möglich, Verletzungen zu vergeben, die uns immer noch Schmerzen bereiten. Traumata, die nicht erinnert und betrauert werden, blockieren die zarten Gefühle, die die Grundlage für das Gefühl der Vergebung sind.

Ich begann diesen Zusammenhang zu verstehen, als mir schließlich klar wurde, dass ich niemals die bekannte Ankündigung »eines Tages wirst du uns dafür dankbar sein« erleben würde. Ich danke meinen Eltern zwar für vieles, aber meine Dankbarkeit bezieht sich nie auf die Zeiten, in denen sie diesen Ausdruck benutzten, um ihr verletzendes Verhalten zu rechtfertigen.

Um unseren Eltern wirklich dankbar sein zu können, müssen wir zuerst die Verletzungen unserer Kindheit identifizieren und eine signifikante Genesung erreichen. Daher hoffe ich, dass Sie zwischen jenem elterlichen Verhalten unterscheiden können, das Dankbarkeit verdient, und jenem, das zurückgewiesen werden muss. Wenn wir unseren Eltern wirklich verzeihen, wissen wir genau, was wir ihnen verzeihen und was exakt an ihrem Verhalten tadelnswert war.

Wenn wir die genaue Art der Übertretungen unserer Eltern nicht erkennen, riskieren wir, ähnliche Arten von Verletzungen in der Gegenwart zu tolerieren. Kinder, denen es nicht erlaubt ist, schlechtes Verhalten ihrer Eltern zu tadeln, werden oft zu Erwachsenen, die sich nicht vor Misshandlungen schützen.

Es gibt viele Täter, die einen sechsten Sinn für Menschen zu haben scheinen, die die Fähigkeit verloren haben, zu protestieren und gegen Ungerechtigkeiten aufzubegehren. Wenn wir keine »negative« Gefühlsreaktion auf Verletzungen registrieren, können wir nicht erkennen, dass wir misshandelt werden. Stattdessen »verzeihen« wir unseren Missbrauchern stillschweigend, so wie wir gezwungen waren, unseren Eltern stillschweigend zu verzeihen, egal wie viele fortlaufende Misshandlungen sie verübten. Daher stellt die Psychoanalytikerin Judith Viorst fest:

> Solange wir nicht um die Vergangenheit trauern können ... sind wir dazu verdammt, sie zu wiederholen.

Wenn wir tatsächlich über die Verluste unserer Kindheit trauern, kommen natürlich alte, unausgesprochene Vorwürfe wieder an die Oberfläche. Es besteht in der Regel wenig oder gar keine Notwendigkeit, diese Gefühle unseren Eltern gegenüber direkt zu zeigen, es sei denn, sie sind immer noch aktiv missbrauchend. Vorwürfe können auf sichere und nicht verletzende Weise ausgedrückt werden, ohne dass unsere Eltern anwesend sind. Bei meiner persönlichen Genesungsarbeit und in meiner privaten Praxis habe ich bei vielen Gelegenheiten erlebt, wie diese Form des Ausdrucks auf wundersame Weise Raum für echte Gefühle der Vergebung geschaffen hat. Wenn diese wunderbare Transformation stattfindet, geschieht Folgendes:

> *Schmerz ohne Erinnerung wird durch Erinnerung ohne Schmerz ersetzt.*
>
> — Anne Hart

Zum Schluss sei gesagt, dass einige Eltern vielleicht so grausam waren, dass Vergebung keine Option ist. Dennoch ist es wichtig, das Schuldhafte ihrer Perversität aufzudecken und auszudrücken, denn unausgesprochene Schuldzuweisungen blockieren in der Regel all unsere Gefühle der Vergebung - sowohl der Selbstvergebung als auch der Vergebung gegenüber wichtigen anderen Menschen.

Der Lohn der emotionalen Genesung

> *Spatz, deine Botschaft ist klar: Es ist nicht zu spät, um zu singen.*
>
> — Tess Gallager

Viele von uns sind ängstlich, wenn sie zum ersten Mal den Gedanken einer emotionalen Genesung in Betracht ziehen. Fühlen zu lernen ist manchmal genauso beunruhigend wie die Anpassung einer Prothese. Doch auch wenn die Beherrschung einer Prothese anfangs erhebliche Unannehmlichkeiten verursacht, würden nur wenige einen Bogen um die schwierige Anpassungszeit machen, die nötig ist, um die von einem solchen Gerät gebotene Mobilität wiederzuerlangen. Die Neu-Anpassung der Gefühle mag zunächst ähnlich unangenehm erscheinen, doch ich glaube, dass die Vorteile der wiederhergestellten Empfindungsfähigkeit sogar noch größer sind als die Wiederherstellung der Geh-, Tanz- und Fahrfähigkeit mittels einer Prothese.

Je ganzheitlicher wir uns emotional entwickeln, desto mehr verbessern sich auf natürliche Weise unsere Gesundheit und Vitalität. Wenn wir uns von alten, ungelösten Traumata befreien, wird die Energie, die verschwendet wurde, um die Vergangenheit in Schach zu halten, frei, um den Lebensalltag zu feiern.

Wiedergefundene Gefühle beleben unsere Empfindungen, reinigen die Filter unserer Wahrnehmung und erneuern unser ästhetisches Bewusstsein. Dies bringt uns auf natürliche Weise dazu, unser Tempo zu verlangsamen und uns in dem uns eigenen Vermögen, Ehrfurcht vor der Schönheit zu empfinden, zu entspannen. Mary Oliver fängt diese Möglichkeit in ihrem wunderbaren *Morgengedicht* ein.

Jeden Morgen
wird die Welt
erschaffen.

Unter den orangefarbenen
Stäben der Sonne
verwandelt sich
die aufgehäufte Asche der Nacht
wieder in Blätter
und heftet sich an die hohen Äste –
und die Teiche erscheinen
wie schwarze Tücher,
auf die Inseln

von Sommerlilien gemalt sind.
Wenn es deine Natur ist …
Wirst du stundenlang
auf den sanften Spuren dahinschwimmen,
Deine Imagination wird sich überall niederlassen.

Und wenn dein Geist
den Dorn,
der schwerer als Blei ist,

in sich trägt –
wenn es alles ist,
was du tun kannst,
um dich weiterzuschleppen –,

dann gibt es
irgendwo tief in dir
noch ein wildes Tier, das ruft, dass die Erde
genau so ist, wie sie es wollte –

jeder Teich mit seinen lodernden Lilien
ist ein Gebet, das jeden Morgen
gehört und üppig beantwortet wird,
ob du dich jemals getraut hast
zu beten oder nicht.

Ganzheitlich empfindende Menschen erleben auch in ihren Beziehungen eine zunehmende Bereicherung – sowohl sich selbst als auch anderen gegenüber. Liebe manifestiert sich als wahrnehmbare Wärme und Begeisterung, wenn sie im Herzen und im Körper durch Gefühle geerdet ist. Emotionale Liebe ist so viel tiefer als das Leichtgewicht intellektueller Erfahrungen gedankenverbundener Menschen, für die Liebe oft nur ein Ideal, ein Traum oder eine Sehnsucht ist.

Erwachsene Kinder profitieren in hohem Maße davon, falsche, destruktive Überzeugungen bezüglich Vergebung, Schuld und Emotionen zu hinterfragen und zu überwinden. Das Leben ist unnötigerweise so viel schmerzhafter, wenn wir hassen, uns schämen und uns selbst ablehnen, weil wir uns nicht »gut genug« fühlen. Wenn wir im Erbe unserer Familien gefangen bleiben, die alle Gefühle außer den erhabensten verachten, werden wir uns selbst oder anderen vielleicht nie authentisch vergeben können.

Kapitel 2

Vergebung als Verleugnung

Die Gewohnheit, nicht hinzuschauen und über das Leben zu lügen, hat sich wie eine Klette an die amerikanische Seele gehängt.

— Robert Bly

Man kann es sich zu eigen machen, aus Selbstschutz nicht nachzudenken, nicht wahrzunehmen und nicht zu überlegen, was die eigenen Vorstellungen und Gefühle bzgl. des Lebens sind, um die schmerzhaften Seiten zu vermeiden.

— Elvin Semrad

Viele unter uns werden genötigt, eine verfrühte und leere Form der Vergebung zu wählen, wenn sie Schuldgefühle hervorrufende Äußerungen hören wie: »Wann hörst du endlich auf, wegen deiner Kindheit zu weinen?« »Meinst du nicht, es ist Zeit, deine Eltern aus der Verantwortung zu entlassen?« »Warum lässt du die Vergangenheit nicht Vergangenheit sein und lebst einfach weiter?« »Weißt du, was dein Problem ist? Du bist einfach nicht sehr versöhnlich.«

Es ist oft schwer, solch schädlichen Provokationen zu widerstehen. Das Konzept der Vergebung wird häufig als ein wunderbares Werkzeug der Genesung hingestellt und als Allheilmittel für all unsere Probleme, insbesondere wenn es um Liebe und Intimität geht. Wenn wir uns nur entscheiden könnten zu vergeben, dann wären wir vom Schmerz der Einsamkeit und Trennung befreit.

Überlebende sind besonders anfällig für diesen schädlichen Rat, wenn sie zum ersten Mal ihre gesunde Wut über die Vergangenheit zu spüren beginnen. Anstatt ihre Wut als Bestätigung dafür zu erleben, wie schlecht ihre Eltern für sie gesorgt haben, umgehen sie oft ihre Genesung, indem sie ihre Gefühle gnadenlos gegen sich selbst wenden:

> Was stimmt nicht mit mir? Warum kann ich nicht verzeihen? Wenn mit mir alles in Ordnung wäre, hätte ich meinen Eltern schon längst vergeben. Ich bin wirklich ein schlechter Mensch. Kein Wunder, dass mich niemand liebt! Kein Wunder, dass mein Leben solch ein Chaos ist. Ich habe beschlossen zu vergeben. Ich glaube, ich verzeihe. Ich habe vor, mich für Vergebung zu entscheiden … aber ich fühle mich immer noch einsam! Ich schätze, ich mache nie etwas richtig. Ich kann nicht einmal verzeihen!

Wenn wir uns für Vergebung entscheiden, indem wir unseren Ärger über die elterlichen Ungerechtigkeiten runterschlucken, gleiten wir in den psychischen Nebel der Verleugnung. Verleugnung ist ein weit gefasster Begriff, der von »Genesungstherapeuten« verwendet wird, um die verschiedenen Abwehrmechanismen zu beschreiben, die wir benutzen, um uns im Hinblick auf unsere andauernde und unwiderlegbare Verletzlichkeit zu betäuben.

(Ich benutze den Begriff Verleugnung hier etwas anders als in der Drogen- und Alkohol-Rehabilitation-Szene. Dort bezeichnet Verleugnung oft einen beschämenden, tadelnswerten bewussten Prozess, den Drogenabhängige benutzen, um die eklatant zerstörerischen Auswirkungen ihrer Sucht zu ignorieren.)

Verleugnung ist ein psychischer Überlebensmechanismus, der unbewusst und automatisch bei kontinuierlich misshandelten und vernachlässigten Kindern auftritt. Kinder müssen mindestens einen Elternteil idealisieren, um ihre Lebensfreude zu bewahren. Verleugnung erlaubt es ihnen, die Illusion aufrechtzuerhalten, geliebt zu werden, egal wie unwahr das ist. Dieses Bedürfnis ist so groß, dass sie automatisch jede Art von elterlicher Missachtung, Ungerechtigkeit und Feindseligkeit aus ihrem Bewusstsein verbannen – besonders bei dem idealisierten Elternteil.

Verleugnung schützt misshandelte Kinder vor der überwältigenden, unverdaulichen Realität, dass ihre Eltern nicht ihre Verbündeten sind. Aus diesem Grund stellt der Trauerexperte Stephen Levine folgende Frage:

> Wie oft ging es uns wie dem geschlagenen Kind auf der Titelseite der *Los Angeles Times*, das sanft von der mitfühlenden Oberschwester aus dem Zimmer getragen wird, seine Arme ausstreckt und »Mama, Mama« nach der Frau ruft, die zwischen den Polizisten auf der anderen Seite des Raumes in Gewahrsam ist, weil sie das Fleisch des Kindes verbrannt und seine Knochen gebrochen hat?

Viele von uns haben sich darauf verlassen, durch Verleugnung ihre geistige Gesundheit und manchmal auch ihr Leben in der Kindheit zu retten. Wir waren zu zerbrechlich und abhängig, um den überwältigenden Schmerz und die Enttäuschung zu zuzulassen, die wir durch unsere Eltern erlebten. Bei vielen von uns gab es täglich grobe Ungerechtigkeiten, fortlaufend, endlos und ohne Aussicht, dass sie hinterfragt oder aufhören würden. Ohne absehbare Erleichterung und ohne jemanden, an den wir uns um Schutz wenden konnten, hatten wir keine andere Wahl, als gefühllos zu werden.

Verleugnung ist für einige Kinder wirklich eine Frage von Leben und Tod. Diejenigen, die sich nicht betäuben und ihre Wahrnehmung der andauernden elterlichen Bösartigkeit nicht ignorieren können, sind anfällig für psychische Erkrankungen, frühen Drogenmissbrauch und Selbstmord. Manche neigen zu tödlichen »Unfällen«, und manche entwickeln einen Todeswunsch, der ihre Fähigkeit, Krankheiten zu bekämpfen, zerstört. (Einige Kinder können natürlich aus anderen Gründen als einer dysfunktionalen Elternschaft tragisch sterben.)

Überlebende, die noch immer die Dysfunktionalität ihrer Familie verleugnen, sollten nicht beschuldigt oder beschämt werden. Die Scheuklappen der Verleugnung waren viele Jahre lang notwendig. Viele von uns haben sich an sie gewöhnt, und ich kenne zahlreiche Überlebende von brutalen Misshandlungen, die ehrlich glauben, dass ihre Eltern sich gut um sie gekümmert hätten. Wie viel schwerer ist es dann für diejenigen, die »nur« unter emotionaler Vernachlässigung gelitten haben, zu begreifen, welche massiven Entbehrungen sie erlitten haben!

Es ist oft noch schwieriger, Verleugnung aufzulösen, als sie zu erkennen. Wir zögern verständlicherweise, uns den hinter unserer Verleugnung verborgenen Schmerz anzuschauen, weil wir dafür gedemütigt wurden, wenn wir unseren Schmerz in der Kindheit gezeigt haben. Wie können wir glauben, dass wir unsere schmerzlichen Gefühle jetzt auf sichere Weise ausdrücken können, wenn wir überall um uns herum, im realen Leben und im Fernsehen, erleben, wie andere lächerlich gemacht werden, wenn sie Gefühle zeigen?

Allzu viele von uns sind durch Variationen der Drohung »Hör auf zu weinen oder du kriegst gleich was, worüber du wirklich weinen kannst« verletzt worden. Die Tatsache, dass viele von uns diese missbräuchliche Redeweise nachahmen, als wäre sie eine amüsante Floskel, unterstreicht unsere tiefgreifende Verleugnung.

Wenn wir die Verleugnung nicht infrage stellen, bleiben wir wie hypnotisiert in alten Schmerzen gefangen, blind und gleichgültig gegenüber den Wunden und Verlusten unserer Kindheit. Fasziniert von der überholten Illusion, dass wir eine glückliche Kindheit hatten, leben wir unser Leben halbherzig in einem emotional betäubten Zustand. So beschreibt es auch der angesehene Kinderpsychologe Bruno Bettelheim:

> Viele Kindheitserfahrungen sind zwangsläufig während des Entwicklungsprozesses der erwachsenen Persönlichkeit tief im Unbewussten vergraben worden. Diese Trennung oder Distanzierung von der Kindheit ist nicht mehr notwendig, wenn sich die erwachsene Persönlichkeit vollständig und sicher gebildet hat, aber bis dahin ist die Distanzierung für die meisten Menschen ein Teil ihrer Persönlichkeit geworden. Die Trennung von der Kindheit ist vorübergehend notwendig, aber wenn sie dauerhaft aufrechterhalten wird, beraubt sie uns innerer Erfahrungen, die, wenn sie uns wiedergegeben werden, uns im Geist jung halten und auch eine größere Nähe zu unseren Kindern ermöglichen können.

Glücklicherweise benötigen wir den Dienst der Verleugnung nicht mehr. Wir sind nicht mehr von unseren Eltern abhängig. Sie können uns nicht dafür bestrafen, dass wir unsere schmerzlichen Gefühle in Bezug auf die Vergangenheit anerkennen und zum Ausdruck bringen.

Es ist an der Zeit, unsere Verleugnung infrage zu stellen. Es ist an der Zeit, die kognitive Zwangsjacke der falschen Vergebung zu entfernen, die unseren emotionalen Kreislauf einschränkt. Wir müssen trauern, um uns aus dem Gefühlssumpf von Angst und Depression zu befreien, der von unserem ungelösten, unbewussten Schmerz herrührt.

Die Freiheit, die Segel in den wunderbaren Ozean des unbelasteten Erwachsenseins zu setzen, gehört uns, wenn wir uns voll und ganz an das Leid erinnern, das unsere Eltern uns zugefügt haben, es betrauern und verarbeiten. Vielleicht können wir uns von der renommierten Psychoanalytikerin Alice Miller inspirieren lassen:

> Es ist jedes Mal wie ein Wunder, wenn man erlebt, wie viel Individualität hinter einer solchen Verleugnung und Selbstentfremdung überlebt hat und wieder auftauchen kann, wenn die Arbeit der Trauer die Freiheit bringt …

Verleugnung verschleiert Selbstschädigung

> *Was immer dem bewussten Zugang verweigert wird, beeinflusst das Individuum ohnehin weiter - aber über unbewusste Prozesse.*
>
> — Carl Jung

> *Die Erfahrung hat uns gelehrt, dass wir in unserem Kampf gegen psychische Erkrankungen nur eine einzige beständige Waffe haben: die emotionale Entdeckung und emotionale Akzeptanz der Wahrheit über die individuelle und einzigartige Geschichte unserer Kindheit.*
>
> — Alice Miller

Wenn wir nicht aus der Verleugnung erwachen, werden wir vielleicht nie erkennen, dass wir uns oft genauso hart behandeln, wie es unsere Eltern getan haben. Kinder lernen durch Nachahmung, und erwachsene Kinder aus dysfunktionalen Familien erfahren viel unnötiges Leid durch erlernte Selbstmisshandlung und Vernachlässigung.

Anfang dieses Monats habe ich mich zum x-ten Mal bei einer erlernten Selbstschädigung ertappt. Es war ein Samstagnachmittag, ich war sehr entspannt bei der Vorbereitung des Essens und hörte meine Lieblingsmusik. Ich genoss die Gerüche und Texturen der Gewürze und Kräuter, die ich gerade zerschnitten und gemahlen hatte, und begann damit, das Fett von einem kleinen Stück Steak abzuschneiden.

Plötzlich merkte ich, dass sich mein gemütliches Tempo stark beschleunigte. Entsetzt wurde mir bewusst, dass ich durch die Küche hetzte wie ein Koch, der vielleicht gefeuert würde, wenn er mit dem Abendessen des Chefs zu spät käme.

Zum Glück hatte ich durch meine Genesungsarbeit genug gelernt, um innezuhalten, mich innerlich zu konzentrieren und zu begreifen, was vor sich ging. Ich merkte sofort, dass ich mich sehr ängstlich, ungeduldig und gereizt fühlte und dass sich mein Magen zu einem riesigen Knoten zusammengezogen hatte. Die Musik war fast unhörbar in den Hintergrund getreten, mein Appetit war verschwunden und ich konnte es kaum erwarten, mein Essen fertig zu kochen. Auf einmal schien eine Liste unwichtiger Aufgaben wie ein »trotziges« Kleinkind nach meiner unmittelbaren Aufmerksamkeit zu schreien.

Als ich mich weiter auf mein inneres Erleben einließ, bemerkte ich, dass das Selbstgespräch in meinem Inneren entsetzlich feindselig war. Plötzlich dämmerte es mir, dass der Akt des Fettabschneidens bei mir einen emotionalen Flashback ausgelöst hatte (siehe Kapitel 4). Unter dem Einfluss dieses Flashbacks erlebte ich die furchtbare Angst, dass mein Vater am Tisch meinetwegen ausrasten würde.

Bei genauerer Betrachtung stellte ich fest, dass ich mich mit ihm zusammengetan hatte und in einem internen Sturm der Selbstbeschimpfung feststeckte. Ich schnauzte mich an, mit der ganzen Litanei an Kritikpunkten, mit der er mich bei fast jedem Familienessen attackiert hatte. Kaum wahrnehmbar, an der Schwelle des Bewusstseins, schreckte ich vor dem Echo einer Schmährede zurück, die ich so oft von ihm gehört hatte:

> Was glaubst du, wer zum Teufel du bist, dass du so wählerisch sein kannst? Du wirst das Fett essen, sonst zwinge ich dich dazu, es zu essen. Du musst immer eine Extrawurst haben. Warum kannst du nicht wie alle anderen sein? Wenn du nicht aufhörst, mit dem Fleisch herumzuspielen, schlage ich dich windelweich.

Schlimmer noch als diese Wiederholung seiner schikanierenden Rede waren die schreckliche Angst und Besorgnis, die durch diese Worte wieder ausgelöst wurden. Innerhalb von Sekunden brachte mich die harmlose Verletzung einer ungerechtfertigten Regel aus der Kindheit – die seit über dreißig Jahren keine Anwendung gefunden hatte – dazu, es mir nicht mehr gut gehen zu lassen, sondern mich so sehr zu hassen, dass ich nicht schnell genug von mir wegkommen konnte.

Glücklicherweise konnte ich diesen Prozess aufgrund der Genesungsarbeit, die ich zu diesem Thema geleistet hatte, hinterfragen (siehe Kapitel 7). Ich kehrte den Prozess um, indem ich wütend auf die lächerliche Regel meines Vaters bezüglich Fleischfett verzichtete und stattdessen zu einem bestätigenden, positiven Selbstgespräch überging. Als meine Wut diese erlernte Selbstschädigung zum Stillstand gebracht hatte, spürte ich eine große Welle der Trauer über die unzähligen Male, die ich mir selbst wehgetan hatte, indem ich seine auswendig gelernten Verurteilungen nachplapperte.

Wie viele Tausend Male zuvor war ich unbewusst in den »Selbstzerstörungsmodus« abgerutscht. Wie oft war meine entspannte Freude an einer Aufgabe sofort dadurch unterbrochen worden, dass ich das Urteil meiner Eltern wiederholte, es nicht richtig gemacht zu haben? Wie oft hatte ich mich nicht getraut, etwas auszuprobieren, weil ich ihre widerhallenden Sticheleien zuließ, dass ich »zu nichts gut sei«?

Kein Wunder, dass ich früher so sehr unter Leistungsangst litt. Kein Wunder, dass ich nie einen Moment der Ruhe finden konnte. Ich wurde ständig von den mentalen und emotionalen Schmerzen dieser unaufhörlichen Selbstmisshandlung verfolgt. Meine einfachsten Gedanken und Handlungen waren ständig dieser grausamen, harten Missbilligung unterworfen. Die Verleugnung des missbräuchlichen Verhaltens meiner Eltern machte mich blind dafür, dass ihre Kritik in mir ein Eigenleben entwickelt hatte. Das Leugnen machte mich machtlos, diese schädliche Indoktrination gegen mich selbst zurückzuweisen.

Ich bin unsagbar dankbar, dass die Arbeit an meiner Verleugnung mich in die Lage versetzt hat, diese Dynamik zu verstehen. Wie wohltuend erleichtert war ich, dass ich diesem unwillkommenen Eindringen der Vergangenheit abschwören, mich von der damit einhergehenden Angst durch Trauern lösen und mich wieder entspannt an die Fertigstellung meiner Mahlzeit machen konnte. Hätte ich nicht gewusst, wie ich mit dieser üblen Einmischung aus der Vergangenheit umgehen sollte, hätte ich wahrscheinlich ängstlich mein Essen runtergeschlungen, um mich für den Rest des Tages in ablenkende Aktivitäten zu stürzen, wie ich es in der Vergangenheit so oft getan hatte.

Ich glaube, dass viele Überlebende durch diese Art emotionaler Flashbacks und die sie begleitenden schädigenden Selbstgespräche aus ihrem inneren Gleichgewicht gerissen werden. Wenn wir uns unserer Verleugnung stellen und die Einzelheiten unserer Einschüchterung und Kontrolle erkennen, können wir damit beginnen, die Angewohnheit zu überwinden, die Verachtung unserer Eltern nachzuahmen.

Vorschnelle Vergebung und Schuld

Vorschnelle Vergebung ist die Entscheidung, unseren Eltern zu vergeben, bevor wir das Ausmaß des Schadens, den sie uns zugefügt haben, gründlich erfasst haben. Diese Entscheidung bringt den Genesungsfortschritt meist zum Stillstand, da sie das Abrufen von Erinnerungen blockiert, die wir brauchen, um uns konkrete Ziele für unsere Genesung zu setzen. Vorschnelle Vergebung ist falsche Vergebung, weil sie nicht auf der Basis von Genesungsarbeit stattfindet, die erforderlich ist, damit Vergebung emotional echt ist.

Falsche Vergebung lässt uns in dem Glauben, dass unser schlechtes Selbstbild und unser gehemmter Selbstausdruck eher angeborene Charakterfehler als Produkte schlechter Erziehung sind. Sie zwingt uns dazu, den Schmerz dieser

Zustände zu verharmlosen und ständig in ungelöster Kindheitskrise und schlechtem Selbstwertgefühl zu verharren.

Vorschnelle Vergebung ist häufig eine reflexartige Reaktion auf die intensiven Vorwürfe, die hochkommen, wenn wir unsere Verleugnung der Vergangenheit zum ersten Mal infrage stellen. Den meisten von uns wurde eingeimpft, dass nur in übler Weise undankbare Kinder die Erziehungsleistung ihrer Eltern infrage stellen.

Viele Überlebende aus dysfunktionalen jüdischen und christlichen Familien wurden ebenfalls in der Weise indoktriniert, dass das Klagen über die eigenen Eltern eine Sünde sei – ein Verstoß gegen das »heilige« vierte Gebot: »Ehre deinen Vater und deine Mutter.« Die Nonnen haben mir immer wieder gesagt, dass es in der Hölle einen besonderen Platz für diejenigen gibt, die »schlechte« Gedanken oder Gefühle für ihre Eltern haben.

Viele erwachsene Kinder fühlen sich sehr unbehaglich, wenn sie das erste Mal die nicht-idealisierte Wahrheit über ihre Eltern aussprechen. Die bloße Schlussfolgerung, dass unsere Eltern uns gegenüber ihre Pflicht vernachlässigt haben, kann uns das Gefühl geben, dass wir kurz davor stehen, vom »Zorn Gottes« vernichtet zu werden.

Ich glaube, das vierte Gebot ist uns in einer sehr repressiven, dogmatischen Form überliefert worden. Es ist ein Zerrbild jüdisch-christlicher Sitten, wenn das Gebot, Vater und Mutter zu ehren, so häufig zu der unwidersprochenen Akzeptanz nicht tolerierbaren Verhaltens verzerrt wird. Es ist, als ob das Gebot eigentlich sagt: »Ehre deinen Vater und deine Mutter, egal wie sehr sie dich verletzen.«

Bei der Vorstellung, dass viele Überlebende aus blinder Treue zu diesem Gebot ihre Kinder der »Obhut« der noch immer misshandelnden Großeltern überlassen, zucke ich innerlich unweigerlich zusammen. Ich bin einer Reihe von Überlebenden begegnet, die durch ihre eigene Verleugnung so benommen sind, dass sie ihre Kinder mit demselben Elternteil allein lassen, der sie in der Kindheit misshandelt hat. Ich denke, das vierte Gebot sollte neu übersetzt werden als »Ehre deinen Vater und deine Mutter, wenn sie dich ehren«.

Vorschnelle Vergebung und der Verlust der fundamentalen Menschenrechte

> *Die Liebe ist in der Tat so widersprüchlich geworden, dass einige derer, die das Familienleben erforschen, zu dem Schluss gekommen sind, dass »Liebe« einfach die Art und Weise bezeichnet, wie mächtigere Familienmitglieder andere Mitglieder kontrollieren. Liebe, so Ronald Laing, ist oft ein Deckmantel für Gewalt.*
>
> — Rollo May, Love and Will

Vorschnelle Vergebung bringt das innere Kind zum Schweigen, so wie biologische Eltern das wirkliche Kind zum Schweigen bringen. Viele von uns verbieten ihrem inneren Kind und damit auch sich selbst weiterhin ihre grundlegendsten Rechte und Bedürfnisse. Wir beschämen und hassen unser inneres Kind regelmäßig, wenn es sich beschwert, fühlt, Empfindungen zeigt oder mehr als das Nötigste braucht. Vorschnelle Vergebung hält die anhaltende Retraumatisierung und das Gefühl der Verlassenheit unseres inneren Kindes aufrecht.

In der »Bill of Rights« werden in Bezug auf die Selbstentfaltung Rechte benannt (Anhang B), die Kindern üblicherweise verweigert werden und die ausschließlich den Eltern zustehen. Ein Großteil unserer Kindheitstraumata geschah, als wir für unsere instinktiven Versuche, diese Rechte auszuüben, bestraft wurden. Viele leiden immer noch unnötigerweise darunter, dass sie auf solche Grundrechte wie das Recht, Nein zu sagen, das Recht, mit Respekt behandelt zu werden, und das Recht auf eigene Gefühle, Meinungen und Vorlieben verzichten. Unsere Gesundheit und unser zukünftiges Gedeihen hängen davon ab, dass wir diese Rechte einfordern und ausüben.

Erwachsene Kinder können die »Bill of Rights« als Ziele und Leitlinien für ihre Genesungsbemühungen nutzen. Um dabei erfolgreich zu sein, müssen wir aufhören, die durch uns »verziehene« elterliche Kritik nachzuahmen, die unser gesundes Eigeninteresse drosselt, wann immer es aufkommt.

Sie könnten sich jetzt einen Moment Zeit nehmen, um zu überlegen, ob Sie sich immer noch mit der auswendig gelernten elterlichen Zensur in Schach halten. Haben Sie in letzter Zeit eines der folgenden Verbote in Ihrem Kopf widerhallen hören? »Wie kannst du es wagen, mir zu widersprechen?« »Sei nicht so egoistisch!« »Hör auf, dich selbst zu bemitleiden – du bist so emotional!« »Wen interessiert es, was du willst. Es gibt noch andere Leute außer dir, weißt du?« »Sei einfach mal froh für das, was du hast – denk zur Abwechslung mal an andere!« »Hör auf ständig zu plappern – warum glaubst du, dass es jemanden interessiert, was du zu sagen hast?«

Wenn Sie bei einem dieser Sätze zusammenzucken oder sich verkrampfen, könnten Sie sich als gesunde Reaktion darüber entrüsten, dass man auf diese Weise gegen Sie vorgegangen ist. Sie könnten die Energie Ihres gerechten Zornes nutzen, um Ihre Bemühungen um die grundlegenden Menschenrechte, die durch diese Aussagen auf unfaire Weise verletzt werden, zu stärken.

Vorschnelle Vergebung basiert nicht immer nur auf Verleugnung, Angst oder Schuldgefühlen. Diese falsche Form der Vergebung kann auch durch den normalen Wunsch motiviert sein, über die Verletzung hinwegzukommen und eine liebevolle Beziehung zur Familie zu haben. Auch als Erwachsene haben wir immer noch zum großen Teil das Bedürfnis des Kindes, geliebt zu sein. Die Entscheidung zur Vergebung kann daher dem Wunsch entspringen, die Vergangenheit hinter sich zu lassen, um sich bei den Eltern wohlfühlen zu können. Wir können uns nur allzu leicht auf eine falsche Vergebung berufen, weil die meisten von uns gut darin geübt sind, ihre nicht verheilten Wunden aus der Kindheit zu ignorieren, um die Illusion einer liebenden Familie aufrechtzuerhalten.

Leider führt uns die vorschnelle Vergebung zu einer Beziehung mit unseren Eltern, die kaum weniger echte Wärme und Intimität haben könnte. Solange wir nicht die ungelöste Angst und den Schmerz, den unsere Eltern uns zugefügt haben, verarbeitet haben, werden wir uns in ihrer Nähe immer unbehaglich fühlen und sie auf emotionaler Distanz halten. Das ist häufig der Fall, selbst wenn sie ihre missbräuchliche Art abgelegt haben.

Falsche Vergebung und Perfektionismus

> *Du sollst nicht du selbst sein.*
>
> — Herbie Monroe

> *Die eigenen Unzulänglichkeiten zu erleben und trotzdem weiterzumachen, sind zwei der größten Errungenschaften des Erwachsenseins. Erfolg ist in vielerlei Hinsicht nicht so wichtig wie Misserfolg und wie man damit umgeht.*
>
> — Robert Hand

Perfektionismus ist der selbstzerstörerische Prozess unserer Selbstbewertung mit gottähnlichen Maßstäben. Oliver Wendell Holmes hat davor gewarnt, als er sagte: »Junger Mann, das Geheimnis meines Erfolges ist, dass ich schon in jungen Jahren entdeckt habe, dass ich nicht Gott bin.«

Die unerreichbaren Standards des Perfektionismus machen uns auf grausame und wenig hilfreiche Weise selbstkritisch. Ewiges Glück und unbeirrbare Spitzenleistungen sind weitverbreitete perfektionistische Erwartungen, die die meisten Amerikaner quälen. Diejenigen von uns, die mit diesen beiden heimtückischen Werten belastet sind, werden wahrscheinlich alle anderen Qualitäten ihres Seins und ihrer Leistung als beschämend unzulänglich beurteilen.

Perfektionismus ist in den Industriegesellschaften weit verbreitet. Er ist so sehr mit dem amerikanischen Leben verwoben wie das Geheimnis von Baseball und Apple Pie. Ich habe kürzlich eine Fernsehsendung gesehen, in der Drittklässler gebeten wurden, die fehlenden Teile verschiedener Sprichwörter zu ergänzen. Obwohl das Publikum sich vor Lachen nicht halten konnte, sahen einige so schockiert aus wie ich, als das Kind das Sprichwort »Wenn es Ihnen nicht auf Anhieb gelingt« in vollem Ernst so ergänzte: »... werden Sie für immer ein Verlierer und eine Last für die Gesellschaft sein.«

Der Perfektionismus wurde wahrscheinlich am Fließband geboren, wo die Arbeiter gezwungen sind, so emotionslos, effizient, bedürfnislos und störungsfrei zu sein wie die Maschinen, die sie bedienen. Industriegesellschaften produzieren bei fast allen, unterstützt durch die Kaderschmiede der Familie, perfektionistische, seelenzerstörende Erwartungen.

Perfektionismus entsteht automatisch bei Kindern, die übermäßiger Kritik und Bestrafung ausgesetzt sind. In der Hoffnung, die offensichtlichen Gründe ihrer Eltern für ihre Unzufriedenheit zu beseitigen, streben sie das unmögliche Ziel an, fehlerfrei zu werden. Aus Angst vor der Missbilligung ihrer Eltern verunglimpfen sie sich selbst für die kleinsten Fehler und kommen schließlich zu dem Schluss, dass viele ihrer normalen Bedürfnisse Schwachstellen sind, die beseitigt werden müssen.

Perfektionismus kann sich in einem Kind auch spontan als Reaktion auf Vernachlässigung manifestieren, als verzweifelter Versuch, die elterliche Liebe zu gewinnen. Wenn es nur fehlerfrei über sich hinauswachsen und vollkommen selbstständig sein könnte, wenn es nie neue Kleidung bräuchte und nie seine Milch verschütten würde, wenn es nur nicht krank würde und der Mutter nicht im Weg stehen würde, dann würden seine Eltern vielleicht liebevoll zu ihm sein! Und wenn nur ihre Nase etwas kleiner wäre, und wenn sie nur mehr wie das perfekte kleine Mädchen im Fernsehen wäre, und wenn sie nur daran denken könnte, dieses Lächeln dauerhaft auf ihrem Gesicht zu behalten, dann würden ihre Eltern sie vielleicht lieben!

Ich kann mich daran erinnern, dass ich in der Grundschule bei fast jedem Test nahezu perfekte Ergebnisse erzielte und dennoch kein einziges Wort des Lobes von meinem Vater bekam. Schließlich war ich mit neunundneunzig Prozent nicht mehr zufrieden und fixierte mich arbeitssüchtig auf die perfekten Ergebnisse, von denen ich hoffte, dass sie die verzweifelt ersehnte Anerkennung meines Vaters bewirken würden.

Mit der Zeit konzentrierte ich mich so sehr auf meine Fehler, dass ich mich mit ihnen identifizierte, bis ich in meinen eigenen Augen nur noch ein abstoßendes Gemenge von Fehlern war. Wie John Bradshaw betont, reagieren dysfunktionale Eltern auf die Fehler ihrer Kinder, als ob die Kinder selbst Fehler wären. Einige rügen ihre Kinder sogar mit solch bösartigen Aussagen, dass ihre Geburt ein Fehler war und dass sie eine Schande für den Familiennamen seien.

Viele Eltern benutzen die unschuldigen Fehler und harmlosen Schwächen ihrer Kinder als Vorwand, um sie zum Sündenbock zu machen. Sie lassen ihr Unglück und ihre Frustration regelmäßig an ihren Kindern aus und geben ihnen dann die Schuld für ihre eigene Unfähigkeit zu lieben: »Wer könnte solch ein Kind lieben?« Manche machen ihre Kinder verantwortlich für alles, was in ihrem Leben schiefläuft: »Ich habe mein Leben für dich aufgegeben. Ist das der Dank dafür?« »Es ist ein Jammer! Ihr Kinder habt mein Leben total ruiniert. Ihr bringt mich noch ins Grab!« »Wenn es euch nicht gäbe, hätte ich _______ (füllen Sie die Lücke aus)«.

Es ist für Eltern leicht, ihre Kinder davon zu überzeugen, dass sie dafür bestraft werden müssen, weil sie nicht perfekt sind. Eltern sind für ihre Kinder virtuelle Götter, die absolute Macht über sie haben. Sie können ihre Kinder so sehr manipulieren, dass sie glauben, selbst die grausamste Bestrafung sei »zu ihrem eigenen Wohl«. Alice Miller hat diesen Prozess in ihrem Buch *Am Anfang war Erziehung*, in dem sie sich mit der Verleugnung des Leidens in der Kindheit auseinandersetzt, eindringlich beschrieben.

Viele dysfunktionale Familien sind wie Mini-Sekten. Die Eltern schärfen ihren Kindern ihre Überzeugungen und Werte zu einer Zeit ein, in der sie vollkommen beeinflussbar sind. Danach bestrafen sie unnachgiebig jede Abweichung im Denken oder Verhalten.

Viele erwachsene Kinder sind in dieser sektenartigen Denk- und Verhaltensweise so stark indoktriniert worden, dass sie nicht in der Lage sind, sich davon zu befreien und das Recht auf ihre eigene, einzigartige Individualität beanspruchen. Auch wenn sie aus dem Familienverband ausziehen, bleiben sie ihrer Sekte lebenslang treu, egal wie feindselig ihre Führer ihrem Wohlergehen gegenüber sind. Immer wieder erlebe ich erwachsene Kinder in einer anhaltenden Unterwürfigkeit gegenüber ihren Eltern, welche sie mit erniedrigender Respektlosigkeit behandeln – die sie auf eine Weise verunglimpfen, die sie in keinem Moment von irgendjemand anderem tolerieren würden.

Eines meiner negativen Lieblingsbeispiele ist die archetypische Filmszene, in der der Held auf die Nachfrage bezüglich seiner Entscheidung vollmundig verkündet: »Weil mein Vater es so gemacht hat, deshalb!« Diese Antwort bringt es auf den Punkt, und alle anderen Figuren im Film fügen sich in offensichtlichem Respekt. Ich hoffe, dass eines Tages jemand einen Film mit einem neuen Verlauf dieser Szene macht. Wenn ich die Regie führen würde, würde ich eine Hauptfigur bestimmen, die diesem blinden Gehorsam z. B. mit folgender Antwort begegnet: »Wenn dein Vater Sandwiches mit Kuhscheiße essen würde, müssten wir das dann auch?«

Verleugnung des Perfektionismus

> *Die Tugend eines Menschen sollte nicht an seinen besonderen Leistungen gemessen werden, sondern an seinem alltäglichen Handeln.*
>
> — Blaise Pascal

> *Es gibt wahrscheinlich kein erwachsenes Kind, hinreißend oder extravagant, das nicht schon tausend Tode bei perfektionistischen Begegnungen mit dem Spiegel gestorben ist.*
>
> — Herbie Monroe

Erwachsene Kinder, die ihren Eltern vorzeitig verzeihen, werden vielleicht nie entdecken, dass sie zum Perfektionismus gedrängt wurden. Unrealistische Werte und unerreichbare Ziele können sie dazu bringen, ihre Psyche unaufhörlich in ein inneres Nagelbett zu verwandeln.

Wenn wir stark vom Perfektionismus belastet sind, haben wir so viel Angst vor Fehlern, dass wir nie etwas Neues versuchen. Wir übersehen, dass das Leben voller aufregender Gelegenheiten ist. Das wunderbare Geschenk des freien Willens reduziert sich bei uns darauf, verschiedene Wege zu wählen, um auf uns selbst herumzuhacken. Ein winziger Pickel, unerbittlich entfernt, wird zu einer großen infizierten Wunde.

Der Perfektionismus macht einige von uns zu verbohrten Pedanten. Wir zögern bei allem, was wir sagen. Oft beugen wir unseren Gedanken vor, damit sie nicht »unpassend« sind. Im schlimmsten Fall fühlen wir uns sogar schuldig und schämen uns für unsere Träume.

Ich war einst einer dieser blasierten Typen, die sich selbst zum Perfektionisten erklärten und so taten, als würden sie diese zerstörerische Angewohnheit infrage stellen. Gewöhnlich spielte ich die schädlichen Auswirkungen, die der Perfektionismus auf mein Leben hatte, herunter. Ich bezeichnete mich verschämt als »Perfektionist«, aber ich grinste gewöhnlich verstohlen, was deutlich machte, dass ich insgeheim stolz auf diese Dysfunktion war. Wenn ich jetzt darüber nachdenke, war ich ein wenig wie die Person, die in diesem T-Shirt-Spruch zum Vorschein kommt:

Ich habe kein Problem mit Alkohol.
Ich trinke.
Ich verliere das Bewusstsein.
Ich kippe um.
Kein Problem!

Hätte ich eine entsprechende Version dieses T-Shirts getragen, hätte es heißen müssen:

Ich habe kein Problem mit dem Perfektionismus.
Ich strebe danach, perfekt zu sein.
Ich treibe mich unerbittlich an.
Ich verfalle in Selbsthass.
Kein Problem!

Perfektionismus tötet das Selbstwertgefühl, so wie Falschheit die Liebe tötet

Wir sind wie unsere Mütter oder Väter geworden oder zu dem Phantasiebild vom guten oder bösen kleinen Kind. Manchmal maskieren wir uns so gut, dass wir unsere eigenen Verkleidungen irgendwann nicht mehr erkennen.

— Susanne Short

Wir können uns die Zustimmung anderer Menschen sichern, wenn wir das Richtige tun und uns bemühen; aber unsere eigene ist hundert Mal wertvoller …

— Mark Twain

Kinder in dysfunktionalen Familien werden häufig in schreckliche Einsamkeit hineingeboren. Kinder, die »gesehen und nicht gehört« werden sollen, können nicht anders, als unter überwältigenden Gefühlen der Entfremdung und Ablehnung zu leiden. Viele Überlebende, die in der Kindheit durch die Regel »keine Diskussion« zum Schweigen gebracht wurden, leiden auch im Erwachsenenalter unter derselben Art stummer Einsamkeit. Sie müssen erst noch lernen, dass echte Verbindung und Zugehörigkeit von Menschen darauf basiert, dass man ungehemmt miteinander redet.

Perfektionismus verstärkt die zum Schweigen bringende, isolierende Wirkung der »keine Diskussion«-Regel. Viele von uns sind nicht in der Lage, etwas über sich selbst zu sagen, das nicht zu 150 Prozent hervorragend ist. Wir haben so viel Angst davor, als nicht perfekt angesehen zu werden, dass es wenig gibt, das wir sicher mitteilen können.

Bis fast zu meinem dreißigsten Lebensjahr bestanden meine Gespräche hauptsächlich aus Witzen und Gesprächen über Sport. Durch diese Oberflächlichkeit fühlte ich mich immer wieder einsam, obwohl man mich mochte, wenn ich irgendwo lange genug blieb und Leute kennenlernte.

Ich war wortkarg, weil meine Familie mich davon überzeugt hatte, dass es unklug sei, über sensible Themen zu sprechen, die eine Intimität zwischen Menschen entstehen lassen könnten. Bei mir zu Hause wurde das Reden über Gefühle, Bedürfnisse, Schwächen oder Enttäuschungen regelmäßig lächerlich gemacht. Ebenso betraf es Gespräche über Hoffnungen, Träume und Erfolge.

Dysfunktionale Eltern vereiteln gewöhnlich die natürliche Neigung ihrer Kinder zu begeisterter Selbstdarstellung und setzen sie gleichzeitig herab. Eine der unausgesprochenen Regeln meiner Eltern war es, dass ich nicht den geringsten Anflug von Stolz auf mich selbst zeigen durfte. Gleichzeitig war eine ihrer bevorzugten Missbilligungen: »Bist du denn gar nicht stolz auf dich?« Diese Art der Doppelbotschaft ist sehr typisch für die dysfunktionale Familie – verflucht, wenn man es tut, verflucht, wenn man es nicht tut.

Wann immer ich die unausgesprochene Regel meiner Eltern vergaß und andeutete, dass ich etwas Erstrebenswertes gesagt oder getan haben könnte, wurde ich herabgesetzt. »Steig von deinem hohen Ross, oder ich hole dich runter« war ein üblicher Refrain meiner Kindheit. Dies galt insbesondere, wenn ich eine persönliche Meinung äußerte. Meine Mutter reagierte auf meine Ansichten gern verächtlich mit Phrasen wie »Pssst! Mr. Neunmalklug hat etwas zu sagen« oder »Du hast ein Recht auf deine eigene Meinung ... auch wenn du Mist erzählst« oder »Du hast keinen Stil«.

Nur wenn wir uns authentisch zeigen, können wir erfahren, dass wir von anderen wirklich geschätzt werden. Nur durch vollständige Offenheit können wir entdecken, dass wir in allen Facetten unseres Selbst liebenswert sind. Oft kann Einsamkeit durch eine offene und unzensierte Kommunikation geheilt werden. In dem Maße, in dem ich meine Erfahrungen mit ihnen teilen kann, fühle ich mich von ihnen wahrgenommen und geliebt. Selbstausdruck und Selbstwertgefühl hängen voneinander ab. Die Intimität, die durch aufrichtiges Mitteilen entsteht, gibt uns ein gutes Gefühl für uns selbst und ermutigt uns wiederum, immer offener zu werden. Mit den Worten von Merle Shain:

> Freunde sind Menschen, die dir helfen, mehr du selbst zu sein, mehr die Person, die du eigentlich bist.

Eltern, die die Redseligkeit ihrer Kinder fördern, nähren ihr Selbstwertgefühl. Eltern, die ihre Kinder bis zur Schweigsamkeit herabsetzen, ersetzen ihr Selbstwertgefühl durch Perfektionismus.

Das Selbstwertgefühl kann nicht zurückgewonnen werden, solange der Perfektionismus vorherrscht. Selbstachtung ist in vielerlei Hinsicht das Gegenteil von Perfektionismus. Echte Selbstachtung löst sich nicht einfach wegen eines Schönheitsfehlers, eines heruntergefallenen Tellers oder eines Samstagabends ohne Verabredung auf. Echte Selbstachtung verflüchtigt sich nicht sofort, wenn wir uns traurig, wütend, schlecht oder einsam fühlen.

Unser Selbstwertgefühl ist so stabil wie unsere Fähigkeit, uns unter allen Umständen zu akzeptieren und zu respektieren, seien sie geprägt von Gesundheit oder Krankheit, Erfolg oder Misserfolg, Gemeinschaft oder Einsamkeit, Glück oder Trauer, Begeisterung oder Depression. Oscar Wilde sagte:

> Nicht das Vollkommene, sondern das Unvollkommene bedarf unserer Liebe.

Wenn der Perfektionismus uns davon abhält, über unsere Schwierigkeiten zu reden, lernen wir nie das befreiende Geheimnis, dass jeder seinen gerechten oder ungerechten Anteil am Schmerz hat. Wir werden nie durch das heilende Mitgefühl getröstet, das spontan zwischen Menschen entsteht, die Anteil nehmen. Mitgefühl ist der uralte menschliche, in unserer Kultur kaum noch vorhandene Prozess, unsere Verletzungen und Frustrationen durch Gespräche zu lösen. Mitgefühl verleiht der Intimität in einer Weise Tiefe und Lebendigkeit wie nichts anderes.

Unser Bedürfnis nach Liebe und Unterstützung durch uns selbst und andere ist am größten, wenn wir mit unseren Schmerzen und Einschränkungen kämpfen. Wie traurig und unnötig, dass sich viele von uns immer noch in der Isolation ihrer Zimmer verstecken, wenn sie verletzt sind – so ohne Liebe und unbeachtet wie in unserer Ursprungsfamilie. Wenn wir das tun, ist es, als ob unsere Eltern wieder einmal unser Selbstwertgefühl zerfetzen, indem sie uns aus ihrer Gegenwart verbannen, bis wir »diesen Ausdruck aus unserem Gesicht entfernt haben«.

Alle Babys werden mit der Fähigkeit zum Selbstvertrauen geboren. Das Selbstvertrauen wächst und entfaltet sich im Laufe ihres Lebens, sofern ihre Ausdrucksfähigkeit willkommen ist. Ich habe das immer wieder in nichtindustrialisierten Ländern beobachtet. Das Reden der Kinder wird in diesen Kulturen in der Regel begrüßt, und sie reifen normalerweise zu Erwachsenen heran, die selbstbewusst, warmherzig, emotional ganzheitlich sind – und in der Lage, ihre Persönlichkeit auszudrücken. Das Selbstwertgefühl der durchschnittlichen Mitglieder dieser Kulturen ist erheblich größer als das in unserer Kultur.

Solange wir nicht lernen, uns in weniger perfekten Zeiten selbst zu lieben, ist unsere Liebe zu anderen oberflächlich und sehr bedingt. Umstände, die wir bei uns selbst hassen, sind bei anderen schwer zu akzeptieren.

Der Perfektionismus entfremdet uns weiter von anderen, indem er uns entweder offen selbstkritisch oder auffallend wortkarg in Bezug auf unsere Probleme werden lässt. Beide Verhaltensweisen signalisieren eine implizite Warnung an andere, dass sie mit dem, was sie uns offenbaren, vorsichtig sein sollten.

Und selbst wenn wir (uns selbst oder anderen gegenüber) vorgeben, dass wir nicht bewertend sind, fühlen wir uns in Gesellschaft mit anderen aufgrund unserer unverändert perfektionistischen Maßstäbe in der Regel distanziert, zurückhaltend und unsicher. Der Perfektionismus verursacht bei uns endlose schmerzhafte Hirngespinste, dass andere uns ebenso unzulänglich finden wie wir uns selbst, und beraubt uns des unersetzlichen Vergnügens, in Gesellschaft ganz wir selbst zu sein.

Der Perfektionismus hindert uns auch daran, die Liebe von anderen zuzulassen, unabhängig davon, wie groß und authentisch sie ist. Wenn wir mit unseren Mängeln beschäftigt sind, nehmen wir die Zuwendung oft nicht wahr, die uns andere anbieten. Wie tragisch, dass so viele von uns davon überzeugt sind, dass uns nur dann Liebe zusteht, wenn wir glücklich sind oder überragende Leistungen erbringen. Vielleicht kann uns dieser Vers der Dichterin Mary Oliver ermutigen, unserem Perfektionismus abzuschwören.

> Du musst nicht gut sein.
> Du musst nicht auf den Knien
> hundert Meilen durch die Wüste rutschen und Buße tun.
> Du musst nur das zarte Lebewesen deines Körpers
> lieben lassen, was es liebt …

Lassen Sie diese Liebe Ihr Selbst erfüllen. Selbstliebe ist ein natürlicher, gesunder menschlicher Zustand, der nicht zur Überkompensation des Egoismus verkommen muss.

Lassen Sie uns die Selbstablehnung gegen die Ablehnung des Perfektionismus austauschen, der uns aufgezwungen wurde, als wir zu jung waren, um ihn abzuwehren. Niemand kann die ganze Zeit glücklich und auf seinem Höhepunkt sein. Alle guten Dinge kommen und gehen. Veränderung ist das einzig Absolute im Leben, wie der mystische Dichter Ghalib wusste:

> Der Weg der Veränderung liegt immer vor dir:
> die einzige Spur, die die verstreuten Teile dieser Welt zusammenhält.

So verlockend und unwiderlegbar die Philosophie »Sei alles, was du sein kannst« beim ersten Hören auch klingen mag, sie ist doch lästig, wenn »alles« nur das Beste und das meiste bedeutet. »Sei alles, was du sein kannst« ist eine heimtückische Falle, die uns im Workaholismus und gnadenlosen Perfektionismus gefangen hält. Der Psychoanalytiker Theodore Rubin führt dies näher aus:

> Wir müssen uns mit aller Kraft vor der Notwendigkeit von »Höchstleistungen« hüten und vorsichtig sein mit Erfolg, der nur um seiner selbst willen geschieht. Die Sucht nach Erfolg führt unweigerlich zu tiefem Selbsthass und zu Depressionen. Wie jede Sucht wird der Erfolg allzu oft zu einer inneren Forderung an das Selbst und stellt die Frage, »was man in letzter Zeit dafür getan hat«, da jeder Erfolg zum Zwang zu noch mehr Erfolgen wird.

Mann und Frau wurden nicht geschaffen, um die ultimative Maschine zu werden. Wir sind es uns selbst schuldig, dem Druck zu widerstehen, superproduktive, wartungsfreie Androide zu werden. Es gibt viele lohnende Leistungsebenen, die weniger sind als »sei alles, was du sein kannst«. Eine der erhabensten ist der herrliche, unauffällige, entspannte Zustand des einfachen Seins. Vielleicht hilft uns die folgende Textstelle, »einfach Nein zu sagen« zur Droge der unnötigen Hektik:

> Jeder Tag ist voll von Gelegenheiten, mir selbst etwas zu geben. Jedes bisschen Zeit, das »verschwendet« wird, ist eine Chance, die Hegemonie der Produktivität, das Kernstück der Moderne, abzuschütteln. Jedes Projekt, das zu lange dauert, jede Aufgabe, die mehr Aufwand erfordert als geplant, jede Arbeit, die durch Fehler verlangsamt wird, ist eine wundersame Gelegenheit, Geduld und Selbstvergebung zu üben.

Es gibt nicht den perfekten Menschen

> *Gut angepasst zu sein, heißt mittlerweile, unberührt zu sein.*
>
> — Theodore Rubin

> *Wenn Sie nie Angst haben, sich nie schämen oder verletzt werden, bedeutet das, dass Sie nie ein Risiko eingehen.*
>
> — Julia Soul

> *Wahre Freunde sind diejenigen, die, wenn du dich einmal zum Narren gemacht hast, nicht davon ausgehen, dass es eine Dauerbeschäftigung wird.*
>
> — Erwin T. Randall

Perfektionismus führt häufig zu einer endlosen, fruchtlosen Suche nach dem perfekten Selbst. Sie tritt oft mit aller Kraft in den frühen Phasen einer Liebesbeziehung auf. Überlebende, die dem Perfektionismus nicht abgeschworen haben, sehen ihre Ausdrucksfähigkeit besonders kritisch, wenn sie sich zum ersten Mal verlieben. Sie bemühen sich, gegenseitig makellose Bilder ihrer selbst zu projizieren, aus Angst, dass alles andere wieder dazu führen könnte, verlassen zu werden. »Einen guten Eindruck zu hinterlassen« bedeutet oft, viele wichtige Teile von sich selbst zu verstecken.

Selbstzensur ist eine anstrengende Aufgabe. Früher oder später tauchen aus dem romantischen Dunstschleier Fehler auf. Wenn dies zwei Menschen geschieht, die über einen langen Zeitraum nur die makellosen Masken des anderen gesehen haben, kann die Desillusionierung verheerend sein. Falsche Liebe, die auf Trugbildern der Perfektion beruht, löst sich oft plötzlich und auf drastische Weise auf. Wenn dies zu oft geschieht, kann es sein, dass wir die Liebe ganz aufgeben.

Manche Überlebende sind so vom Perfektionismus gelähmt, dass sie überhaupt nicht nach Liebe suchen. Weil sie beim Blick in den Spiegel nicht die »idealen« Züge eines Schauspielers oder Models sehen, sind sie sicher, dass sie abgelehnt werden, wenn sie sich jemandem nähern, zu dem sie sich hingezogen fühlen.

Den größten Teil meiner Jugendzeit versetzte mich der Gedanke, mit den Mädchen in meiner Schule in Kontakt zu treten, in Panik. Immer wenn ich sah, dass ein Mädchen aus meiner Klasse in einer gewissen Entfernung auf mich zukam, drehte ich mich schnell um und lief in die andere Richtung, um ihm nicht zu begegnen, denn ich war sicher, dass es erniedrigend sein würde. Mein Selbstwertgefühl und mein Selbstausdruck waren in meiner Familie so vernichtet worden, dass ich »wusste«, dass ich mich nur noch lächerlich machen würde. Unbewusst befürchtete ich, dass alles, was ich sagen könnte, um sie für mich einzunehmen oder sie zu beeindrucken, mit derselben Art von Sarkasmus beantwortet werden würde, wie ich es zu Hause erfahren hatte. Es war, als ob mein Unterbewusstsein das Lied »Nur Dummköpfe verlieben sich« in »Nur Dummköpfe öffnen den Mund« umformulieren würde.

Es war ein besonderer, gnadenreicher Tag, als ich mich mit Ende zwanzig endlich meiner Trauer öffnete und entdeckte, dass sich mein Gefühl der Einsamkeit kaum verändert hatte, seit ich aus meinem trostlosen Zuhause geflohen war. Ich fühlte mich im Grunde immer noch genauso einsam wie in meiner Jugend. Obwohl ich schließlich eine Freundin hatte und dadurch die offensichtliche Zustimmung aller in meinem unmittelbaren Umfeld fand, fühlte ich mich mit niemandem ungezwungen. Ich zog mich immer noch aus

Gewohnheit in die Abgeschiedenheit meines Zimmers zurück, wenn ich mich gefühlsmäßig in einem Zustand befand, der zu überwältigend war, um ihn hinter meiner selbstbewussten Fassade zu verstecken.

In einem lebensverändernden Moment der Erkenntnis beschloss ich, dass ich genauso gut aufhören könnte, mich zu verstellen, wenn das alles war, was ich von meinem perfekten Selbst zu erwarten hatte. So schnell ich konnte, warf ich mein unnützes künstliches Selbstbild ab und beschloss authentischer zu werden. Wie ich befürchtet hatte, verschwanden viele meiner alten Freunde, aber es blieben einige wenige übrig, mehr als ich zu hoffen gewagt hatte, und sie reagierten begeistert auf meine neue Authentizität. Bald fühlte ich mich zum ersten Mal in meinem Leben umsorgt.

Da ich mich mit meinem wahren Selbst immer wohler fühle, wächst mein Gefühl der Zugehörigkeit und des Zuhauseseins in meiner Community und der Welt. Nach zwanzigjähriger Praxiserfahrung bin ich nun davon überzeugt, dass Liebe und Wertschätzung am wirkungsvollsten durch gegenseitige uneingeschränkte Selbstoffenbarung ermöglicht werden. Ich würde einen ganzen Trupp von Schönwetterfreunden gegen einen meiner Vertrauten eintauschen, mit dem ich jetzt diese kostbare Gemeinschaft erlebe.

Wunderliche Vorstellungen von Perfektionismus

> Ich werde so gut wie möglich herausfinden, was ich nicht tun soll – und es dann tun: So kann ich für die Zeiten, in denen ich mich unterwegs verlaufen habe, gute Argumente liefern; wenn ich keine Fehler mache, wer wird dann an meine Fehler glauben? Wenn ich wie ein Gelehrter lebe, wird niemand sehr beeindruckt sein.
>
> Nun, ich werde versuchen, mich zu bessern: alle umsichtig grüßen, den Anschein bewahren, engagiert und begeistert sein – bis ich genau das bin, was sie befohlen haben, nach Belieben zu sein und nicht zu sein, bis ich völlig anders bin.
>
> Wenn sie mich dann in Ruhe lassen, werde ich meine ganze Person verändern, meine Haut ablehnen, einen neuen Mund bekommen, meine Schuhe und meine Augen wechseln – dann, wenn ich anders bin und niemand mich erkennen kann – denn alles andere ist undenkbar –, werde ich so weitermachen wie am Anfang.
>
> — Pablo Neruda, aus *Parthenogenesis*

Inselbegabte der emotionalen Art

> *»Nimm sie sofort weg«, brauste die Prinzessin auf und stampfte mit ihrem winzigen Fuß in dem bestickten Pantoffel, »ich hasse echte Blumen; ihre Blütenblätter fallen ab und sie sterben.«*
>
> — Hans Christian Andersen

Viele von uns haben ein ergreifendes Mitgefühl für Menschen mit einer Inselbegabung (siehe Dustin Hoffman in dem Film *Rainman*) und ihre erstaunliche, aber rührende Brillanz in einem engen Bereich der geistigen Intelligenz. Ich glaube, dass wir uns in solchen Momenten manchmal stellvertretend in unsere eigene ähnlich gelagerte emotionale Verarmung einfühlen. Schließlich ist Glücklichsein die einzige emotionale Reaktion, die in unserer Kultur allgemein geschätzt wird, und ihre Bedeutung wird so hoch eingestuft, dass uns in unserer Verfassung das Recht, nach Glück zu streben, garantiert wird. Und bei Gott, wir streben danach, indem wir uns mit großer Heftigkeit und rücksichtsloser Hingabe an das Glück heranpirschen und dabei oft jede andere Emotion auslöschen, die in unserer unmittelbaren Erfahrung zu dominieren droht.

Die Anerkennung des Inselbegabten bezieht sich fast ausschließlich auf seine perfekte Beherrschung der Zahlen, genauso wie das Selbstwertgefühl des Durchschnittsamerikaners stark von seiner Fähigkeit abhängt, perfekt glücklich zu erscheinen und sich vollkommen glücklich zu verhalten. Für viele von uns bedeutet Glücklichsein inzwischen, sich gut zu fühlen, was wiederum bedeutet, sich zu weigern, sich schlecht zu fühlen. Die Gesellschaft versorgt diejenigen von uns, die sich verzweifelt glücklich und gut fühlen wollen, mit unzähligen Substanzen und Aktivitäten, um jeden Zweifel an unserer Illusion vom perfekten Wohlbefinden zu korrigieren.

Viele Menschen opfern auf der Suche nach Glück lebenswichtige Aspekte ihres Lebens und fügen sich dabei schweren Schaden zu. Manche opfern das Wohlbefinden des nächsten Tages dem Kater, den sie sich zugezogen haben, weil sie sich am Abend zuvor mit übermäßigem Essen, Drogen oder Alkohol vollgestopft haben. Einige verpfänden ihre finanzielle Sicherheit an den momentanen Rausch von Impulskäufen im Austausch gegen die ständige Angst vor unbezahlbaren Schulden. Andere riskieren, die Liebe zu ihrem Partner zu zerstören, wenn sie sich in einer Affäre ein schnelles, gutes Gefühl verschaffen.

In unserer Gesellschaft manifestiert sich der Perfektionismus auf der emotionalen Ebene, indem uns ständig wünschenswerte Gefühle vorgeführt werden. Wenn wir unsere gesunde, ganzheitlich fühlende menschliche Natur zurückgewinnen wollen, müssen wir unsere unheilige Glaubenstreue aufgeben, dass psychische Gesundheit bedeutet, ständig glücklich zu sein. Wir müssen den gefährlichen kleinen, gelben Smiley-Button mit dem simplen Lächeln von unserem Revers nehmen und Menschen meiden, die versuchen, unsere Stimmungen mit dem banalen Ratschlag der zuckersüßen Popmusik »Don't worry, be happy!« »in Ordnung zu bringen«.

Während mein Drang zum Perfektionismus abnimmt und »zu einem Schatten seines früheren Selbst« wird, lasse ich manchmal mit Freuden das Gedicht von Kabir in mir nachklingen:

> Der blaue Himmel weitet sich mehr und mehr
> Und das bekannte Gefühl des Versagens verschwindet;
> Die Schädigung, die ich mir selbst zugefügt habe, lässt nach;
> Millionenfach bricht die Sonne mit ihrem Licht hervor.

Ein unendlicher Reichtum der Gefühle wartet auf diejenigen, die sich vor dem emotionalen Bankrott retten, nur auf einen Teil des emotionalen Spektrums fixiert zu sein. Im vollen emotionalen Spektrum des menschlichen Fühlens zu schwelgen ist das Thema des nächsten Kapitels.

Kapitel 3

Das Tao der Gefühle

Das Leben des Körpers ist Fühlen: sich lebendig, pulsierend, gut, begeistert, wütend, traurig, fröhlich und schließlich zufrieden fühlen. Es ist das Fehlen von Gefühlen oder die Verwirrung der Gefühle, was Menschen zur Therapie bringt.

— Alexander Lowen

Dieses Buch soll keine endgültige Abhandlung über die emotionale Natur des Menschen sein, zumal das Fühlen sich oft jenseits des Verständnisses durch Nachdenken abspielt. Tatsächlich hat Freuds herausragender Schüler Carl Jung die Theorie aufgestellt, dass der gefühlsmäßige, emotionale Teil unserer Psyche in seiner Natur dem denkenden, logischen Teil entgegengesetzt ist. Der Dichter Antonio Machado äußerte sich ähnlich:

> In unseren Seelen
> bewegt sich alles unter der Führung einer geheimnisvollen Hand.
> Wir wissen nichts von unserer Seele über den Verstand …

Die Sprache spiegelt nie vollständig die emotionale Erfahrung wider. Und Englisch ist besonders unzulänglich was Begriffe betrifft, die die Feinheiten der emotionalen Erfahrung erfassen. Es gibt zum Beispiel viele verschiedene Arten von Tränen: Tränen des Verlusts, der Erleichterung, des körperlichen Schmerzes, des Mitgefühls, der Freude, des Stolzes, der Dankbarkeit und der Ehrfurcht vor dem Schönen. Ebenso gibt es verschiedene Arten des Lachens: das brüllende Lachen vor Freude, das Glucksen der Erleichterung, das Giggeln aus Albernheit, das Kichern der Nervosität, das Feixen des Spottes und das zwiespältige Lachen, das durch Kitzeln hervorgerufen wird. Auch Wut hat eine Vielfalt an Schattierungen, als erbitterte Selbstbehauptung, als Schmerz, Hass oder zorniger Selbstschutz, als Verärgerung wegen Herabsetzung, empörtes Eintreten für einen anderen oder als Entrüstung über alles Ungerechte.

So unzulänglich die Sprache für die vollständige Vermittlung emotionaler Erfahrungen ist, so gibt es doch Wege wie Worte, insbesondere die Poesie, uns unseren Gefühlen näherzubringen. Um eine alte Weisheit des Ostens zu paraphrasieren:

> Auch wenn es nicht der Mond ist, lenkt der Zeigefinger unsere Wahrnehmung auf die Schönheit des Mondes, ebenso lenken gezielte Worte unser Bewusstsein auf den Reichtum unserer Gefühle, auch wenn die Sprache selbst keine Emotion ist.

In diesem Sinne hoffe ich, dass mein Lunar-Beispiel in Bezug auf die Natur der Gefühle Sie motiviert, den Reichtum Ihrer vollen emotionalen Erfahrung auszugraben. (Ich verwende den Begriff lunar (= Mond), weil der Mond ein altes Symbol für Gefühle ist.)

Und obwohl wir alle in unserer emotionalen Natur so einzigartig sind wie die Wellenmuster am Strand, gibt es bedeutende Ähnlichkeiten in der Art, wie wir fühlen. Einige dieser Gemeinsamkeiten werden hier untersucht, andere sind nur durch eine persönliche Öffnung für die Gefühle zu begreifen, wieder andere sind rätselhaft und bleiben vielleicht dauerhaft jenseits des Bereichs des Verstehens.

> *Kürzlich habe ich dir in die Augen geschaut, oh Leben!*
> *Und ich schien im Unergründlichen zu versinken.*
> *Aber du hast mich mit einem goldenen Stab herausgezogen.*
> *Du hast spöttisch gelacht, als ich dich unergründlich nannte.*
> *Alle Fische reden so, sagtest du.*
> *Was sie nicht begreifen können, ist unergründlich.*
>
> — Unbekannter Autor

Wenn wir dem erlernten Krieg gegen unsere Gefühle eine Amnesie aussprechen, verbessern wir unsere Gesundheit in jeder Hinsicht. Wir werden lebendig, wenn wir die Energie zurückgewinnen, die wir dafür aufgewendet haben, unsere Emotionen gewissenhaft zu kontrollieren oder sie in hygienische Formen von Nettigkeit und aufgezwungener Heiterkeit zu kanalisieren.

Vielleicht können wir durch den Dichter Rumi ermutigt werden, unsere Emotionen zurückzugewinnen. Wie viele Mystiker verwendet er den Fisch als Symbol für den Menschen sowie das Wasser und den Ozean als Darstellungen von Gefühlen und der fühlenden Natur.

> … Geh nicht weg.
> Schau, Fisch, auf den Ozean hinter dir
> Geh zurück, woher du kamst, Meeresgetier.
>
> Du hörst das Rauschen des Wassers und weißt, wo du sein willst
> Warum wartest du? Du warst an Orten, wo du bereust, gewesen zu sein,
> Wegen Geld und solchen Dingen. Tu das nie wieder.
> Das Wasser spricht: »Lebe hier.
>
> Trage mich nicht herum in Eimern und Töpfen.«
> Falsche Pflichten! Lege eine Pause ein und komme zur Ruhe.

Grundlegende Dynamik der emotionalen Natur

> *Das wahre Gegenteil von Depression ist nicht Fröhlichkeit oder Schmerzfreiheit, sondern Vitalität, die Freiheit, unmittelbare Gefühle zu erleben. Es gehört zum Kaleidoskop des Lebens, dass Gefühle nicht nur heiter, schön und gut sind.*
>
> — Alice Miller

Wir verbessern unsere Fähigkeit, ganzheitlich zu fühlen, durch das Verständnis der vier entscheidenden Dynamiken der emotionalen Natur: Ganzheitlichkeit, Polarität, Ambivalenz und Fluss. Diese Dynamiken werden in diesem Kapitel untersucht, um zu veranschaulichen, auf welche grundlegende Art und Weise sich das Fühlen vom Denken unterscheidet.

Obwohl Denken und Fühlen viele unterschiedliche Funktionen erfüllen, ist es auffallend, dass sie sich auf bereichernde Weise ergänzen. Das Denken verbessert zum Beispiel unsere Fähigkeit, unsere Gefühle zu vermitteln, wenn wir auf poetische Weise schreiben oder sprechen, während das Fühlen das Verständnis unserer Zuhörer für uns verbessert, wenn wir leidenschaftlich sprechen.

Die Wechselbeziehung zwischen der Funktion des Denkens und des Fühlens spiegelt sich im Tarot wider, einem speziellen Kartenspiel, das traditionell zur Wahrsagerei verwendet wird, aber derzeit als Instrument der

Selbsterforschung an Popularität gewinnt. Das Tarot hat vier Kartenfarben, die verschiedene psychische Funktionen repräsentieren. Die Farbe der Kelche (Herzen in einem traditionellen Kartensatz) repräsentiert unterschiedliche emotionale Zustände und die Farbe der Schwerter (Pik) steht für differenzierte kognitive Zustände.

Interessanterweise gibt es eine Reihe von Schwertkarten, die starre mentale Prozesse repräsentieren, bei denen Gedanken (Schwerter) nicht durch Emotionen (Kelche) ausgeglichen werden und sich folglich gegen sich selbst wenden und in destruktive mentale Zustände verfallen. In ähnlicher Weise beschreiben bestimmte Kelchkarten schmerzhafte emotionale Zustände, die durch emotionale Impulsivität und mangelnde Voraussicht verursacht werden.

Wenn es so etwas wie eine objektive Tarot-Deutung für unsere Kultur geben würde, dann wäre sie meiner Meinung nach voll von Schwertern, da unsere Denkprozesse in der Regel unsere Gefühle dominieren und diese oft auslöschen.

Bei einem gesunden Menschen sind Fühlen und Denken ausgeglichen und unterstützen sich gegenseitig. Wenn eines von beiden dominiert, gibt es eine erhebliche Beeinträchtigung des Lebens. Ich habe beide Arten von Unausgewogenheit schon oft selbst erlebt. Wenn ich entweder das Denken oder das Fühlen überbewertete, habe ich oft schlechte Entscheidungen getroffen. Das ist mir in Liebesdingen schon einige Male passiert. Wenn ich einfach nur meinem Gefühl gefolgt bin und eine angebrachte Vorsicht in den Wind schlug, habe ich augenscheinliche Unvereinbarkeiten übersehen, die eine klare Warnung waren, um die daraus resultierende dysfunktionale Beziehung nicht zu beginnen.

Ähnlich verhielt es sich, wenn ich die Partner einfach auf der Grundlage einer logischen Checkliste auswählte und dabei die Tatsache ignorierte, dass die gefühlsmäßige Chemie nicht stimmte. Dann endeten die Beziehungen, die sich daraus ergaben, in der Regel mit vielen verletzten Gefühlen wegen unerfüllter Versprechungen. Die Erfahrung hat mich seither gelehrt, dass zu den besten Entscheidungen ein ausgewogener Input aus beiden Bereichen gehört: Die Entscheidungen fühlen sich richtig an … und sie »denken sich« richtig.

Obwohl Fühlen und Denken beide entscheidend für die psychische Gesundheit sind, ist es schließlich bemerkenswert, dass das PBS-Spezial *Human Quest* [*Menschliches Streben*; Anm. d. Ü.] von 1994 zu dem Schluss kam, dass das wichtigste Unterscheidungsmerkmal zwischen Mensch und Computer sich in Folgendem ausdrückt: »Ich fühle, also bin ich« und nicht »Ich denke, also bin ich.«

Ganzheitlichkeit

Die Emotionen fühlen sich nicht wie Stiefkinder an, von denen nur die wohlerzogensten angenommen werden – sie brauchen nicht zu schreien, um sich Gehör zu verschaffen, denn sie werden vollständig als Familienmitglieder des Selbst zugelassen.

— Jane Roberts

Wir alle sind außergewöhnlich komplexe Geschöpfe und tun uns einen Gefallen, wenn wir uns als komplex betrachten. Ansonsten leben wir in einer Traumwelt aus nicht existenten, vereinfachenden Schwarz-Weiß-Vorstellungen, die für das menschliche Leben einfach nicht zutreffen. Keiner von uns ist nur gut, schlecht, weise, dumm oder überhaupt irgendetwas. Wir sind unendliche Kombinationen aller möglichen Eigenschaften … und die Welt, auf die wir einwirken, ist ebenfalls voller subtiler und eklatanter Unstimmigkeiten und komplexer Schattierungen.

— Theodore Rubin

Ganzheitlichkeit bezieht sich auf die Tatsache, dass die emotionale Natur nicht in einzelne, voneinander unabhängige Gefühle zerlegt werden kann. Das Fühlen ist mehr an Ganzheitlichkeit gebunden als das Denken. Wir haben in der Regel wesentlich mehr Wahlmöglichkeiten (wenn auch sicher nicht die völlige Freiheit) in Bezug auf unsere Gedanken. Wir können Gedanken kategorisieren und im Gedächtnis speichern, sie gezielt abrufen und – je nach unserer Fähigkeit zur Konzentration – im Bewusstsein behalten, wenn wir es wollen. Wir können sogar in Bibliotheken und Buchläden gehen und Gedanken und Ideen »erwerben«, über die wir gerne nachdenken möchten.

Diesen Luxus haben wir nicht für unsere Gefühle. Ich kann beschließen, glücklich zu sein. Ich kann jedem, den ich kenne, sagen: »Ich bin glücklich.« Ich kann es sogar in goldenen Buchstaben auf Pergament schreiben, um es mir selbst zu beweisen. Aber wenn ich mich nicht wirklich glücklich fühle, dann hat mein verkündetes Gefühl ungefähr so viel Gewicht wie das gedruckte Wort »glücklich«.

Das Wesen des Fühlens ist nicht wie ein Supermarkt, in dem man aus einer größeren Anzahl von verfügbaren Produkten nur die Lieblingsmarken der Emotionen auswählen kann. Der Einkaufswagen der Psyche kann nicht mit angenehmen Emotionen gefüllt werden, während die unangenehmen im Regal liegen bleiben.

Ganz gleich, wie raffiniert die Werbung uns weismachen will, dass das, was sie verkaufen, wünschenswerte Emotionen erzeugt, ihre Produkte werden eher Ausschläge und Magen-Darm-Beschwerden hervorrufen, als dass sie uns Liebe und Glück bringen.

Echte Freude kann nicht ohne das nötige Maß an Trauer erworben werden, so wie es Liebe nicht ohne Streit gibt, oder Vergebung ohne Schuldzuweisung. Zorn, Angst und Traurigkeit sind für den ganzheitlich fühlenden Menschen ebenso unersetzlich wie Liebe, Vertrauen und Freude. Unser Leben wird strahlender, wenn wir den gesamten Vorrat an emotionalen Farben nutzen, nicht nur Rosa, Glitzer und Babyblau.

Menschen, die sich nur mit »positiven« Gefühlen identifizieren, werden oft fad, abgestumpft und distanziert und leben in einer gefühllosen Wüste, einem wahren Niemandsland. In der psychischen Wüste der verleugneten Gefühle lässt die glühende Hitze der unterdrückten Wut unsere Gefühle von Liebe und Zuneigung verdampfen und uns emotional dehydrieren. Emotionen abzulehnen, weil sie manchmal unangenehm sind, ist, als würde man einzelne Körperteile abschneiden, weil sie nicht schön sind. Es gibt ein altes Sprichwort:

> Für den klugen Menschen sind Glück und Pech wie seine rechte und linke Hand – er nutzt beide zu seinem Vorteil.

Dasselbe gilt auch für die »guten« und »schlechten« Emotionen. Das »Auswählen« nur der bevorzugten Gefühle ist wie die Entscheidung zu essen, ohne die Notwendigkeit der Ausscheidung zu akzeptieren. Kein Wunder, dass die Menschen der westlichen Welt von allen Gesellschaften die körperlich und emotional verstopftesten Menschen sind.

Polarität

> *… von allem, was ich bin, bin ich auch das Gegenteil. Ich kann mich nicht von meinen Dämonen befreien, ohne zu riskieren, dass meine Engel mit ihnen fliehen.*
>
> — Sheldon Kopp

Die Dynamik der Polarität beherrscht die vielen Phänomene im Leben, die sich aus gegensätzlichen, aber miteinander verbundenen Hälften zusammensetzen. In der Chemie manifestiert sich die Polarität als Plus- und Minuspol einer Batterie; in der Physik als positiv geladene Protonen und negativ geladene Elektronen von Atomen. Im Alltag zeigt sich die Polarität in solch voneinander abhängigen Gegensätzen wie Nacht und Tag, heiß und kalt, männlich und weiblich, Hunger und Sättigung.

Im Osten wird das Prinzip der Polarität als *Tao* bezeichnet, symbolisiert durch ineinandergreifende Kreishälften, wie auf dem Einband dieses Buches dargestellt. Das Tao-Symbol veranschaulicht, dass das menschliche Leben sowie die gesamte Natur und der Kosmos durch Prozesse gekennzeichnet sind, die sich aus entgegengesetzten, aber sich ergänzenden Hälften zusammensetzen.

Auch unser emotionales Wesen besteht aus vielen Paaren oder Polen scheinbar gegensätzlicher Erfahrungen. Bekannte emotionale Polaritäten sind: Glück und Traurigkeit, Zustimmung und Ablehnung, Vertrauen und Misstrauen, Hochgefühl und Depression.

Und so wie ein Magnet nicht ohne gegensätzliche Pole existieren kann, können wir nicht ganzheitlich fühlen, ohne unsere inhärenten emotionalen Polaritäten anzunehmen. Wir können uns nicht gut fühlen, ohne uns manchmal schlecht zu fühlen. Mit den Worten von Ken Wilber:

> … bei dem Versuch, das Positive zu betonen und das Negative zu beseitigen, haben wir vergessen, dass das Positive nur durch das Negative definiert wird. Das Negative zu zerstören, bedeutet gleichzeitig, alle Möglichkeiten zu zerstören, das Gegenteil zu genießen.

Unsere Sprache spiegelt leider den Mangel an Gefühlen in unserer Kultur wider, und es fehlen uns die Worte, um viele der wesentlichen emotionalen Polaritäten zu beschreiben. Daher müssen wir das Wort Liebe als Pendant zu einer Vielzahl gegensätzlicher Gefühlserfahrungen verwenden: Liebe und Hass, Liebe und Einsamkeit, Liebe und Neid, Liebe und Ekel, Liebe und Arglist, Liebe und Verlassenheit. Die Griechen, die nicht unter der gleichen emotionalen Auszehrung zu leiden scheinen wie die meisten Menschen der westlichen Welt, haben nicht dieses Problem mit dem Wort Liebe. Sie haben eigene Wörter für dreizehn verschiedene emotionale Liebeserfahrungen.

Ein Mensch erlebt ein bestimmtes »positives« Gefühl in dem Maße als authentisch, wie er bereit ist, dessen »negatives« Korrelat vollständig zu fühlen. Die Intensität und Authentizität des Lachens eines Menschen verhält sich analog zu seiner Fähigkeit zu weinen. Der Nervenkitzel bei einer mutigen Tat misst sich am Grad der Angst, die überwunden werden muss. Die Intensität der Liebeserfahrung hängt direkt mit ihrem Gegenteil, der Erfahrung von Einsamkeit zusammen. Die Tiefe der Vergebung hängt von der gefühlten Vehemenz der Beschuldigung ab.

Es gibt unterschiedlich starke Bänder emotionaler Intensität, die sich zwischen jedem gegensätzlichen Paar erstrecken. Unsere emotionale Erfahrung verschiebt sich von einem Pol zum anderen entlang eines Gefühlskontinuums, und es gibt viele verschiedene Grade von Gefühlen auf jedem einzelnen emotionalen Kontinuum. Wir alle sind sowohl allmählichen als auch plötzlichen Schwankungen zwischen den emotionalen Extremen der verschiedenen Gefühlskontinua ausgesetzt.

Zwischen ängstlicher Paranoia und völlig verletzlichem Vertrauen gibt es verschiedene Grade des Gefühls von Misstrauen oder Sicherheit. Zwischen einem rauschhaften Glücksgefühl und einer sich nach dem Tod sehnenden Trauer gibt es zahlreiche Schattierungen der Freude und der Traurigkeit. Zwischen herzzerreißender Liebe und explodierendem Hass gibt es viele weniger intensive Zustände von Zustimmung und Ablehnung.

In der Mitte jedes Kontinuums gibt es einen Zustand, in dem wir keinerlei emotionale Erregung erfahren. Desinteresse beispielsweise liegt auf halbem Weg zwischen herzzerreißender Liebe und intensivem Hass, auf der Grenze zwischen Mögen und Nichtmögen. Mein Freund Herbie Monroe hat dieses Konzept mit diesen Worten erläutert: »Ich liebe die Westküste, ich hasse die Ostküste, und Nebraska ist mir völlig egal.«

Wenn wir uns weigern, die volle Intensität unserer Emotionen zu spüren, werden wir depressiv und bleiben in den »sicheren« und tristen mittleren Bereichen der emotionalen Kontinua stecken. Apathie ist eine häufige Folge davon, wenn man das Kind der emotionalen Vitalität mit dem Badewasser der nicht akzeptierten Gefühle ausschüttet. Während ich schreibe, erinnere ich mich an einen niedergeschlagenen Nachbarn von mir, der auf meine Begrüßung »Wie geht es Ihnen heute, Herr S.?« stets mit der gedämpften Antwort »Gut bis mittelmäßig, danke« antwortete.

Die Praktik des ganzheitlichen Fühlens lehrt uns, uns geschmeidiger entlang der facettenreichen Bandbreite des emotionalen Spektrums zu bewegen. Tag für Tag und manchmal auch Stunde um Stunde können auf einem bestimmten Kontinuum Schwingungen auftreten. Auf dem Kontinuum von Liebe und Einsamkeit zum Beispiel können wir uns auf sehr subtile Weise verbunden oder getrennt fühlen. Manchmal erleben wir uns plötzlich, ohne erkennbaren Grund, ausgesprochen einsam und abgeschnitten und dann, wie aus dem

Nichts, können wir ebenso plötzlich eine starke liebevolle Verbundenheit mit anderen empfinden.

Es gibt auch Zeiten, in denen wir zu Recht in der Mitte eines bestimmten Kontinuums ruhen und keines der polaren Gefühle vorhanden ist. Wir fühlen uns an einem bestimmten Punkt vielleicht nicht einsam oder liebevoll. Jedes Kontinuum hat auch einen Mittelpunkt, der sich von Apathie und Desinteresse unterscheidet und wirklich erholsam ist. Wenn alle Gefühlskontinua sich wirklich im Ruhemodus befinden, erleben wir Entspannung und Frieden.

Friedfertigkeit ist auch eine vergängliche Erfahrung. Wenn wir versuchen, Ruhe dauerhaft zu installieren, stellen wir gewöhnlich den abgestumpften Mittelweg des Nicht-Gefühls wieder her. In solchen Fällen geht der Friede allmählich in eine bedrückende Tristesse über, da wir immer mehr Energie verschwenden, um neu aufkommenden Gefühlen zu widerstehen.

Schließlich gibt es viele komplexe emotionale Zustände, die Menschen mit ganzheitlichen Gefühlen erleben. Manchmal schwingen mehrere Gefühlskontinua gleichzeitig mit, und wir empfinden eine Mischung von Gefühlen. Dies geschieht manchmal in Phasen tiefer Trauer, wenn die Verlusterfahrung so intensiv ist, dass Wut und Tränen gleichzeitig an die Oberfläche kommen. Eifersucht ist auch eine komplexe emotionale Reaktion. Sie ist oft eine stürmische Kombination aus Angst, Wut, Einsamkeit und Verlassenheit. Tiefe Liebeserfahrungen sind ein weiteres Beispiel für zusammengesetzte Emotionen. Liebe kann die gleichzeitige Erfahrung von Zärtlichkeit, Zuneigung, Hoffnung, Freude, Vertrauen und Mitgefühl beinhalten.

Polarität zu verstehen hilft uns mit normaler Einsamkeit umzugehen

Viele Menschen haben große Schwierigkeiten, die Normalität einsamer Gefühle zu akzeptieren. Viele Überlebende stürzen sofort in tiefen Selbsthass, wenn sie sich einsam fühlen. Ein gewisses Maß an Einsamkeit ist dem menschlichen Wesen jedoch absolut immanent – ganz gleich, wie viele liebevolle Menschen es in unserem Leben gibt. Mit den Worten von Irwin Yalom, einem Vertreter der existenziellen Psychotherapie ausgedrückt:

> Mensch zu sein bedeutet, einsam zu sein. Mensch zu werden bedeutet, neue Formen zu erforschen, in unserer Einsamkeit zu verweilen. Wenn wir bereit sind, die Einsamkeit als normale, wiederkehrende Lebenserfahrung zu akzeptieren,

können wir lernen, sie wohlwollender zu integrieren. Wir müssen die Einsamkeit oder andere »negative« Emotionen nicht noch schmerzhafter machen, indem wir Scham, Selbstaufgabe oder Selbsthass hinzufügen.

Ambivalenz

Man bleibt jung, solange man noch lernen, neue Gewohnheiten annehmen und Widerspruch ertragen kann.

— Marie von Ebner Eschenbach

Wir alle haben nicht nur zwiespältige Gefühle, sondern sind oft auch ambivalent in Bezug auf jedes Gefühl, das wir haben. Die meisten von uns waren zuweilen eifersüchtig, neidisch, arrogant, misstrauisch, doppelzüngig, offen, ehrlich und direkt, und wir alle haben zu verschiedenen Zeiten unterschiedliche Gefühle gegenüber diesen Gefühlen. Dies sind keine guten und schlechten Gefühle, die besonders guten und schlechten Menschen vorbehalten sind. Es sind menschliche Gefühle, die typisch für alle Menschen sind und in unterschiedlichem Maße bei uns allen auftreten, wenn wir mit inneren und äußeren Umständen interagieren.

— Theodore Rubin, *Sich selbst annehmen. Der Weg vom Selbsthaß zum positiven Ich*

Von all den komplexen emotionalen Erfahrungen ist die Ambivalenz möglicherweise die am meisten verunglimpfte und missverstandene. Ambivalenz tritt auf, wenn ein Individuum gleichzeitig gegensätzliche emotionale Erfahrungen macht.

Ambivalenz ist auch der Zustand des schnellen Schwankens zwischen widersprüchlichen Gefühlen. Haben Sie jemals eine dieser Arten von Ambivalenz erlebt? »Ich weiß nicht, ob ich dich liebe oder hasse – ob ich will, dass du bleibst oder gehst«; »Du machst mir eine Höllenangst, aber ich schlage dich, wenn du näher kommst«; »Ich möchte mich bei dir verletzlich fühlen, aber ich bin nicht sicher, ob ich dir vertrauen kann«; »Ich liebe Golf, aber wenn der verdammte Ball weiter slict, hasse ich mich dafür, diesen Sport zu treiben«; »Ich liebe die Melodie in diesem Lied, aber der Text kotzt mich an!«.

Fast jeder fühlt sich irgendwann einmal ambivalent. Ambivalenz tritt häufig bei der Arbeit oder in einer Beziehung auf, wenn ein Teil von uns seine Arbeit oder seinen Partner liebt und ein anderer Teil von uns ihn oder sie hasst. In der Tat ist es praktisch unmöglich, eine langfristige intime Beziehung aufrechtzuerhalten, ohne gelegentlich verwirrende Kombinationen von Zuneigung und Entfremdung zu erleben. In weiterem Sinne ist es auch nicht möglich, ein empfindsames Wesen zu sein, ohne verwirrende Mischungen aus Begeisterung und Verzweiflung über das Leben zu empfinden.

Obwohl man nach gängiger Meinung für sein Leben immer dankbar sein sollte, schwanken wir alle gelegentlich zwischen dem Wunsch, dass das Leben ewig dauern solle, und dem Wunsch, dass es vorbei wäre. In Momenten großer Tragödien oder Verluste haben wir natürlich das Gefühl, dass das Leben ein schrecklicher Fluch ist und dass wir tot besser dran wären.

Fast jeder denkt irgendwann qualvoll über Hamlets berühmte Zeile »Sein oder nicht sein« nach. Freud glaubte zum Beispiel, dass das Leben ein ständiger Kampf zwischen dem Trieb zu leben und zu sterben sei – zu frohlocken, dass man am Leben ist oder es zu beenden und die wiederkehrenden Schmerzen hinter sich zu lassen. Er nannte diese Ambivalenz den Konflikt zwischen den psychischen Kräften von *Eros* und *Thanatos*.

Natürlich werden wir alle eines Tages sterben. Könnte es nicht sein, dass die Psyche den Drang hat, sich dem Tod hinzugeben, wenn unsere Lebensqualität genügend geschmälert ist? Die Forschungen von Elisabeth Kübler-Ross zeigen auf eindrückliche Weise, dass die Trauer es uns auf natürliche Weise erlaubt, uns auf diesem letzten Weg zu entspannen, wenn unsere Zeit gekommen ist.

Ich glaube auch, dass wir uns auf einen gnädigen Tod vorbereiten, indem wir die Trauer über all unsere Verluste in Vergangenheit und Gegenwart zulassen. Die Praktik des Trauerns kann uns davor bewahren, unnötig gegen den Todesprozess anzukämpfen, wenn dieser unumkehrbar geworden ist. Meine anhaltenden Trauererfahrungen haben nach und nach einen Großteil meiner alten albtraumhaften Angst vor dem Tod aufgelöst.

Es gibt viele typische Formen von Ambivalenz. Tollwütige Sportfans sind keine Unbekannten. Sie führen oft eine Liebes-/Hass-Beziehung zu ihren Mannschaften und empfinden starke gegensätzliche Gefühle, wenn ihre Helden sich dumm anstellen. Ein aktueller Baseball-Superstar nennt seine Fans die »Yea-Boo-Vögel« weil sie so häufig zwischen Jubel und Hohn hin- und herwechseln.

Mut und Liebeskummer beinhalten jeweils weitere häufig auftretende Formen der Ambivalenz. Mut ist oft eine Handlung, die im Angesicht der

Angst erfolgt. Liebeskummer ist die verwirrende Ambivalenz, die diejenigen empfinden, die sich erneut verlieben, nachdem ihnen das Herz gebrochen wurde. Die wunderbaren Gefühle der Hoffnung und Verbundenheit, die sich natürlicherweise bei einer neuen Liebe einstellen, kollidieren oft stark mit der Angst, dass die Liebe schließlich wie vorher endet. Diejenigen, die diese Ambivalenz nicht ertragen können, fliehen oft oder sabotieren unbewusst ihre neue Liebe, statt sich der Gefahr auszusetzen, erneut verletzt zu werden.

Ambivalenz tritt auch in der Erfahrung vieler Menschen auf, die gleichzeitig lachen und weinen. Weil es jedoch so inakzeptabel ist, ambivalente Gefühle zu haben, kommen die meisten von uns zu dem Schluss, dass wir nicht wissen, ob wir in solchen Momenten lachen oder weinen sollen. Im schlimmsten Fall verunglimpfen wir uns sogar dafür, dass wir eine so widersprüchliche Erfahrung machen.

Wenn wir dies tun, verkennen wir die großartige Ambivalenz im gleichzeitigen Erleben von Tränen und Lachen. Diese besondere Ambivalenz ist eine meiner liebsten emotionalen Erfahrungen. Sie entsteht oft spontan in mir, wenn meine Trauer beginnt, sich in Erleichterung zu verwandeln. Wenn sich mein Schmerz durch meine Tränen löst, werde ich vom Tod der Lebensentfremdung zu authentischer *joie de vivre* wiedergeboren.

Eines meiner bewegendsten Erlebnisse war, als ich trauerte, weil ich so viele Jahre damit verbracht hatte, dem oft wiederholten Urteil meiner Eltern zu glauben, ich sei schlecht. Plötzlich habe ich im tiefsten Inneren meines Wesens wirklich »verstanden«, dass sie gelogen hatten und dass ich im Grunde ein guter Mensch bin. Ich brüllte vor freudigem Gelächter und schwankte fast eine Stunde lang herrlich zwischen Lachen und Weinen.

Tränen selbst können ambivalent sein – gleichzeitige Äußerungen von Schmerz und Freude. Ich weine manchmal ambivalent, wenn ich endlich ein hart verdientes, langfristiges Ziel erreicht habe. In solchen Momenten sind meine Tränen sowohl der Ausdruck höchster Freude, dass mein Kampf vorbei ist, als auch der Befreiung von dem Schmerz, der mit einer intensiven, langwierigen Konzentration verbunden ist. Ich glaube, dass dies die Art von Tränen sind, die der große Sportler Michael Jordan im nationalen Fernsehen geweint hat, als er die Basketball-WM-Trophäe überreicht bekam, die ihm jahrelang vorenthalten worden war. Bemerkenswert ist auch, dass am Ende des NCAA-College-Basketball-Meisterschaftsspiels 1995 viele Mitglieder beider Teams weinten: UCLA vor Freude und Arkansas aus Trauer.

Ambivalenz und Spaltung

> *Widerspreche ich mir selbst?*
> *Nun gut, ich widerspreche mir selbst,*
> *Ich bin groß, ich bin voller Vielfalt.*
>
> — Walt Whitman

> *Es kann notwendig sein, das Herz weit genug zu dehnen, um Widersprüche und Paradoxe zu akzeptieren.*
>
> — Thomas Moore, *Der Seele Raum geben: Wie Leben gelingen kann*

Einmal abgesehen davon, dass es normal und gesund ist, gleichzeitig widersprüchliche Emotionen zu empfinden, ist diese Tatsache in unserer Kultur nahezu unbegreiflich. Die meisten Menschen verdrängen die nicht bevorzugte Hälfte ihrer Ambivalenz und erleben sie nur als Angst. Einer meiner Bekannten tat dies, als er sich endlich mutig genug fühlte, seinen Job zu kündigen. Er erzählte mir, dass sein Herz klopfte und sein Bauch voller Schmetterlinge war, aber dass er keine Angst hatte. Ich glaube, das ist ein typisches Beispiel dafür, wie viele von uns die Gefühlsbotschaften ihres Körpers verleugnen.

Wir werden so sehr vom Schwarz-Weiß-Denken beherrscht, dass wir Ambivalenz als Beweis für Dummheit oder Fehlerhaftigkeit werten. Die Gesellschaft beschämt uns in der Regel dafür, dass wir gemischte Gefühle (oder Meinungen) gegenüber irgendjemandem oder irgendetwas haben. Die klassische Filmszene, in der der Protagonist wegen eines ergreifenden Endes weint und gleichzeitig sagt »Ich bin so glücklich!« ist für die meisten Zuschauer unverständlich, aber die ganzheitlich empfindenden Menschen fühlen oft voller Inbrunst mit.

Überall werden wir mit Verlautbarungen des gesunden Menschenverstandes bombardiert, die die Ambivalenz anprangern: »Liebe es oder verlasse es«; »Du bist entweder für oder gegen mich«; »Du kannst nicht beides haben«; »Du bist entweder Teil des Problems oder Teil der Lösung«; »Nun, entscheide dich! Weißt du nicht, wie du dich fühlst?«

Wahrscheinlich sind wir alle schon mit dem Satz »Entscheiden Sie sich« bedrängt worden, wenn wir in unseren Gefühlen für jemanden oder etwas schwankten. So absurd es ist, unseren Verstand heranzuziehen, um unsere Gefühle zu bestimmen, so unmöglich ist es, die Größe, Form und den Rhythmus der Wellen des Ozeans zu kontrollieren.

Und obwohl wir uns entscheiden können, wie wir auf unsere Gefühle reagieren, können wir unsere emotionalen Reaktionen nicht kognitiv vorhersagen. Wenn ein geliebter Mensch Sie verletzt, werden Sie sich instinktiv wütend fühlen, auch wenn Sie Ihre Wut sofort unterdrücken. Viele Überlebende wollen es nicht wahrhaben, weil ihre Wut in der »Kleinkindzeit« so gründlich ausgelöscht wurde, dass ihnen ihre wütenden Reflexe nicht mehr bewusst sind. Dennoch nehmen sie unbewusst immer noch Wut wahr, wenn sie verletzt werden, egal wie sehr sie sich entschlossen haben liebevoll zu sein.

Wir können emotional nicht gesunden, wenn wir uns nicht gegen die wehren, die versuchen, uns wegen unserer Ambivalenz einzuschüchtern. Wir müssen uns weigern, so zu tun, als seien wir emotional absolut eindeutig. Überlebende, die ihre gesunde Ambivalenz verteidigen wollen, können auf einen »Entscheide-dich-mal-Angriff« reagieren, indem sie antworten, dass es sich um eine emotionale Angelegenheit handelt, die eindeutig keine Frage der Vernunft oder der Entscheidung ist.

Ich erinnere mich daran, wie man mir deutlich machte, dass ich mich für meine eigene natürliche Ambivalenz in der Kindheit zu schämen hätte. Wenn ich sagte, dass mir etwas in meiner Lieblingssendung im Fernsehen nicht gefiel, sagte man mir, dass ich dumm sei, sie mir anzuschauen. Wenn ich mir das Essen bis auf die Dosenerbsen hatte schmecken lassen, wurde mir gesagt, dass ich wohl keinen Hunger mehr hätte und keinen Nachtisch wolle. Wenn ich meiner Mutter anvertraute, dass ich auf meinen besten Freund wütend war, sagte sie mir, ich solle nicht mehr mit ihm spielen. Als meine Wut schließlich nachließ und ich mich wieder mit ihm anfreundete, schimpfte meine Mutter, die keinen Freund hatte: »Du kleiner Lügner, du hast mir gesagt, dass du ihn nicht magst! Du bist selber schuld, wenn er dir wieder wehtut.«

Was meine Mutter an meiner emotionalen Vielfalt als fehlerhaft und unzuverlässig brandmarkte, war in Wirklichkeit die noch immer intakte Ambivalenz eines gesunden Kindes. Hätte sie meine Gefühle als normal behandelt und mir geholfen, Dampf abzulassen und sie zu lösen, hätte ich nicht Wochen der einsamen Isolation gebraucht, um mich mit meinen Freunden »zu versöhnen«.

Familiäre und gesellschaftliche Einflüsse zerstörten schließlich meine Toleranz für Ambivalenz, und ich erlag dem Glauben, dass »wahrhaft« Liebende sich nie über den anderen ärgern. Für mich manifestierte sich »Klugheit« darin, eine Beziehung beim ersten Anzeichen widersprüchlicher, nicht-liebender

Gefühle zu verlassen. Hätte es diese Sprüche-Schilder damals schon gegeben, hätte ich sicherlich irgendein albernes Ding mit der Aufschrift »Liebe bedeutet, sich nie entschuldigen zu müssen« gekauft.

Viele erwachsene Kinder haben unrealistische, polarisierte Erwartungen an die Liebe. Überzeugt davon, dass es in der Liebe keine Disharmonie geben sollte, interpretieren sie ihre ambivalenten Gefühle manchmal als Beweis dafür, dass sie zu unvollkommen sind, um lieben zu können. In den extremsten Fällen betrachten sie ihre Ambivalenz als einen Indikator für geistige Instabilität!

Intoleranz gegenüber Ambivalenz tötet Beziehungen. Sie zerstört sie durch einen Prozess, der als Spaltung bekannt ist. Spaltung tritt auf, wenn Gefühle der Enttäuschung durch die stillschweigende Übereinkunft unter Partnern, nur wertschätzende Gefühle zuzulassen, unterdrückt (abgespalten) werden.

Abgespaltene Emotionen lösen sich nicht von selbst auf. Sie häufen sich allmählich in explosiven Ausmaßen an, bis sie durch eine relativ geringe Beschwerde ausgelöst werden. Wenn sie störend in unser Bewusstsein dringen, verschwinden unsere Liebesgefühle, wir polarisieren in das entgegengesetzte emotionale Extrem und fühlen uns von unserem Partner völlig entfremdet.

Wenn unser Kontingent an verdrängter Enttäuschung zu groß ist oder zu hasserfüllt ausbricht, kehren unsere Liebesgefühle möglicherweise nicht zurück, und die Spaltung in Entfremdung kann dauerhaft sein.

Wenn die Partner nicht zu destruktiv auf die Spaltung reagieren, können die Liebesgefühle schließlich zurückkehren. Wenn sie jedoch mit der ursprünglichen Intoleranz gegenüber Ambivalenz einhergehen, wird es schließlich erneut zu einer Spaltung kommen.

Die meisten Beziehungen überleben nur eine begrenzte Anzahl dieser katastrophalen »Spaltungen«. Einige erleben jedoch anhaltende emotionale Achterbahnen mit extremen Höhen und Tiefen der Zuneigung und Entfremdung. Solche Beziehungen töten nach und nach die Fähigkeit beider Partner, Freude am anderen und – im schlimmsten Fall – am Leben im Allgemeinen zu finden.

Beziehungen, die aufgrund extremer Spaltung zerbrochen sind, werden manchmal wiederbelebt, wenn einer oder beide Partner lernen zu trauern. Trauer setzt alte verletzte Gefühle sicher frei und kehrt den Polarisierungsprozess der Spaltung auf natürliche Weise um. Alte Partner entdecken dann vielleicht ihre ursprüngliche Anziehungskraft wieder, die sie füreinander empfunden haben, und werden sogar wieder Freunde. Auf der anderen Seite bleiben diejenigen, die nicht trauern, oft dauerhaft im Hass auf ihre/ihren »Ex« stecken. Sie finden nie wieder zu der Liebe zurück, die sie eigentlich für ihren Partner hatten – und unbewusst oft immer noch haben.

Es gibt noch eine andere Art der Spaltung, die Beziehungen häufig tötet, nämlich die Intoleranz gegenüber dem Gefühl, für sich sein zu wollen. Eine solche Intoleranz erzeugt unterdrückte Verhaltensweisen, die Beziehungen ersticken. Partner müssen sich gegenseitig ambivalente Schwankungen in den Bedürfnissen nach Nähe und dem Alleinsein erlauben. Wenn nur Gefühle der Nähe zugelassen werden, kann die Intimität in einer Beziehung sterben, wenn einer der Partner sich plötzlich in einen extremen Rückzug begibt, um nicht zu ersticken.

Ambivalenz und Abspaltung sind entgegengesetzte Reaktionen auf emotionale Polaritäten. Sie gibt es selten in ihrer Reinform. Spaltung erfolgt in unterschiedlichem Ausmaß entlang eines Kontinuums zwischen bloßer Ambivalenz und extremer Dissoziation. Sie kann sich zwischen der gleichzeitigen Empfindung gegensätzlicher Emotionen und dem ewigen Festklammern an einem Gefühl auf Kosten seines Gegenteils zeigen. Zum Ausdruck kommen kann sie auch bei einem plötzlichen Vulkanausbruch von Bitterkeit zwischen dem Gefühl von Liebe und Hass gegenüber einem Ehepartner bis hin zur Zerstörung einer »perfekten« Ehe.

»Ambivalieren« – ein Begriff, den ich von einem Freund übernommen habe – ist eine weniger extreme Form der Spaltung. Ambivalieren ist ein relativ schnelles Hin- und Herpendeln zwischen gegensätzlichen Empfindungen. Meine Freundin parodierte für mich einst das extreme Ambivalieren zwischen ihren emotionalen Polaritäten mit folgendem Dialog:

> Ich will ihn.
> Nein, ich will ihn nicht! Er verletzt mich zu sehr.
> Doch manchmal fühle ich mich gut mit ihm.
> Ja, aber er saugt dabei all' meine Energie auf.
> Aber er ist so ein guter Typ.
> Nein, ist er nicht! Er ist ein Trottel!
> Aber seine liebevolle Seite würde zum Vorschein kommen, wenn ich bei ihm einziehen würde.
> Huch! Das wäre eine Katastrophe. Ich wünschte, er würde nach Alaska ziehen!
> Oh Gott, ich würde ihn vermissen! Es würde mich ein Vermögen kosten ihn zu besuchen.
> Ich liebe ihn!
> Ich hasse ihn!
> Ich liebe ihn!
> Ich hasse ihn!
> Liebe ich ihn?
> Hasse ich ihn?

Wenn wir unsere normale Ambivalenz akzeptieren, erreichen wir ein tieferes Selbstverständnis und treffen bessere Entscheidungen in komplexen Lebensfragen. Das Zulassen ambivalenter Gefühle ist einer der Heilungsprozesse der Psychotherapie. Wenn Klienten ermutigt werden, ihre widersprüchlichen Gefühle in Bezug auf Berufs- oder Beziehungsfragen gründlich zu erforschen, verbinden sie sich schließlich mit einem tiefen intuitiven Gefühl dafür, was für sie am besten ist.

Ausgeprägte Ambivalenz-Erfahrungen können beunruhigend sein. Dabei sind wir häufig versucht, impulsiv eine Entscheidung zu treffen, nur um unser Unbehagen zu beenden. Ich traf die schlechtesten Entscheidungen in meinem Leben, als ich nicht den Mut und die Selbstachtung hatte, bei meiner Ambivalenz zu bleiben, und als ich nicht verstand, dass kluge Entscheidungen manchmal nur durch monatelange oder gar jahrelange Ambivalenz entstehen. Das ist ein Grund, warum Carl Jung sagte, dass die Toleranz von Ambivalenz eine hoch entwickelte emotionale Fähigkeit sei und ein Indikator für psychische Gesundheit.

Es ist auch wichtig, hier eine häufige dysfunktionale Reaktion auf Ambivalenz zu erwähnen. Einige Überlebende »mentalisieren« ihre Ambivalenz in Ambiguität. Wenn ihre ungleichen Gefühle nicht direkt erlebt werden, sickern sie als verschwommene Sorgen und Verwirrung ins Bewusstsein und sie werden dadurch gelähmt, Entscheidungen zu treffen und Handlungen auszuführen, die gut für sie wären. Dies ist kein gesunder Umgang mit Ambivalenz. Funktionale Ambivalenz beinhaltet eine emotionale – manchmal »trauerbehaftete« – Erforschung der tiefsten Ebenen eines Konflikts. Meiner Erfahrung nach wird eine effektive Lösung dann möglich, wenn alle Gefühlsinhalte rund um eine bestimmte Entscheidung gründlich durchlebt werden.

Im Laufe unserer emotionalen Reifung entspannen wir uns zunehmend in unserer Ambivalenz. Wir akzeptieren die existenzielle Tatsache, dass wiederkehrende Erfahrungen von Ambivalenz in bestimmten Beziehungen normal sind. Wir erlauben uns, unser gesamtes Gefühlsspektrum zu erfahren und unsere Gefühle unseren Nächsten auf gute Weise zu vermitteln. Wir sind weniger anfällig für destruktive Spaltungen, weil wir unsere Gefühle nicht verdrängen und nicht in gefährlichem Maße anhäufen.

Das Akzeptieren von Ambivalenz schützt uns auch vor innerer Spaltung. Die häufigste Störung des Selbstwertgefühls, die ich erlebt habe, tritt auf, wenn verleugnete Gefühle plötzlich ins Bewusstsein eindringen und den Einzelnen dazu veranlassen, sich im überwältigenden toxischen Gefühl der

Scham abzuspalten. Je ganzheitlicher wir fühlen, desto weniger wahrscheinlich ist es, dass wir uns vollständig von unserem Selbstwertgefühl abspalten.

Ambivalenz und Spiritualität

> *Je mehr man im spirituellen Leben wächst, desto wohler fühlt man sich mit paradoxen Gefühlen, desto mehr schätzt man die Ambivalenz des Lebens, seine vielen Ebenen und die ihr innewohnenden Konflikte. Man entwickelt einen Sinn für die Ironie, Metapher und den Humor des Lebens und die Fähigkeit, das Ganze mit seiner Schönheit und Ungeheuerlichkeit in der Gnade des Herzens anzunehmen.*
>
> — Jack Kornfield

Während viele religiöse Traditionen davon ausgehen, dass Gott allgegenwärtig ist, reagieren wir auf unsere innere Gefühlswelt oft, als wäre sie ein trostloser, gottloser Ort. Der mystisch-poetische Dichter Rilke schrieb beredt darüber, wie unnötig dies ist:

> Ach, nicht getrennt sein,
> Nicht durch so wenig Wandung
> Ausgeschlossen vom Sternen-Maß.
> Innres, was ists?
> Wenn nicht gesteigerter Himmel,
> durchworfen mit Vögeln und tief
> von Winden der Heimkehr.

Wenn wir die »negative« Hälfte unserer emotionalen Erfahrung überhandnehmen lassen, schließen wir daraus, dass Gott dort nicht zu finden ist. Es ist, als würden wir sagen, dass unsere »negativen« Emotionen gottlos und kein nützlicher Teil der Schöpfung seien. Wenn wir dies tun, lassen wir Satan real werden und schaffen eine Teufelshölle in uns. Gefühle, die als unheilig verbannt werden, manifestieren sich unbewusst auf teuflische Weise.

Einige meiner tiefsten Öffnungen für die Liebe Gottes und die direkte Erfassung der Allgegenwart Gottes geschahen dadurch, dass ich mich endlich den zuvor verleugneten Gefühlen hingegeben habe. Diese Öffnungen offenbarten sich meist als reine und tiefe Ambivalenz.

Erfahrungen reiner Ambivalenz öffnen manchmal unser Bewusstsein für das transzendentale »Einssein«, das alle Polaritäten vereint. Taoisten glauben, dass eine unsichtbare, zugrunde liegende Einheit alle Unterschiede verbindet und harmonisiert. Dies wird durch die Glyphe des Tao symbolisiert, die beide Hälften eines Kreises vereint und zeigt, dass jede Hälfte den Samen ihres Gegenteils enthält.

Ich hatte schon mehrmals das Glück, in einer Umgebung von großer natürlicher Schönheit die Ahnung von einer tieferen, alles durchdringenden Einheit zu erhaschen. Als ich einmal auf einer Wanderung in den Bergen unterwegs war und die Tiefen meiner Einsamkeit von Grund auf empfand, stieß ich auf ein Panorama von solcher Pracht, dass ich sofort in Ehrfurcht erstarrte. Die außerordentliche Schönheit vor mir erfüllte mein Herz mit Freude. Tränen liefen mir über das Gesicht und ich lachte laut, als ich spürte, wie ich geistig und emotional mit einer wohlwollenden Kraft verschmolz, die die Quelle und das einigende Wesen von allem zu sein schien. Der moderne Mystiker R.M. Bucke beschreibt eine ähnliche Erfahrung:

> Nun kam eine Phase der Verzückung, die so intensiv war, dass das Universum stillstand, als ob es über die unsagbare Majestät des Schauspiels staunen würde. Nur Einer im ganzen unendlichen Universum! Der Alles-Liebende, der Vollkommene … In diesem wunderbaren Moment dessen, was man als himmlische Glückseligkeit bezeichnen könnte, kam die Erleuchtung … Welche Freude, als ich sah, dass es keinen Bruch in der Kette gab - nicht ein Glied ausgelassen - alles an seinem Platz und zu seiner Zeit. Welten, Systeme, alles verschmolzen zu einem harmonischen Ganzen.

Im Fluss

> *Auch wir, die Kinder der Erde, haben das ganze Jahr über unsere Mondphasen; die Dunkelheit, die Befreiung von der Dunkelheit, das Zu- und Abnehmen.*
>
> — Faith Baldwin

> *Es ist wahnsinnig amüsant, wie viele verschiedene Gefühlszustände man an einem Tag durchlaufen kann.*
>
> — Anne Morrow Lindberg

Ambivalenz anzunehmen bedeutet nicht, dass man sich immer ambivalent fühlt. Wie bereits zuvor erwähnt gibt es viele Momente, in denen wir keine emotionale Resonanz zeigen und überhaupt nichts fühlen. Es gibt auch viele Male, in denen es angebracht ist, nur das eine oder andere emotionale Extrem zu empfinden.

Ambivalenz zu akzeptieren ist nur eine der Möglichkeiten, wie wir ganzheitlicher fühlen können. Es ist eine Art und Weise, die unersetzliche Wohltat der emotionalen Flexibilität und des emotionalen Fließens zu gewähren.

Mit *Im Fluss* wird das sich ständig verändernde, unvorhersehbare Auf und Ab von Emotionen beschrieben. Die Wertschätzung der fließenden Qualität der emotionalen Natur ermöglicht es uns, in gesunder Weise auf unsere Gefühle zu reagieren. Wenn wir uns unserem emotionalen Fluss hingeben, gewinnen wir die aufregende Spontaneität zurück, mit der wir geboren wurden – die wir noch bei jedem Kind sehen können, das nicht über die Maßen diszipliniert wurde.

Leider ergeben sich die meisten von uns nur dann »dem Fluss«, wenn er in eine bevorzugte Richtung geht. Zu anderen Zeiten kämpfen wir so heftig gegen unvorhergesehene Gefühle, dass wir in ihnen so gefangen sind wie der archetypische Zirkusclown, der verzweifelt mit einem klebrigen Fliegenfängerstreifen kämpft.

Die Vermeidung unerwünschter Emotionen hält uns häufig auch in ständigen, geringen Manifestationen dieser Gefühle gefangen. Viele lang anhaltende Stimmungen werden durch unterdrückte Emotionen verursacht, die langsam und gallig ins Bewusstsein dringen. Wenn die zugrunde liegenden Emotionen sich nicht wirksam äußern und lösen können, vergiften die von ihnen erzeugten Stimmungen das Bewusstsein und dominieren es unangemessen lange.

In der Vergangenheit, als ich absolut kein Ventil für meinen Ärger hatte, litt ich lange Zeit an mürrischer Reizbarkeit. Und bis ich eine jahrzehntelange Tränendürre beendet hatte, verbrachte ich oft Wochen in melancholischem Rückzug aus dem Leben.

Stimmungsschwankungen sind eine sehr langsame und ineffiziente Art, Gefühle zu verarbeiten. Wer nicht weint, kann ununterbrochen in Verzweiflung brüten und schwelgen. Wer kein konstruktives Ventil für seine Wut findet, erlebt eine Bitterkeit, deren Wut in längeren Anfällen feindlicher Selbstkritik schwelt. Der schnellste Weg, eine unangenehme emotionale Erfahrung zu überwinden, besteht darin, sie anzunehmen, ganzheitlich zu fühlen und auszudrücken.

Viele Überlebende schaden sich zusätzlich selbst, indem sie versuchen, an wünschenswerten Gefühlen länger festzuhalten, als sie tatsächlich erlebt wurden. Gefühle der Liebe, des Glücks und der Vergebung fühlen sich so gut an, dass wir sie ewig andauern lassen wollen.

Am konsequentesten verletze ich mich selbst, wenn ich mich meinem emotionalen Fluss widersetze und unbewusst versuche, an einem positiven Gefühl festzuhalten, das ich nicht mehr empfinde. Buddhisten sagen, dass diese Art des Festhaltens eine der größten Quellen unnötigen menschlichen Leidens ist.

Das Beste, was man mit jedem harmonischen, angenehmen Gefühl tun kann, ist, es zu genießen, solange es andauert. Nirgendwo trifft dies mehr zu als im emotionalen Bereich. Wenn sich ein emotionales Erleben verschoben hat, unterstützen wir uns am besten, indem wir den Verlust so schamlos wie möglich akzeptieren und uns verpflichten, uns zu lieben und zu akzeptieren, egal, wie wir fühlen – egal, welche Stürme durch unsere emotionale Verfassung aufkommen.

Wenn wir die Fähigkeit zu trauern wiedererlangen, bewegen wir uns anmutiger durch schwierige emotionale Übergänge. Die vorübergehende Abwesenheit von liebevollen und glücklichen Gefühlen fühlt sich manchmal wie der Tod unseres Wohlbefindens an. Trauern ist in solchen Zeiten hilfreich und fördert oft die Wiedergeburt wünschenswerter Gefühle.

Eine wunderbare Gnade der Selbsterneuerung entsteht durch das Eintauchen in die belebenden Wasser des ganzheitlichen und flexiblen Fühlens. Für die meisten von uns beginnt dieses Eintauchen, wenn wir uns dem Trauerprozess wegen der Verluste in unserer Kindheit öffnen – das Thema der nächsten drei Kapitel.

Kapitel 4

Die Gaben des Trauerns

Die Abneigung gegen Trauer ist meines Erachtens von einem säkularen Hedonismus geprägt, der durch eine Form von emotionaler Spitzfindigkeit die Möglichkeit des Verlustes aus dem normalen Leben verbannen will.

— Peter Marris, *Loss and Change*

Das Einzige, was wir wirklich tun müssen, ist, unsere Trauer anzuerkennen … Vielleicht denken wir immer noch, dass wir, wenn wir bereit für unsere Gefühle sind, für den Rest unseres Lebens traurig sein müssen … Wenn Menschen sich wirklich einem bestimmten Gefühl, selbst tiefer Trauer oder Wut, öffnen, dauert der Ausdruck dieses Gefühls nur wenige Minuten. Außerdem fühlen sie sich danach immer gut. Die Leute sagen mir, sie fühlen sich gereinigt, ganz, leicht. Ich habe noch nie jemanden erlebt, der sich nicht besser gefühlt hat, nachdem er bereit war Gefühle zuzulassen, die er bisher zurückgehalten hatte.

— Gay Hendricks, *Learning To Love Yourself*

Das Trauern spielt eine wesentliche Rolle bei der Rückgewinnung der Fähigkeit, ganzheitlich zu fühlen. Die emotionale Genesung einer Person spiegelt sich in der Tat in dem Grad wider, in dem sie das Trauern als fortlaufenden, lebensverbessernden Prozess zurückgewinnt und immer wieder begrüßt.

Trauern kann unsere Begeisterung für das Leben wiederherstellen, unabhängig davon, wie schlimm und tragisch unsere Verluste sind. Dieses Kapitel beschreibt die heilsame Wirkung der Trauer, während Kapitel 5 die Feinheiten einer wirksamen Trauerarbeit untersucht.

Diejenigen, die nicht unter die ruhige Oberfläche
des Brunnens der Trauer tauchen,
die nicht eintauchen in sein schwarzes Wasser
dort, wo wir nicht atmen können,
werden nie die Quelle kennen, aus der wir trinken
das geheime Wasser, kalt und klar,
noch in der Dunkelheit
die kleinen runden schimmernden Münzen finden,
die von denen geworfen wurden,
die sich etwas anderes wünschten.

— David Whyte

Die Verluste der Kindheit betrauern und zurückfordern

Ob die geistigen Fähigkeiten eines Kindes zum Einsatz kommen können, hängt davon ab, wie sehr das Kind emotional gefesselt ist. Unterdrückung wirkt wie ein Damm, der den Fluss der Intelligenz auf ein bloßes Rinnsal verengen kann. Es gibt Jugendliche, deren getestete IQs um 60 bis 100 Punkte gestiegen sind, nachdem emotionale Blockaden beseitigt worden waren.

— Dorothy Corkille Briggs

Die Zeit heilt keine Wunden, wenn man nicht anerkennt, was geschehen ist. Sie müssen Ihre Gefühle klären und so ausdrücken, dass deutlich wird, was Sie verloren haben und wie viel Ihnen das, was Sie verloren haben, bedeutet …

— Peter Leech und Zeva Singer

Trauern ist der uralte gesunde menschliche Prozess, bei dem Traurigkeit und Wut über Verletzung und Verlust zum Ausdruck kommen. Es ist der natürliche Weg der Psyche, den Schmerz loszulassen, der durch den Verlust von jemandem oder etwas, das wir schätzen, verursacht wurde. Trauern ist für die emotionale Gesundheit ebenso notwendig wie Urinieren und Stuhlgang für die körperliche Gesundheit. Trauer befreit die Psyche von der emotionalen Energie des Schmerzes und der Verletzung, so wie die physiologischen Funktionen der Ausscheidung chemische Giftstoffe aus dem Körper entfernen.

Überlebende müssen trauern, weil ein Großteil ihrer Individualität und Ausdruckskraft in der Kindheit abgetötet wurde oder verloren gegangen ist. Die Dichterin Sheila Bender schreibt über die Rolle ihres Vaters bei den Verlusten ihrer Kindheit:

> Zu Hause seid ihr wie die Müllabfuhr
> in meinen Kopf eingedrungen
> und habt meine Träume wie Abfall weggefegt.
> Von meinem Selbst gereinigt, war ich
> den Strömungen ausgeliefert,
> die eure Erwartungen waren.

Trauern ist der natürliche Prozess, der aus Verlust und Tod neues Leben und Hoffnung entstehen lässt. Wenn wir unsere Verleugnung aufarbeiten und genau erkennen, wie wir durch unsere Eltern geschwächt wurden, hilft uns das Trauern, die Teile von uns selbst zu exhumieren, die in der Kindheit in ein frühes Grab gelegt wurden.

Die genaue Erinnerung an die Vergangenheit und die Suche nach den Juwelen unseres Selbst, die dort verloren gegangen sind, erfordert in der Regel harte Arbeit und Geduld. Das Graben durch Kindheitserinnerungen fühlt sich manchmal so mühsam und tückisch an, als würde man an einem instabilen Berghang mit den Händen nach Gold schürfen. Manchmal empfinden wir das Gewicht unseres alten, unverarbeiteten Schmerzes wie das Gewicht der Erde, die auf uns einstürzt. Glücklicherweise können die Trauerprozesse diese schwerwiegenden Überreste von Schmerz wegspülen. Unter dem Schmerz entdecken wir gewöhnlich die starken Adern des Mitgefühls für uns selbst und des uns selbst schützenden Mutes, die den Kern eines jeden von uns erhellen. In diesem Kern finden wir die Stärken und Talente, die unser ganzes Leben lang in uns geschlummert haben.

Trauern erweckt aufs Neue unsere natürliche Neigung, unnötige Einschränkungen aufzuheben. Es belebt unseren angeborenen Enthusiasmus, ständig zu wachsen und uns zu erweitern. Jeder Säugling fordert auf natürliche Weise die Grenzen seiner Wiege heraus, beginnt zu krabbeln, trotzt der Angst vor dem Sturz, erträgt die Schmerzen vieler Stürze und lernt schließlich zu laufen. Jedes Kleinkind sucht eifrig nach der Entwicklung neuer Fähigkeiten, egal wie schmerzhaft sie zu erreichen sind, bis seine lebhafte Wissbegierde durch Scham oder übermäßige Bestrafung gedämpft wird.

Trauern entfacht und nährt unsere Leidenschaft, die fortlaufenden Entwicklungsprozesse des Lebens wieder in Gang zu bringen, unabhängig davon, wo sie von unseren Eltern aufgehalten wurden. Trauern ist die natürliche Reaktion auf die Erfahrung, ausgebremst worden zu sein. Es hilft uns, unseren Rückzug in eine stagnierende Routine umzukehren. Es weckt unsere Begeisterung, neue Risiken einzugehen, deren Bedeutung im Folgenden festgehalten wird:

> ***Risiken***
> Lachen bedeutet – zu riskieren, wie ein Narr zu erscheinen.
> Weinen bedeutet – zu riskieren, sentimental zu erscheinen.
> Die Hand nach einem anderen auszustrecken bedeutet – das Risiko, sich zu verstricken.
> Gefühle zu zeigen bedeutet – zu riskieren, sein wahres Selbst bloßzustellen.
> Seine Ideen, seine Träume vor der Menge zu offenbaren, bedeutet – ihren Verlust zu riskieren.
> Zu lieben bedeutet – zu riskieren, dass man nicht genauso geliebt wird.
> Leben bedeutet – das Risiko zu sterben.
> Hoffen bedeutet – Verzweiflung zu riskieren.
> Versuchen bedeutet – das Risiko zu scheitern
> Aber man muss Risiken eingehen, denn die größte Gefahr im Leben ist, nichts zu riskieren. Der Mensch, der nichts riskiert, tut nichts, hat nichts und ist nichts. Er mag Leid und Trauer vermeiden, aber er wird einfach nicht lernen, fühlen, wachsen, lieben – leben. Gefangen in seinen Gewissheiten ist er ein Sklave, er hat die Freiheit eingebüßt. Nur ein Mensch, der Risiken eingeht, ist frei.
>
> – Unbekannter Autor

Die durchs Trauern zurückgewonnenen Emotionen bereichern die Lebenserfahrung

> *Eltern können emotional völlig unzugänglich sein oder auch nur gelegentlich. Das Kind kann enorme Defizite in der emotionalen Bindung erleiden … Das Kind arrangiert sich damit, wächst aber ohne ein gesundes Selbstbewusstsein auf, das von innen kommt … (mit) keinem Gefühl für etwas Inneres – für Motive, Wünsche und Gefühle, die von innen kommen.*
>
> — Dennis Wholey

Trauern setzt die motivierende Kraft der Sinngebung frei. *Sinngebung* ist der Prozess, unsere mentale, spirituelle und emotionale Energie vollständig in unsere persönlichen Träume und Ziele zu investieren.

Das vielleicht größte Ziel, das wir haben können, ist es, uns von den Verlusten unserer Kindheit zu erholen und die normalen Freuden eines ausgeglichenen Lebens zu genießen. Wenn wir unsere Genesung mit der gleichen Leidenschaft verfolgen, die wir als Kinder hatten, als wir uns von ganzem Herzen nach einem besonderen Weihnachtsgeschenk sehnten, dann stärken wir uns selbst durch Sinngebung.

Die Liste am Ende dieses Abschnitts enthält grundlegende menschliche Erfahrungen, die das Leben erfüllter machen. Viele von uns wurden lange, bevor sie sich erinnern können, dafür beschämt, weil sie diese alltäglichen »Lebensinhalte« wollten. Viele von uns sind sich nicht einmal bewusst, dass ein Großteil ihres anhaltenden Leidens darauf zurückzuführen ist, dass sie ohne diese normalen Lebensansprüche existieren.

Es ist schwer zu begreifen, dass etwas fehlt, wenn man es noch nie erlebt hat. Wenn ein Kind in einem Mietshaus in der Innenstadt aufwächst, wie kann es dann wissen, wie dürftig sein Leben ist, wenn es nie Blumen, Bäume und die unberührte Natur erlebt? Wenn ich meinen Klienten und Schülern diese Liste von Zielen gebe, scheinen sie manchmal schockiert zu sein, dass dies vernünftige Erwartungen an das Leben sind. Wie kann ein Überlebender wissen, dass sein Bedürfnis nach gelebter Liebe fast so wichtig ist wie sein Bedürfnis nach Nahrung und Luft, wenn er sie nie erlebt hat? Wenn ein Kind während seiner Kindheit nie ganz wahrgenommen wurde, hat es gewöhnlich große Schwierigkeiten zu erkennen, dass ein Großteil seines Schmerzes darin besteht, nicht gesehen, gehört oder geschätzt worden zu sein.

Wenn es uns an der Fähigkeit mangelt, eine Sinngebung zu erzeugen, dann liegt das gewöhnlich daran, dass wir in Familien aufgewachsen sind, in denen gesunde Hoffnungen zerschlagen und scheinbar ausgelöscht wurden. In der Genesungsliteratur gibt es eine Fülle herzzerreißender Geschichten von Eltern, die die Sehnsüchte ihrer Kinder auslöschten, ihre Lebensfreude vernichteten und sie in dem Glauben ließen, dass es wenig oder nichts gibt, wofür es sich zu leben lohnt (siehe Jane Middleton-Moz' *Children Of Trauma)*.

Für viele Überlebende ist es ein wichtiger Schritt in ihrer Genesung, wenn sie sich entscheiden, wieder wollen zu *wollen*! Sheila Bender ermutigt uns in diesem Auszug aus ihrem Gedicht *Home Tides* zu diesem Schritt:

Es war die Idee deines Vaters,
das Militärregime für seinen ersten
Sohn, dich, fünfzehn Monate alt,
aus dem Gitterbett steigend, dahin watschelnd,
wo deine Eltern waren.
Er schlug dich, wenn du dort ankamst,
und versuchte, deinen Willen zu brechen.

Zarte Sandkrabbe,
einsame schäbige Schleppleine,
Wanderer ohne Schuhe,
wie oft gingst du unter,
bevor die Strömung dein Zuhause wurde?

Du musst jetzt daran arbeiten,
dich an den Mut und die Sehnsucht zu erinnern,
die dich aus der Wiege herausgebracht haben.
Du musst alles erreichen, was du brauchst.

Trauern reinigt unsere Herzen von all den schmerzhaften Enttäuschungen, die uns gezwungen haben, unser leidenschaftliches Verlangen nach Erfüllung endlich aufzugeben. Trauern befreit von altem Schmerz, sodass im Herzen Platz ist, um wieder zu wünschen, zu wollen und zu träumen. Die Trauer entfacht ein inneres Feuer, das uns enthusiastisch dazu bringt, unsere Hoffnungen und Wünsche in die unten aufgeführten Ziele zu investieren. Wir können jetzt der Lüge entsagen, dass es schlecht und egoistisch sei, diese Lebensgaben zu wollen und zu erhalten. Die Leidenschaft, mit der wir das wollen, was uns rechtmäßig zusteht, kann leicht in Motivation umgewandelt werden, um es tatsächlich zu erreichen.

Ich möchte Sie ermutigen, Ihre Intuition zu nutzen, um aus den folgenden Zielen das auszuwählen, was Ihnen gefällt. »Nimm das Beste und lass den Rest«, wie sie im Zwölf-Schritte-Programm zu sagen pflegen. Es ist auch nützlich, eigene, persönliche Ziele in diese Liste aufzunehmen. Wenn Sie co-abhängig sind, empfehle ich Ihnen, Ziel Nr. 23 besondere Aufmerksamkeit zu schenken. Viele Co-Abhängige glauben immer noch, dass sie keinen angemessenen Anteil an den normalen Segnungen des Lebens verdienen. Aber so, wie jeder Mensch einen gerechten Anteil an den grundlegenden guten Erfahrungen des Lebens verdient, steht er auch Ihnen zu. Co-Abhängige leisten einen entscheidenden Beitrag zu ihrer eigenen Genesung, wenn sie lernen, die gleiche Fürsorge und Rücksichtnahme, die sie anderen entgegenbringen, auch sich selbst gegenüber anzuwenden. Vielleicht hilft Ihnen die folgende umgekehrte Umschreibung dabei: »Tut dir selber das an, was du auch anderen antust.«

Mögliche Ziele der Genesung

Wenn nach dem Gast gesucht wird, ist es die Intensität der Sehnsucht nach dem Gast, die die ganze Arbeit macht.

— Kabir

1. Ich möchte eine beständigere, liebevollere und akzeptierendere Beziehung zu mir selbst. Ich wünsche mir die zunehmende Fähigkeit zur Selbstakzeptanz.
2. Ich möchte der bestmögliche Freund meiner selbst werden.
3. Ich möchte, dass meine Beziehungen auf Liebe, Respekt, Fairness und gegenseitiger Unterstützung basieren.
4. Ich möchte meinen Selbstausdruck ganzheitlich und ungehemmt entwickeln.
5. Ich möchte die bestmögliche körperliche Gesundheit erreichen.
6. Ich möchte ein Gleichgewicht von Ausgelassenheit und Ruhe pflegen.
7. Ich möchte liebevolle Freunde und eine liebevolle Gemeinschaft gewinnen.
8. Ich möchte mich zunehmend von toxischer Scham befreien.
9. Ich möchte mehr Freiheit von unnötiger Angst.
10. Ich möchte eine lohnende und erfüllende Arbeit.
11. Ich möchte ein gesundes Maß an Frieden für Verstand, Geist, Seele und Körper.
12. Ich möchte meine Fähigkeit, zu spielen und Spaß zu haben, erhöhen.
13. Ich möchte in meinem Leben viel Platz für Schönheit und Natur schaffen.
14. Ich möchte ausreichende physische und finanzielle Ressourcen haben.
15. Ich möchte ein angemessenes Maß an Hilfe (eigene, menschliche oder göttliche), um das zu bekommen, was ich brauche.
16. Ich möchte göttliche Liebe, Gnade und Segen.
17. Ich möchte ein Gleichgewicht zwischen Arbeit, Vergnügen und Ruhe.
18. Ich möchte ein Gleichgewicht von Stabilität und Veränderung.
19. Ich möchte ein Gleichgewicht zwischen liebevoller Interaktion und gesunder Selbstfürsorge.
20. Ich möchte einen ganzheitlichen emotionalen Ausdruck mit einem Gleichgewicht von Lachen und Tränen.
21. Ich möchte sexuelle Befriedigung.
22. Ich möchte meine Wut auf wirkungsvolle, nicht beleidigende Weise ausdrücken.
23. Ich möchte all dies für jeden anderen Menschen und auch für mich selbst.

Trauern weckt das Selbstmitgefühl

Wenn wir Mitgefühl haben, löst sich der Schmerz in Liebe auf.

— Stephen Levine

Wir zeigen uns selbst gegenüber so wenig Barmherzigkeit. Wir verbarrikadieren unser Herz und fühlen uns allein in einer feindlichen Welt. Selten lassen wir von unseren Bewertungen ab und machen in unserem Herzen Platz für uns selbst. Wie kann es uns so an Mitgefühl für dieses Wesen fehlen, das wir leidend in unserem Herzen spüren? Wenn wir unseren Schmerz voll und ganz anerkennen, wäre es schwierig, nicht von der Sorge und dem Mitgefühl für unser eigenes Wohlergehen überwältigt zu werden.

— Stephen Levine

Wenn die tiefe Traurigkeit der Kindheit ohne Scham oder Selbsthass ganz empfunden wird, öffnet sich das Herz mit einer wunderbaren Sehnsucht, alles, was verloren ging, für sich zurückzugewinnen. Die Dichterin und Romanautorin Alice Walker schreibt dazu wortgewandt:

Jetzt kann ich die Trauer
meines Herzens offenbaren,
da die Tränen fließen,
und ich sehe wieder mit dem hellen Auge der Erinnerung
meinen liebsten Gefährten niedergeschlagen
und ertrage es, mich so einsam und klein
dort in den sonnigen Wiesen
und schattigen Wäldern
der Kindheit zu sehen,
wo mein gebrochener Geist
und mein verwundetes Herz
im Kreis liefen,
auf der Suche nach einem Freund.

Bald habe ich fünfzig Sommer erlebt.
Vielleicht besteht mein Herz,
ein gefangener Baum,
der sich lange an seinem

Innersten festgehalten hat
deswegen darauf,
sich zu vergießen,
wie Eisen
die Stäbe
seiner Zelle verlässt.
O Landschaft meiner Geburt,
nie warst du weit von meinem Herzen entfernt.
Ich bin es, der weg war. Wenn du mich zurücknimmst,
wisse,
dass ich dein bin.

Als meine Tränen über die Verluste meiner Kindheit ohne Schamgefühl liefen, verspürte ich den immer stärker werdenden Wunsch, mir die Fürsorge zu schenken, die ich nie erhalten habe. Meine Tränen haben mich in schwierigen Zeiten zunehmend zärtlicher und freundlicher mir selbst (und anderen) gegenüber gemacht. Sie haben in mir einen gesunden fürsorglichen Instinkt geweckt, mein Herz noch mehr für mein inneres Kind zu öffnen – besonders wenn es schmerzt.

Trauern hilft mir in der Gegenwart, die andauernden, unvorhersehbaren Enttäuschungen des Lebens besser zu überstehen. Meist entstehen dadurch eine mit Freude verbundene Dankbarkeit gegenüber dem Leben und andere positive Aspekte. Jeder wird in seinem Leben mit Verlusten konfrontiert, von denen viele außerhalb unserer Kontrolle liegen. Trauern hilft uns, vor der Katastrophe auf eine Art zurückzuweichen, die uns die wegen Rückschlägen empfundene Scham und Verzweiflung auf natürliche Weise nimmt. Ich habe mich sehr darüber gefreut, dass viele Klienten und Freunde durch ihre Trauerarbeit Mitgefühl für sich selbst entwickelt haben. Ich hatte Hunderte, vielleicht Tausende von Sitzungen, bei denen der Klient sich zu Beginn in tiefer Verzweiflung befunden hatte und am Ende, nachdem er sich der Trauer hingegeben hatte, voller neuer Hoffnung war.

Ich werde, ja, ich werde mich annehmen
mit Hoffnung und Furcht und Staunen
und was ich zusammengefügt habe,
soll kein Mensch trennen.

— Dory Preven

Trauern aktiviert den Selbstschutzinstinkt

Ich sorge für mich selbst. Je einsamer, verlassener und eingeschränkter ich bin, desto mehr werde ich mich respektieren.

— Jane Eyre

Wenn ich mir erlaube, Trauer und Wut über die früh erlebten Misshandlungen zu empfinden, weiß ich, dass ich mich nie wieder schweigend einer Wiederholung ausliefern werde. Und wenn ich ohne Scham über meine Verluste in der Kindheit spreche und mich mit meinen instinktiven Gefühlen voller Vorwürfe über diese Ungerechtigkeit verbinde, steigt automatisch mein Wunsch, Zeit und Energie in meine Genesung zu investieren.

Die wärmende Wut des Trauerns ist besonders hilfreich, um das innere Kind aus der Erstarrung der Angst zu lösen. Nachdem ich gelernt hatte, meine Wut über die Schikanierungen meiner Eltern auf sichere und nicht verletzende Weise auszudrücken, stellte ich fest, dass meine Ängste immer weiter abnahmen. Im Rückblick scheint es, als hätte sich mein inneres Kind ständig versteckt, versteinert vor Angst, und darauf gewartet, ob mein heranreifendes erwachsenes Selbst jemals persönliche Stärke und Durchsetzungsfähigkeit annehmen würde. Würde mein erwachsenes Selbst jemals lernen, Nein zu Misshandlungen zu sagen? Würde es jemals Respekt und einen fairen Anteil an den Rechten der Erwachsenen fordern? Würde es jemals lernen, für das Kind in mir einzutreten?

Wirksame Wutarbeit weckt oft spontan unseren grundlegenden Instinkt des Selbstschutzes. Dieser wiedergewonnene Instinkt ist die Grundlage für ein gesundes Durchsetzungsvermögen. Er ermöglicht vielen Überlebenden, sich zum ersten Mal in ihrem Leben sicher zu fühlen. Er kann eine Heftigkeit hervorrufen, die so instinktiv ist wie die einer Bärenmutter – und die, wenn nötig, dazu genutzt werden kann, die Aggressionen anderer abzuwehren.

Unser gesunder Zorn befähigt uns, den Genesungsprozess weiterhin zu verfolgen, selbst wenn wir durch die unbewusste Angst eingeschüchtert werden, wie in der Kindheit dafür bestraft zu werden, dass wir in unserem eigenen Interesse gehandelt haben. Zorn ist wesentlich, um die erlernten Angewohnheiten des Selbsthasses und der unproduktiven Selbstkritik auszulöschen, die unser Wachstum behindern (siehe Kapitel 7).

Trauern mildert emotionale Flashbacks

> *Gefühle betrachtet man tatsächlich am besten als Wegweiser für Lektionen, die wir auf unserem Weg lernen müssen. Jedes Mal, wenn es etwas gibt, über das wir wirklich wütend sind oder vor dem wir Angst haben, gibt es eine wichtige Lektion zu lernen. Es ist in der Regel etwas, von dem wir uns in der Vergangenheit zurückgezogen haben, und wir bekommen jetzt die Gelegenheit, es anzunehmen.*
>
> — Gay Hendrix, *Learning To Love Yourself*

Überlebende von langen Perioden der Misshandlungen sind oft einem Phänomen ausgesetzt, das ich als emotionale Flashbacks bezeichnet habe. Emotionale Flashbacks sind plötzliche oder anhaltende Regressionen in die emotionalen Zustände, die mit den Traumata der Kindheit verbunden sind. Es sind äußerst schmerzhafte Erfahrungen von Angst, Depression, Selbsthass und Scham aus der Vergangenheit.

Emotionale Flashbacks ähneln den Flashbacks von Kriegsveteranen, aber sie beinhalten selten Halluzinationen der ursprünglichen traumatisierenden Ereignisse. Wenn sich der Überlebende jedoch auf die Gefühle des Flashbacks konzentriert, kann er manchmal Erinnerungen an die Ereignisse, die sie hervorgebracht haben, ins Bewusstsein bringen.

Emotionale Flashbacks können dazu führen, dass wir uns extrem unfähig fühlen. Überlebende erleben oft lähmende Flashbacks, wenn sie versuchen, Rechte einzufordern, die ihnen in der Kindheit verweigert wurden.

Ich arbeite mit vielen Klientinnen und Klienten zusammen, die große Angst haben, wenn sie versuchen, das Recht, Nein zu sagen, zurückzugewinnen. Allein der Gedanke an ein Nein überflutet sie mit so viel Angst- oder Schuldgefühlen, dass sie es nicht schaffen, es auszusprechen. Für das innere Kind, das in solchen Momenten das Bewusstsein beherrscht, ist es, als ob es wieder zu Hause wäre, um hart dafür bestraft zu werden, dass es »so« widerborstig ist.

Wegen der Intensität dieser Art von Flashbacks haben viele meiner Klienten jahrelang gekämpft, um wieder ganz in der Lage zu sein, Nein zu sagen. Die meisten von ihnen hatten größte Schwierigkeiten, Nein zu Menschen zu sagen, die sie an ihre Eltern erinnerten, oder ablehnend auf Bitten zu reagieren, die sie in ihrer Kindheit nie ablehnen durften.

Der Schwierigkeitsgrad bei der Rückgewinnung des Rechts auf Selbstausdruck ist meist proportional zum Grad des Traumas, das das Kind erlebte, als ihm dieses Recht genommen wurde.

Deshalb ist Durchsetzungsvermögen manchmal nicht einfach eine Frage der Entscheidung oder der Willenskraft, und es erklärt, warum manche Menschen wenig Nutzen aus Trainingsmethoden zur Selbstbehauptung ziehen, die nur kognitive Techniken einsetzen. Bis das Trauern die Angst verringert hat, die sich automatisch mit Situationen verbindet, die Durchsetzungsvermögen erfordern, fühlt sich der Überlebende zu überfordert, um das Wort zu ergreifen. Viele Überlebende kommen nicht einmal auf die Idee, ein Selbstbehauptungstraining zu absolvieren, weil der bloße Gedanke daran, zu lernen, offen heraus zu sprechen, einen schmerzhaften emotionalen Flashback hervorruft!

Die dysfunktionale Familie als Kriegsgebiet

Die Flashbacks von Kriegsveteranen und Überlebenden von dysfunktionalen Familien haben oft ähnliche Vorgeschichten. Mitglieder beider Gruppen waren gezwungen, über lange Zeit in extrem angstvollen Zuständen zu verbringen. Der Soldat, der sich wochen- und monatelang in feindlichem Gebiet aufhält, wo er jeden Augenblick getötet werden kann, verbringt so viel Zeit erstarrt in Angst, dass das Gefühl der Angst zur Gewohnheit wird. Das Kind, das mit einem ständig wütenden Elternteil zusammenlebt, weiß nie, wann es wieder von einem weiteren Sperrfeuer von oft mörderischer Wut heimgesucht werden kann.

Beide Situationen tragen die entsetzliche Spannung in sich, ständig auf einen Hinterhalt oder auf Artilleriebeschuss gefasst sein zu müssen. Die Situation des Kindes ist manchmal noch schlimmer, da es in der Regel eine längere Dienstzeit in seinem Kriegsgebiet absolviert.

Kinder in misshandelnden Familien werden oft ohne Vorwarnung geschlagen oder angeschrien. Ich habe mit vielen Überlebenden gearbeitet, die sich spontan das Bild eines Kriegsgebietes ausgedacht haben, um ihr Zuhause in der Kindheit zu beschreiben. Viele wurden wiederholt am Tisch »aus dem Hinterhalt angegriffen«, wenn sie sich ganz normal verhalten hatten. Viele erweitern die Metapher auch, indem sie äußern, dass sie sich wie Kriegsgefangene fühlten. Sie hatten wenige oder keine Rechte, konnten nicht entkommen und hatten niemanden, an den sie sich wenden konnten, egal wie schlecht sie behandelt wurden.

Einige hatten es sogar schlimmer als Kriegsgefangene, denen die Genfer Konvention zumindest nominell bestimmte Rechte garantiert. Bis vor

Kurzem gab es keine Stelle, wohin ein Kind hätte gehen können, um eine faire Behandlung zu fordern. Und selbst jetzt kann der Kinderschutzdienst nur dann helfen, wenn der Körper des Kindes Spuren von Misshandlungen zeigt. Die Psychotherapeutin Jane Middleton-Moz zitiert die Dichterin Nanci Presley-Holley zu diesem Thema mit Auszügen aus ihrem Buch *Children Of Trauma:*

> Und ich war unbewaffnet.
> Ich hatte nie nur die einjährige Dienstzeit
> In irgendeinem kampfgebeutelten Land
> Ich war dort für die Zeitspanne
> Von der Geburt bis zum 18. Lebensjahr
> Auf der Flucht wie ein Kriegsgefangener
> Nur um in das Alte zurückgesteckt zu werden,
> Wenn sie herausfanden, wo ich lebte.
> Oder brach ich zusammen und erzählte von
> normalen Kindheitsaktivitäten wie Spielen?
> Nicht wie dieses Kind war ich, sondern immer kampfbereit
> Mich selbst trainierend, um zu überleben
> Ich musste auf der Hut sein, wachsam sein.
> Für die Faust in den Bauch, einen Schlag auf den Kopf
> Weil ich gesprochen hatte, als ich still sein sollte.
> Oder um etwas zu essen gebeten hatte
> Oder sogar wenn ich über die Linien gemalt hatte
> Ich wusste nie, wann ich unter Beschuss geriet
> Es gab nie eine Warnung
> Ich wünschte, es hätte jemand »Angriff« geschrien
> Die Nacht war das Schlimmste
> Aber im Gegensatz zu bewaffneten Lagern
> gab es keine Wachen
> Die in meinem Bett lagen
> Zwischen Erschöpfung und Schlaf schwebend
> Auf das Flüstern des Eindringlings achtend
> Nur für den Fall, dass er in mein Zimmer geschlichen kam.
> Oder mich weckend, um festzustellen, dass er bereits eingedrungen war
> Und auf mir lag.
> Was hätte ich anderes tun können?
> … Außer sich tot stellen?

Wenn ein Mensch gezwungen ist, sich übermäßig lange im Zustand der Erwartung eines Angriff zu befinden, kann sich dies zu einer Krankheit entwickeln, die als posttraumatische Belastungsstörung oder PTBS bezeichnet wird. PTBS ist durch intensive Angst und Furchtsamkeit gekennzeichnet. Es belastet den Überlebenden oft mit dem schrecklichen Gefühl eines drohenden Unheils. Bei derart betroffenen Menschen können die harmlosesten Auslöser zu einem längeren emotionalen Flashback führen. Manchmal haben sie das Gefühl, dass sie das vergangene Trauma noch einmal leibhaftig und schmerzhaft durchleben. Wenn eine PTBS besonders schwerwiegend ist, ist es, als ob der Überlebende einem permanenten emotionalen Flashback ausgesetzt wäre.

PTBS wird manchmal allein dadurch ausgelöst, dass der Betroffene Zeuge einer Misshandlung bei einer anderen Person wird. Die schlimmsten Albträume einiger Kampfveteranen (emotionale Flashbacks während des Schlafes) drehen sich darum, dass sie miterleben, wie ein Freund verwundet oder getötet wird. Die emotionale Auswirkung kann ganz ähnlich bei einem Kind sein, das mitbekommt, wie seine Mutter oder ein Geschwisterkind traumatisch misshandelt werden. Die früheste Infragestellung meiner Illusion von einer glücklichen Kindheit entstand durch emotionale, von Angst und Schrecken geprägte Flashbacks, die mit einer plötzlichen Erinnerung an meinen Vater einhergingen, der meine Schwester »verprügelte«.

Verschiedene Reize können emotionale Flashbacks auslösen. Jede Person, jeder Ort oder jedes Ereignis, das an die Kindheit erinnert, kann einen lähmenden Flashback auslösen. Manchmal kann die Ähnlichkeit recht weit entfernt sein. Wenn alle oder ein Großteil der wichtigen Erwachsenen in unserer Kindheit bedrohlich oder aktiv feindselig waren, dann kann jede Begegnung mit einer neuen Person unsere Angst auslösen. Wenn nur die Männer missbräuchlich waren, dann können uns alle neuen Männer Angst machen. Wenn wir bei jedem Gespräch am Familientisch kritisiert wurden, dann kann es sein, dass wir jedes Mal, wenn wir in der Gegenwart anderer essen oder wenn wir kurz davor sind, etwas zu sagen, »einen Flashback haben«.

Tatsächlich scheint es, dass die meisten von uns in ihrer Sprechfähigkeit verletzt wurden, denn Umfragen zeigen, dass das öffentliche Reden die größte Angst der Amerikaner ist. Dies deutet darauf hin, dass selbst der Gedanke, vor einer Gruppe zu sprechen, so erschreckende emotionale Flashbacks erzeugt, dass die meisten Menschen diese Idee sofort verwerfen.

Wenn Sie einschätzen möchten, ob dies auf Sie zutrifft, versuchen Sie sich ein Bild von sich selbst zu machen, wie Sie vor einem Publikum sprechen. Werden dadurch bei Ihnen Erinnerungen ausgelöst, dass Sie für das, was Sie früher in Ihrem Leben zu sagen hatten, angegriffen wurden?

Wenn Sie Angst oder Scham empfinden, versuchen Sie sich auf die körperlichen Empfindungen dieses Gefühls zu konzentrieren. Vielleicht stellen Sie fest, dass Ihr Gefühl Sie an eine Gesprächserfahrung aus Ihrer Kindheit erinnert. Vielleicht erinnert es Sie an die Reaktionen Ihrer Eltern auf das, was Sie am Küchentisch oder bei langen Fahrten im Familienauto zu sagen hatten. Vielleicht fühlen Sie sich daher klein und ungeschützt, weil etwas Schreckliches passieren könnte. Vielleicht empfinden Sie deswegen auch Traurigkeit oder Wut. Wenn Sie diese Gefühle durch Trauern aus sich herauslassen, bemerken Sie vielleicht ein Nachlassen der empfundenen Spannung.

Emotionale Flashbacks können sogar diejenigen von uns betreffen, die nicht aktiv misshandelt wurden, jedoch in Familien aufgewachsen sind, in denen es viel Vernachlässigung und Desinteresse gab. Geringfügige Enttäuschungen in aktuellen Beziehungen zu Erwachsenen können dieselben Gefühle der Leere, Wertlosigkeit und Einsamkeit wieder auslösen, die typischerweise emotional verlassene Kinder plagen. Wenn diese Flashbacks besonders schlimm sind, kann es sein, dass jedes Erlebnis der Verlassenheit in der Vergangenheit schmerzlich nachhallt und wir das Gefühl haben, sicher wieder einmal kurz davor zu stehen, verlassen zu werden.

Emotionale Flashbacks sind besonders verstörend, wenn das erwachsene Kind nicht weiß, was sie bedeuten. Die Angst- und Schamgefühle des Überlebenden verstärken sich rasch, weil diese plötzlichen emotionalen Ausbrüche für ihn absolut keinen Sinn ergeben. Er wird sie wahrscheinlich einfach als weitere überzeugende Beweise dafür interpretieren, dass er dumm und fürchterlich gestört ist.

Wut ist ein kraftvolles Mittel, um Flashbacks im jeweiligen Moment aufzulösen. Wenn wir uns erlauben, wütend auf diese Wiederbegegnung mit den Emotionen vergangener Einschüchterungen zu werden, erinnern wir uns daran, dass wir keine hilflosen Kinder mehr sind, sondern eher starke Erwachsene, die durchaus in der Lage sind, sich selbst zu schützen. Ich finde es in solchen Momenten besonders hilfreich, sich sowohl über den ursprünglichen Missbrauch als auch über die gegenwärtige Ungerechtigkeit zu ärgern, diese Flashbacks erleiden zu müssen. Dieses innere Einstehen für mich selbst löst meine Angst oft auf.

Erwähnenswert sind hier auch die Ergebnisse einer kürzlich durchgeführten Nachfolgestudie über die Kinder der Chowchilla-Entführung, die mehrere Tage lang in einem Bus unter der Erde begraben waren. Die Studie ergab, dass das einzige Kind, das sich schnell von angstvollen emotionalen Flashbacks erholte, dasjenige war, das wild herumschrie und gegen die Decke des Busses stampfte. (Seine Aktionen führten auch zur Entdeckung und Rettung der verschütteten Kinder.)

Einige Überlebende werden erst Jahre nach dem Verlassen ihrer Familien von Flashbacks heimgesucht. Dafür gibt es mindestens zwei Gründe. Erstens wird das Bedürfnis der Psyche nach emotionaler Erlösung immer größer, da die gewohnheitsmäßige Unterdrückung unsere Reservoirs an unbewussten Schmerzen erhöht. Wenn die Anhäufung unterdrückter Emotionen zu groß wird, um sie einzudämmen, kann der Schmerz als emotionaler Flashback ausbrechen.

Flashbacks treten manchmal erst dann auf, wenn der Überlebende bereit ist (wenn auch nicht unbedingt freiwillig), die Verluste seiner Kindheit zu betrauern. Dies ist besonders beunruhigend für die Überlebenden, die sich anfangs erleichtert und befreit gefühlt hatten, nachdem sie die Verleugnung ihrer schlechten Erziehung infrage gestellt hatten. Manchmal kommen sie zu dem Schluss, dass der Genesungsprozess es noch schlimmer gemacht hat, anstatt zu erkennen, dass ihre Flashbacks lediglich die nächste Phase ihrer Genesung einläuten.

Emotionale Flashbacks sind nichts, wofür man sich schämen müsste. Sie sind die gesunden Versuche der Psyche, die Vergangenheit kraftvoll aufleben zu lassen, damit wir sie uns genauer anschauen und die daraus resultierenden Probleme lösen können.

Leider wissen viele von uns nicht, wie wir die Chancen nutzen können, die sich aus Flashbacks ergeben. Anstatt aus ihnen zu lernen, gehen viele von uns automatisch davon aus, dass sie schlecht sind und zu Recht bestraft werden, wenn sie einen emotionalen Flashback erleben. Da unsere Eltern uns glauben ließen, es sei unsere Schuld, wenn sie uns verletzten (»Du hast es so gewollt – jetzt muss ich dich bestrafen!«), reagieren wir auf emotionale Flashbacks normalerweise mit Scham und Selbsthass. Selbstbeschuldigung ist in der Tat unsere unmittelbare Antwort auf fast jede Art von Schmerz geworden, ganz gleich, was die wahre Ursache ist.

Das aus der Trauer geborene Selbstmitgefühl macht uns deutlich, dass wir keine Misshandlungen verursacht haben oder verdienen – oder die Flashbacks, die sie hervorrufen. Es hilft uns, Flashbacks als Beweis für die Schuld unserer Eltern zu interpretieren, nicht für unsere, und zu verstehen, dass wir Schmerzen haben, weil wir verletzt wurden, und nicht, weil wir schlecht sind. Dieses Verständnis motiviert uns, während der Flashbacks selbstfürsorgend zu sein, anstatt uns selbst anzugreifen und aufzugeben.

Wenn wir mit der Trauerarbeit wirklich vertraut werden, lernen wir vielleicht sogar, Flashbacks als Gelegenheit zu nehmen, um uns von ungelösten Schmerzen zu reinigen. Flashbacks machen deutlich, dass vieles von dem, womit wir in der Gegenwart zu kämpfen haben, anerzogen wurde und nicht angeboren ist. Eine Unzahl von Flashbacks hat mir geholfen zu erkennen, dass ich nicht als Gegner meiner selbst geboren wurde.

Wiederkehrende Flashbacks zeigen mir auch, dass die Angewohnheit der Selbstverleumdung hartnäckig ist, weil sie über einen langen Zeitraum hinweg entwickelt wurde. Das erlaubt mir, geduldiger und verständnisvoller mit der Tatsache umzugehen, dass der Genesungsprozess manchmal mühsam und langsam vonstattengeht. Es gibt mir den Mut, mich weiterhin um die allmähliche Aushöhlung meines Perfektionismus und um den kontinuierlichen Erwerb meiner Rechte als Erwachsener zu bemühen. Und jetzt, da ich einen großen Teil meiner Fähigkeit wiedererlangt habe, mein Selbst voll und ganz zu entfalten und an der Welt teilzuhaben, sind meine emotionalen Flashbacks seltener, milder und leichter zu lösen.

Trauern verringert Somatisierung

> *Die erzwungenen Inhaftierungen gewalttätiger Männer führen oft zu Ausschreitungen, und das Verbergen normaler Aggressionen im Privaten bringt oft psychischen Aufruhr und Ausbrüche realer körperlicher Symptome hervor.*
>
> — Jane Roberts

> *Eingesperrte Gefühle sind wie Vögel in einem Käfig oder wie ein Kaninchen in einer Falle – sie versuchen, auf jede erdenkliche Art und Weise zu entkommen. Sie picken an unseren Köpfen und bereiten uns Kopfschmerzen. Sie kratzen an unseren Bäuchen und bereiten uns Schmerzen.*
>
> — Hazelden Meditations

Somatisierung ist ein Prozess der Psyche, bei dem die angesammelten emotionalen Schmerzen in körperliche Symptome und Krankheiten umgewandelt werden. Es ist mittlerweile allgemein anerkannt, dass viele körperliche Krankheiten emotionale Ursachen haben. Ich hörte sogar kürzlich die Hypothese eines prominenten machohaften Sportmoderators, dass eine Reihe von Verletzungen, die einen neu erworbenen Superstar außer Gefecht setzten, das Ergebnis seiner verletzten Gefühle sein könnten, weil er von seinem neuen Team nicht willkommen geheißen wurde.

Es gibt verschiedene Theorien über die Mechanismen der Somatisierung. Die einfachste besagt, dass Schmerzen jeglicher Art ein Signal an den Organismus sind, dass etwas schiefläuft und Aufmerksamkeit benötigt. Wenn das Individuum die Signale seines emotionalen Leidens ständig ignoriert, verstärken sich diese Signale zu körperlichen Schmerzen, um die Aufmerksamkeit zu erregen, die sie zur Lösung benötigen. Die renommierte Jungsche Analytikerin Marion Woodman erläutert diesen Prozess folgendermaßen:

> Der Körper ist zum Prügelbock geworden. Wenn die Person ängstlich ist, wird der Körper ausgehungert, frisst sich voll, wird unter Drogen gesetzt, berauscht, zum Erbrechen gezwungen, in die Erschöpfung oder zu wilden Reaktionen der Selbstzerstörung getrieben. Wenn dieses prächtige Lebewesen versucht, Warnsignale auszusenden, wird es mit Pillen zum Schweigen gebracht. Viele Menschen reagieren mit mehr Verstand auf die Befindlichkeit ihrer Katze als auf ihren eigenen gering geschätzten Körper. Weil sie sich liebevoll um ihr Haustier kümmern, erwidert es ihre Liebe. Ihr Körper muss jedoch unter Umständen einen markerschütternden Schrei ausstoßen, um überhaupt gehört zu werden.

Eine andere Theorie erklärt den Mechanismus der Somatisierung weitergehend mit dem Hinweis, dass die Unterdrückung von Emotionen so viel Lebensenergie verbraucht, dass verschiedene Körpersysteme erschöpft und anfälliger für einen Zusammenbruch und für Krankheiten werden. Ken Wilbers Beschreibung dieses Prozesses lautet:

> Wenn Sie also das Gefühl der Feindseligkeit unterdrücken wollen … müssen Sie einen Teil Ihrer Muskeln einsetzen, um die Wirkung einiger Ihrer anderen Muskeln zurückzuhalten. Das Ergebnis ist ein Krieg der Muskeln. Die Hälfte Ihrer Muskeln kämpft darum, die Feindseligkeit durch Schläge abzubauen, während die andere Hälfte sich anstrengt, um genau das zu verhindern. Es ist, als ob man mit einem Fuß auf das Gas und mit dem anderen auf die Bremse tritt. Der Konflikt endet im Stillstand, aber einem sehr angespannten, in dem große Energiemengen mit einer realen Null-Bewegung verbraucht werden.

Somatisierung verletzt den Körper durch eine dritte Dynamik: die chronische Anspannung der Körpermuskulatur zur Vermeidung von Gefühlen. Die Muskelkontraktion gegen das Gefühl ist eine physiologische Form des Selbsthasses. Sie ist eine bösartige Form, Nein zu gesunden Aspekten des

Selbst zu sagen. Dieser Schlag gegen das Selbst erschöpft nicht nur unseren gesamten Energiepegel, sondern schränkt auch die Blutversorgung verschiedener Körperteile ein und macht sie dadurch anfälliger für Krankheiten. Viele Verdauungsstörungen scheinen durch die Unterdrückung von Gefühlen mithilfe viszeraler Kontraktion verursacht zu werden.

Effektives Trauern verhindert die Somatisierung. Sie macht uns zunehmend gesünder, weil sie es uns ermöglicht, unsere emotionalen Schmerzen zu verarbeiten, bevor sie als körperliche Probleme »somatisieren«. Ich habe den alten irischen Brauch des »täglichen Klagens« weitgehend aufgenommen und habe das Gefühl, dass er wesentlich dazu beiträgt, dass ich mich, während ich auf die fünfzig zugehe, gesünder und lebendiger fühle, als ich es in meinen Zwanzigern oder Dreißigern je war.

Mein emotionales Unbehagen ist ein unschätzbares Instrument des Genesungsprozesses. Es stimmt mich auf den ungelösten Schmerz meiner Kindheit ein, sodass ich ihn »heraustrauern« kann, so wie körperliches Unwohlsein meine Aufmerksamkeit auf einen Splitter lenkt, damit ich ihn herausziehen kann.

Die Beachtung meiner Schmerzen gibt mir auch Hinweise auf deren Ursachen und hilft mir, sie zu beseitigen. So wie der gefühlte Schmerz des Splitters mich lehrt, mit meinen Händen nicht über splitternde Geländer zu fahren, so lehrt mich der gefühlte Schmerz meiner Misshandlung in der Kindheit, diejenigen zu meiden, die sich in verletzender Weise wie meine Eltern verhalten (siehe »Wiederholungszwang« in Kapitel 7).

Trauern öffnet die Tür zu Frieden und Entlastung

> *… Letzte Nacht, als ich schlief, träumte ich, welch' wunderbares Trugbild, dass ich einen Bienenstock in meinem Herzen hätte. Und die honigfarbenen Bienen machten aus all meinen alten Misserfolgen weiße Waben aus süßem Honig …*
>
> — Antonio Machado

Wenn wir vor unserem emotionalen Schmerz davonlaufen, als ob es ein Dämon wäre, dem wir entkommen müssen, wird der Dämon mit der Zeit größer und durch die Alltagsgefühle, die wir meiden, genährt. Immer wenn wir nachlassen, wird unser Bewusstsein von höllischen Gefühlen malträtiert. Alltägliche Situationen wie das Anstehen in einer Schlange und das Steckenbleiben im Verkehr lösen intensive Ängste aus. Das nächtliche Zubettgehen ist so angstauslösend, dass wir Schlaftabletten nehmen, »bis in die Nacht« aufbleiben oder uns selbst in eine tiefe Erschöpfung treiben.

Angst ist im Allgemeinen das schmerzhafte Grollen von Gefühlen, die aus dem Unbewussten in ein Bewusstsein auftauchen, das darauf trainiert ist, sie zurückzuweisen. Angst ist die Anspannung in Bauch, Brust, Hals und Kiefer, die unsere Gefühle unter Verschluss hält. Ironischerweise verstärkt diese Verkrampfung das Gefühl der erlebten Bedrängnis, das dadurch als unendlich schmerzhafter empfunden wird, als wenn es im unbehinderten Zustand empfunden wird.

Viele Überlebende sind ständig nervös und unruhig. Bevor ich lernte zu trauern, war meine Angst so intensiv, dass ich ein Perpetuum mobile war. Wenn ich keine strukturierte Beschäftigung gehabt hätte, um meinem durchdringenden emotionalen Schmerz zu entkommen, hätte ich mich unbewusst mit endlosem Zappeln davon abgelenkt und dabei mit den Fußspitzen zu einem unhörbaren, unharmonischen inneren Rhythmus geklopft. Als Erwachsene können wir uns von dieser unnötigen Ängstlichkeit befreien. Wir können die Unterdrückung von Emotionen aufgeben. Wir leben nicht mehr in Familien, die uns beschämen und bestrafen, weil wir Gemütsregungen zeigen.

Trauern befreit uns von unserem emotionalen Schmerz, sowohl von dem aus der Vergangenheit als auch von dem aus der Gegenwart, und löst so die Angst auf. Die Angst reduziert sich dann weitgehend auf eine Signalfunktion, die uns alarmiert, wenn wir wieder in die Unterdrückung unserer Emotionen zurückfallen.

Wenn wir ausreichend trauern, entdecken wir die angeborenen Gefühle von Leichtigkeit, »Wohlbefinden« und Frieden, die unter unserem Stress liegen. Innerer Frieden fördert unsere Fähigkeit, Einsamkeit, Muße und die Gesellschaft anderer zu genießen. Unser Schlaf verbessert sich und unsere Träume werden zu einer Quelle der Freude und der Bereicherung und nicht zu einem Ort der ruhelosen und gestörten Verwüstungen in symbolischer Nachstellung unserer Kindheitstraumata. Mit den Worten Shakespeares: »Nun schöpft (unsere) meine Seele freie Luft.«

Der Frieden, der durch ein ausgiebiges Weinen entsteht, ist ganz anders als der Frieden, der durch Entspannungstechniken oder Meditation entsteht. Es ist der am meisten geerdete und körperlich empfundene Frieden, den es gibt. Wirksames Trauern verleiht »den Frieden, der jenseits des Verstehens liegt« – die Erkenntnis, dass es nichts in uns gibt, vor dem wir weglaufen müssen.

Trauern befähigt das Herz, wieder zu lieben

Deine Aufgabe besteht nicht darin, nach Liebe zu suchen, sondern lediglich all die Barrieren in dir zu suchen und zu finden, die du gegen sie errichtet hast.

— Ein Kurs in Wundern

Vom Moment des ersten Atemzuges der Zeit
wohnt die Liebe in uns,
ein Schatz, eingeschlossen in das verborgene Gewölbe des Herzens.

— Bibi Hayati

Trauer ist der Schlüssel, der die Tür zu der Liebe öffnet, die in unseren Herzen wohnt. Wenn die Trauer uns von dem Fluch der Kindheit, in unserem Selbstausdruck übervorsichtig zu sein, befreit, können wir uns emotional verletzlicher gegenüber anderen zeigen. Dadurch wird der Bann unserer Überzeugung gebrochen, dass wir in Bestform sein müssen, um Liebe zu geben und zu empfangen.

Durch authentische Kommunikation fühlen wir uns lebendiger. Wenn wir unserem Reden einen emotionalen Ausdruck verleihen, werden die Gespräche vitaler und angenehmer. Eine freiere Kommunikation wirkt sich oft allgemein auf andere Bereiche unseres Lebens aus und ermutigt uns, in unseren Einstellungen und Handlungen offener zu sein. Diese Freiheiten erhöhen unsere Lebensfreude und machen uns zu immer liebevolleren Menschen – gegenüber dem Leben, uns selbst und anderen gegenüber. Auch wir sind leichter zu lieben, wenn wir Verwundbarkeit vorleben, denn unser Beispiel ermutigt andere, diese Freiheit selbst auszuprobieren.

Verwundbarkeit und Authentizität sind zwei der goldenen Pfade zur Intimität. Wenn sich zwei Menschen einander offenbaren, öffnen sich zwischen ihnen tiefgründige Verbindungen von emotional echter Liebe.

Wenn wir die Ausdrucksfähigkeit anderer auf Themen beschränken, in denen Gefühle keine Rolle spielen, werden sie sich in unserer Umgebung unbehaglich und unsicher fühlen. Wenn wir überdies unsere eigenen emotionalen Erfahrungen verschweigen, werden andere selten das Gefühl haben, dass sie uns ihre wahren Gefühle zeigen können.

In jedem Teil meiner selbst, insbesondere in meinem Herzen und in meinem Bauch, ist mir klar, dass meine besten Freunde diejenigen sind, bei denen ich meine wahren Gefühle ehrlich ausdrücken kann und mit denen ich zusammen sein kann, egal, in welchem emotionalen Zustand ich mich gerade befinde. Umgekehrt zieht sich jede Zelle meines Wesens bei dem bloßen Gedanken zusammen, mich in einem emotional verletzlichen Zustand in der Gegenwart von Menschen zu befinden, von denen ich weiß, dass sie über den Ausdruck von Gefühlen spotten.

Was fühlen Sie gerade, wenn Sie sich vorstellen, vor Ihrem Vater zu weinen oder auf andere Weise verletzlich zu sein – oder vor einem Bekannten, der normalerweise sarkastische Witze über Menschen macht, die Mitleid mit sich selbst haben? Was fühlen Sie, wenn Sie sich vorstellen, vor Mutter Teresa, der Mutter Maria oder Ihrer besten Freundin zu weinen?

Trauern hilft uns, unseren Ängsten vor Intimität die Stirn zu bieten, und weckt unseren Wunsch, auf emotional liebevolle Weise zu kommunizieren und uns zu verbinden. Das soll nicht heißen, dass Liebe nur eine Emotion ist; dennoch ist die Liebe etwas trocken und unbefriedigend, wenn sie nicht auf Gefühlen beruht. Tatsächlich bleiben viele von uns in ungesunden Beziehungen – Beziehungen, die auf einer Illusion von Liebe basieren –, weil sie nicht wissen, wie es sich anfühlt, geliebt zu werden.

Solange wir die Liebe nicht emotional auf der Herzebene erfahren, können wir nicht erkennen, ob unsere Partner uns wirklich lieben oder nur Lippenbekenntnisse über ihre Liebe abgeben. Viele von uns wurden von ihren Eltern dazu konditioniert, leere Liebesbezeugungen für echt zu halten. »Natürlich liebe ich dich« und »Ich tue das nur, weil ich dich liebe« sind Klischees, die viele von uns unter Umständen unzählige Male gehört haben und die alles andere als liebevoll waren.

Umschiffung meiner Einsamkeit

> *Auch wenn wir die ganze Welt bereisen, um das Schöne zu finden, müssen wir es in uns tragen oder wir finden es nicht.*
>
> — Ralf Waldo Emerson

Als ich schließlich meiner Familie und der Armee entkommen war, bewegte ich mich wie die Figuren in Jack Kerouacs Romanen *Unterwegs* und *Gammler, Zen und hohe Berge* als Gammler fort und folgte den dort beschriebenen Abenteuern. Ich war ein selbsternannter »Einzelgänger« und stolz darauf. Ich war bestrebt, einen Sinn im Leben zu finden, indem ich die hedonistischen Abenteuer und die quasi-spirituelle Suche der Figuren in diesen Büchern nachahmte. Ich verbrachte sechs Jahre als Aussteiger, und während dieser Zeit kümmerte ich mich weder um meine Karriere noch um meine Beziehungen. Ich glaubte, dass ich mein ganzes Leben zufrieden als Weltreisender verbringen würde, bis ich mich schließlich durch glückliche Umstände meiner Trauer öffnen konnte.

Durch das Trauern entstand bei mir allmählich die beunruhigende Einsicht, dass ich vor mir selbst davonlief und nicht einem großartigen Schicksal zustrebte. Mein wiederholtes Umrunden der Erde hatte wenig mit meinem Streben nach einem Leben zu tun, das reich an sinnlichen und spirituellen Erfahrungen war. Was ich wirklich unternahm, war die Flucht vor meinem uneingestandenen Kindheitsschmerz, der mir immer auf den Fersen blieb. Ich brauchte ständig Anregungen und Ablenkungen, um diesem inneren Schmerz, der mich zu verschlingen drohte, wenn ich irgendwo zu lange blieb, einen Schritt voraus zu sein.

Im Laufe des Trauerprozesses spürte ich voller Entsetzen, wie zutiefst einsam ich war und immer gewesen war. Ich war so sicher gewesen, dass ich niemanden brauchte. Meine Tränen offenbarten mir das schreckliche Elend meiner Einsamkeit. Die Erkenntnis, dass ich noch nie einen Moment des echten zwischenmenschlichen Trostes erlebt hatte, machte mich mutlos.

Mit der Zeit begann ich zu verstehen, dass meine »mutige«, »erhabene«, »furchtlose« Haltung als einzelgängerischer Weltenbummler kaum mehr als eine Abwehr gegen mein unbewusstes Grauen vor Intimität und all die nicht gelebten Gefühle war, die sie in mir auslösen würden.

Während meiner Trauer- und Genesungsarbeit entdeckte ich, warum ich solche Angst vor Intimität hatte: Die Nähe zu einem anderen würde den ungeheuren Hunger all meiner unbefriedigten Bedürfnisse nach Liebe freisetzen (und tat es schließlich auch). Ich befürchtete unbewusst, dass ich anfangen würde, von einer Person abhängig zu werden und sie am Ende brauchen würde, wenn jemand diese Bedürfnisse zu befriedigen begann.

Wie könnte ich mein Gelübde, von niemandem mehr abhängig sein zu wollen, brechen? Ich hatte überlebt, indem ich mich weigerte, jemanden zu brauchen. Ich hatte in meiner Kindheit Lektionen erhalten, die einen Doktortitel verdient hätten und mich davon überzeugten, dass man durch das Vertrauen auf andere leichtsinnigerweise zu Verrat und Herzschmerz auffordert. Die Suche nach menschlicher Liebe war eine Suche an den falschen Orten.

Diese Suche war so nutzlos und schmerzhaft wie die Suche nach Kakteen als Schlafunterlage.

Ich wagte es nicht, eine weitere Enttäuschung in Liebesangelegenheiten zu riskieren. Mein Herz war so voll von unverarbeitetem emotionalem Schmerz, dass ich mir nicht einmal die Liebe wünschen konnte. Ein weiteres Mal verlassen zu werden oder einen weiteren Verrat zu erleben, würde mein Herz sicherlich zerreißen.

Glücklicherweise löste das ausgiebige Trauern allmählich den schmerzhaften Druck von dreißig Jahren unterdrückten Verletzungen und erlaubte mir schließlich, meinen natürlichen Wunsch nach einer engeren Verbindung zu anderen zu fühlen und mich damit zu identifizieren. Ich glaube jedoch nicht, dass ich diesem Wunsch hätte nachgehen können, wenn ich mich nicht auch wieder mit meiner Wut verbunden hätte.

Die Wut, die mit meiner Trauer hochkam, verhalf mir zu der nötigen Sicherheit, um das Risiko einzugehen, in Gegenwart anderer verwundbar zu sein. Meine zurückgewonnene Wut wurde zur emotionalen Grundlage der Arbeit an meiner Selbstbehauptung, die mir zeigte, wie ich mich vor Menschen schützen kann, die so unfair sind wie meine Eltern. Rollenspiele zum Thema Wut halfen mir dabei, meine Rechte in Beziehungen wieder voll zu nutzen. Das wiederum half mir, meine Anziehungskraft auf Menschen zu verlagern, die Fairness und Respekt schätzen. Schließlich begannen wirklich enge Beziehungen in meinem Leben zu gedeihen.

Die ausgiebige Trauerarbeit hat mich davon überzeugt, dass jede zwischenmenschliche Enttäuschung, ob in der Vergangenheit oder Gegenwart, geheilt werden kann, indem man den Schmerz durch Trauern verströmen lässt. Nietzsche sagte: »Was mich nicht umbringt, macht mich stärker.« Ich denke, dass Trauer der alchemistische Prozess ist, der diese Aussage bestätigt.

Nach meiner Erfahrung ist das gebrochene Herz, das durch Trauer geheilt wurde, stärker und liebevoller als das, das nie verletzt wurde. Jeder Herzschmerz meines Lebens, einschließlich des gebrochenen Herzens meiner Kindheit, hat mich zu einem stärkeren, klügeren und liebevolleren Menschen gemacht, als ich es vor meiner Trauer war.

Der Trauerprozess ermöglicht es mir, immer wieder das Risiko einzugehen, mich emotional mit den wichtigen Menschen und Zielen meines Lebens zu beschäftigen, weil ich mich durch sie immer wieder von dem Schmerz meiner Verluste erholen kann. Mit jedem ganzheitlich beklagten Verlust wird meine Fähigkeit, das Geschenk des Lebens zu feiern, stärker. Meine Überzeugung wächst, dass ich es riskieren kann, wieder zu lieben.

Trauerarbeit ist wahrscheinlich nie lustig, aber mit einer Methode, die frei von Scham und Selbsthass ist, wird sie zu einem zunehmend bezwingbaren Prozess, der uns mit einer immer größer werdenden Fähigkeit belohnt, unser Leben und das meiste, was darin steckt, zu lieben. Ich war aus meinem Herzen verbannt, bevor ich wusste, dass ich eines habe, und fand es später in der Hütte, die ich für meine erste Liebe gebaut hatte:

Mit der Zeit verlor ich ihre Liebe
Doch fand ich meine in der Trauer
Und durch Tränen und Wut
Schuf ich
Einen immerwährenden Platz in meinem Herzen

Meine Trauer hat sich einen besonderen Raum gesichert
für jede Liebe, die kam und ging

Mein Herz ist jetzt ein Herrenhaus
in einem Garten der großen Erleichterung
Meine Tränen sind Quellen
die die Blumen meiner Seele wässern
Meine Wut eine Sonne
die leise Mitgefühl ausstrahlt
auf jede Seele, die ich kennenlerne
und auf alle Kinder,
die keine Möglichkeit haben,
dem elterlichen Hass zu entfliehen
die ihre innersten Gefühle durchschneiden
so wie gefangene Kojoten
ihre Beine abnagen,
um fliehen zu können.

Geführte Meditation

Vielleicht ist Ihnen nicht bewusst, dass Sie etwas Ähnliches wie das oben erwähnte Haus in Ihrem eigenen Herzen haben. Wenn Sie möchten, können Sie Ihre Augen schließen und versuchen, sich an jede Person in Ihrem Leben zu erinnern, die Sie geliebt haben oder von der Sie geliebt wurden. Stellen Sie sich vor, Sie sind an einem Punkt angelangt, an dem Sie getrauert und jede Verletzung geheilt haben, die Ihre Liebe zu den Menschen, die Ihnen wichtig sind oder waren, vielleicht behindert. Es ist Zeit für ein Wiedersehen und Sie befinden sich an einem sommerlichen Strand an einem Lagerfeuer sitzend. Einer nach dem anderen kommen Ihre Lieben auf Sie zu, auf einem Pfad aus goldenem Licht, den der Vollmond auf das Meer gelegt hat. Bilden Sie zusammen mit ihnen einen Kreis um das Feuer herum und fühlen Sie, wie sich die Liebe in Ihrem Herzen ausbreitet, während sich alle wieder miteinander verbinden und jeder dem anderen seine besondere Schönheit spiegelt.

Trauern vermindert die Verleugnung und Verharmlosung

> *Wenn ein Mensch in der Lage ist … zu begreifen, dass er als Kind nie für das, was er war, »geliebt« wurde, sondern für seine Leistungen, seinen Erfolg und seine guten Eigenschaften, und dass er seine Kindheit für diese »Liebe« geopfert hat, … wird er den Wunsch verspüren, dieses Umwerben zu beenden. Er wird in sich selbst das Bedürfnis entdecken, entsprechend seinem »wahren Selbst« zu leben und nicht mehr gezwungen sein, sich die Liebe zu verdienen, eine Liebe, die ihn im Grunde genommen immer noch mit leeren Händen zurücklässt, da sie dem »falschen Selbst« gegeben wird.*
>
> — Alice Miller

Der Begriff Verleugnung kann in einem weiten Sinne verwendet werden, um zu beschreiben, wie wir unsere Illusion von einer glücklichen Kindheit schützen, einschließlich der in Kapitel 6 beschriebenen Abwehrmechanismen.

Verharmlosung ist ein Teil der Verleugnung; sie erkennt die Verluste in der Kindheit zwar an, spielt sie aber herunter. Viele Überlebende verharmlosen ihre verletzenden Kindheitserinnerungen, indem sie ihren Schmerz in Scherzhaftigkeit verwandeln. Wir erzählen Geschichten von schockierender elterlicher Grausamkeit, als wären es fröhliche Begebenheiten. Wir lachen manchmal lauthals, wenn wir tragische Geschichten über die zerstörerische Wut oder Inkompetenz unserer Eltern, unter der andere zu leiden hatten, erzählen.

Unangemessenes hysterisches Lachen ist oft der verzerrte Ausdruck verleugneter Trauer, die versucht, auf irgendeine Weise ein Ventil zu finden. (Damit soll nicht die Tatsache abgetan werden, dass Lachen uns helfen kann, Schmerz zu lindern, wenn wir gleichzeitig trauern.)

Eine Verharmlosung liegt auch dann vor, wenn wir die Schwere unserer Verletzungen aus der Kindheit pauschal abschwächen. Dies vereitelt unsere Genesung, wie Freud feststellte:

> Erinnerung ohne Affekt ist wirkungslos.

Hier sind einige Beispiele für die Verharmlosung. Als Zehnjähriger redete ich mir ein, meinen Sturz übertrieben zu haben, als meine Mutter mich die Treppe hinunterstieß. Wenn sie mich mit ihren arthritischen Händen schlug, tat ich meinen Schmerz gewöhnlich ab, indem ich ihn mit den Schmerzen ihrer Hände verglich. Außerdem sagte ich mir: »Mit diesen Händen kann sie nicht sehr hart zuschlagen.« Und schließlich war mein Schmerz nichts im Vergleich zu dem des gekreuzigten Christus, wie mir die Nonnen bis zum Überdruss in Erinnerung riefen.

Ich habe erlebt, wie Klienten aus »perfekten« Familien ihre blau geschlagenen Augen, ihr Nasenbluten und ihre Prellungen aus der Kindheit verharmlosen, indem sie erzählen, dass sie »nur« mit der offenen Hand geschlagen wurden. Ich habe Überlebende darüber lachen hören, dass Zollstöcke auf ihren nackten Hintern brachen. Ich habe erlebt, wie Bekannte sich ängstlich zusammenzogen, wenn ihre Partner ihnen bösartig Vorhaltungen gemacht haben, und sie dann später sagten: »Es war nichts – wirklich!«

Verharmlosung ist eine Möglichkeit, das Leiden anzuerkennen, ohne es oder seine Auswirkungen wirklich zu spüren. Die berühmte Psychoanalytikerin Frieda Fromm-Reichman beschreibt es so:

> Häufig sind es nicht die tatsächlichen Ereignisse und Geschehnisse im früheren Leben der Patienten, die ihnen nicht mehr bewusst sind, sondern vielmehr die emotionalen Reaktionen, die diese Ereignisse begleiteten oder durch sie hervorgerufen wurden.

Die Verharmlosung spiegelt auch die Tatsache wider, dass die Verleugnung viele Schichten oder Grade hat. Beim Prozess der Genesung fällt die Verleugnung nicht auf einen Schlag weg. Wenn wir wieder ein tieferes und genaueres Gefühl für die negativen Auswirkungen unserer Erziehung bekommen, verharmlosen wir allmählich weniger.

Wie bei den meisten Wachstumsprozessen der Genesung ist das Loslassen der Verleugnung normalerweise eine Angelegenheit, die in drei Schritten vorwärts und in zwei Schritten rückwärts erfolgt. Wenn ein besonders schmerzhaftes

Stück der Vergangenheit wieder ins Bewusstsein zu rücken droht, können wir uns reflexartig vorübergehend in die Verleugnung zurückziehen.

Überlebende von massiven, permanenten Misshandlungen brauchen unter Umständen ein Leben lang, um mit der Verharmlosung der Verluste ihrer Kindheit aufzuhören. Während ich mich immer weiter von meiner Verleugnung löse, stelle ich fest, dass ich zunehmend schockiert darüber bin, wie feindselig mein früheres Leben zu Hause war. Hätte ich diese Erkenntnis nicht schon früh minimieren können, wäre ich vielleicht zu überwältigt und durch die volle Auswirkung meines Traumas unfähig gewesen, die Arbeit der Genesung fortzusetzen. Die Verharmlosung erlaubt es uns, durch die Schichten der Verleugnung und der Kindheitsschmerzen in überschaubaren Schritten zu arbeiten.

Ich werde nie meinen ersten Besuch zu Hause nach einer elfjährigen Abwesenheit im Ausland vergessen. Ich war erst seit kurzer Zeit in die Genesungsarbeit eingebunden, die sich hauptsächlich auf meinen Vater konzentrierte. Ich hielt immer noch an der Schwarz-Weiß-Illusion meiner Kindheit fest, dass mein Vater der »Böse« und meine Mutter die »Gute« war. Folglich war ich schockiert über die beständigen verbalen Schimpftiraden meiner Mutter gegenüber meinem Vater. Bei jedem Essen reagierte sie auf fast alles, was er sagte, mit emotional aufgeladenem Sarkasmus oder offen feindseliger Kritik.

Einige Nächte lang lag ich wach und fragte mich, was mit der netten Mutter geschehen war, an die ich mich erinnerte. Schließlich hatte ich einen Albtraum, in dem sie vorkam. Ich wurde von vergessenen Erinnerungen überflutet, wie mich in ätzender Weise herabwürdigte. Als ich aufwachte, lösten sich plötzlich Schichten der Verleugnung und mit einem Mal wurde mir klar, dass gar nichts mit ihr geschehen war. Sie hatte sich überhaupt nicht verändert. Sie war verbal schon immer grausam und bösartig gewesen. Als ich wach lag, fühlte ich endlich den Stachel der unzähligen schneidenden Bemerkungen, mit dem sie mich während meiner ganzen Kindheit gestochen hatte.

Viel später wurde mir klar, dass ich durch die Genesungsarbeit, die ich in Bezug auf meinen Vater geleistet hatte, »bereit« für diesen Albtraum über die Misshandlung meiner Mutter war. Meine Trauer über seine Schädlichkeit reduzierte meine Verleugnung so weit, dass ich anfing, meine Mutter klarer zu sehen.

Viel später, als ich die Bedeutung der Misshandlung seitens meiner Mutter umfassender begriff und deswegen ausreichend trauerte, löste sich mein allgemeines Leugnen so weit auf, dass ich zu erkennen begann, wie sehr ich unter der Vernachlässigung beider Elternteile gelitten hatte.

Trauern höhlt gewöhnlich die Verleugnung aus und belohnt uns mit den Informationen, die wir brauchen, um die Verluste unserer Kindheit zu erkennen und wiedergutzumachen.

Hier ist ein weiteres Beispiel dafür, wie Verleugnung funktioniert und wie sich verleugnete Realität in Träumen manifestiert. Eine meiner Klientinnen erzählte mir kürzlich folgende Geschichte über den Besuch ihrer dysfunktionalen Mutter: Vom Moment ihrer Ankunft an kritisierte Petras Mutter fast alles, was Petra sagte oder tat, und führte eine ununterbrochene Hetzrede gegen andere Familienmitglieder und »beliebte« gesellschaftliche Angriffsziele. Die Mutter war süchtig danach, ihren Schmerz zu lindern, indem sie ihn durch ununterbrochenes Reden über andere und unangebrachte Schuldzuweisungen auf andere abwälzte.

Petras Mutter kontrollierte ihr Enkelkind ebenfalls penibel, gab sich aber Mühe, so nett zu ihm zu sein, dass er sich auf ihre Besuche freute. Aufgrund seiner Jugend war sein Bewusstsein noch nicht in der Lage, ihr gegenüber eine ambivalente Sicht einzunehmen. Er musste sie idealisieren und die vielen verletzenden Szenen von Großmutters Feindseligkeit gegenüber seiner Mutter aus dem Bewusstsein verdrängen (leugnen).

Das ständige scharfe Kritisieren der Großmutter blieb jedoch nicht unregistriert. Eines Morgens kam Petras Sohn sichtlich verunsichert aus seinem Zimmer, denn er hatte einen Albtraum gehabt. Er erzählte seiner Mutter:

> Ich habe geträumt, dass Oma einen großen schwarzen Umhang trägt und man, als sie ihn öffnet, all diese großen Messer und Werkzeuge zum Zerschneiden von Menschen sieht.

Er war besonders verzweifelt, weil er wusste, dass seine Großmutter so etwas nie tun würde.

Nachdem sie ihn getröstet hatte, merkte Petra, dass der Traum sie ziemlich fassungslos gemacht hatte. Als sie sich darauf konzentrierte, wie er in ihr nachhallte, löste sich allmählich ihre verharmlosende Sicht auf die Bösartigkeit ihrer Mutter.

Dieser Traum veranschaulicht, wie die verleugnete Schädlichkeit nicht verschwindet, sondern ins Unbewusste verdrängt wird, von wo aus sie durch Albträume und emotionale Flashbacks immer wieder ins Bewusstsein zurückkehren kann.

Viele Überlebende erleben die Auflösung ihrer Verleugnung durch erschütternde Albträume über ihre Eltern. Diese Träume können genaue Aufzeichnungen oder rein symbolische Darstellungen eines Kindheitstraumas sein. Ob sie nun wortwörtlich zu verstehen, symbolisch oder eine Kombination aus beidem sind, diese Träume enthalten häufig den alten, unverarbeiteten emotionalem Schmerz, der die ursprünglichen traumatischen Ereignisse begleitete. Sie bieten dem Genesenen kraftvolle Möglichkeiten, die Verleugnung aufzulösen und alten Schmerz »herauszutrauern«.

Der Prozess des Trauerns um die Vergangenheit ist in der Regel mit einer Reihe von schmerzhaften Begegnungen mit der zerbröckelnden Illusion von einer glücklichen Kindheit verbunden. Die Trauer deckt manchmal schockierende Erinnerungen auf, die Überlebensmythen wie »Meine Eltern waren immer für mich da« und »Ich hatte es im Vergleich zu den meisten anderen wirklich gut« Lügen strafen. Solche Illusionen sterben zu lassen, ist nicht leicht. Wir müssen nicht nur den Schmerz »heraustrauern«, der unter ihnen begraben ist, sondern auch den Verlust dieser einstmals gehegten und zuvor wertvollen Illusionen betrauern.

Eine entscheidende Aushöhlung meiner perfekten Familienillusion trat an dem Tag ein, an dem ich mir erlaubte, den Verlust meiner langjährigen besten Freundin zu betrauern. Sie war dauerhaft auf die andere Seite der Welt umgezogen, und ich fühlte mich deswegen nicht gut.

Als ich über Sats Weggang trauerte, war ich erstaunt über die Intensität des Schmerzes, den ich empfand. Die Direktheit unserer Freundschaft war vielleicht für immer vorbei. Ich trauerte über den Verlust unserer tiefen gegenseitigen Akzeptanz, unserer selbstverständlichen, vielschichtigen Kommunikation, unserer vielen intensiven gemeinsamen Aktivitäten und gegenseitigen Unterstützung, und plötzlich wurde mir klar, dass sie sich auf eine Weise um mich gekümmert hatte, die weit über die Möglichkeiten meiner Eltern hinausging. Zum ersten Mal verstand ich, was wahre Liebe wirklich bedeutet. Neben ihr empfand und sah ich meine Eltern eher als Fremde denn als Verbündete. Ihre Liebe war ein leerer Begriff, kein gefühlvolles Verhalten – nichts Greifbares.

Trauern lindert Furcht und Scham

> *Der Mensch kann sich nicht neu erschaffen ohne Leiden. Denn er ist sowohl der Marmor als auch der Bildhauer.*
>
> — Alexis Carrell

Wenn wir in unserer Kindheit ständig eingeschüchtert und gedemütigt wurden, leiden wir vielleicht immer noch chronisch unter unnötiger Angst und Scham. Einige von uns werden durch die harmlosesten alltäglichen Begebenheiten in schmerzliche emotionale Flashbacks versetzt. Unerwartete Begegnungen mit jedem beliebigen Menschen können uns in private Höllen von ungelöster Angst und Scham katapultieren. Die Furcht vor der Angst lässt einige von uns die meiste Zeit zu Hause bleiben – zu ängstlich oder gedemütigt, um im Leben etwas zu tun, was über das absolut Notwendige hinausgeht.

Wenn wir von Angst oder Scham überwältigt werden, befinden wir uns in einem todesähnlichen Zustand. Angst zerstört das Gefühl, uns in unserem Körper sicher zu fühlen, so wie die Scham Selbstakzeptanz und Selbstwertgefühl vernichtet. Furcht und Scham töten unsere Begeisterung für das Leben.

Ungeweinte Tränen und nach innen gekehrte Wut halten unsere Angst und Scham in uns gefangen. Trauern heilt diesen Zustand auf natürliche Weise. Wirksame Trauer befreit uns aus dem Todesgriff der Angst und Scham und schenkt uns Sicherheit sowie ein neues Selbstwertgefühl. Wenn wir unseren Zorn auf unschädliche Weise »heraustrauern«, verglüht unser inneres Inferno von Angst und Scham von selbst. Unsere Tränen der Trauer können dann ihre schwelende Glut löschen.

Trauer löst Angst und Scham viel wirksamer auf als jede der traditionellen Techniken der kognitiven Verhaltenstherapie. Ich stelle diesen Vergleich an, weil die kognitive Verhaltenstherapie in Amerika zur Zeit die vorherrschende Therapieform ist und sie die Bedeutung der emotionalen Ursachen des Verhaltens im Allgemeinen verwirft, verharmlost und manchmal auch verhöhnt.

Furcht und Scham sind im Wesentlichen emotionale Zustände, und obwohl sie oft signifikante kognitive Komponenten aufweisen, bessern sie sich am effektivsten durch den gefühlsbasierten Akt des Trauerns.

Hier ist ein entsprechendes Beispiel: Ich habe mein Leben jahrzehntelang in einem rasenden Tempo verbracht. Als ich schließlich die Zerstörungskraft dieser Lebensgewohnheit erkannte und beschloss, sie zu ändern, entdeckte ich das, was ich für das Haupthindernis für eine Entschleunigung hielt: eine innere Stimme, die mich mit endlosen, schrillen Variationen von »Heb deinen Arsch, du fauler Sack« überfiel, wann immer ich innehielt oder versuchte mich auszuruhen.

Ich habe in der ersten Phase meiner Therapiezeit, bevor ich mit dem Trauerprozess begann, hart daran gearbeitet, diese innere Stimme auszuschalten. Ich wandte kognitive Techniken wie positives Selbstgespräch, Gedankenstopp, Selbsthypnose und systematische Entspannung an, um diese Stimme zum Schweigen zu bringen und mein Getriebensein zu reduzieren. Unglücklicherweise brachten mir diese Versuche nur kurzlebige Erholung von meiner permanenten Geschäftigkeit.

Erst als ich ausgiebig trauerte, wurde mir endlich klar, dass meine mich selbst verletzenden Gedanken sekundäre Manifestationen eines tieferen, weniger bewussten Prozesses waren. Die Trauer ließ mich unter die Oberfläche des Denkens gleiten, um viele schmerzhafte Kindheitserinnerungen zu entdecken, in denen mich meine Eltern schlecht machten, weil ich nicht ständig produktiv war.

Zusammen mit diesen Erinnerungen gab es enorme Quellen von Angst und Scham – die Angst und Scham, die sie mir einflößten, um mich zu ständigem Streben anzutreiben. Diese ungeklärten Familienerbstücke ließen mich unbewusst befürchten, dass meine Eltern, die Nonnen oder sonst jemand mich schlagen, demütigen oder anschreien würde, wenn ich langsamer wurde oder mich ausruhte. Genau so, wie sie es in meiner Kindheit so so oft getan hatten.

Ins Gedächtnis eingeprägte innere Refrains wie »Faulpelz« waren verbale Sporen, die mich davor bewahrten, beim Trödeln erwischt zu werden. Sie halfen mir, mich sicher zu fühlen, indem sie mich in Bewegung hielten. Mit der Zeit dienten diese Stachel auch dazu, mich auf meinem inneren Meer von Angst und Scham zu halten.

Obwohl ich nicht mehr geschäftig sein musste, um mich als Erwachsener sicher zu fühlen, blieb ich in Bewegung, weil ich unbewusst befürchtete, in meinem emotionalen Schmerz zu ertrinken. Ich hatte noch nicht gelernt, wie ich die Trauer nutzen konnte, um mein inneres Meer trockenzulegen oder in der Lage zu sein, darauf zu schwimmen.

Während ich also glaubte, dass ich in erster Linie Opfer von alten, verinnerlichten Kritiken war, war der Sog quälender Gefühlszustände in Wirklichkeit mein Hauptpeiniger. Der Philosoph Nietzsche bemerkte hierzu:

> Gedanken sind die Schatten unserer Empfindungen –
> Immer dunkler, leerer, einfacher als diese.

Wenn Gefühle nicht frei fließen dürfen, verdichten sie sich zu einem stagnierenden Morast von emotionalem Leid. Zusammengeballtes, ungelöstes Elend blockiert das innere Licht unserer angeborenen Selbstliebe und Selbstakzeptanz. Es wirft Schatten dunkler Gedanken und bringt ein vereinfachtes Alles-oder-Nichts-Denken ins Bewusstsein. Meine angesammelten, »nicht-bearbeiteten« Gefühle aus der Kindheit waren die Hauptursachen sowohl meiner inneren Kritiksucht als auch meiner zwanghaften Getriebenheit.

Wenn ich mir erlauben darf, die Metapher zu vermischen, so war es, als ob ein böser Polizeichef für meine verhafteten Gefühle zuständig wäre. Er übernahm meine Gedanken, um mich auf der Flucht zu halten und mich daran zu hindern, nach Hause zu kommen, um meinen Gefühlen zu entfliehen. Ich blieb auf der Flucht vor dem Frieden, bis ich lernte, emotionalen Schmerz durch Trauer zu lindern.

Nun, da ich den Großteil meines Kindheitsschmerzes losgelassen habe, sind meine zwanghafte Geschäftigkeit und mein destruktives Selbstgespräch so gut wie nicht mehr vorhanden, und ich fühle mich die meiste Zeit entspannt.

Ich schließe dieses Kapitel mit einem wichtigen Hinweis zu den Grenzen des Trauerns. So absolut notwendig die Trauerarbeit auch ist, sie kann doch die kognitiven Aufgaben der Genesung nicht ersetzen. Positives Denken, Willenskraft, Selbstbestätigung und mitfühlende Selbsterkenntnis sind ebenfalls durch nichts zu ersetzende Werkzeuge der Genesung. Sie sind nur dann unwirksam, wenn sie dazu verwendet werden, Gefühle zu verdrängen oder die emotionalen Aufgaben der Genesung zu umgehen. Sie sind am wirksamsten, wenn sie durch den Trauerprozess katalysiert werden.

Wenn Sie zusätzliche Informationen zu den Gaben des Trauerns wünschen, sind die aufschlussreichen Werke von Elisabeth Kübler-Ross und Stephen Levine ausgezeichnete Quellen. Auch das Buch von Peter Leech und Zeva Singer, *Acknowledgment*, ist ein sehr zugängliches Werk über die Kraft und Wirkung des Trauerns. Maya Angelou, die Dichterin, die bei der

Amtseinführung des amerikanischen Präsidenten 1993 las, hat dieses Buch und damit auch die Bedeutung des Trauerns wie folgt beschrieben:

> Alle Lebewesen
> blicken auf den Tod
> mit Widerwillen.
> Alle Lebewesen,
> die sich an Besitz erfreuen,
> betrachten Verlust
> mit Widerwillen.
> Doch wenn wir leben,
> werden wir sterben.
> Wenn wir besitzen,
> werden wir verlieren.
> Leech und Singers Buch »Acknowledgment«
> hilft uns, sie zuzulassen,
> hilft uns, sie zu fühlen und
> diese beiden Zustände,
> die die menschliche Seele
> unweigerlich bedrängen,
> zu überwinden.

Kapitel 5

Die vier wesentlichen Trauerprozesse

Sie würden zwar sehr gerne etwas über diese unterdrückten Gefühle erfahren, aber es ist ihnen unangenehm, ihnen leibhaftig zu begegnen.

— Ken Wilber, *Wege zum Selbst*

Wenn wir das berechtigte Leiden vermeiden, das sich bei der Bewältigung von Problemen ergibt, vermeiden wir auch das Wachstum, das Probleme von uns fordern … Lasst uns unsere Kinder die Notwendigkeit des Leidens und dessen Wert lehren.

— M. Scott Peck, *Der wunderbare Weg*

Viele Menschen neigen dazu, Trauer allein als Prozess des Weinens über Verlust oder Tod zu begreifen. Damit die Trauer jedoch uneingeschränkt wirksam ist, gehören auch Prozesse der Wut, der verbalen Entlastung und des Fühlens dazu.

In diesem Kapitel werden gesunde Methoden beschrieben, um aktiv und passiv ungelöste Schmerzen der Kindheit loszulassen. Die aktive Lösung emotionaler Verletzungen erfolgt durch Weinen, Wutäußerungen und Verbalisierung. Die passive Lösung kommt dadurch zustande, dass wir uns einfach auf die alten Verletzungen, die in unserem Körper gespeichert sind, konzentrieren und sie nachempfinden.

Weinen

> *Schmerz ist überschüssige Energie, die nach Freisetzung schreit.*
>
> — Gerald Heard

> *So wie der Fluss seinen Namen und seine Form verliert, wenn er in das Meer mündet, so verlieren die Menschen ihren Schmerz, wenn er sie als Tränen verlässt.*
>
> — Paraphrase eines Verses der *Upanishaden*

Weinen ist die heilende Befreiung des Schmerzes durch Tränen. Das Weinen trägt die Energie des Schmerzes durch die physischen Bewegungen, Geräusche und Tränen des Weinens aus dem Körper heraus. Weinen drückt unseren Schmerz im wahren Sinne der lateinischen Ableitung »emovere« aus, was »hinausbewegen« bedeutet.

Weinen ohne Scham erzeugt tiefe, körperliche Gefühle der Ruhe und Entspannung, da Tränen das wirksamste Mittel des Körpers sind, emotionale Spannungen zu lösen. Ich habe Dutzende Male die Erfahrung gemacht, wie man aktiv selbstmörderische Klienten besänftigt, indem man sie zu ihren Tränen »führt«. Jedes Mal verflüchtigten sich ihre Selbstmordgedanken rasch, sobald sie in der Lage waren, den überwältigenden Druck ihres Schmerzes durch Weinen zu lösen. Bisher musste ich nur eine suizidale Person unter meiner Obhut ins Krankenhaus einweisen, und zwar deshalb, weil ich keinen Weg finden konnte, ihr zu helfen, ihren Schmerz durch Weinen zu lösen und ihr wachsendes Gefühl der Verzweiflung zu deeskalieren. Dr. William H. Frey, Biochemiker und Direktor des Forschungszentrums für Dry Eye and Tear in St. Paul, Minnesota, ist der Ansicht, dass sich die Menschen nach dem Weinen besser fühlen, weil »sie durch ihre Tränen vielleicht chemische Stoffe loswerden, die sich bei emotionalem Stress ansammeln«. Seine Überzeugung beruht auf der Tatsache, die Wissenschaftlern seit 1957 bekannt ist, nämlich, dass sich emotionale Tränen chemisch von denen unterscheiden, die durch Augenreizungen verursacht werden.

Selbstmitleid in Selbstmitgefühl umwandeln

Jede vom Sturm durchnässte Blume hat ein schönes Auge.
Und dies ist die Stimme des eiskalten Baches:
»Nur Jungen halten ihre Wangen trocken.
Nur Jungen haben Angst zu weinen.
Männer danken Gott für die Tränen …«

— Vachel Lindsay

Echtes Selbstmitgefühl ist in unserer Kultur selten. Viele von uns sind einer Gehirnwäsche unterzogen worden, sodass sie glauben, es sei schlecht und selbstgefällig, Mitleid (Trauer) mit sich selbst zu haben. In *Sich selbst annehmen. Der Weg vom Selbsthaß zum positiven Ich* erklärt Theodore Rubin: »In vielen Kreisen wird Trauer als ein ansteckender und unreiner Zustand angesehen.«

Die natürliche, angeborene Empathie für uns selbst wird in der Kindheit ausgelöscht. Viele von uns hatten Eltern, die uns in der Regel gedemütigt oder bestraft haben, wenn wir weinten. Können Sie sich auch daran erinnern, dass Ihnen folgende harten Äußerungen entgegengeschleudert wurden? »Hör auf, dich selbst zu bemitleiden!« »Es gibt Menschen, denen es viel schlechter geht als dir!« »Du bist kein Baby mehr. Nur Heulsusen regen sich über solche Dinge auf!« »Wer hat dir gesagt, dass das Leben leicht sein wird? Hör auf zu weinen und mach weiter!« »Du siehst wirklich hässlich aus mit diesem jämmerlichen Gesichtsausdruck!« »Werde erwachsen! … Reiß dich zusammen!«

Wenn wir ständig für das Weinen bestraft werden, lernen wir schließlich, Traurigkeit reflexartig zu unterdrücken, bevor sie zu Tränen führen kann. Wir tun dies, indem wir den Atem anhalten und Bauch, Brust, Hals und Gesicht anspannen. Dadurch wird die natürliche Bewegung der Trauer gehindert, durch den Körper in das Bewusstsein aufzusteigen und dort durch das Weinen entlastet zu werden.

Einige Überlebende können weinen, aber sie hassen das Weinen, weil es ihnen mehr Schmerz als Erleichterung bringt. Das liegt gewöhnlich daran, dass sie sich körperlich gegen ihre Trauer zusammenziehen, während sich diese löst. Wenn unsere Tränen sich durch unseren verkrampften Körper zwängen müssen, wird das Weinen unnötig schmerzhaft. Ich habe eine Reihe erwachsener Kinder gesehen, die in der Vergangenheit wegen ihres Weinens so stark traumatisiert wurden, dass sie würgten, fast erstickten und aussahen, als würden sie erdrosselt werden, als ihre Traurigkeit schließlich in ihre Kehle stieg und durch die Geräusche des Weinens Befreiung suchte. Ein solcher Kampf fügt dem Weinenden Schmerzen zu und hat wenig mit dem eigentlichen Akt des Weinens zu tun. Dieser Schmerz wird mit dem Weinen auf eine Weise verbunden, die Trauer sehr unattraktiv erscheinen lässt. Dies ist ein weiteres Beispiel für »den vermeidbaren Schmerz, der sich aus dem Versuch ergibt, unvermeidlichen Schmerz zu vermeiden«.

Glücklicherweise ist dieser Schmerz wirklich vermeidbar. Wenn wir lernen, alle Muskeln zu entspannen, die wir früher unter Tränen zusammengezogen haben, wird das Weinen zu einer schmerzfreien und zutiefst lindernden Erfahrung. Wenn wir anfangen, uns beim Weinen vollständig zu entspannen, erbebt und zittert unser Körper manchmal. Auf diese Weise befreit sich der Körper von dem jahrelangen chronischen Festhalten. Die meisten Überlebenden sind erschrocken, wenn dies zum ersten Mal geschieht, und verkrampfen sich, um es zu beenden. Es hat einerseits jedoch äußerst therapeutische Wirkung, sich diesem Zittern hinzugeben, da es die Freisetzung der tiefsten Schmerzstufen kennzeichnet. Andererseits wird der Trauernde ein enormes Gefühl von Freiheit und Leichtigkeit in seinem Körper spüren.

Viele Überlebende haben auch Schwierigkeiten, zusammen mit ihren Tränen Geräusche zuzulassen, weil sie stillschweigend weinen mussten (wenn sie überhaupt weinen konnten), um nicht von ihren Eltern bemerkt zu werden. Die tiefgehendste Erleichterung entsteht jedoch durch das Weinen, wenn man die natürlichen Geräusche des Weinens aus einer möglichst tiefen Stelle des Körpers aufsteigen lässt. Die Iren nennen dies Wehklagen.

Wenn ich weine und es zulasse, dass ich schluchze oder heule, kommt es mir vor, als ob meine Stimme und meine Tränen den Schmerz aus meinem Körper hinaustragen. Ich habe auch einen besonders hohen Ton bemerkt, der manchmal spontan beim Heulen entsteht. Wenn ich diesen Klang durch mich nachhallen lasse, erlebe ich oft eine sehr starke Loslösung von der Angst. Ich habe mit vielen Klientinnen und Klienten gearbeitet, die erstaunt und erfreut darüber waren, wie stark sie sich trösten können, wenn sie die natürlichen Klänge und Bewegungen des Weinens frei durch sich hindurchströmen lassen.

Vielen von uns wurde seitens ihrer Kirchengemeinde, aber auch von ihrer Familie und allgemein von der Gesellschaft vermittelt, dass man sich beim Weinen schuldig fühlen müsse. Zahlreiche Religionen vertreten die Auffassung, dass es eine schreckliche Sünde sei, sich selbst zu bemitleiden, statt dass sie das Selbstmitgefühl als gesundes Sakrament darstellen. Als Christ werden Sie ermutigt, Ihr Selbstmitgefühl wiederzugewinnen, indem Sie sich daran erinnern, dass sogar Jesus Selbstmitgefühl hatte. Er hat die positive Seite des Selbstmitgefühls vorgelebt, als er im Garten Gethsemane weinte und am Kreuz schrie: »Mein Gott, mein Gott, warum hast du mich verlassen?«

Wir alle müssen uns gelegentlich selbst bemitleiden. Das Vergießen von Tränen um unserer selbst willen ist eine besonders intensive heilende Erfahrung während der Genesung. Die Genesungsfortschritte sind normalerweise äußerst begrenzt, bis es echte Erfahrungen des Selbstmitleids gibt.

Selbstmitleid ist keine Erfahrung, die von jedem gleichermaßen erlebt wird. Auch wenn wir alle schon einmal Menschen begegnet sind, die dem Ansehen des Selbstmitleids keinen Gefallen getan haben, weil sie sich ständig selbst bemitleideten, verfallen die meisten von uns doch eher ins andere Extrem und stürzen sich in Selbsthass, wenn sie einen Moment der ichbezogenen Trauer empfinden.

Es gibt auf der Welt nichts Wohltuenderes als ein intensives, ungeniertes Beweinen der eigenen Probleme. Selbstmitgefühl ist eine der schönsten und erholsamsten emotionalen Erfahrungen, die uns zur Verfügung stehen. Hätten uns unsere Eltern nur im Arm halten und uns beruhigen können, als wir weinten, dann könnten wir vielleicht jetzt dasselbe für uns selbst tun!

Es ist eine Anklage gegen unsere Kultur, dass wir keinen positiven Begriff für die gesunde Seite des Selbstmitleids haben. Wir werden als mitfühlend gelobt, wenn wir Mitleid mit anderen haben, aber es gibt keinen entsprechend lobenden Begriff für das Mitleid mit uns selbst! Kein Wunder, dass sich so viele Überlebende oft durch die co-abhängige Praxis, ihre Bedürfnisse den Bedürfnissen anderer zu opfern, selbst verletzen. Das gesellschaftliche Tabu in Bezug auf das Selbstmitgefühl erlaubt uns nur, uns um den Schmerz anderer zu kümmern. Der einzige Trost, den uns das bietet, ist die indirekte Befriedigung, andere zu trösten, wenn ihnen etwas zuleide getan wurde.

Wenn der Überlebende nicht in der Lage ist, ohne Scham den Kummer für das Kind zu empfinden, das er war, wird er nie wirklich das Ausmaß dessen begreifen, was er verloren hat. Das Weinen um das innere Kind weckt den innigen Wunsch, es wieder zu bemuttern und ihm die bedingungslose Liebe zu geben, die ihm verweigert wurde, die es aber so eminent verdient hat.

Sie sind eingeladen, sich mit dieser Technik des Wiedererlebens der Mutterliebe zu trösten. Stellen Sie sich vor, Sie hätten Ihr inneres Kind in der Vergangenheit zärtlich getröstet, als es verletzt war und sich nach elterlichem Trost sehnte. Das Weinen der nicht geweinten Tränen Ihres inneren Kindes bringt Heilung für die schreckliche Wunde, die von der Verlassenheit in der Kindheit herrührt.

Wir müssen dem Spott derer widerstehen, die uns dafür beschämen, dass wir »jammern« oder »über verschüttete Milch weinen«, wenn wir normale Trauer über unsere eigenen schmerzhaften Lebenserfahrungen zum Ausdruck bringen. Wir werden nur gewinnen, wenn wir uns weigern, den Unsinn zu akzeptieren, dass es gut ist, Mitleid mit anderen zu haben, aber nicht mit uns selbst. Die meisten von uns müssen sehr hart kämpfen, um das Recht wiederzuerlangen, über unser eigenes Leid zu weinen. Dieses hart erkämpfte Recht darf niemals aufgegeben werden und wir dürfen dem niemals »entwachsen«. Wir müssen uns in unserem Herzen immer einen besonderen Platz reservieren, wenn wir verletzt sind. Lassen wir uns von diesem traditionellen Chippewa-Lied inspirieren:

> Manchmal bemitleide ich mich selbst,
> und die ganze Zeit
> werde ich von großen Winden über den Himmel getragen.

Weinen heilt Katastrophisieren und Dramatisieren

> *Lass den jungen Tränenregen kommen.*
> *Lass die ruhigen Hände der Trauer kommen.*
> *Es ist nicht so schlecht, wie du denkst.*
>
> — Rolf Jacobsen

> *Die Seele hätte keinen Regenbogen, wenn die Augen keine Tränen hätten.*
>
> — John Vance Cheney

Katastrophisieren und *Dramatisieren* (Begriffe, die Teil eines sich herausbildenden Genesungsjargons sind) sind Formen toxischer Scham, die unsere Denkprozesse mit unbegründeten Wahrnehmungen von Furcht und Untergang verderben. Scham manifestiert sich als Dramatisierung, wenn wir alle Aspekte unseres Lebens als schrecklich und hoffnungslos betrachten. Wenn wir im Katastrophisieren feststecken, erscheint uns alles in der Gegenwart und Zukunft als sich verschlechternd und hoffnungslos.

Wenn ich von einem emotionalen Flashback gepackt bin, konzentriert sich mein Katastrophisieren eher auf körperliche Symptome und bricht manchmal in eine schreckliche »Krebs-Phobie« aus. Als ich einmal an einer Allergie litt, war ich in Bezug auf fast jeden Aspekt meines Lebens fürchterlich misstrauisch. Mein Verstand lief stundenlang Amok, wobei ich eine lange Liste möglicher Ursachen völlig dramatisierte:

> Es liegt an meiner Ernährung, und ich muss sie radikal umstellen; doch wie soll ich jemals herausfinden, was ich weglassen soll? Es gibt so viele verschiedene Nahrungsmittel, die es sein könnten. Oder vielleicht hat es nichts mit meiner Ernährung zu tun, vielleicht sind es die Pflanzen in meinem Zimmer; oh Gott, ich liebe diese Pflanzen, aber ich sollte sie wohl besser loswerden. Mmhhh, es könnten die Pflanzen der gesamten Region des Landes sein – Gott, warum bin ich überhaupt hierhergezogen? Vielleicht ist es meine Intuition, die versucht, mich dazu zu bewegen, vor dem großen Erdbeben umzuziehen. Oh, ich weiß nicht! Vielleicht ist es noch schlimmer als das – vielleicht ist es eine ernste, nicht diagnostizierte Krankheit; oh Scheiße, ich hoffe, ich habe keine Krebserkrankung der Atemwege. Ich bin sicher, dass der Ort, an dem ich 1972 arbeitete, Asbestdecken hatte. Moment mal – diese Allergien haben wahrscheinlich überhaupt keine physische Ursache. Wahrscheinlich sind sie alle psychisch bedingt. Ich wette, sie sind eine Botschaft meines Unterbewusstseins, dass ich zu gesellig bin und mehr zu Hause bleiben sollte; nein, es ist eigentlich das Gegenteil – ich komme nicht genug raus, und das macht mich unglücklich. Huch! Vielleicht bin ich einfach nur so verkorkst wie Stuart Smalley und Woody Allen zusammen. Oder vielleicht habe ich einfach nur »genug« von meinem Job? … meinem Alltag? … meinem sozialen Umfeld? … meinen Hobbys? … meinem Partner? … von mir selbst? Nein! So einfach ist das nicht. Es ist nicht nur eines davon, es ist wahrscheinlich eine Kombination von allem, was ich niemals herausfinden werde. Wahrscheinlich werde ich am Ende einer Sache die Schuld geben und mich von etwas befreien, das eigentlich gut für mich ist. Ich werde wahrscheinlich etwas Neues ausprobieren, mit dem es mir noch schlechter geht. Vielleicht hängt es mit der Psychotherapie zusammen, die ich letztes Jahr gemacht habe? Wem mache ich etwas vor? Es liegt daran, dass ich nicht genug Psychotherapie gemacht habe. Nein, es ist nicht, dass es nicht genug war, es war die falsche Art von Psychotherapie. Verdammt! Vielleicht sollte ich einfach mit dem Strom schwimmen … aber sollen wir nicht unser Schicksal selbst in die Hand nehmen?

Und so weiter, und so weiter, bis zum Überdruss, bis ins Unendliche etc. Ich glaube, dass diese Art unsäglicher Selbstquälerei dadurch verursacht wird, dass geleugnete emotionale Schmerzen als quälende Gedanken ins Bewusstsein dringen. Meine unausgesprochenen Tränen scheinen der Treibstoff für diesen Prozess zu sein, denn wenn ich meine Tränen vergieße, fließt der Schmerz aus mir heraus, und dieser üble psychische Motor scheint keinen Treibstoff mehr zu haben. Ich habe es wahrscheinlich Hunderte Male erlebt, dass durch Weinen mein Katastrophendenken glücklicherweise sofort zum Stillstand gebracht wurde. Ich erlebe dies auch fast täglich bei dem einen oder anderen Klienten.

Weinen und positive Nostalgie

> …
> *ewiger glänzt euer Lächeln verweint.*
> *Fürchtet euch nicht zu leiden, die Schwere,*
> *gebt sie zurück an der Erde Gewicht;*
>
> — Rilke

Eines der schönsten Geschenke, die ich gewonnen habe, weil ich mich meinen Tränen geöffnet habe, ist eine bewegende Erinnerung an die wirklich guten Dinge in meiner Vergangenheit. Diese unterscheidet sich deutlich von den dürren, leblosen Illusionen und idealisierten Erinnerungen, die ich früher als Teil meiner Verleugnung beschwor. Dies ist die Erinnerungsschatzkammer der Wunder der Kindheit, die unter den vielen Traumata begraben war und die ich beim Heranwachsen aus dem Bewusstsein verbannt hatte. Nachdem ich diese Traumata zutiefst betrauert hatte, konnte ich mich bei vielen Gelegenheiten deutlich an besondere Menschen, Dinge und Ereignisse erinnern, die meinen Geist in der Kindheit am Leben erhalten hatten.

Manchmal erstaunt es mich noch immer, dass ich mir zwar jede Nuance der Gegend um unser Haus herum lebhaft vorstellen kann, mich aber nur sehr wenig an die Einrichtung der Küche, in der ich dreizehn Jahre lang gegessen habe, erinnere. Wenn ich an das Innere unseres Hauses denke, erlebe ich ein inneres Gefühl der Dunkelheit, aber wenn ich draußen an die Nachbarschaft denke, wird mein Atem tiefer und ich werde von Licht durchflutet.

Süße Tränen der Nostalgie steigen auf, wenn ich mir unseren Garten vorstelle. Während ich mich der Träumerei hingebe, rieche ich den Flieder und das Geißblatt am hinteren Zaun und schmecke den Nektar, den ich unablässig vom Boden der Geißblattblüten herausgesaugt habe. An der Westseite des Hauses sehe ich den Teppich aus Veilchen und Maiglöckchen, der von den rosa und weißen Blütenblättern überflutet wird, die vom riesigen Magnolienbaum herunterfallen. Ich rieche die gärenden Äpfel und Birnen auf dem Boden mit den zarten Federköpfen des verblühenden Löwenzahns, der seine Fallschirmsamen dazwischen landen lässt.

Ich sehe meinen Ball unter dem Hortensienbusch und meine besten Freunde Dennis, Kenneth und Johnny, die versuchen, ihn hervorzuholen, damit wir zu unserem x-ten Stickball-Spiel auf der Straße zurückkehren können. Wie eifrig wir unsere verschiedenen Ballspiele spielten, besonders an diesen herrlichen schulfreien Sommertagen! Wie endlos wir uns unterhielten und spielten und so ein unerschöpfliches Füllhorn an Spielen und Abenteuern schufen! Wie sehr wir einander mochten und unsere leidenschaftliche Einsatzbereitschaft füreinander mit einem echten Blutsbruder-Ritual und einem Schwur ewiger Treue besiegelten!

Ich bin getröstest durch die in der Vergangenheit erlebte Hoffnung und Zuversicht, die ich vor unserem Haus bei meinen Freunden fand, bei einem ganz besonderen Lehrer, bei der Mutter eines Freundes, die mich mehr bemutterte als meine eigene, und sogar bei einem bestimmten Priester, der mich damals verwirrte, weil er offenbar etwas Gutes in mir sah.

Und es gab sogar wertvolle Momente zu Hause: gute Zeiten mit meinen Schwestern, mit Verwandten, die zu Besuch kamen, und gelegentlich mit meiner Mutter. Sie lachte manchmal gerne, und wenn es nicht auf unsere Kosten ging, gab es Zeiten von wunderbarer Fröhlichkeit.

Wie wunderbar war es doch, diese und viele andere schöne Erinnerungen aus der Kindheit durch den Prozess der Trauer und der vollständigen Öffnung für meine Vergangenheit wiederzugewinnen.

Wütend sein

> *Wut ist eine Emotion, die von unzähligen Generationen der Evolution in uns gezüchtet wurde, um unser Überleben zu fördern …*
> *Ohne unseren Zorn würden wir in der Tat ständig weiter erniedrigt werden, bis wir völlig zum Schweigen gebracht und ausgerottet wären.*
>
> — M. Scott Peck, *Der wunderbare Weg*

> *Wut ist wahrscheinlich die verschmähteste aller menschlichen Emotionen. Sie wird mehr als jede andere Emotion unterdrückt. Ihre Unterdrückung und ihr unvermeidliches Auftreten erzeugen Angst, meiner Meinung nach mehr als jeder andere psychische Prozess, in dem wir uns befinden. Das wiederum führt zu einer Vielzahl von Symptomen, die alle Formen der Wut auf sich selbst oder Selbsthass sind. Trotz des kulturellen Drucks und gegenteiliger Propaganda müssen wir Menschen, die gesund genug sind, um etwas zu fühlen, viele, viele Male in unserem Leben Wut hervorbringen.*
>
> — Theodore Rubin, *Sich selbst annehmen. Der Weg vom Selbsthaß zum positiven Ich*

Der Ausdruck von Wut ist für eine effektive Trauerarbeit ebenso wichtig wie das Weinen. Er ermöglicht es dem Genesenden, den Teil seines Kindheitsschmerzes loszulassen, der eine Anhäufung nicht ausgedrückter feindseliger Gefühle wegen der elterlichen Ungerechtigkeit ist. Die Wut ermöglicht es, die Energie des Schmerzes durch die Geräusche und Bewegungen des Körpers, die beim Ausleben entstehen, unmittelbar auszuschütten (aus dem Körper zu transportieren).

Viele von uns erreichen das Erwachsenenalter, ohne sich der brodelnden Wut bewusst zu sein, die in ihnen begraben liegt. Da der Wut eine direkte und vollständige Befreiung verwehrt wird, schwelt sie oft knapp unterhalb des Bewusstseins und führt bei uns zu Feindseligkeit, Zynismus und Selbsthass. Bei einigen von uns lodert die Wut regelmäßig in Form feindseliger Worte und Taten auf. Viele Überlebende glauben nicht, dass sie Wut unterdrückt haben, selbst wenn die Wut in ihrem Inneren noch lebendig ist. Nur wenige von uns erinnern sich an den Vulkan, der manchmal aus uns herausbrach, als wir noch Babys oder Kleinkinder waren. Alice Miller erläutert, wie dieser Vulkan inaktiv wurde:

> Wenn der Patient als Kind in der Lage gewesen wäre, seine Enttäuschung über seine Mutter auszudrücken - seine Wut und seinen Zorn zu erleben - hätte er am Leben bleiben können. Aber das hätte zum Verlust der Liebe seiner Mutter geführt, und das ist für ein Kind dasselbe wie der Tod. Also »tötete« er seine Wut und damit einen Teil seiner selbst.

Gewalt ist ein Hauptgrund dafür, dass es vielen von uns schwerfällt, die Wut wieder in ihr Leben zu lassen. Zorn hat für uns ein sehr hässliches Gesicht, sowohl wegen der durch unsere Eltern erfahrenen Gewalt als auch wegen der Verbreitung sinnloser Gewalt in unserer heutigen Gesellschaft.

Unsere Abneigung wird durch unangenehme Erfahrungen mit unserer eigenen Wut noch verstärkt. Wenn Wut als Ausdrucksform absolut verboten ist, leiden wir unter Gereiztheit – ob wir sie nun zeigen oder nicht. Außerdem bricht unsere Reizbarkeit unweigerlich aus – wenn nicht in Worten oder Handlungen, dann in aggressiven Gedanken. Viele Überlebende verabscheuen sich, weil immer wieder gewalttätige Fantasien in ihr Bewusstsein gelangen.

Wir sind unserem Zorn auch wegen der verdeckten Gewalt entfremdet, die als Sarkasmus und Herabsetzung in unserem gesellschaftlichen Geschwätz so weit verbreitet ist. Es wird in unserer Kultur vehement geleugnet, dass Worte tödliche Waffen sein können. Manche Eltern töten das Selbstwertgefühl ihrer Kinder allein durch ihre unaufhörliche Kritik. Mit genügend verbaler Folter kann eine Person sogar dazu getrieben werden, sich selbst oder jemand anderen zu töten. In einem kürzlich erschienenen Artikel im *Parade-Magazin* setzt sich Andrew Vachss mit der gesellschaftlichen Leugnung von verbaler Gewalt auseinander:

> Es ist so schmerzhaft wie ein körperlicher Angriff, ein Schmerz, der ein Leben lang anhalten kann. Er hinterlässt keine sichtbaren Spuren, aber er hinterlässt Narben im Herzen und schädigt die Seele.

Die meisten von uns sind sich selbst gegenüber verbal verletzender als gegenüber anderen. Wir jagen unsere eigenen Schwänze, fangen sie und reißen sie in Fetzen, weil wir uns darüber ärgern, dass wir wütend auf uns sind, bis wir dann richtig wütend sind. In dem Bemühen, nicht wütend zu sein, können wir stunden- oder sogar tagelang heftig über uns selbst fluchen.

Manchmal ist der Druck unserer unterdrückten Wut so groß, dass unsere unbewusste Sehnsucht nach Befreiung dazu führt, dass wir uns körperlich selbst verletzen. Wenn wir uns durch innere Tiraden des Selbsthasses aufzehren lassen, werden wir unbewusst anfällig für schmerzhafte »Unfälle«. Unfälle sind oft gewalttätige und unbewusste Entladungen von Wut gegen das Selbst. Wenn ich »versehentlich« meinen Daumen mit einem Hammer zerschlage, habe ich eine Ausrede, »Mord und Totschlag« zu schreien. (Einige Unfälle sind natürlich zufällig, wie Freud bemerkte, als er sagte: »Manchmal ist eine Zigarre eine Zigarre.«)

Wenn unser innerer Wutstau besonders unerträglich wird, neigen wir auch dazu, mit brutalen Worten oder Handlungen gegen andere vorzugehen. Die meisten von uns kennen die Bestürzung, wenn unsere unterdrückte Wut plötzlich in einem überkochenden verbalen Angriff auf einen anderen ausbricht.

Wer kann sich nicht an einen bösartigen verbalen Ausrutscher erinnern, der einen engen Freund so tief verletzt hat, dass das Vertrauen in uns dauerhaft verletzt wurde?

Diese verletzenden Verzerrungen der Wut ärgern uns natürlich im Hinblick auf unsere eigene Wut. Es ist in der Tat gesund, sich wegen zerstörerischer Wutausbrüche schlecht und schuldig zu fühlen. Es ist jedoch nicht gesund, daraus den Schluss zu ziehen, dass dies jeden Zorn schlecht macht und ein absoluter Verzicht darauf notwendig ist. Nur weil unsere Familien und unsere Kultur uns keine Vorbilder für eine gesunde Wut bieten, lassen wir uns auf solche destruktiven Äußerungen ein.

Wir können damit fortfahren, uns und unsere Lieben weiterhin unbeabsichtigt mit unbewussten wütenden Verhaltensweisen zu verletzen, wenn wir nicht mit dem Verzicht auf unseren Zorn aufhören. Unbedeutende Frustrationen werden regelmäßig unseren Kessel voll unterdrückter Wut zum Kippen bringen, und die ausströmenden Brandsätze auf andere abfeuern oder uns mit brennendem Selbsthass verbrühen. Der Prozess des »Ausagierens« der Wut und des »Agierens im Zustand« der Wut hinterlässt bei uns ein so schlechtes Gefühl, dass wir unsere Bemühungen verdoppeln, unsere Wut dauerhaft zu löschen, ohne zu wissen, dass wir lediglich den gefährlichen Kreislauf aus Repression, Akkumulation, Explosion, Schuld und wieder Repression in Gang setzen. Wie paradox, dass durch unsere aufrichtigen Bemühungen um die Tilgung unserer gewalttätigen Impulse so viel Gewalt verursacht wird.

Techniken, um seiner Wut Ausdruck zu verleihen

> *Wut stirbt, sobald sie gefüttert wird;*
> *Durch Verhungern wird sie fett.*
>
> — Emily Dickinson

> *Wir müssen lernen, unsere Wut auf unterschiedliche Weise auszudrücken. Manchmal ist es zum Beispiel notwendig, sie erst nach reiflicher Überlegung und Selbstbewertung zum Ausdruck zu bringen. Zu anderen Zeiten ist es eher zu unserem Vorteil, sie sofort und spontan auszudrücken. Manchmal ist es am besten, sie kalt und ruhig zu zeigen; zu anderen Zeiten dagegen laut und heiß.*
>
> — M. Scott Peck

Wir können den Kreislauf von Repression, Akkumulation, Explosion, Schuld und Repression durchbrechen, der uns zu Opfern unserer eigenen Wut macht. Wir können uns mit unserer Wut anfreunden und uns weigern, sie jedes Mal, wenn sie aufkommt, schuldbewusst zu unterdrücken. Es gibt viele sichere, nicht verletzende Techniken, um Wut abzubauen. Sie reichen entlang eines Intensitätskontinuums von Nachdenken über Schreiben, Sprechen, Schreien, Schattenboxen bis hin zum Einschlagen auf Kissen und schließlich zum Zerbrechen von entbehrlichen Gegenständen.

Die Sublimation liegt irgendwo in der Mitte dieses Kontinuums. Es ist der Prozess der bewussten Kanalisierung wütender Energie in spielerische oder konstruktive Aktivitäten wie Tanzen, Sport, Gartenarbeit, Putzen oder Holzhacken.

An einem bestimmten Punkt der Genesung ist es in der Regel Teil der Therapie, sich auf die dramatischeren Aktivitäten des Zornes einzulassen, wie Schreien oder Schlagen auf Kissen. Die meisten Genesenden arbeiten nach und nach darauf hin und beginnen damit, sich ihre Wut einfach zuzugestehen und darüber zu sprechen.

Zorn befreit unsere Freude. Wenn wir schließlich die lebenslange Unterdrückung unserer Wut beenden, verspüren wir oft eine überschwängliche Erleichterung. Viele der Teilnehmer meiner Workshops zur Wutbewältigung werden spürbar unbeschwert und fröhlich, nachdem sie sich auf die intensiveren Techniken des Wut-Ausdrucks eingelassen haben. Diejenigen, die ihrer Wut so heftig wie möglich Ausdruck verleihen – die schreien und ihre Wut voll in ihre Stimme einfließen lassen – lachen am Ende oft vor Freude.

Ich glaube, das ist mit ein Grund, warum Sportveranstaltungen und Popkonzerte so beliebt sind. Dies sind die einzigen beiden Orte in unserer Kultur, an denen das Schreien gebilligt wird, und die Freude bei diesen Veranstaltungen fließt oft ungehindert.

Die relativ harmlose Zerstörung von entbehrlichen Gegenständen ist eine wirkungsvolle Ärger abbauende Technik, die in der Regel Lachen und Wohlbefinden hervorruft. Ich habe vielen Überlebenden beigebracht, wie man Telefonbücher zerfetzt, indem man sie mit einem 60 cm langen Stück Gummischlauch schlägt. Viele meiner Klienten und Studenten berichten, wie sehr sie durch die Anwendung dieser Technik, die ursprünglich von Elizabeth Kübler-Ross erfunden wurde, profitiert haben.

Ich wende diese Technik auch bei Kindern in der Familientherapie an, und alle, außer den am meisten traumatisierten, haben Spaß daran, sie in ein Spiel zu verwandeln. Interessanterweise führt dies dazu, dass die meisten Eltern so reagieren, als ob ihr Kind die Übung falsch macht; in solchen Momenten versuche ich den Eltern zu der Erkenntnis zu verhelfen, dass ihr Kind es tatsächlich richtig macht, dass das Freisetzen von Ärger auf natürliche Weise die Freude fördert und dass sie davon profitieren könnten, dem Beispiel ihres Kindes zu folgen.

Die Schlauch-/Telefonbuch-Technik habe ich auch benutzt, um die wachsende Feindseligkeit zwischen den Kindern in meiner Obhut zu deeskalieren, indem ich ihre zugrunde liegende Wut in diese harmlose Befreiung umlenkte.

Meine ersten Lektionen über den Nutzen, mittels harmloser Techniken seine Wut loszuwerden, habe ich in der Armee gelernt! An drei verschiedenen Orten, an denen ich stationiert war, wurden Missstimmungen zwischen einzelnen Personen oft in sicheren Kampfritualen geklärt. Die Gegner legten eine »Faustkampf-Ausrüstung« (Schutzkissen, die alle Körperteile bedeckten) an und griffen sich gegenseitig mit 1,5 m langen, schaumstoffummantelten Stöcken an. Sie kämpften in der Regel bis zur Erschöpfung, niemand wurde jemals verletzt, Beziehungen wurden in der Regel repariert, und sowohl unter den Teilnehmern als auch unter den Beobachtern herrschte große Heiterkeit. Ich glaube, dass diese Rituale mit ein Grund dafür waren, dass ich nirgendwo während meiner Zeit in der Armee einen physischen Kampf gesehen oder auch nur davon gehört habe.

Eines meiner liebsten Erlebnisse mit der Freisetzung von Wut hatte ich, als meine beste Freundin Sat und ich beschlossen, meinen Fernseher mit einer Axt zu zerschlagen. Mein Fernseher wurde mit der Todesstrafe belegt, weil er zum letzten Mal den Fehler gemacht haben sollte, in einem entscheidenden Augenblick nicht mehr zu funktionieren. Der intensive Ausbruch und die Kühnheit dieser Tat brachten uns beide zum Lachen, bis wir weinten. Später wurde es für uns der Anstoß, die oben erwähnten Workshops zur Wutbewältigung zu konzipieren und zu leiten.

So aufregend es auch war, den Fernseher zu zerstören, wir hatten auch Glück, dass wir nicht verletzt wurden, und ebenso wenig, wie ich empfehlen kann, Bohnen in die Nase zu stecken, empfehle ich die Anwendung dieser Methode. Die Technik, altes Geschirr oder Flaschen in einer großen Plastikmülltonne zu zerdeppern, ist viel sicherer und kann fast ebenso befriedigend sein. Es ist jedoch eine gute Idee, dabei einen Augenschutz zu tragen.

Manchmal ist es einfacher, Wutgefühle zurückzugewinnen als Tränen. Wenn der Überlebende wieder in Kontakt mit seiner Wut gelangen will, wird ihn die fortgesetzte Wutarbeit in den meisten Fällen schließlich so weit befeuern, dass er wirklich wütend wird. Einige meiner Klienten schafften den

Zugang zu ihrer echten Wut, indem sie Flaschen in den Containern eines Recycling-Hofes zerschlugen, anderen gelang es beim Holzhacken und viele verfielen den »traditionelleren« Methoden, ein Kissen mit der Faust, einem Tennisschläger oder einer Plastikkeule zu schlagen.

Ich wünsche mir oft, dass es eine vergleichbare Möglichkeit gäbe, Tränen heraufzubeschwören. Viele Überlebende, die wirklich weinen wollen, finden den Zugang zu ihren Tränen nur sehr schwer wieder. In der frühen Phase meiner Genesung verbrachte ich lange frustrierende Zeiten, in denen ich mich nach der Erleichterung sehnte, von der ich wusste, dass Weinen sie ermöglichen würde, denn ich konnte meine Tränen nicht zum Fließen bringen. Ab einem gewissen Punkt fuhr ich, immer wenn ich mich besonders verzweifelt nach einer Befreiung durchs Weinen sehnte, zum Flughafen, denn ich hatte entdeckt, dass das tränenreiche Wiedersehen anderer Menschen mich oft zu Tränen rührte. Ein Freund von mir, der diese Sehnsucht nach Tränen teilte, war so verzweifelt, dass er versuchte, sich Zwiebelsaft in die Augen zu pressen, um sich zum Weinen zu zwingen. Er versuchte es jedoch nur einmal und kann es nicht empfehlen.

Der Dichter Rumi drückt in seinem Gedicht *Das Recht zu weinen* eine ähnlich verzweifelte Sehnsucht nach Tränen aus:

> Warum so flüchtig? Ich habe ein gewisses Recht,
> bei dir zu sein, das Recht zu weinen.
>
> Wenn um mich herum überall Lachen wäre,
> würde ich mich eingeschlossen fühlen, wenn du nicht da wärst.
> Mit meinen Kindern und allen anderen, die ich liebe,
> wäre ich immer noch abgelenkt.
>
> Wie kann ich einen deiner Füße festbinden?
> Ich habe genug Kraft und Geduld.
> Egal, wie weit du gehst, selbst
> jenseits des Sonnenlichts, wo Jesus sichtbar ist,
> werde ich hinkommen und darauf warten, dass man mir sagt, warum du dich
> von mir entfernt hast.

Obwohl die meisten von uns ihre Tränen nicht erzwingen können, gelingt es vielen von uns, sie manchmal mit berührenden Filmen und durch Musik hervorzulocken. Ich habe meinen Klienten auch mit einer weiteren Methode, die später in diesem Kapitel im Abschnitt »Technik zur Verbesserung der Gefühle« beschrieben wird, geholfen zu weinen.

Wut ablassen schafft Vertrauen

Ließen wir, ähnlicher den Dingen,
uns so vom großen Sturm bezwingen, -
wir würden weit und namenlos.

— Rainer Maria Rilke

Ein guter Zorn, auf den man reagiert, ist schön wie ein Blitz und gewaltig schnell.
Ein guter Zorn verschluckte das Blut wie Schleim.

— Marge Piercy

Mit Zickzackblitzen, die aus meinen Fußspitzen schießen, trete ich,
Mit Zickzackblitzen, die aus meinen Knien fließen, trete ich,
Mit Zickzackblitzen, die von meiner Zungenspitze strömen, spreche ich
… Schwarzer Obsidian und Zickzackblitze strömen aus mir heraus in vier Wege,
Wo sie die Erde treffen, schlechte Dinge und schlechtes Gerede mögen sie nicht.

— Navajo Gebet

Das Ausdrücken von Wut baut Vertrauen auf. Viele meiner Klienten entwickeln erst dann reales Durchsetzungsvermögen, wenn sie in ihrer Therapie Ärger abbauen. In meinem eigenen Leben hat mir die Wutarbeit oft geholfen, meine Angst zu durchbrechen und Risiken einzugehen, die für meine weitere persönliche Entwicklung entscheidend waren.

Meine stärkste Erfahrung dabei war die Überwindung meiner Angst vor Reden in der Öffentlichkeit. Aus einem Flugzeug zu springen, in einen Überfall einzugreifen und in einem Hinterhalt in der koreanischen DMZ zu patrouillieren, war bei Weitem nicht so furchteinflößend wie es ein Vortrag für mich war. Im Gegensatz zu Ersterem hatte ich bei Letzterem buchstäblich »eine Scheißangst«. Jahrelang konnte ich nicht vor ein Publikum treten, ohne in der halben Stunde vor meiner Rede dreimal zur Toilette zu gehen.

Positive Selbstgespräche, Hypnose und Meditation haben wenig dazu beigetragen, diesen Zustand zu lindern. Mein Grauen vor dem Rednerpult ließ nicht nach, bis ich meine Wutarbeit auf dieses Problem anwandte.

Ich begann damit, meine Angst ganzheitlich zu fühlen und zu erforschen. Ich war schockiert, als ich bei mir kaum bewusste Fantasien entdeckte, in denen mich Zuschauer auf genau die gleiche Weise angriffen, wie meine Eltern es getan hatten. Hinter diesen Fantasien verbargen sich Angstbilder von meinen Eltern, die plötzlich im Publikum auftauchten, um »mich von meinem hohen Ross zu stoßen«.

Es erschütterte mich, dass die Angst vor meinen Eltern bei Weitem meine größte Furcht war. Wie konnte ich mich noch immer vor ihnen fürchten? Sie waren mittlerweile so geschwächt, dass ich jeden Angriff von ihnen mühelos hätte abwehren können. Und dann erinnerte ich mich daran, Männer von der Statur von Fussballprofis gesehen zu haben, die vor ihren verbal beleidigenden, gebrechlichen und gealterten Müttern erzitterten.

Ob diese Ängste nun real begründet waren oder nicht, sie waren in meinem Körper sehr real und die eigentliche Quelle meiner Qual, wenn ich Vorträge halten musste. Um diesen Ängsten entgegenzuwirken, experimentierte ich mit meiner Entdeckung, dass sich meine Angst oft spontan auflöste, wenn ich wütend war. Kurz vor meinen Vorlesungen »spielte ich ein Rollenspiel«, in dem ich mich gegen jeden verteidigte, der mich während des Unterrichts angreifen könnte.

Meine ersten Versuche damit waren recht einfach. Wenn meine Angst Bilder von meinen Eltern hervorbrachte, die mich ins Gesicht schlugen, weil ihnen nicht gefiel, was ich sagte (ein wiederkehrendes Ereignis in der Kindheit), sammelte ich meine Wut und kickte sie schattenboxend von der Bühne. Dabei erinnerte ich mein inneres Kind an mein Versprechen, dass niemand es jemals wieder schlagen dürfe, ohne dass ich körperlich dazwischengehen würde.

(Ich habe diese Erzählung jetzt dreimal gelesen, und jedes Mal stimuliert mich der letzte Satz dazu, die schönsten Tränen der Erleichterung und Dankbarkeit für all das Gute zu weinen, das aus meiner wiedergewonnenen Bereitschaft zur Selbstverteidigung entstanden ist.)

Die wütenden Rollenspiele, in denen ich gegen meine Eltern kämpfte, entwickelten sich schließlich zu der Idee, mich gegen beängstigende Ereignisse zu verteidigen, die realistischer waren. Neben der Angst, geschlagen zu werden, war auch die Angst lebendig, verbal angegriffen und gedemütigt zu werden. Das musste früher oder später passieren, und was in der Welt sollte ich in diesem schrecklichen Moment tun?

Als ich mich auf diese Angst konzentrierte, hörte ich in mir den Wiederhall des herabsetzenden Sarkasmus meiner Eltern, und ich beschloss, mein Selbst ebenfalls wütend zurückschreien zu lassen. Während dieser Wuterfahrung dämmerte es mir plötzlich auf einzigartig erhellende und ermächtigende Weise, dass ich das Recht hatte, bei jedem Vortrag auf Respekt zu bestehen. Es war mein Vortrag. Ich hatte die Leitung. Ich hatte das Recht, zu bestimmen, wer im Publikum sein durfte. Ich hatte das Recht, jeden zum Verlassen des Raumes aufzufordern, der unangemessen streitsüchtig, störend oder beleidigend wurde. Ich konnte in der Tat mit ruhiger und vernünftiger Stimme darauf bestehen. Ich konnte Einzelnen ihr Geld zurückgeben, wenn sie dagegen protestierten, dass sie bezahlt und das Recht hätten zu bleiben. Wenn sie weiterhin Stress machen und sich weigern würden zu gehen, könnte ich eine Pause von fünfzehn Minuten einlegen, um die unangenehme Situation zu vermeiden, die die Auseinandersetzung mit ihnen vor einem Publikum mit sich bringt. Ich könnte dann unter vier Augen auf die Störenden reagieren und sogar die Polizei um Hilfe bitten, wenn sie nicht sofort gehen würden.

Ein Jahr lang habe ich verschiedene Versionen dieses Prozesses angewendet und meine Angst vor öffentlichen Reden allmählich so weit reduziert, dass ich vor meinen Vorträgen keine Angstattacken mehr hatte. Jetzt, viele Jahre später, stelle ich fest, dass es mir so erfolgreich gelungen ist, ein Gefühl der Sicherheit beim Unterrichten zu entwickeln, dass ich mich vor öffentlichen Vorträgen fast nicht mehr fürchte; so sehr, dass ich gelegentlich die Adrenalin-Ausschüttung jener alten Angstattacken vermisse, die ich manchmal zur Belebung meiner Vorträge nutzen konnte.

Wenn wir unsere gesunde Wut nicht zurückgewinnen, bleiben wir vielleicht gelähmt durch die Ängste der Vergangenheit, die uns eigentlich nicht mehr schaden können. Das Durchleben der Wut ruft den Mut hervor, der notwendig ist, um unseren vollständigen Selbstausdruck zu ermöglichen. Sie beseitigt den Knebel der emotionalen Flashbacks, die uns zum Schweigen bringen, mit dem Schreckgespenst, dass wir wie in der Kindheit niedergeschmettert werden, weil wir unsere Meinung sagen. (*Selbstvertrauen gewinnen: Die Angst vor der Angst verlieren* von Susan Jeffers ist ein ausgezeichnetes Buch, das praktische Anregungen gibt, wie man im Angesicht der Angst gelöst bleiben kann.)

Wenn Überlebende lernen, ihre Wut herauszulassen, ist die Wahrscheinlichkeit geringer, dass sie zu wandelnden Landminen der Wut werden. Das Durchleben der Wut befreit und löst auf sichere Weise die zugrunde liegende Wut, die verantwortlich ist für die Beeinträchtigung der Stimmung und des Verhaltens.

Vorübergehende Abspaltung der Wut hilft bei der Genesung

> *Das Paradies der präambivalenten Harmonie, auf das so viele Patienten hoffen, lässt sich nie erreichen. Aber das Erleben der eigenen Wahrheit und das postambivalente Wissen um sie ermöglicht – auf einer erwachsenen Stufe – die Rückkehr zur eigenen Gefühlswelt, ohne Paradies, aber mit der Fähigkeit, zu trauern*
>
> — Alice Miller

Viele Überlebende empfinden an bestimmten Punkten ihrer emotionalen Genesung Wut auf ihre Eltern. Wenn die Verleugnung genügend bröckelt, spalten die Überlebenden ihre Gefühle häufig ab, von einer eindeutigen, idealisierten Liebe zu ihren Eltern in vorübergehende Hassgefühle. Diese Spaltung, die einige Therapeuten mit einer Scheidung vergleichen (siehe Bob Hoffmans *Getting Divorced From Mother And Dad*), hilft den Überlebenden, sich von den ererbten Kindheitseinschränkungen zu erholen, die sie immer noch behindern.

Wenn wir nie die absolute Loyalität infrage stellen, die unsere Eltern von uns verlangten, werden wir nie erkennen, wie beeinträchtigt wir durch die überkritische von ihnen geerbte Sichtweise unseres Selbst sind. Es ist sehr schwierig, die destruktiven Urteile und Überzeugungen unserer Eltern in Bezug auf uns zu erkennen und aufzugeben, wenn wir nicht vorübergehend emotionale Distanz wahren. Längere Phasen des Gefühls der Entfremdung von ihnen geben uns die nötige Zeit, um die gewohnte Selbstabwertung zu durchbrechen und sie durch Selbstfürsorge zu ersetzen. Die Abspaltung in Wut hilft uns, unseren angesammelten Zorn zu verarbeiten, und schützt unseren sich entwickelnden Selbstausdruck vor der Zensur unserer Eltern.

Bei dem Prozess, uns vor lähmenden elterlichen Einflüssen zu retten, können wir eine Reihe von polarisierten, wechselnden Spaltungen zwischen Liebe und Hass erleben. Es gibt Schwingungen zwischen dem Pol der Verleugnung und eindeutiger Liebe auf der einen Seite und dem Pol des Gefühls, von noch nicht ausreichend abgebauten Wutreserven aufgezehrt zu werden, auf der anderen Seite.

Mit fortschreitender Trauerarbeit wird unsere Spaltung im Allgemeinen weniger dramatisch, und wir lernen schließlich, unsere Eltern wirklich zu lieben, ohne sie idealisieren zu müssen. Wir haben in unserer Psyche Platz für normale, fortlaufende Schwankungen im Gefühl der Liebe oder Wut für unsere Eltern.

Wenn die Überlebenden jedoch Eltern hatten, die übermäßig dysfunktional waren oder sind, kann es sein, dass sie nicht zu ihrer Liebe zurückkehren – selbst wenn der Großteil der Wut auf sie verarbeitet wurde. Einige Überlebende sind schockiert, wenn sie feststellen, dass die Liebe, die sie für ihre Eltern zu empfinden glaubten, nie wirklich Substanz hatte. Es ist menschlich nicht möglich, jemanden zu lieben, der eine ständige Quelle des Schmerzes ist. In solchen Fällen ist eine Abspaltung wirklich wie eine Scheidung, denn so wie eine Scheidung einen Ehepartner aus einer missbräuchlichen Ehe rettet, treibt die Trennung die Überlebenden manchmal zu der Einsicht, dass sie sich von ihren noch immer Schaden anrichtenden Eltern völlig abkoppeln müssen.

Verbale Entlastung

Gib Worte deinem Schmerz: Gram, der nicht spricht,
presst das beladene Herz, bis dass es bricht!

— Shakespeare

Zurückgehalten und nicht ausgesprochen, quält die Trauer das Herz:
Ohne den Fluss zu erreichen, wird ein Regentropfen vom Staub verschluckt …
Weit genug in die Trauer gereist, werden Tränen zu Seufzern;
So lernen wir, wie Wasser in der Luft abstirbt.

— Ghalib

Verbale Entlastung ist möglich, wenn die Sprache mit Gefühl aufgeladen ist. Wenn man sich im Trauerprozess verbal Luft verschafft, wird der Schmerz durch Sprechen oder Schreiben gelöst. Es ist einer der primären Heilungsprozesse der meisten anerkannten Psychotherapien. Robert Bly schreibt dazu treffend:

> Man kann sich das Wachstum eines Menschen als eine Kraft vorstellen, die sich allmählich nach unten ausdehnt: Die Stimme dehnt sich nach unten aus in die offenen Vokale, die Emotionen tragen, und in die rauen Konsonanten, die wie Tore sind, die dieses Wasser halten; die verletzten Gefühle dehnen sich nach unten in Mitgefühl aus.

Wir befreien uns vom Druck alter Kindheitsschmerzen, indem wir über die Gedanken, Gefühle, Empfindungen, Bilder und Erinnerungen sprechen, die entstehen, wenn wir unsere Vergangenheit unzensiert betrachten. Wenn wir unsere Trauer durch das Darüber-Sprechen »freisetzen«, wird unsere Wut zersetzt und unsere Traurigkeit löst sich auf. Dies geschieht am stärksten, wenn wir uns erlauben, beim Sprechen unsere Emotionen zu spüren und sie als Weinen oder Wut herauszulassen.

Verbale Entlastung ist in dem Maße hilfreich, in dem der Zuhörer nicht urteilt und mitfühlend ist. Wahre Vertraute können gemeinsam trauern. In vielen nichtindustrialisierten Kulturen sprechen Freunde sich in der Regel ihr Mitgefühl aus. Sie brauchen keine Therapeuten, um einen sicheren Ort zu finden, wo sie sich mitteilen können.

Viele Überlebende beginnen über ihren Therapiebedarf hinauszuwachsen, wenn sie mindestens eine Beziehung in ihrem Leben aufbauen, in der gegenseitiges Mitgefühl möglich ist. Diejenigen, die die Fähigkeit wiedererlangen, sich mitzuteilen, schämen sich nicht, sich an der Schulter eines Freundes auszuweinen oder einen Freund an der eigenen Schulter weinen zu lassen. Sie freuen sich über solche Gelegenheiten, weil sie eine Vertiefung der Herzlichkeit und Verbundenheit erleben, die sich ergibt, wenn man sich gegenseitig sein Herz ausschütten kann.

Leider gibt es viele Situationen, in denen wir niemanden haben, der mit uns fühlt. In solchen Zeiten können wir uns ohne ein Gegenüber ausweinen. Kinder tun dies auf natürliche Weise als selbstberuhigendes Verhalten, bis es durch Beschämung unterbunden wird. Es ist ein Instinkt, den es sich lohnt zurückzugewinnen, aber es ist am besten, dies im privaten Rahmen zu tun, wenn Sie nicht mit jemandem verwechselt werden wollen, der eine psychiatrische Einweisung braucht.

Wir können unserem Herzen auch Luft machen, indem wir emotionale Lieder singen. Ich habe einmal die berühmte Blues-Sängerin Maria Muldaur in einem Interview sagen hören:

> Ich liebe es, Blues zu singen. Ich beginne mit ein paar sehr unangenehmen Gefühlen, aber am Ende des Liedes habe ich den Eindruck, dass ich sie irgendwie gelöst habe.

Das Schreiben ist auch ein wirkungsvolles Werkzeug, sein Herz auszuschütten. Ich habe viele Erfahrungen damit gemacht, schmerzhafte Gefühle durch freies und ungehemmtes Schreiben zu verarbeiten. Das funktioniert bei mir besonders gut bei Depression. In solchen Momenten halte ich alle Eindrücke fest, die mir in den Sinn kommen, wenn ich mich voll auf meine Schwermut konzentriere. In der Regel entdecke ich bald etwas, über das ich traurig oder wütend bin, das ich aber ignoriert habe, weil ich in meine alte Angewohnheit der Verdrängung zurückgefallen bin. Wenn ich dann diese Trauergefühle auslebe, hebt sich meine Depression normalerweise auf.

Viele Überlebende ziehen einen großen Nutzen daraus, ein Tagebuch über ihre Erfahrungen und Entdeckungen auf dem Weg der Genesung zu führen. *Tagebuchtherapie* ist ein Begriff, den ich manchmal verwende, um auf die heilende Kraft des Schreibens hinzuweisen. Rachel Ballon, eine Psychotherapeutin, die sich auf den therapeutischen Einsatz des Schreibens spezialisiert hat, erklärt:

> Es geschieht etwas Mystisches und Magisches, wenn man darüber schreibt (ein Problem). Die Kraft der Feder kennt keine Grenzen. Durch das Schreiben umgehen die Menschen ihr ständiges Kopfgeschwätz und die Rationalisierung, die beim Sprechen entsteht. Das Schreiben berührt das Unbewusste auf eine Weise, wie es das Sprechen nicht vermag. Es geht über das Bekannte hinaus, hin zu der Wahrheit der darunterliegenden, wirklichen Geschichten.

Ich möchte Sie ermutigen, ein Genesungstagebuch zu führen. Sie können es nutzen, um Ihre Gefühle freizusetzen, Träume aufzuzeichnen, mit Ihrem inneren Kind zu sprechen, sich selbst gut zuzusprechen und hilfreiche Ratschläge aus Büchern, von Freunden, Lehrern und aus der Meditation einzutragen.

Es ist auch therapeutisch, Witze, Anekdoten und Vorfälle aufzuzeichnen, die Sie zum Lachen bringen. Diese können als ermutigende Erinnerungen an die Freuden des Lebens in trüben Zeiten dienen. Aus dem gleichen Grund klebe ich gerne auf jede Seite meines Journals ein Bild von etwas Schönem, Bewegendem oder anderweitig für mich Bedeutsamem. Ich mache es seit über zwanzig Jahren und habe einen knapp 1 Meter hohen Stapel großer Journale zusammengestellt. Das Durchblättern dieser Hefte ruft in mir oft eine reiche Fülle von Gefühlen hervor: Nostalgie, Dankbarkeit, Ehrfurcht, Wohlbefinden, Stolz und ästhetische Wertschätzung.

Das Tagebuchschreiben ist eine selbstfürsorgliche Art, Zeit mit sich allein zu verbringen. Es ermöglicht uns Zugriff auf unsere Intuition und hilft uns, kluge Entscheidungen und realistische Pläne für unser Leben zu treffen. Es hilft uns auch, unsere angeborenen, aber ruhenden Leidenschaften und Interessen zu entdecken.

Fluchen und Beschimpfungen sind sehr wirkungsvolle Formen der verbalen Entlastung, insbesondere für Personen, deren Sprache nicht leichtfertig mit

Schimpfwörtern gespickt ist. Wenn diese nicht übermäßig oder verletzend verwendet werden, ist es ein sehr hilfreiches Mittel, seinem Ärger Ausdruck zu verleihen.

Ich bin immer wieder hocherfreut, wenn ich sehe, wie zuvor zurückhaltende Klienten den therapeutischen Wert des Fluchens entdecken. Meist geschieht es ganz spontan, während sie sich in einer Wutübung befinden. Plötzlich zapfen sie echte Wut an, und Schimpfwörter strömen aus ihnen heraus wie bei einer reichhaltigen Ölquelle. Unmittelbar danach zeigen sie meist eine liebenswerte Mischung aus Schock, Erleichterung, Heiterkeit und einer gewissen Kasteiung. Die Freude dominiert meist über die Verlegenheit, da ich die Notwendigkeit einer Entschuldigung ablehne, ihr Verhalten als normal betrachte und sie zu ihrer Entdeckung dieses hilfreichen Werkzeugs beglückwünsche.

Gefühle ganzheitlich zum Ausdruck bringen

> *Ob wir versuchen, sie zu ignorieren oder herunterspielen, unsere Trauer bleibt für uns die gleiche wie eine Tonne Federn oder eine Tonne Steine. So viel ist sicher: Wenn wir unsere Trauer einschließen, wird sie uns mehr belasten und sich ausdehnen. Wenn wir unsere Herzen durch Weinen und Worte öffnen, werden andere helfen, sie zu tragen.*
>
> — Hazelden Meditations

Die intensivste Genesung von der Vergangenheit geschieht, wenn wir gleichzeitig weinen, wütend sind und uns verbal äußern. Kleine Kinder, deren emotionaler Selbstausdruck noch unverstellt ist, äußern ihre emotionale Befindlichkeit instinktiv in jeder Hinsicht, um selbst aus solchen Mini-Toden wie den Verletzungen oder Verlusten von etwas Wertvollem wie neugeboren hervorzugehen.

Man kann fast täglich auf gut besuchten Spielplätzen Kleinkinder beobachten, die sich emotional voll und ganz ausleben. Eine typische Szene sieht folgendermaßen aus: Ein Kind rennt an einem Sandkasten vorbei, stolpert, fällt und verletzt sich am Knie. Sein unbeschwertes und freudiges Erleben ist vorübergehend vorbei. Es springt auf und schreit seinen Schmerz unter Schluchzen und Tränen heraus. Es schaut auf den Boden und lässt seine Wut über den Schmerz durch wütende Verbalisierung raus: »Blöder Spielplatz! Doofer alter

Spielplatz! Ich hasse dich!« Dieser kurze und dramatische Gefühlsausbruch befreit das Kind vollständig von seinem Schmerz (es sei denn, es ist schwer verletzt) und es rennt wieder los, wiedergeboren, um an der Freude des Spiels seinen Spaß zu haben.

Vielleicht sehen Sie auch eine andere, nicht so wunderbare Version dieser Szene auf demselben Spielplatz. Genau derselbe Unfall passiert einem gleichaltrigen Kind, das sich in der »Obhut« eines dysfunktionalen Elternteils befindet. Als das Kind sich weinend von seinem Sturz erhebt, schreit sein Vater es an: »Hör auf zu heulen, du kleines Weichei! Das hat nicht wehgetan! Hör auf mit dem Gejammer, oder ich verpass dir eine, dann hast du wirklich was zu weinen!« Das Kind hört auf zu weinen, dreht sich zum Spielplatz und drückt seine Wut auf gleiche Weise aus wie das oben zitierte Kind. Der Vater kommt genauso verärgert hinzu: »Was zum Teufel ist los mit dir, du ungeschickter kleiner Idiot? Du bist der Dumme, nicht der Spielplatz. Setz dich einfach still hin, wenn du es nicht schaffst herumzulaufen, ohne hinzufallen.«

Und das Kind wird sich hinsetzen. Im Gegensatz zu dem anderen Kind, das sich von seinem Unfall leicht erholt hat, sitzt es vielleicht vor Angst und Scham verkrampft für den Rest des Nachmittags da und versucht seine Tränen und seine Wut zu verbergen.

Ist Ihnen so etwas schon mal passiert? Vielleicht haben Sie keine visuelle Erinnerung daran, aber vielleicht wird Ihr Körper jetzt, da Sie eine solche Szene betrachten, von Angst oder Rührung aufgewühlt. Vielleicht sind die natürliche Wut und die Tränen einiger Ihrer alten Verletzungen und Missgeschicke immer noch in Ihnen eingeschlossen und Sie sehnen sich nach etwas Befreiung. Werden Sie sich jetzt die Erlaubnis geben, für die unzähligen Male zu trauern, während denen Sie den Schmerz eines Mini-Todes nicht empfinden durften? Vielleicht taucht auf der anderen Seite dieser Wut und Trauer Ihr unzerstörbarer Drang wieder auf, sich lebendig auszudrücken und sich mit voller Hingabe auszuleben.

Die Quantensprünge, die ich manchmal bei der Genesung anderer Menschen erlebe, sind oft mit Prozessen des ganzheitlichen Empfindens verbunden. Sitzungen, in denen sich Klienten an eine vergangene Ungerechtigkeit erinnern, darüber weinen und wütend sind und sich zu Recht über das beklagen, was sie bisher nie tun durften, sind diejenigen, die sie am meisten zu lebensverändernden Maßnahmen in ihrem Leben motivieren.

Schließlich gibt es eine primitivere und ebenso mächtige Version der ganzheitlichen Empfindungsäußerung, und zwar, wenn ein Mensch gleichzeitig weint und wütet. Als ich dies zum ersten Mal erlebte, musste ich abrupt innehalten, weil ich glaubte, im Zimmer ein Baby weinen zu hören. Wie schockiert war ich, als ich plötzlich feststellte, dass es meine Stimme war, die die Trauer auf reine, primitive Weise herausschrie. Meine Stimme hatte den erlösenden Klangmix eines schreienden Säuglings, der aufgebracht und wütend war und gleichzeitig weinte. Ich schätze meine wenigen Erfahrungen mit dieser tiefen Trauer wirklich sehr. Diese Erfahrungen belebten mich auf eine Weise, die wirklich transzendent war.

Während ich dies schreibe, denke ich an die Erzählungen einiger Freunde, die berichteten, dass sie sich tief bewegt fühlen, wenn sie einen Kojoten heulen hören oder wenn sie sich selbst erlauben, von ganzem Herzen wie ein Wolf zu heulen. Vielleicht ist ein solches Heulen eine ursprüngliche Form der Trauer.

Das letzte Licht der Sonne
Das im Westen verglüht war
Lebte noch für ein weiteres Lied
In der Brust einer Drossel.
Weit in der von Säulen getragenen Dunkelheit
Erklang das Lied der Drossel –
Fast wie ein Aufruf um einzutauchen
In die Dunkelheit und zu klagen.

— Robert Frost

Fühlen

Kannst du geduldig warten, bis sich das Trübe legt und das Wasser klar wird? Kannst du still halten, bis das Richtige von allein geschieht? Der Meister sucht nicht die Erfüllung. Er sucht nicht, wartet nicht auf etwas, er ist präsent und kann alles willkommen heißen.

— Laotse

Fühlen ist der Gegenpol zum Schmerz … je mehr man den Schmerz fühlt, desto weniger leidet man unter ihm.

— Arthur Janov

Fühlen ist der Prozess der Trauer, der es einem Überlebenden erlaubt, den Schmerz der Kindheit auf passive Weise zu verarbeiten. Das Fühlen konzentriert sich auf den Schmerz mit der Absicht, jeglichen Widerstand gegen den Schmerz zu lockern, damit er durch den Körper hindurch- und aus dem Körper herausfließen kann. Fühlen ist die Umkehrung des erlernten Überlebensmechanismus, gegen den Schmerz vorzugehen und ihn aus dem Bewusstsein zu verbannen.

Fühlen ist etwas anderes als Gefühle auszudrücken. Bei Letzterem wird dem Schmerz durch Schreien, Wutäußerungen oder Verbalisierung ein aktiver Ausdruck und eine Befreiung ermöglicht. Fühlen und der Ausdruck von Gefühlen sind gegensätzliche, aber gleichsam wichtige Prozesse der Trauer.

Fühlen ist der Prozess des stillen Erlebens einer Emotion und unterscheidet sich insofern vom Ausdrücken eines Gefühls. Fühlen ist eine rezeptive »Yin«-Erfahrung, während der Gefühlsausdruck eine aktive »Yang«-Erfahrung ist. Fühlen geschieht, wenn sich das Bewusstsein innerlich vollständig auf einen emotionalen Zustand konzentriert, mit der Absicht, ihn zu akzeptieren und stehen zu lassen.

In seiner reinsten Form ist Fühlen der Prozess, bei dem kein Einfluss auf den emotionalen Zustand des Körpers durch Gedanken oder eingreifende Aufmerksamkeit genommen wird. Wenn ich meinen Schmerz durch Fühlen löse, scheint mein Bewusstsein ein Lösungsmittel zu sein, in dem sich mein emotionaler Schmerz allmählich auflöst.

Fühlen kann auch als meditative Verschmelzung mit den nicht-kognitiven Teilen des inneren Erlebens beschrieben werden. Die buddhistische Tradition des *Vipassana* umfasst viele Praktiken, die das Bewusstsein auf das ganzheitliche Fühlen fokussieren. Der renommierte Meditationslehrer und Psychotherapeut Jack Kornfield beschreibt in seinem ausgezeichneten Buch *Frag den Buddha – und geh den Weg des Herzens* eine buddhistische Betrachtung des Fühlens:

> Gefühle können sich durch uns bewegen wie das sich ändernde Wetter, und wir sind frei, sie zu fühlen und uns wie der Wind weiterzubewegen. »Frei« ist nicht frei von Gefühlen, sondern frei, jedes einzelne zu fühlen und es weitergehen zu lassen, ohne Angst vor der Bewegung des Lebens.

Fühlen bezeichnet die Ausrichtung der Aufmerksamkeit auf das innere Erleben im Körper, außerhalb des Bereichs des Denkens. Gefühlserfahrungen werden oft von körperlichen Empfindungen im Herzbereich oder in den »Eingeweiden« begleitet. Fühlen ist eher eine kinästhetische als eine kognitive Erfahrung. Es findet gewöhnlich in den Eingeweiden und nicht im Kopf statt. Mein Herausgeber sagt: »Gefühle schmelzen im Herzen – nicht im Kopf.«

Das Fühlen einer Emotion kann mit einer langsamen Verdauung verglichen werden. Wenn wir uns in ein Gefühl hinein entspannen, können wir es behutsam in unser Erleben aufnehmen. Dies ähnelt der Art und Weise, wie wir Nahrung verdauen. In dem Maße, wie der Verdauungstrakt entspannt ist, nehmen wir unsere Nährstoffe effektiv auf. Viele verkrampfen leider oft ihre viszeralen Muskeln um die Empfindungen herum, die unsere Gefühle begleiten. Ich glaube, dieses physiologische Korrelat der emotionalen Unterdrückung ist die Ursache für viele Verdauungsstörungen.

Die Prozesse des Fühlens und des Ausdrucks von Gefühlen ergänzen sich, und beide sind notwendig, damit das Trauern voll wirksam ist. Viele philosophische Ansätze zur Lösung von emotionalen Schmerzen sind unvollständig, weil sie entweder den gefühlsmäßigen Teil der Trauer oder den Teil ausschließen, in dem die Trauer sich Ausdruck verschafft.

Viele Vertreter von Meditationslehren glauben, dass das Gefühl allein alle inneren Schmerzen auflösen kann. Nach meiner Erfahrung scheint dies jedoch nicht zu stimmen. Manche Gefühle sind so intensiv, dass sie zur Lösung das aktive Emittieren von Wut und Tränen erfordern. Kein Maß an passiven Gefühlen der Traurigkeit oder Wut kann die jahrelange angesammelte Verletzung einer elenden Kindheit vollständig verarbeiten.

Im anderen Extrem versuchen Ansätze wie die Urschrei-Therapie, den Schmerz aus der Vergangenheit einfach durch krasse Formen der Gefühlsäußerung aufzulösen. Statt Zeit damit zu verbringen, seinen Gefühlen im Stillen nachzuspüren, reinigt der »Urschrei« sie sofort durch die Katharsis. Das führt zu dem Eindruck, dass die Gefühle so schlimm und schrecklich sind, dass man sich so schnell wie möglich von ihnen befreien muss.

Wir können unsere Gefühlsfähigkeit verbessern, indem wir unsere Aufmerksamkeit liebevoll auf unsere emotionalen Erfahrungen lenken. Dies kann auf dieselbe Weise geschehen, wie wenn ein funktionierender Elternteil ein verletztes Kind zärtlich hält und beruhigt. Diese Methode rettet das innere Kind vor der Überzeugung, dass es keine Gesellschaft, keine Unterstützung und kein Mitgefühl verdient, wenn es verletzt ist.

Eine ausgewogene Herangehensweise bei der Trauerarbeit schließt die Offenheit für das Empfinden von Emotionen ebenso ein wie das Ausdrücken von Gefühlen. Wenn wir nicht beide Prozesse akzeptieren und wertschätzen, werden wir nicht zu ganzheitlich fühlenden Menschen.

Technik zur Verbesserung des Fühlens

> *Wenn du Schmetterlinge im Bauch hast, lass sie in dein Herz.*
>
> — Cooper Edens

Sie können die folgende Technik nutzen, um mit der Übung des Fühlens zu beginnen oder sie zu verbessern. Beginnen Sie, indem Sie Ihre Augen schließen. Richten Sie Ihre volle Aufmerksamkeit auf Ihre Empfindungen im Bauchbereich und in Ihrem Herzen. Atmen Sie langsam, tief und rhythmisch ein und aus und achten Sie auf Ihre viszerale Wahrnehmung, während Sie sich mit jedem Atemzug füllen und leeren. Achten Sie auf die Ausdehnungen und Kontraktionen der Muskeln, die es Ihnen ermöglichen, Ihren Atem vollständig zu empfangen und vollständig freizulassen. Konzentrieren Sie sich auf das vorherrschende Gefühl, das während dieses Prozesses in Ihrem Körper auftritt.

Viszerale Empfindungen sind oft physiologische Entsprechungen von Gefühlen. Wenn Sie Ihre Aufmerksamkeit darauf richten, wenn Sie sie fühlen, werden Sie sich vielleicht ihres tatsächlichen Gefühlsinhalts bewusst. Wenn Sie einer Empfindung bewusst nachspüren, löst sich das begleitende Gefühl entweder allmählich auf und durchströmt Sie, oder es intensiviert sich und quillt stark genug auf, um zu einer emotionalen Gemütsäußerung zu werden. Eine solche Fokussierung kann auch schmerzhafte Kindheitserinnerungen an Ereignisse hervorrufen, die stattfanden, als diese Gefühle und Empfindungen ursprünglich in Ihrem Körper gespeichert wurden. Jeder Schmerz, der mit solchen Erinnerungen einhergeht, kann entweder durch Fühlen oder durch das emotionale Ausleben verarbeitet werden.

Fühlen als spirituelle Praxis

> *Wenn die Fähigkeit zu denken eine bemerkenswerte Gabe ist, dann ist die Fähigkeit, nicht zu denken, eine noch größere Gabe.*
>
> — Sri Aurobindo

Gedanken, ruht eure Flügel aus. Hier ist eine Höhle der Stille, in der du deine Träume entfalten kannst

— Joan Walsh Anglund

Die Kammern, die wir schaffen, um uns vor dem zu schützen, was wir fürchten, ignorieren und ausschließen, fordern später im Leben ihren Tribut. Phasen der Heiligkeit und des spirituellen Eifers können sich später mit gegensätzlichen Extremen abwechseln - Fresssucht, Sexorgien oder dem exzessiven Konsum anderer Dinge - und zu einer Art spiritueller Bulimie werden. Die spirituelle Praxis wird uns nicht vor Leid und Verwirrung bewahren, sie ermöglicht uns nur zu verstehen, dass das Vermeiden von Schmerzen nicht hilft.

— Jack Kornfield

Die Übung des Fühlens hat mich gelehrt, dass es absolut nichts in mir gibt, vor dem ich weglaufen muss. Es gibt keinen Gedanken, keine Energie, kein Gefühl, kein Bild, keine Empfindung und keine Erinnerung, dessen ich mich schämen, weshalb ich mich hassen oder fürchten müsste. Das beständige passive Fokussieren auf innere Phänomene führt dazu, dass sie schließlich ins Bewusstsein integriert und dort aufgelöst werden, wie viele erfahrene Meditierende wissen.

Die vielleicht größte zu erreichende Freiheit ist diejenige, die aus der stetigen Bereitschaft erwächst, liebevoll, offen und akzeptierend gegenüber allem, was sich in einem selbst entfaltet, zu bleiben. Eine solche Haltung beschenkt uns manchmal mit einem erleuchtenden Erlebnis des Verstehens und der Akzeptanz all unserer existenziellen Probleme.

Zen-Buddhisten nennen eine solche Erfahrung *Satori*. Satori erleuchtet das Bewusstsein auf unvorstellbar erbauliche und transformierende Weise. Satori erfüllt uns mit dem unerschütterlichen Glauben, dass alles, was war und was geschieht, perfekt und genau so ist, wie es sein sollte. Es erfüllt uns mit einer Zielstrebigkeit, die das verzweifelte Gefühl der Bedeutungslosigkeit, das uns vielleicht seit unserer Kindheit plagt, zutiefst besänftigt. Es mildert unsere anhaltenden Gefühle der Einsamkeit und Entfremdung aus der Kindheit. Es erschüttert uns mit einem so strahlenden Gefühl der Fürsorge, dass wir uns perfekt in das wunderbare Netz der liebevollen Verbundenheit eingebunden fühlen, das alle Dinge vereint.

Und während die Kraft des Satori vorübergehend ist und allmählich abnimmt, lässt es uns gewöhnlich auf vielen Ebenen dauerhaft verwandelt zurück. Es macht Erfahrungen tiefen Friedens immer zugänglicher. Es steigert unsere Fähigkeit zu fühlen und öffnet allmählich unser Bewusstsein für Feinheiten und verschiedene Gefühlsvarianten, die außerordentlich sind. Es gibt unendliche und wundersame Erfahrungswelten in uns, die gewaltiger und lohnender sind als jede denkbare äußere Erfahrung. Der Mystiker Rumi fasst dies in den folgenden zwei Gedichten zusammen.

> Ich bin nackt, inmitten eines Schatzes von Rubinen,
> In rote Seide gekleidet.
> Ich nehme den Glanz in mir auf und sehe nun das Meer,
> Milliarden von gleichzeitigen Bewegungen
> Geschehen in mir
> Ein Kreis liebenswerter, ruhiger Menschen wird zum Ring an meinem Finger.
>
> »Siehe, ich bin immer bei dir« bedeutet, wenn du Gott suchst,
> ist Gott im Blick deiner Augen,
> mitten in den Gedanken des Suchens, dir näher als du dir selbst,
> oder den Dingen, die dir widerfahren sind.
> Es gibt keinen Grund, sich nach außen zu wenden.
> Sei schmelzender Schnee.
> Reinige dich von dir selbst.
>
> In der Stille wächst eine weiße Blume.
> Lass deine Zunge zu dieser Blume werden.

Der Prozess des Fühlens hilft den Schmerz und die ungelöste Trauer aufzulösen, die unseren Zugang zu archetypischen menschlichen Erfahrungen von großer Weite blockieren. Ich möchte Sie als Leser gerne noch einmal auf Kornfields Buch hinweisen, um eine Anleitung zur Kultivierung des inneren Friedens und der Erweiterung durch einen nicht-reaktiven Ansatz des Fühlens zu erhalten. Vor diesem Hintergrund stellt er fest:

> Es ist die Gefühlsebene, die den größten Teil unseres Innenlebens kontrolliert. … Wenn angenehme Gefühle auftauchen und wir sie automatisch erfassen, oder wenn unangenehme Gefühle auftauchen und wir versuchen, sie zu vermeiden, setzen wir eine Kettenreaktion von Verstrickung und Leid in Gang. Dadurch wird die Angst im Körper aufrechterhalten.

Wie die Vernunft das Trauern umgeht

> *Der logische Verstand ist ein ebenso schlechtes Lösungsmittel für Gefühle wie Öl für Wasser.*
>
> — Jim Dowe

> *Die Zeit wird ganz natürlich kommen, wenn er sich selbst findet … und die aschfahle Hand des Herrn über den Tod oder des Herrn über die Trennung halten wird. Er wird sich dabei ertappen, wie er die Tränen in Besen oder alten Brettern bemerkt … Er wird erkennen, wie viel er bereits durch die vernunftbestimmte Art und Weise seines Lebens verloren hat und wie viel er in der nächsten Woche leicht verlieren könnte.*
>
> — Robert Bly

Die Ratio kann ein enormes Hindernis für die Genesung sein. Wenn ihre Logik und ihr Verstand in den Dienst der Verleugnung gestellt werden, findet das Denkvermögen unzählige Gründe und Wege, um den Trauerprozess kurzzuschließen.

Amerikaner sind sehr geübt darin, sich selbst davon zu überzeugen, dass ihr Schmerz nicht ernst genommen werden sollte. Sie trivialisieren ihre Verletzungen und Verluste und tun sie meist ab, indem sie sie mit den dramatischeren Unglücken anderer vergleichen. Hungernde Kinder und Obdachlose werden oft als Gründe für die Verleugnung schmerzlicher Gefühle angeführt.

Man redet uns unseren Schmerz auch häufig dadurch aus, dass man erwähnt, wie viel schlimmer es hätte kommen können. Als ich als Kind bei einem Streit, bei dem wir uns mit Steinen bewarfen, eine Platzwunde bekam, schimpfte meine Mutter mit mir, weil ich mir selber leidtat: »Sei dankbar, dass du nur genäht werden musst und dass dein Schädel nicht gebrochen ist!« In einem kürzlich erschienenen Werbespot für eine Krankenkasse lobt eine Patientin ihre Betreuer als mitfühlend, weil sie sie daran erinnerten, wie viel Glück sie hatte, dass ihr gebrochenes Genick nicht zu einer Querschnittslähmung geführt hatte.

Vergleiche zu verwenden, um den Schmerz wegzurationalisieren, ist wie das Ignorieren von Termiten auf der eigenen Veranda, da ja die unglücklichen Nachbarn in ihrem gesamten Fundament Termiten haben. Wenn Schmerzen ignoriert werden, weil sie sich nicht hoch genug auf der Richterskala des Mitgefühls niederschlagen, lösen sie sich nicht auf magische Weise von selbst auf. Wenn sie aus dem Bewusstsein verbannt werden, wirken sie im Unbewussten zerstörerisch weiter, so wie die Termiten in der nicht beachteten Veranda.

Es gibt viele andere Wege, die Trauer zum Schweigen zu bringen; sie werden als allgemeine Lebensweisheiten nicht hinterfragt. Männer bevorzugen in der Regel vermeidende Aussagen wie »Das Darin-Verharren macht es nur noch schlimmer – denke ans Skifahren oder Urlaub auf Hawaii!«. Co-abhängige Frauen bevorzugen Aussagen wie: »Hilf jemandem, dem es schlechter geht als dir!« Und die meisten von uns salutieren automatisch vor dem geheiligten amerikanischen Allheilmittel des »sich am eigenen Schopf aus dem Sumpf ziehen«: »Suhle dich nicht in deinem Elend! Beschäftige dich mit etwas Produktivem.« Viele von uns wiederholen diese Predigten in Zeiten des Schmerzes immer wieder vor sich selbst und geben in bester Absicht die gleichen verletzenden Ratschläge an andere weiter. Leider ist dieser Ratschlag schwer zu hinterfragen, weil er so vernünftig klingt. Dennoch ist er nichts anderes als die zerstörerische Tyrannei des Verstandes über die Gefühle, des Geistes über die Seele. Richard Eberhart beschreibt seine Verluste durch diese Tyrannei in seinem Gedicht *Das Murmeltier:*

> Aber das Jahr hatte seine Bedeutung verloren,
> Und in den Ketten des Intellekts
> Habe ich sowohl die Liebe als auch den Hass verloren,
> Eingesperrt hinter den Mauern der Weisheit.

Wut ist wahrscheinlich die Emotion, die mehr als jede andere wegrationalisiert wird. Wir schieben unsere Wut in der Regel beiseite durch vernunftmäßiges Einreden: »Es ist dumm, sich über Kleinigkeiten aufzuregen!« »Wütend zu werden, hat noch nie etwas gelöst.« »Du darfst dich nicht über mich ärgern, du machst es genauso.« »Wenn ich mich über jede kleine Ungerechtigkeit aufregen würde, würde ich mich mein ganzes Leben lang ärgern.« Ironischerweise verbringen wir unser ganzes Leben unbewusst schäumend vor Wut, wenn wir sie wie gewohnt verdrängen.

Selbst Aussagen wie »Ich habe dich nicht absichtlich verletzt« oder »Es war ein Unfall, niemand hat Schuld«, die im Grunde genommen angemessen klingen, sind schädlich, wenn sie uns dazu bringen, unsere Wut kategorisch zurückzuweisen. Es ist nicht so, dass diese Aussagen von Natur aus schädlich sind oder man sie nicht möglicherweise berücksichtigen sollte, aber wenn sie beim ersten Anzeichen von Zorn reflexartig geäußert werden, berauben sie uns der Möglichkeit, unserem Ärger auf unschädliche Art und Weise Luft zu verschaffen.

Wir erweisen unseren Freunden einen großen Bärendienst, wenn wir sie dazu antreiben »vernünftig« zu sein, während sie auf unschädliche Weise ihre Wut herauslassen. Liebende Menschen gestehen ihren Freunden zu und ermutigen sie sogar, ihren Ärger auszudrücken und loszulassen, solange sie dabei anderen gegenüber nicht verletzend sind. George Bach und Herb Goldberg erläutern diesen Gedanken:

> Echtes Vertrauen und verlässliche Sicherheit können bei einer anderen Person nur dann hergestellt werden, wenn man weiß, wie diese mit ihrer Aggression, insbesondere mit ihrer Wut, ihrem Frust und ihrem Unmut umgeht. Vor allem der immer freundliche, immer lächelnde, im Wesentlichen passive Mensch ist jemand, dem man nicht wirklich vertrauen kann, weil wir glauben, dass er sich auf eine menschlich unwirkliche Weise verhält … wir haben (instinktiv) das Gefühl, dass die Person, die sich offen beschwert und konfrontativ ist, sicherer, realer und vertrauenswürdiger ist als der Nachbar, der vorgibt, alles zu akzeptieren.

Ich bin oft erstaunt über die Ironie, dass unsere Fähigkeit, rational auf belastende Situationen zu reagieren, oft durch eine voreilige Analyse unserer wütenden Gefühle beeinträchtigt wird. Wenn ich meine Freunde oder Klienten dazu ermutige, ihrem Frust zunächst Luft zu verschaffen, reagieren sie schließlich vernünftiger und effektiver, als wenn sie sich mit ihrem Problem nur intellektuell beschäftigt hätten.

Wie unvernünftig unsere Wut auch erscheinen mag, wir schaden uns selbst, wenn wir uns weigern, sie wirklich zu erleben. Wenn ich wütend bin, bin ich wütend. Zu leugnen, dass ich »aufgewühlt« bin, weil ich lieber abgeklärter sein möchte, ist, als ob man leugnen würde, dass es regnet, weil man die Sonne lieber hat. So zu tun, als würde es nicht regnen, lässt mich klatschnass werden, so wie das Ersticken meiner Wut mich innerlich kochen lässt.

Viele meiner wichtigsten Erfahrungen in der frühen Phase meiner Genesung kamen dadurch zustande, dass ich die Einladung meiner Therapeutin annahm, die Verstimmungen, die ich anfangs versuchte, als trivial und sinnlos abzutun, vollständig auszuloten. In solchen Momenten ermutigte sie mich, meinem Unterbewusstsein zu erlauben, Bilder und Erinnerungen an alles, was mich störte, hervorzubringen. Ich entdeckte bald, dass mein Ärger selten zu dem

»gehörte«, was ihn zunächst ausgelöst hatte. Meine kleinen Verstimmungen waren fast immer ein Hinweis auf meine ungelösten Verletzungen in der Kindheit. Wenn ich mir bei diesen Gelegenheiten Luft machen durfte, wandte sich meine Wut häufig und spontan längst vergessenen missbräuchlichen Situationen zu, die meinem jetzigen Ärger in einer viel schwerwiegenderen Weise ähnelten.

(Diese Technik ist eine Variation der *freien Assoziation*, des therapeutischen Prozesses des Zulassens und Ausdrückens all der Gedanken und Gefühle, die einem spontan in den Sinn kommen, während man über eine ärgerliche Erfahrung nachdenkt.)

Im Laufe der Zeit half mir diese Technik des Sich-Luft-Verschaffens, mich an einen Großteil meiner alten, unterdrückten Wut zu erinnern und sie zu verarbeiten. Ein Beispiel dafür war, dass ich meine Verärgerung über die Verspätung eines Freundes mit einem vergessenen Kindheitstrauma verband. Plötzlich erinnerte ich mich an eine Situation, bei der meine Eltern mich für meine Verspätung von einer Minute streng bestraften, ohne dass ich erklären durfte, dass ich aufgehalten worden war, weil ich einer älteren Frau beim Löschen eines Feuers unter der Motorhaube ihres Autos geholfen hatte. Meine wieder angefachte Wut über diese Ungerechtigkeit löste dann eine Menge wütender Erinnerungen über die unerbittliche Bösartigkeit meiner Eltern bei der Durchsetzung unzähliger ungerechter Regeln aus.

Bei einer anderen Gelegenheit führte ich meine Irritation über die leicht unsensible Bemerkung eines Freundes auf die verdrängte Wut zurück, die ich empfand, weil ich mit einer Partnerin zusammenlebte, die sich mir gegenüber ständig erniedrigend und verbal verletzend verhielt. Hätte ich diese Wut damals nicht aufgedeckt, hätte ich mich vielleicht auf unbestimmte Zeit mit ihrem Missbrauch abgefunden.

Hier ist ein letztes Beispiel dafür, wie verdrängte Wut automatisch mit den Frustrationen der Gegenwart in Verbindung gebracht wird und zugänglich für eine Loslösung wird. Jahrelang glaubte ich, dumm, irrational und unreif zu sein, weil ich beim Autofahren wütend wurde. Ich schämte mich jedes Mal so sehr, wenn ich im Verkehr zornig wurde, dass ich mir schließlich einredete, meine Wut auf die Verkehrsrowdys abgelegt zu haben. Schließlich half mir meine kontinuierliche Wutarbeit zu verstehen, dass Wut eine gesunde instinktive Reaktion auf Autofahrer ist, die auf lebensbedrohliche Weise fahren. Ich blieb jedoch eine Zeit lang beunruhigt, weil mich manchmal immer noch Fahrfehler ohne wirkliche Bedeutung wütend machten.

Die kontinuierliche freie Assoziationsarbeit machte mir schließlich klar, dass ich mich erst dann über die harmlosen Fehler anderer Fahrer ärgerte, wenn ich eine Ladung unterdrückter Wut angesammelt hatte. Wenn dies geschieht, ist es, als ob meine Psyche verzweifelt nach einem gerechtfertigten Ziel für die Freisetzung der Wut sucht. Im Hinblick darauf, dass ich meine Wut auf ein möglichst lohnendes Ziel ausrichte, frage ich mich nun, ob ich emotional an eine vergangene Rücksichtslosigkeit erinnert werde. Bin ich wirklich verärgert über den relativ harmlosen, vorher nicht angezeigten Spurwechsel des Autos, oder sind meine unbewussten Gefühle über eine weitaus schmerzlichere Ungerechtigkeit in meinem früheren oder aktuellen Leben einfach nur verletzt worden?

Wenn die Situation sicher genug ist, ergreife ich diese Gelegenheit und lasse sofort den damit verbundenen Ärger, den ich wahrnehme, heraus. Wenn zu viel Verkehr ist, um mir in diesem Moment Luft zu verschaffen, warte ich, bis ich an einem geeigneten Ort bin, um mich von meinen Gefühlen zu »reinigen«. (Offensichtliche Unmutsäußerungen gegenüber anderen Autofahrern sind nicht ratsam, egal wie aggressiv sie fahren. Es ist nicht nur gegenseitig beleidigend und unsicher, sondern heutzutage auch besonders gefährlich, da so leicht gewalttätige Reaktionen hervorgerufen werden können.)

Wenn der Ärger wegrationalisiert wird, vergeuden wir die Gelegenheit, alte, noch nicht verarbeitete Verletzungen aufzudecken und zu beseitigen. Viele Klienten kommen aus den Abgründen ihres Selbsthasses in mein Büro, weil sie glauben, dass ihre wütenden Gefühle oder Fantasien schändlich und ungerechtfertigt seien. Diejenigen, die bereit sind, sich mittels der freien Assoziation Luft zu verschaffen, finden ausnahmslos eine stichhaltige Erklärung für das plötzliche Aufflammen ihrer Wut und werden davon befreit, sich schmerzhaft blockiert und unnötig selbstentfremdet zu fühlen.

Ich möchte Sie ermutigen, mit dieser Technik zu experimentieren, insbesondere dann, wenn das Ausmaß Ihrer Verärgerung in keinem Verhältnis zu dem auslösenden Ereignis zu stehen scheint. Ich empfehle diese Art von Sich-Luft-Verschaffen, weil sie die Gefahr verringert, Freundschaften zu beschädigen, indem unbewusst ungelöste Wut und Schuld aus der Kindheit auf diese übertragen werden. Da ich bereits den Löwenanteil meiner alten Wut »herausgetrauert« habe, ärgere ich mich selten über meine Freunde aus Gründen, die nichts mit ihnen zu tun haben.

Ich habe miterlebt, wie mit dieser Technik so viel Wut auf gesunde Weise aufgedeckt und losgelassen wurde, dass ich überzeugt bin, dass wir nie grundlos wütend sind, obwohl die scheinbaren Anlässe für die Verärgerung oft ganz andere sind als die tatsächlichen Ursachen. Ich habe noch nie mit jemandem gearbeitet, dessen Wut bei ausreichender Betrachtung keinen vollständigen

Sinn ergab. Daher glaube ich, dass es nie falsch oder schlecht ist, sich wütend zu fühlen, obwohl es natürlich falsche und destruktive Wege gibt, Wut herauszulassen (oder zu unterdrücken).

Trauern ist nicht immer eine schnelle Lösung

> *Wenn sich nach starkem Regen*
> *die Sturmwolken auflösen,*
> *ist es dann nicht so,*
> *als ob sie sich ganz ausgeweint hätten?*
>
> — Ghalib

> *Je geschliffener ein Diamant,*
> *Desto mehr funkelt er*
>
> — Unbekannter Autor

Anfangs ist es schwer, die Prozesse der Trauer anzunehmen. Es fühlt sich offensichtlich ungerecht an, dass wir »zurückgehen« und diesen Schmerz noch einmal fühlen müssen. Aber in Wirklichkeit haben wir die blauen Flecken unserer Kindheit, die durch Misshandlung und Vernachlässigung entstanden sind, nie ganz gespürt.

Noch ungerechter erscheint es oft, dass wir viele Male trauern müssen, um von den Verlusten aus der Kindheit zu heilen. Manchmal scheint unsere Trauer nicht enden zu wollen. Dennoch müssen viele Überlebende ausgiebig trauern, um eine signifikante Genesung zu erreichen und aufrechtzuerhalten. D.H. Lawrence schrieb darüber:

> Ich bin kein Mechanismus, keine Ansammlung verschiedener Teile. Und wenn ich krank bin, liegt es nicht daran, dass der Mechanismus nicht funktioniert. Ich bin krank, weil meine Seele, mein tief fühlendes Ich verwundet ist: und die Wunden der Seele heilen sehr, sehr langsam; nur die Zeit kann helfen und Geduld …

Doch manchmal ist man einfach nicht in der Lage, den Fortschritt der Genesung geduldig zu verfolgen. Wir leben in einer schnelllebigen Gesellschaft, in der Ärzte und Psychiater darauf spezialisiert sind, uns sofortige Erleichterung zu verschaffen. Wir fühlen uns defekt, wenn wir unsere Probleme nicht sofort lösen. Selbst wenn wir sterben, wird von uns erwartet, unseren Schmerz bis zu unserem letzten Atemzug zu verbergen.

Es gibt viele Gründe, warum Trauer ein langfristiger Prozess ist. Der vielleicht entscheidende Grund ist, dass unsere Kindheitstraumata durch viele Phasen unserer Entwicklung hindurch andauerten. Viele von uns mussten ihren Schmerz als Kleinkinder, Vorschulkinder, Kinder im Schulalter und Jugendliche verdrängen.

Der nicht ausgelebte Schmerz der Vergangenheit sammelt sich in Schichten des Unterbewusstseins an. Bei diesem Vorgang scheinen die Erinnerungen an Misshandlung und Vernachlässigung zwischen den Schichten der Trauer eingeklemmt zu sein. Jede Lage schmerzhafter Erinnerungen bildet sich allmählich im Laufe der Zeit heraus, wenn auch nicht unbedingt chronologisch.

Während jede einzelne Schicht der unterdrückten Traumata an die Oberfläche des Bewusstseins drängt, wird sie von der Trauer und Wut begleitet, die wir damals nicht ausdrücken konnten. Wenn wir diese Gefühle in der Gegenwart »austrauern«, folgt gewöhnlich ein Gefühl der Erleichterung und Lebendigkeit. In den frühen Phasen der Trauer ist dieses Gefühl der Erleichterung manchmal flüchtig. Früher oder später wird es durch das Auftauchen eines tiefer vergrabenen Schmerzes ersetzt, der sich nach der Trauer zu neuen und im Laufe der Zeit längeren Phasen der Erleichterung öffnet. Dieser zyklische Prozess kann je nach Schwere und Dauer des ursprünglichen Traumas Monate bis Jahre dauern.

Jede weitere Schmerzschicht, die sich herausbildet, beruht auf einer neuen Erinnerung oder auf der tieferen Erkenntnis, wie sehr wir durch ein bereits erinnertes Trauma verwundet wurden. Dies ist ein weiterer Grund, warum Trauer Zeit braucht. Auch der Schmerz, der durch eine bestimmte Art von Trauma entsteht, ist in der Regel vielschichtig. Wenn sich die Verhüllungen unserer Verharmlosung auflösen, spüren wir zunehmend die volle Auswirkung jedes einzelnen Themas unserer Misshandlung und Vernachlässigung in der Kindheit.

Hier ist ein Beispiel dafür. Als meine Mutter mir an ihrem Sterbebett gestand, dass sie mich als Kleinkind oft geschlagen hatte, fühlte ich fast nichts und erinnerte mich noch weniger daran:

> Ich habe dich immer so hart geschlagen, dass du über den Boden gepurzelt und gegen die Wand geknallt bist!

Es war nicht so, dass ich meiner Mutter nicht glaubte, aber ich war immer noch betäubt von meiner Verleugnung und erinnerte mich nicht daran, dass ihre Hände einmal stark genug waren, um mir einen fürchterlichen Schlag zu versetzen. Außerdem hatte ich fast keine Erinnerung daran, was mir vor meinem siebten Lebensjahr passiert war, und zu dem Zeitpunkt waren durch ihre Arthritis die häufigen Bestrafungen durch Schläge ins Gesicht nicht mehr so schmerzhaft.

Es dauerte ein ganzes Jahr, bis ich eine emotionale Reaktion auf das Geständnis meiner Mutter zeigte. Es geschah, als ich eine Aufzeichnung ihrer letzten Worte las und plötzlich durch das schreckliche Bild, wie sie auf mich einschlug, zutiefst verstört war. Mein Ärger verstärkte sich, als mir klar wurde, dass ich ihr Geständnis fast vollständig verdrängt hatte. Seit ihrem Tod hatte ich nicht ein einziges Mal darüber nachgedacht, und ich glaube, es wäre ohne meine Aufzeichnung wieder in Vergessenheit geraten. Wie stark ist unser Instinkt, unsere Wahrnehmung von Ereignissen zu verbannen und zu verleugnen, die zu schrecklich erscheinen, um sie zu betrachten!

Als ich das Bild zu fassen bekam, wie sie mich schlug, und zu spüren begann, wie sehr sie mich verletzt hatte, verband sich meine Psyche plötzlich mit einer Erinnerung aus meiner Militärzeit. Ich erinnerte mich daran, dass ich mir in der Grundausbildung den Kopf rasiert hatte, und einige meiner Kameraden scherzten, dass ich aussähe, als wäre ich bereits in Vietnam gewesen, da ich so viele Narben auf meiner Kopfhaut hatte. Von den über zehn großen Narben konnte ich mich nur bei zweien daran erinnern, wann ich sie bekommen hatte. Das verwirrte mich damals, aber ich vergaß es schnell wieder, bis ich die Narben mit ihrem Geständnis in Verbindung brachte und mir lebhaft bewusst wurde, dass sie von ihren Schlägen stammten. Kein Wunder, dass sie so entsetzt aussah und so erschütternd weinte, als sie es gestand. In diesem Moment wurde mir endlich klar, dass ich massiv misshandelt worden war, und mit dieser Aushöhlung meiner Verleugnung kam eine große Flut von schmerzhafter, aber befreiender Trauer.

Nach und nach deckte ich die volle Wirkung dieser traumatischen, über viele Jahre erlittenen Schläge auf und verarbeitete sie. Und selbst jetzt erlebe ich gelegentlich emotionale Flashbacks der Angriffe in Form von »Schreckreaktionen« auf plötzliche, unerwartete Bewegungen. Diese reflexartigen, zuckenden Bewegungen erinnern mich überzeugend daran, wie verängstigt ich als geschlagenes Kleinkind gewesen war.

Zum Glück hat mich meine Trauerarbeit schließlich gelehrt, Selbstmitgefühl statt Scham zu empfinden, wenn ich diese Spuren der Schläge meiner Mutter wahrnehme. Ich möchte die Überlebenden von weitreichenden Traumata erinnern, dass selbst bei gründlicher Trauerarbeit in Zusammenhang mit den Verletzungen in der Kindheit die alten Wunden der Vergangenheit gelegentlich wieder aufbrechen und mitfühlende Aufmerksamkeit erfordern. Mit fortschreitender Genesung treten diese emotionalen Flashbacks jedoch seltener auf und lassen sich leichter auflösen.

Die Dunkle Nacht der Seele

> *Die am meisten verdrängten und verleugneten Aspekte unserer Seele … (sind) oft der Schatz, der in der Dunkelheit vergraben liegt.*
>
> — Carl Jung

> *Ich kann deinen Schmerz nicht mit Worten lindern … er muss seinen reinigenden Weg zur Vollendung verbrennen … Denn etwas in dir stirbt, wenn du das Unerträgliche erträgst. Und nur in dieser dunklen Nacht der Seele bist du bereit, zu sehen, wie Gott sieht, und zu lieben, wie Gott liebt.*
>
> — Stephen Levine, *Who Dies*

> *nur die Klage lernt noch; mädchenhändig*
> *zählt sie nächtelang das alte Schlimme.*
> *Aber plötzlich, schräg und ungeübt,*
> *hält sie doch ein Sternbild unsrer Stimme*
> *in den Himmel, den ihr Hauch nicht trübt.*
>
> — Rainer Maria Rilke

Viele Menschen erleben die Emotionen der Trauer als eine Reihe von Wellen, die von Phasen der Ruhe durchsetzt sind. Diese Wellen können so unvorhersehbar kommen wie im Ozean. Bei Überlebenden, die die Misshandlungen über einen langen Zeitraum erlebt haben, können es sehr viele Wellen sein.

Manchmal gibt es dazwischen lange Ruhephasen, und manchmal hat man das Gefühl, als käme eine Welle nach der anderen. Manchmal sind die Wellen klein und relativ leicht zu reiten, und manchmal drücken sie uns nach unten, und lassen uns viel länger in der Trauer versinken, als wir es gerne hätten.

Die vielleicht schwierigste Erfahrung der Genesung ist das, was einige Überlebende als eine Flutwelle der Trauer erleben – ein längeres Eintauchen in emotionalen Schmerz, bei dem die Trauer nur kurze Atempausen verschaffen kann. Einige Therapeuten nennen das erste lange Eintauchen in das von Trauer geprägte Wiedererleben von Kindheitsschmerzen die *dunkle Nacht der Seele*, andere nennen es die *Verlassenheitsdepression*.

Die dunkle Nacht der Seele ist wie ein verlängerter emotionaler Flashback. Genesende Überlebende, die anhaltende Misshandlungen oder die extreme emotionale Bindungslosigkeit zu ihren Eltern erlebt haben, sind meist mindestens einmal einer langen Phase der Verlassenheitsdepression in Zusammenhang mit ihrem ungelösten Kindheitstrauma ausgesetzt. Ich habe einige solcher Erfahrungen gemacht, die mich monatelang in einem Tsunami der Trauer zu halten schienen. In solchen Zeiten hatte ich das Gefühl, dass ich permanent in der brutalen Einsamkeit der Jahre feststeckte, in denen ich absolut niemanden hatte, an den ich mich für Schutz oder Trost wenden konnte.

Die schwierigste Aufgabe beim Navigieren durch die dunkle Nacht der Seele und generell bei der Entwicklung zu einem wirksam Trauernden besteht darin, sich der Trauer völlig hinzugeben. Ich nenne diese Hingabe »*die Talsohle durchschreiten*«. Wir erreichen die Talsohle, wenn wir endlich aufhören, gegen unsere schmerzlichen Gefühle anzukämpfen, und sie über uns hereinbrechen lassen.

Die meisten von uns müssen viele Titanenkämpfe überstehen, bevor sie lernen, in Würde die Talsohle zu durchschreiten. Am Anfang wehren wir uns in der Regel gegen unsere aufkommende Trauer mit der Panik eines ertrinkenden Schwimmers und gehen oft mehr als dreimal unter, bevor wir uns in den Tiefen unseres Schmerzes niederlassen.

Ich brauchte eine Reihe von Versuchen, um meine Verlassenheitsdepression zu verarbeiten, weil ich mich ihr nie ganz hingegeben habe. Offenbar musste ich mich erst völlig erschöpfen, bevor ich in die Tiefe sinken und sie voll und ganz spüren konnte. Als ich das endlich tat, fand ich die Wahrheit in Galway Kinnells Worten:

> Nur ein wenig zu weinen, bringt nichts.
> Du musst weinen, bis dein Kissen durchnässt ist;
> Dann kannst du aufstehen und lachen …

Seither habe ich eine Reihe von Erfahrungen gemacht, bei denen ich mich danach sehnte, in den Schmerz über neue Verluste in meinem Leben zu versinken, aber es gelang mir nicht. Zu diesen Zeiten suchte ich verzweifelt nach der Erleichterung, von der ich wusste, dass sie auf ein Eintauchen in die Trauer folgen würde, aber ich konnte meinen reflexartigen Kampf, mich über Wasser zu halten, nicht einfach abschalten.

Die meisten Überlebenden brauchen viel Übung in der Trauerarbeit, damit sie sich nicht mehr automatisch gegen ihren Schmerz wehren. Selbst wenn wir schon mehrmals die Talsohle erreicht haben, kann es sein, dass wir wieder zu gefühlsfeindlichen Verhaltensweisen zurückkehren. Die Erleichterung, die uns jede Episode der Talsohle verschafft, ist in der Regel so wunderbar, dass wir versucht sind zu glauben, dass wir ein für alle Mal mit unserem emotionalen Schmerz fertig sind.

Dieser Glaube ist eine der letzten Spuren der Verleugnung. Wenn wir ausdauernd getrauert haben, können wir nicht anders, als uns nach einer elysischen Zukunft ohne Trauer zu sehnen. Doch jeder, ob mit oder ohne dysfunktionale Kindheit, ist mit einem Minimum an schmerzhaften Verlusten und Unglücken in seinem Leben konfrontiert. Mit den Worten von Henry Wadsworth Longfellow:

> In jedem Leben muss es Regen geben;
> Manche Tage müssen dunkel und trostlos sein.

Die erlernte Angewohnheit der automatischen Abspaltung angesichts neuer Verletzungen ist nicht leicht abzubauen. Schmerzvermeidung ist für uns zur zweiten Natur geworden. Dennoch müssen wir diese irrige Natur aufgeben, sonst wird sich unser Schmerz wieder ansammeln und schließlich als neue Flutwelle der Trauer ausbrechen.

Der Kampf gegen den emotionalen Schmerz ist vielleicht die letzte alte Gewohnheit, die sich nur schwer wieder auflösen lässt. Doch mit einer ausgedehnten Praxis des Trauerns lernen wir, mit mehr Anmut den Tiefpunkt zu erreichen. Wenn die dunkle Nacht der Seele zu Ende geht, kommen unsere Trauerwellen weniger häufig und fühlen sich weniger überwältigend an. Jedes Mal, wenn wir uns unseren Gefühlen hingeben und die wunderbare Erleichterung spüren, die entsteht, wenn unsere Tränen plötzlich leicht und reichlich fließen, setzen wir der Trauer weniger Widerstand entgegen. Ohne

Widerstand ist die Trauer, die mit kleineren Verlusten des Lebens und kürzeren emotionalen Flashbacks einhergeht, sehr viel weniger schmerzhaft.

Für erfahrene Trauernde fühlt sich der Tiefpunkt schließlich an wie ein Nachhausekommen – eine Heimkehr zu einem Ort unvergleichlicher Heilung im eigenen Inneren. Wenn wir lernen, wie wir die Talsohle erreichen können, teilen wir, was Helen Keller erfahren hat:

> Alles hat seine Wunder, selbst Dunkelheit und Stille, und ich lerne, in welchem Zustand ich mich auch befinden mag, darin zufrieden zu sein.

Der Tiefpunkt meiner Verlassenheitsdepression schien für mich einst die härteste und längste Reise meines Lebens zu sein. Doch die tatsächliche Zeit und Energie, die damit verbunden war, war gering im Vergleich zu anderen langfristigen Torturen, wie dem Überleben in der Armee und dem Erwerb eines Master-Abschlusses. Im Rückblick denke ich, was verlangt mehr Ausdauer, als mit der Angewohnheit zu brechen, ständig auf der Flucht zu sein und sein Leben außerhalb des eigenen inneren Wesens zu führen?

Tiefes Trauern erlaubt es uns, die Angewohnheit der Selbstaufgabe zu durchbrechen und uns selbst gegenüber so loyal zu werden, dass wir in schwierigen Zeiten automatisch Mitgefühl mit uns empfinden.

Die dunkle Nacht der Seele endet in der Regel mit einer erwachenden, neuen Begeisterung für das Leben. Wenn es die Wellen der alten Trauer nicht mehr gibt, entdecken wir, dass wir vitaler geworden sind, als wir es je für möglich gehalten haben. Wir sind oft schockiert, wenn wir feststellen, dass wir unser ganzes Leben lang in einer leichten Depression gefangen waren.

Wie ermutigend ist es, unsere gewohnte Verzweiflung aus der Kindheit abzulegen! Wie wunderbar, die Begeisterungsfähigkeit des Kindes wieder zu entdecken! Wir fühlen uns frei, uns in fröhlichere und spielerische Abenteuer zu stürzen. Spinnweben scheinen sich von unseren Augen und Ohren zu lösen, und wie unverletzte Kinder sind wir gesegnet mit den alltäglichen Wundern des Sehens und Hörens:

> *Um die Welt in einem Sandkorn zu sehen*
> *und den Himmel in einer wilden Blume,*
> *halte die Unendlichkeit auf deiner flachen Hand*
> *und die Ewigkeit in einer Stunde.*
>
> — William Blake

Unvorhersehbare Stürme der Trauer

> *Hilf uns, die stets hoffnungsvollen Gärtner des Geistes zu sein, die wissen, dass ohne Dunkelheit nichts geboren wird, so wie ohne Licht nichts zur Blüte gelangt.*
>
> — May Strain

> *Wie die Ozeane und Flüsse fließt manchmal auch die Quelle unserer Tränen. Wir verstehen nicht all die Kräfte, die auf den Ozean oder die Quelle unserer Tränen einwirken.*
>
> — Hazelden Meditationen

Viele Überlebende sind sich der Schmerzen ihrer Kindheit bis zum Alter von dreißig Jahren nicht bewusst. In diesem Alter scheint in uns etwas zu reifen, das unsere Verleugnung auf natürliche Weise in Frage stellt und uns der schmerzhaften Realität der Vergangenheit aussetzt.

Bei vielen Überlebenden äußert sich diese Herausforderung in Form einer Überempfindlichkeit gegenüber den Ungerechtigkeiten der Gegenwart. Dinge, die uns vorher in unseren Jobs oder Beziehungen nicht störten, sind uns plötzlich sehr unangenehm. Wenn wir in dieser Zeit mit der Genesungsarbeit beginnen, stellen wir bald fest, dass die gegenwärtigen Ungerechtigkeiten den Misshandlungen und der Vernachlässigung durch unsere Eltern ähneln. Dadurch beginnen wir, unsere Trauer aus der Kindheit freizulegen.

Viele andere Faktoren führen zu unerwarteten Stürmen der Trauer. Jeder neue Verlust oder Todesfall kann ein Auslöser sein, uns über die unerledigten Dinge der Vergangenheit bewusst zu werden. Das Ende einer Beziehung, der Verlust der Gesundheit oder der Tod eines Haustiers können in unserem schlummernden inneren Meer von ungelösten Schmerzen der Vergangenheit einen Sturm hervorrufen. Ich habe sogar erlebt, dass Klienten durch die Absage einer Lieblingsserie zu ihrer Trauer angestoßen wurden.

Außerdem kann unsere Trauer jederzeit wieder plötzlich angeregt werden, wenn unser Trauern über die Vergangenheit durch äußere Ereignisse vorzeitig beendet wurde. Die Suche nach einer neuen Arbeitsstelle, eine neue Liebschaft oder die Geburt eines Kindes sind häufige Beispiele für Lebensübergänge, die das Trauern unterbrechen können, bevor es zu einer entscheidenden Genesung geführt hat.

Paradoxerweise kann Glück in der Liebe ebenfalls alten Kummer hervorrufen. Wenn wir uns zum ersten Mal in unserem Leben wirklich geliebt fühlen, taucht manchmal all unser vergangenes Leiden an Lieblosigkeit wieder auf. All die Tränen, die wir in unserer früheren Einsamkeit nicht geweint haben, brechen sich nun Bahn. Wenn wir diesen wieder auftauchenden Schmerz nicht »austrauern«, könnten wir ihn fälschlicherweise als ein Zeichen dafür interpretieren, dass mit unserer neuen Liebe etwas nicht stimmt. Solche nicht geweinten Tränen verwandeln sich oft in beziehungszerstörende Ängste.

In ähnlicher Weise kommt Trauer oft spontan an die Oberfläche, wenn sich einer unserer Herzenswünsche erfüllt. Die wirkliche Genesung von den Entbehrungen in der Kindheit erinnert uns daran, wie arm unser Leben ohne die Erfüllung dieser Wünsche war. Die ganze angesammelte Trauer vieler entbehrungsreicher Jahre taucht naturgemäß in solchen Zeiten auf, sodass sie endlich losgelassen werden kann.

Hier ist ein persönliches Beispiel dafür. Jahrzehntelang konnte ich keinerlei Komplimente oder positive Rückmeldungen annehmen, obwohl ich ständig von Lob und Anerkennung träumte. Wann immer jemand etwas Nettes über mich sagte, habe ich es immer abgewehrt oder dem widersprochen: »Oh, ich hatte einfach nur Glück.« »Du hättest mich gestern sehen sollen; da habe ich es wirklich versaut.« »Sogar ich mache es ab und zu richtig.« »Nun, ich hoffe, es gleicht ein wenig aus, was ich gestern vermasselt habe, als ich …«

Der folgende Vorfall half mir, dieses Verhalten zu verstehen. Ein Freund sagte mir, dass er meinen Einsatz für unser gemeinsames Projekt »wirklich inspirierend« fand. Irgendwie reagierte ich auf seine Anerkennung nicht mit meiner gewohnten Selbst-Herabsetzung. Ich »ließ« seine Wertschätzung »herein« – und zu meinem Erstaunen brach ich in Tränen aus. Während ich mich auf meine Trauer konzentrierte, weinte ich über den mannigfaltigen Kummer, den ich erlitten hatte, weil ich nie die Zustimmung meines Vaters erhalten hatte.

Die Abwehr von Anerkennung war eine unbewusste Verteidigung gegen meine Trauer über den Mangel an Wertschätzung gewesen. Später entdeckte ich, dass meine Angst vor dem Weinen in der Öffentlichkeit auch der wesentliche Grund für meine Phobie war, mich von meinen Lieben zu verabschieden. Jahrelang unternahm ich außergewöhnliche Anstrengungen, um Abschiede zu vermeiden, weil ich unbewusst befürchtete, dass die natürliche Intensität dieser Momente meine Tränen auslösen könnte.

Jetzt, da ich mich durch ausgiebiges Trauern nicht mehr meiner Tränen schämen muss, kann ich die Zuwendung durch die Anerkennung meiner guten

Eigenschaften leicht akzeptieren. Ich kann auch einen tränenreichen Abschied von einem mir nahe Stehenden genießen und die Tränen als Ausdruck der tief empfundenen Gefühle füreinander schätzen. Wenn wir nicht den Schmerz, der für jeden unserer Verluste spezifisch ist, fühlen, ausdrücken und loslassen, werden wir nicht in der Lage sein, uns an Belohnungen zu erfreuen, die wir verdient, aber noch nicht realisiert haben.

Diejenigen, die sich endlich mit ihrer Trauer arrangieren, haben nicht mehr mit dem Wunsch zu kämpfen, sie für immer loszuwerden. Sie haben gelernt, ihre Trauerfähigkeit zu schätzen und sie als unersetzliches Werkzeug der emotionalen Hygiene zu betrachten. Sie begrüßen periodisch aufkommende Trauer als Chance:

> *... um im archetypischen Trauerstrom der Psyche gereinigt zu werden.*
>
> — Michael Meade

Wenn Trauern keine Erleichterung bringt

> *Manchmal muss sich auch die Sonne vorm Licht verstecken*
>
> — Unbekannter Autor

> *Wenn du gelernt hast, die Hölle zu lieben, wirst du im Himmel sein.*
>
> — Thaddeus Golas, *Der Erleuchtung ist es egal, wie du sie erlangst*

Wenn unsere Illusion von einer glücklichen Kindheit zum ersten Mal zu bröckeln beginnt, kann es sein, dass wir durch das Ausmaß des Schmerzes, der sich darunter verbirgt, so erschrocken sind, dass wir unsere Trauer unterdrücken, bevor sie eine Linderung bewirkt. Ich habe oft mitbekommen, wie Freunde und Klienten nach der ersten Begegnung mit ihrer Trauer sich dagegen sträubten, weil sie befürchteten, eine grenzenlose Menge an Trauer und Wut in sich zu tragen: »Wenn ich meine Tränen wirklich zulasse, werde ich nie aufhören zu weinen. In mir ist ein Ozean von Tränen.« »Wenn ich mich meiner Wut wirklich öffne, werde ich nicht aufhören, bis ich alles und jeden in Sichtweite zerstört habe.«

Viele von uns haben anfangs das Gefühl, dass sich ein Ozean von Tränen und ein nuklearer Sprengkopf der Wut in ihnen befindet, wenn sie das erste Mal mit ihrer Trauer in Kontakt treten. Wenn wir anfangen zu trauern, fühlen wir uns manchmal wie das Kind, das mit einer Muschel Wasser schöpft und versucht, das Meer in ein Loch zu gießen, das es in den Sand gegraben hat. Trotz dieser Angst habe ich noch nie jemanden gesehen, der, während er sich freiwillig seiner Genesung hingibt, von Trauer überflutet wurde oder vor Wut Amok gelaufen ist.

Sobald die Trauer von der Scham befreit ist, löst sich die Angst, dass unser Schmerz grenzenlos sein könnte, allmählich auf. Durch das Trauern wird der angesammelte Schmerz selbst schrittweise freigesetzt, und das Gefühl, hoffnungslos überwältigt zu sein, lässt nach und kommt seltener. Die meisten Menschen müssen nicht lange warten, bis die Trauerarbeit ihnen ein einzigartig heilendes Gefühl der Erleichterung bringt.

Für viele ist die Öffnung für die Trauer schließlich ein mutiger Akt des Vertrauens. Häufig entspringt dieses Vertrauen den Aussagen einer respektierten Person über den Wert der Trauer und aus der Erkenntnis, wie diese Person durch die Trauerarbeit gewachsen ist.

Manchmal braucht der im Genesungsprozess Befindliche die Hilfe eines Therapeuten, der ihn bei seiner Angst und Scham begleitet, die den aktiven Ausdruck von Wut und Tränen verhindern. Darüber hinaus benötigen Überlebende besonders traumatischer Misshandlungen möglicherweise sehr viel Zeit für die vertrauensbildende Phase der Therapie, bevor sie überhaupt in der Lage sind, aktiv zu trauern.

Es gibt eine Reihe weiterer Voraussetzungen, damit Trauer Erleichterung bringt. Trauer ist von geringem Nutzen, wenn wir uns dafür hassen oder schämen, dass wir weinen oder wütend sind. Dasselbe gilt gewöhnlich, wenn wir in Gegenwart anderer trauern, die uns kritisieren oder Abstand von uns nehmen, weil wir Gefühle zeigen. Je mehr Selbstmitgefühl wir bei unserer Trauer empfinden, desto mehr werden wir geheilt.

Trauer bringt auch dem erwachsenen Kind, das noch bei misshandelnden Eltern lebt oder häufig Kontakt zu ihnen hat, kaum Erleichterung. Wenn die elterliche Schädlichkeit nicht infrage gestellt wird, kann die Trauer nicht die Tatsache beseitigen, dass der Überlebende die traumatisierenden Bedingungen der Kindheit immer noch toleriert.

Trauern ist in ähnlicher Weise wenig hilfreich, wenn wir mit einem extrem bestrafenden Partner zusammenleben. Kein Maß an Trauer kann einer Person helfen, sich in einer missbrauchenden Beziehung lange besser zu fühlen.

Trauern ist auch dann unwirksam, wenn ein wesentlicher Teil beim Ausleben der Gefühle vermieden wird. Denn kein noch so ausgiebiges Weinen kann die emotionale Spannung von unterdrückter Wut lösen, und keine noch so große Wut kann die Erleichterung von Tränen bewirken.

Diejenigen, die nur weinen, wenn sie gleichzeitig das Bedürfnis haben zu schreien, und diejenigen, die nur dann auf Kissen einschlagen, wenn sie auch weinen müssen, fühlen sich selten befreit. Der Dichter Alden Nowland sagte über Letztere: »Du zerdrückst deine Tränen in deinen Fäusten.« Es ist normal und instinktiv, sowohl traurig als auch wütend zu sein, wenn man verletzt wird, und beide Formen der Gemütsäußerung sind notwendig, um den Schmerz unserer Kindheit vollständig loszulassen.

Polarisierte Emotionsäußerungen sind ein häufiges Problem in modernen Kulturen, in denen unausgesprochene Regeln die Tränen den Frauen und die Wut den Männern zuweisen. Wenn Sie an Ihre Kindheit zurückdenken, erinnern Sie sich vielleicht an bestimmte geschlechtsspezifische Aktivitäten und Einstellungen, die zum Verlust Ihrer Fähigkeit, entweder zu weinen oder Wut auszudrücken, beigetragen haben.

Männliche Leser erinnern sich vielleicht an Zeiten, in denen sie unbarmherzig gehänselt wurden, weil sie geweint haben, während sich weibliche Leser vielleicht daran erinnern, wie das gemeinsame Weinen mit einer Kameradin gegenseitiges Vertrauen und eine Zuneigung schuf, die sie zu besten Freundinnen machte.

Umgekehrt können sich männliche Leser vielleicht an die wilden, aufregenden Spiele ihrer Kindheit erinnern, zu denen harmlose Ausbrüche von Aggression und Wut gehörten, während sich weibliche Leser an schmerzliche Ausschlüsse von »Raufereien« und anderen spielerischen Wettkampfaktivitäten erinnern.

Damit Trauer Erleichterung bringt, muss ein ausgewogenes Pendeln zwischen Weinen und Wut herrschen. Viele Frauen fühlen sich im Genesungsprozess erst dann besser, wenn sie mit der Wutarbeit beginnen. Ebenso sind viele Männer vom Genesungsprozess relativ unberührt, bis sie ihre Tränen wieder entdecken.

Und viele Überlebende, wie auch ich, waren in ihrem gesamten Gefühlsausdruck so traumatisiert, dass sie sich bemühen müssen, sowohl zu weinen als auch ihrer Wut Ausdruck zu verleihen.

Einige unglückliche Überlebende trauern ausgiebig und empfinden dennoch keine Entlastung. Für Überlebende, die lange Zeit ohne jegliche Erleichterung trauern, ist manchmal pharmakologische Hilfe angebracht. Dies gilt insbesondere dann, wenn sie auch unter längerem Schlafentzug leiden. Wenn die Schlaflosigkeit länger als ein paar Tage anhält, sind die Voraussetzungen für einen »Nervenzusammenbruch« gegeben.

Massiv unter Schlafmangel leidenden Überlebenden wird empfohlen, einen traumatherapeutisch qualifizierten Psychiater aufzusuchen. Psychiater, die keine Angst vor Trauerarbeit haben (und das sind nicht allzu viele!), werden in der Regel ein leichtes Beruhigungsmittel verschreiben und empfehlen, es nur dann zu verwenden, wenn es absolut notwendig ist. Die meisten erinnern ihre Patienten daran, dass sie in der Regel eine Nacht mit Schlaflosigkeit und viele Nächte mit wenig Schlaf sicher überstehen können. Die Bewältigung von Schlafschwierigkeiten ist wegen des großen Risikos, das mit der Einnahme von Beruhigungsmitteln verbunden ist, von entscheidender Bedeutung. Der tägliche Gebrauch macht süchtig und stumpft unsere Fähigkeit ab, uns intensiv zu spüren, sodass eine wirksame Trauerarbeit nicht mehr möglich ist.

Wenn diese Art der Medikation nicht den lindernden Effekt der Trauer wiederherstellt, gibt es immer mehr Anzeichen dafür, dass kurze Verabreichungen von Medikamenten wie Prozac und Zoloft bei andauernden Fällen von »emotionaler Überwältigung« helfen. Diese neuen Antidepressiva können im Gegensatz zu ihren Vorgängern in Verbindung mit einer Psychotherapie eingesetzt werden, ohne die natürliche Empfindungsfähigkeit vollständig abzuschwächen und den Trauerprozess über Bord zu werfen. Leider können sie auch eingesetzt werden, um einen vollständigen Rückzug der Gefühle zu bewirken. In dieser Hinsicht ähneln sie in gewisser Weise dem Fernsehen, das als wirkungsvolles Mittel zur Wissenserweiterung oder als betäubende Flucht vor der aktiven Teilnahme am Leben eingesetzt werden kann.

Antidepressiva sind manchmal der einzige Ausweg für Überlebende, die zu erschöpft sind, um ein Mindestmaß an Funktionsfähigkeit aufrechtzuerhalten. Diejenigen, deren Angst, Depression oder Trauer sie dauerhaft »ans Haus fesselt«, und diejenigen, deren unkontrollierbare emotionale Ausbrüche ihren Arbeitsplatz oder ihre Beziehung bedrohen, finden Antidepressiva vielleicht angemessen und hilfreich.

Ich habe eine Reihe von Klienten beobachtet, die diese neuen Antidepressiva einnehmen und eine wirksame emotionale Erholung erleben. Es scheint, dass das Medikament ihre emotionale Erfahrung auf eine Weise mildert, die es Ihnen erlaubt, Gefühle an die Oberfläche kommen zu lassen und in überschaubarerem Maße zu betrauern. Sobald diese Patienten eine ausreichende Menge ihrer früheren Trauer verarbeitet haben, können sie die Medikamente absetzen und werden mit einer dauerhaften emotionalen Erholung belohnt.

Ich habe auch erlebt, dass andere Klienten und Bekannte Antidepressiva verwenden, um die Arbeit der Genesung vorzeitig zu beenden. Diese Personen riskieren eine dauerhafte Abhängigkeit von diesen Medikamenten (deren langfristige Nebenwirkungen noch nicht erforscht sind), weil ihre ungelösten emotionalen Schmerzen in der Regel wieder auftauchen, sobald sie die Medikamente absetzen. Manchmal sind diese Schmerzen intensiver als zuvor, da sich während der Medikamenteneinnahme zusätzliche »nicht gefühlte« Gefühle angesammelt haben. Diejenigen, die immer noch nicht bereit sind, Trauerarbeit zu leisten, sind schnell dabei, die Verschreibung der Medikamente erneut zu fordern.

Obwohl Antidepressiva bei entsprechender Indikation eindeutig einen therapeutischen Nutzen haben, gibt es einen alarmierenden Trend, sie leichtfertig einzusetzen. Viele Ärzte, die über wenig oder keine psychiatrische Erfahrung verfügen, verschreiben routinemäßig Prozac an jeden, der über seelische Schmerzen klagt. Einige Patienten werden sogar pathologisiert, wenn sie wegen größerer Verluste oder verstörender Lebensübergänge Trauer ausdrücken, und dann dazu gebracht, Medikamente einzunehmen, um sofort wieder »normal« zu werden.

Wegen dieses groben Missbrauchs von Prozac sehen viele Experten die neuen Antidepressiva als gefährliche »Designerdrogen« an, die die Affekte der Konsumenten auf sehr nachteilige Weise dämpfen. Menschen, die ihre Beschwerden nicht spüren können, werden gleichgültig gegenüber der Einschränkung und Abstumpfung in ihrem Leben. Die Gesellschaft muss für ihre niederen und bedeutungslosen Jobs keine klaglosen Androiden mehr produzieren. Sie kann ihre Bürger einfach in eine seelenzerstörende Nachgiebigkeit narkotisieren, indem sie ihnen einen einfachen Zugang zu pharmazeutischen »Heilmitteln« bei seelischen Schmerzen bietet.

Antidepressiva sind keine Heilmittel gegen emotionalen Stress. Ihre gesunde Funktion ist die eines Palliativums, das dem taumelnden Genesenden eine Verringerung des Ausmaßes des von ihm empfundenen Leidens ermöglicht, sodass er Zeit hat, den wirklichen Genesungsprozess in Gang zu setzen – die Bewältigung der Trauer und den Aufbau einer gesunden Beziehung zu seiner Emotionalität.

Kapitel 6

Trauern fördert die Lebenskraft, indem selbstzerstörerisches Verhalten abgebaut wird

Die Neurose ist immer ein Ersatz für legitimes Leiden

— Carl Jung

Aber vor sich selbst kann man nicht fliehen, gegen die innere Gefahr hilft keine Flucht, und daher sind die Abwehrmechanismen des Ichs dazu verurteilt, die innere Wahrnehmung zu verfälschen … Manchmal stellt es sich heraus, dass das Ich für die Dienste, die sie ihm leisten, einen zu hohen Preis gezahlt hat.

— Sigmund Freud

Es gibt vier wichtige Methoden, wie Kinder sich davor schützen, von den seelischen Schmerzen anhaltender Misshandlung und Vernachlässigung überwältigt zu werden. Es sind die Abwehrstrategien und Haltungen der *Dissoziation, der Hypervigilanz, der Zwangsgedanken und der Verhaltenszwänge.*

Kinder aus dysfunktionalen Familien werden instinktiv übertrieben wachsam, dissoziieren sich und nehmen Zwangsgedanken oder -verhalten an, um die unerträgliche Härte des Familienlebens zu verdrängen, ihr Gefühl von Angst und Scham zu betäuben und ihren schmerzhaften Hunger nach Liebe und Wertschätzung zu dämpfen. Kinder können nicht den rohen, andauernden Schmerz der elterlichen Ablehnung erleben und gleichzeitig ihren

Überlebenswunsch aufrechterhalten. In der dysfunktionalen Familie ist das Bestehen in einem Zustand, gegen den man sich permanent wehren muss, das kleinere von zwei Übeln.

Wenn wir gezwungen sind, uns während unserer gesamten Kindheit auf Abwehrmechanismen zu verlassen, verfestigen sie sich als permanente Seinszustände und Lebensstrategien. Diese Abwehrmechanismen und ihre destruktiven Nebenwirkungen wirken verletzend auf unser ganzes Leben, wenn wir sie nicht aufgeben. Das Leben in einer übermäßigen Verteidigungshaltung ist ein schmerzhaftes Relikt der Vergangenheit, das uns einen großen Verlust an Lebensfreude und eine enorme Anhäufung neuer, unnötiger Schmerzen beschert.

Während unsere Abwehrmechanismen in der Kindheit wie Rettungsleinen waren, haben wir jetzt als Erwachsene die Möglichkeit, uns nicht länger zu schaden, indem wir uns nicht mehr übermäßig auf sie verlassen. Die Gewöhnung an unsere Abwehrmechanismen führt dazu, dass wir sie als normale Art des Seins akzeptieren und ihre schädlichen Auswirkungen nicht mehr wahrnehmen. In diesem Kapitel werden die Merkmale der übermäßigen Dissoziation, der Hypervigilanz, der Zwangsgedanken und der Verhaltenszwänge aufgezeigt, die uns helfen sollen, unnötige Abwehrhaltungen zu erkennen und aufzugeben.

Das Ziel der Genesung ist jedoch nicht die vollständige Beseitigung unserer Abwehrmechanismen. Es wird immer Situationen geben, in denen unsere defensive Haltung uns auf gute Weise dient, wie wir später sehen werden. Die Genesung zielt vielmehr darauf ab, uns die Möglichkeit zu geben, in sicheren Situationen ohne Abwehrhaltung auszukommen, damit wir nicht von der emotionalen Liebe isoliert sind, die jetzt in echter Intimität erlebt werden kann.

Ein Genesungsfortschritt spiegelt sich also im Allgemeinen darin wider, dass wir weniger Zeit distanziert, übertrieben wachsam oder gedanklich bzw. verhaltensmäßig zwanghaft sind und uns häufiger entspannt und spontan ins Leben einbringen.

Dissoziation

Wenn ein Mensch ständig einer Gefahr ausgesetzt ist, die er nicht bewältigen kann, besteht seine letzte Verteidigungslinie schließlich darin, zu vermeiden, dass er die Gefahr überhaupt spürt.

— Rollo May

Dissoziation ist der psychische Abwehrmechanismus, durch den wir instinktiv unser Bewusstsein gegenüber krassen oder unerwünschten Realitäten abstumpfen. Dissoziation schützt uns davor, durch innere oder äußere Umstände zu sehr beeinträchtigt zu werden, wenn diese zu schmerzhaft oder unangenehm sind, um sie ganz zu erfassen.

Wenn wir dissoziiert sind, entfernen wir unbewusst einen Teil oder die Gesamtheit unseres Bewusstseins von unserer unmittelbaren Realität. Dissoziation ist, wie die anderen Abwehrmechanismen auch, kein Alles-oder-Nichts-Prinzip. Die meisten von uns variieren in Grad und Häufigkeit der Dissoziation.

Eine leichte Dissoziation manifestiert sich als harmlose Geistesabwesenheit. Die meisten von uns dissoziieren regelmäßig, wenn sie beim Zuhören plötzlich feststellen, dass sie das eben Gesagte nicht mitbekommen haben. Mein erster Psychologielehrer beschrieb dies als unsere Neigung, auf einen »mentalen Kurztrip« zu gehen.

Tagträumen ist ein anderer Name für diese dissoziierenden mentalen Reisen, und eigentlich ist das Tagträumen ein gesunder psychischer Mechanismus, wenn es nicht exzessiv wird oder die normalen Lebensfunktionen beeinträchtigt. In Maßen ist das Tagträumen eine reizvolle Form der Unterhaltung, ein wichtiger Teil der Kreativität und ein direkter Kanal zu den tiefsten Ebenen der Intuition, wie W.H. Auden schrieb:

> Der Mensch ist von Natur aus ein Schauspieler, der erst zu etwas werden kann, wenn er sich zuerst als solcher ausgegeben hat.

Schlaf ist auch eine gesunde Form der Dissoziation, wenn er nicht übertrieben wird. Diejenigen, die nicht wach bleiben können, obwohl sie körperlich gut ausgeruht sind, werden, wenn sie sich dissoziieren, manchmal plötzlich groggy, um etwas zu vermeiden, dem sie sich nicht stellen wollen. Manche von uns werden sofort schläfrig, wenn ihre Gefühle erregt sind und ins Bewusstsein zu kommen drohen.

Dissoziation wird auch häufig als Dumpfheit, Verworrenheit oder Benommenheit erlebt. Ein Autofahrer, der an seiner üblichen Autobahnausfahrt vorbeifährt, verhält sich in solch einem Fall oft dissoziierend. Das gilt auch für den Leser, der plötzlich merkt, dass er keine Ahnung hat, was im zuletzt gelesenen Abschnitt steht. Viele Unfälle werden durch diesen Grad der Dissoziation verursacht. Sie geschehen, wenn wir nicht gegenwärtig genug sind, um den Ast wahrzunehmen, in den wir gerade laufen, oder das Auto, das plötzlich vor uns zum Stehen gekommen ist.

Eine tiefere Form der Dissoziation tritt auf, wenn wir »entrückt« erscheinen, als ob wir »in einer anderen Welt« sind oder man sich fragen muss »Hallo, ist jemand zu Hause?«. Dissoziation ist besonders problematisch, wenn dazu unangenehme Empfindungen von Verwirrung, Unwirklichkeit und Desorientierung gehören. Wenn das Auftreten solch intensiver dissoziativer Symptome plötzlich und abrupt erfolgt, können wir uns schwach und schwindelig fühlen, als ob wir außer Kontrolle geraten und unseren normalen Sinn für die Realität verlieren.

Die intensivsten Formen der Dissoziation sind Schock, Koma und Amnesie. Wenn ein Trauma zu überwältigend ist, um es zu ertragen, wird die Wahrnehmung automatisch und vollständig aus dem Bewusstsein zurückgezogen. Die ungeheuren körperlichen Schmerzen, die durch einen schweren Autounfall verursacht werden, versetzen das Opfer oft in einen Schock. Wenn seine Verletzungen massiv sind, kann er in ein Koma fallen.

Amnesie ist auch eine dissoziative Reaktion auf ein Trauma. Die meisten Kinder werden zumindest teilweise amnestisch, wenn sie schwere, andauernde Misshandlungen erleiden. In übermäßig traumatischen Zeiten distanzieren sie sich so weit von ihrer unmittelbaren Realität, dass sie nicht wahrnehmen, was direkt vor ihnen liegt. Vielleicht haben Sie Bilder von gebrochenen, hohläugigen Kindern gesehen, hinter deren Augen es kein Leben mehr zu geben scheint. Vielleicht funktioniert der Mechanismus in unserem Gehirn, der registriert und aufzeichnet, was wir sehen, während unserer größten Traumata nicht.

Ich kann mich lebhaft daran erinnern, wie meine arme Schwester, die immer wieder zum Sündenbock gemacht wurde, einen leeren, abwesenden Blick in ihre Augen bekam, wenn mein wütender, alkoholisierter Vater ihr bei den Hausaufgaben »half«. Traumatisiert, wie sie durch seine Bestrafungsmethoden war, löste sich ihre Aufmerksamkeit so gründlich auf, dass sie seinen Anweisungen unmöglich nachkommen konnte. Mit zehn Jahren konnte dieses Mädchen, das sich später so weit erholte, dass sie ihren Doktorgrad erreichen konnte, weder »Wie viel ist 5 + 6?« noch irgendeine andere Frage, die mein Vater ihr entgegenschleuderte, richtig beantworten.

Die Unfähigkeit meiner Schwester, die einfachen Fragen meines wütenden Vaters zu beantworten, war keineswegs eine Frage der Intelligenz. Es war eine rein dissoziative Antwort auf den Terror, der es ihr unmöglich machte, seine Fragen wahrzunehmen oder ihnen einen Sinn zu geben. Die Tatsache, dass sie sich immer noch nicht an seine verletzenden Verhöre erinnert, ist ein weiteres Indiz dafür, wie dissoziiert sie war.

Ich glaube, diese Art der Dissoziation ist für viele Schulkinder relevant, bei denen eine Lernbeeinträchtigung diagnostiziert wird, ebenso für viele Erwachsene, die mit der neuesten »Allerwelts«-Diagnose belegt werden: Aufmerksamkeitsdefizitsyndrom. Ich denke, Forschungen auf diesem Gebiet würden nachweisen, dass viele dieser Personen unter einer furchtbaren Elternschaft leiden und von Schmerzen und Angst so überwältigt sind, dass sie ihre Aufmerksamkeit nicht lange genug halten können, um effizient zu lernen. Darüber hinaus kenne ich viele Überlebende, deren Genesungsarbeit es ihnen ermöglicht hat, ihre ursprüngliche Intelligenz zurückzugewinnen, ihre miserable Schulgeschichte zu überwinden und schließlich akademischen und beruflichen Erfolg zu erlangen.

Die Dissoziation schützt uns in der Kindheit davor, die ganze Toxizität der destruktiven elterlichen Botschaften aufzunehmen. Die Hetzreden unserer Eltern »in ein Ohr rein und aus dem anderen wieder rauszulassen«, ist eine gesunde Antwort auf eine ungesunde Situation.

Dissoziation ermöglicht es Kindern auch, während einer traumatischen Erfahrung körperlich anwesend zu bleiben, ohne sie vollständig zu erleben. Manche Kinder betäuben sich durch die Dissoziation so gründlich, dass sie während der Schläge wenig oder keine Schmerzen empfinden. Dies ist ein weiterer Grund, warum wir die Gewalt unserer Eltern gewöhnlich verharmlosen.

Viele von uns negieren leichtfertig die Tatsache, dass wir immer wieder mit einem Gürtel, einer Gerte oder einer riesigen, gespannten Erwachsenenhand auf den nackten Po geschlagen wurden. Ich wette, wir würden jetzt, wo wir nicht so distanziert sind, vor Qualen heulen und vor Angst zittern, wenn wir auf die gleiche Weise von jemandem in entsprechender Größe und Stärke ausgepeitscht würden.

An dieser Stelle noch eine letzte Bemerkung zur Funktionsweise der Dissoziation. Ich glaube, Dissoziation findet statt, wenn sich die Aufmerksamkeit von der für die Sprache zuständigen, realitätsorientierten linken Gehirnhälfte verschiebt und in der fantasievolleren, transzendenz-orientierten rechten Gehirnhälfte auflöst. Die rechte Gehirnhälfte kontrolliert kognitive Prozesse, die weniger selbst-bewusste Aufmerksamkeit erfordern. Diese reichen von der aktiven Imagination über spontanes Tagträumen bis hin zu den tiefen, nicht selbstbewussten Zuständen der Meditation und dem vorübergehenden Aussetzen der Selbstwahrnehmung im Schlaf. Dissoziation scheint immer dann unser Reflex zu sein, wenn wir uns angesichts einer brutalen Realität hilflos fühlen und in einen stark vergesslichen Teil der rechten Gehirnhälfte zurückziehen.

Alles in Maßen, einschließlich der Abwehrhaltung

Wenn wir von unseren Eltern ernsthaft verletzt wurden, sind wir vielleicht erwachsene Kinder, die sich immer noch zu sehr auf Dissoziation verlassen. Während wirksames Trauern oft automatisch unnötige Dissoziation vermindert, geht es nicht darum, sich in jeder Hinsicht von dieser Abwehr zu befreien. Wie bereits erwähnt, ist ein gewisses Maß an Dissoziation normal und gesund, insbesondere wenn sie im Schlaf, beim Tagträumen und in einigen meditativen Zuständen auftritt.

Dissoziation ist auch eine natürliche Reaktion von unschätzbarem Wert auf plötzliche intensive Verletzungen. Angesichts eines schweren Traumas können wir uns glücklich schätzen, wenn wir uns in einen gewissen Grad von Schock zurückziehen können. Ich wünschte, ich könnte auf dem Zahnarztstuhl lernen, mich zu dissoziieren! Bei besonders heftigen zahnärztlichen Eingriffen in der Vergangenheit war ich auf Lachgas angewiesen, um mich zu dissoziieren. Leider werden viele Menschen in ihrem Bemühen, Schmerzen zu vermeiden, von Drogen abhängig. Alkohol, Marihuana, Beruhigungsmittel und Opiate sind weit verbreitet, um sich von Schmerzen zu dissoziieren.

Der dissoziative Schock ist auch eine natürliche, hilfreiche Reaktion auf den Tod oder Verlust eines Menschen, den wir zutiefst lieben. Wenn wir einen geschätzten Menschen verlieren, ist unser Schmerz so überwältigend, dass wir völlig am Boden zerstört wären, wenn wir uns nicht dissoziieren würden. Menschen, die sich in solchen Momenten nicht dissoziieren können, werden so stark vom Schmerz überflutet, dass sie funktionsunfähig werden und es ihnen manchmal so schlecht geht, dass sie wahnsinnig werden oder Selbstmord begehen. Deshalb ist es normal, wenn wir uns anfangs nur benommen fühlen, wenn wir zum ersten Mal vom Tod eines geliebten Menschen hören oder wenn unser Partner ohne Vorwarnung sagt, dass er uns verlässt.

Es braucht Zeit, um den überwältigenden Schmerz solch verheerender Verluste zu verdauen. Sie erzeugen so viel Trauer, dass eine wirksame Trauerarbeit viele Ansätze braucht, um den Schmerz zu fühlen und ihm Ausdruck zu verleihen. Vorübergehende Dissoziation ist eine gesunde Befreiung von der allzu langen Versenkung in den Kummer während der frühen Trauerphasen, wenn die Erleichterung, die das Trauern mit sich bringt, manchmal schwer zu erreichen ist.

Die angesammelte Trauer über die Verluste unserer Kindheit ist für viele die größte Trauer von allen – weit größer als die eines bestimmten tragischen Verlustes in der Gegenwart. Diese Trauer hat sich über viele Jahre hinweg tagtäglich während der ständigen Verwundung und Zerstückelung unseres wahren Selbst angesammelt. In meiner ersten dunklen Seelennacht hatte ich oft das Gefühl, als ein Regenwald geboren worden zu sein, der auf eine Höhe von Bäumen in den städtischen Siedlungen zurechtgestutzt worden war. In solchen Zeiten war es manchmal eine willkommene Erleichterung, das Fernsehen zu nutzen, um für einige Stunden »abzuschalten« und mich zu dissoziieren.

Ohne die Fähigkeit, Abwehrmechanismen wie die Dissoziation zu mobilisieren, können die Überlebenden keinen langfristigen Trauerprozess in Angriff nehmen. Einige schwer traumatisierte Menschen sind nicht in der Lage, Abwehrstrategien wieder aufzunehmen, sobald sie ihren Vorrat an Kindheitsverletzungen aufgedeckt haben. Ohne den Rettungsring der Dissoziation können diese erwachsenen Kinder ihre Trauer nicht nach und nach verarbeiten, ohne darin zu ertrinken.

Tragischerweise sind viele chronisch Schizophrene, extreme Zwangsneurotiker und Menschen mit schwerwiegender Borderline-Persönlichkeitsstörung lebenslang auf Medikamente oder ein dauerhaftes Verharren in einer unnachgiebigen Abwehrhaltung angewiesen. Dies ist ein wesentlicher Grund, warum niemand gezwungen oder genötigt werden sollte, Genesungsarbeit zu leisten.

Obwohl fast jeder, der sich in Genesung befindet, manchmal das Gefühl hat, er würde in seinem Schmerz ertrinken, ist es sehr unwahrscheinlich, dass jemand, der dieses Buch bis hierhin gelesen hat, zu dem kleinen Prozentsatz von Menschen gehört, der sich seiner Trauer nicht öffnen kann. Diejenigen, die mit der Trauer nicht umgehen können, empfinden sie gewöhnlich auf einer so tiefen Ebene, dass sie Bücher meiden, die zur Erforschung der Kindheit anregen.

Die meisten Genesenden müssen gelegentliche Erfahrungen von überwältigender Trauer aushalten, um eine signifikante Genesung zu erreichen. Das Gefühl der Überwältigung war ein elementarer Teil der frühkindlichen Verletzungen. Wir müssen unsere intensiven Gefühle der Verlassenheit erneut erleben, um unser eigenes, dringend benötigtes Mitgefühl für diese tragischen Jahre unseres Lebens zu erfahren, denn es ist, wie Carl Jung sagte:

> Nur im Zustand der völligen Verlassenheit und Einsamkeit erleben wir die hilfreichen Kräfte unserer eigenen Natur.

Mit fortschreitender Genesung ist es weniger notwendig, sich durch Dissoziation oder andere defensive Haltungen und Strategien von der Trauer zurückzuziehen, denn sie bringt immer mehr Erleichterung. Mit der Zeit nehmen die gewohnheitsmäßige Dissoziation und Abwehrhaltung spontan ab und wir werden sowohl in der inneren als auch in der äußeren Realität präsenter. Das bewahrt uns vor dem Schicksal eines Komikers, der berichtete, wie er – in Folge seiner ständigen Dissoziation – während einer Nahtoderfahrung, bei der sein Leben vor seinen Augen ablief, schockiert feststellte, dass er darin gar nicht vorkam.

Hypervigilanz

> *Erwachsene Kinder, die manchmal als »hypervigilant« bezeichnet werden, scannen automatisch die Umgebung nach Hinweisen, um jederzeit zu wissen, was sich vor, hinter, links und rechts von ihnen befindet.*
>
> — Herbert Gravitz und Julie Bowden

Hypervigilanz ist eine defensive Strategie, die darin besteht, intensiv wachsam zu bleiben. Hypervigilanz ist ein erstarrter, verkrampfter, »adrenalisierter« Zustand der ängstlichen Erwartung von Feindseligkeit. In der Natur entspricht sie der Schockstarre, der Haltung, die Tiere instinktiv einnehmen, wenn sie ihre Kampf- oder Fluchtreaktion nicht zur Abwehr eines Angriffs oder zum Entkommen nutzen können.

Tiere und Menschen nehmen reflexartig die Schockstarre ein, wenn ihre Angreifer oder Feinde zu stark sind, um sich gegen sie wehren zu können, oder zu schnell, um ihnen zu entkommen. Viele Überlebende wurden in ihrer Kindheit so häufig angegriffen, dass sie aus Gewohnheit übermäßig wachsam sind, ständig auf der Hut und schmerzhaft in der Schockstarre verharren.

Kinder, die ständigem Missbrauch ausgesetzt sind, werden instinktiv übertrieben wachsam und nehmen eine unnachgiebige Haltung der intensiven Beobachtung und Antizipation ein. Sie sind wie in die Ecke getriebene Tiere, die ängstlich versuchen, sich anzupassen um nicht bemerkt zu werden. Sie machen sich klein, ziehen sich zusammen und verhalten sich so ruhig und bewegungslos wie möglich, um nicht entdeckt zu werden. Folglich wird die Hypervigilanz manchmal auch als Camouflage-Reaktion bezeichnet.

Wenn wir uns bei der Hypervigilanz ständig zusammenziehen und erstarren, schädigen wir unsere Gesundheit durch eine chronische Kontraktion der Muskulatur unseres Körpers. Eine hypervigilante Anspannung behindert die Funktionen der Durchblutung und der Atmung und blockiert den *Chi*-Fluss. (Chi ist der Begriff, den Akupunkteure verwenden, um die zirkulierende Versorgung des Körpers mit Lebensenergie zu beschreiben.) Die flache Atmung und die konstante Anspannung der Hypervigilanz erschöpft uns und macht uns anfällig für Verletzungen und Krankheiten.

Die meisten von uns erleben unterschiedliche Grade von Hypervigilanz. Nur in Situationen der größten Bedrohung manifestiert sich Hypervigilanz in Form einer lähmenden Art von Erstarrung. Wenn wir weniger hypervigilant sind, ähneln wir dem Nachtwächter eines Geschäfts, der schon einige Einbrüche erlebt hat. Wir verbringen viel Zeit mit unserer permanenten Wachsamkeit und rechnen ständig ängstlich mit der Gefahr. In ungewohnten Situationen nimmt die Hypervigilanz tendenziell zu. Viele Überlebende sind automatisch misstrauisch gegenüber allen unbekannten Personen, insbesondere gegenüber denen, die ihren ursprünglichen Tätern ähneln.

Hypervigilanz ist in einer misshandelnden Familie für das Kind das einzige Mittel sich zu schützen. Indem es ständig auf der Hut ist, kann es manchmal subtile Anzeichen dafür erkennen, wenn seine Eltern in den »Angriffsmodus« geraten. Das gibt ihm Zeit, sich zu verstecken, eine Ablenkung zu schaffen oder sich klein und somit zu einer kleineren Zielscheibe zu machen; manchmal bleibt dem Kind nur genügend Zeit, um die Hände hochzuheben und so einen plötzlichen Schlag abzufedern.

Ich habe mit mehreren Klienten gearbeitet, denen nicht einmal diese Verteidigungshaltung erlaubt war. Sie waren gezwungen, ihre Hände an der Seite zu halten, während ihnen ins Gesicht geschlagen wurde. Für diese Klienten war Dissoziation eine wirksamere Verteidigung als Hypervigilanz.

Wenn ich über meine eigene Geschichte mit der Hypervigilanz nachdenke, scheint es, dass mich die launischen Stimmungen meiner Eltern aus meinem fühlenden Herzen vertrieben und mich gezwungen haben, einen dauerhaften Wohnsitz in meinem Kopf einzunehmen. Von dort beobachtete ich meine Eltern aufmerksam, um Anzeichen von einer drohender Misshandlung zu erkennen. Ich zensierte meine Sprache und meine Bewegungen rigoros und versuchte verzweifelt herauszufinden, welches falsche Selbst sie von mir erwarteten.

Eine meiner Klientinnen entdeckte vor Kurzem leibhaftige Beweise für ihre Methode der Hypervigilanz und Selbstzensur während ihrer Kindheit. Als sie sich ein Familienvideo ansah, war sie entsetzt, als sie sich selbst als Kleinkind sah, das im Haus herumlief, sich immer wieder auf die eigene Hand schlug und sich anschrie: »Böses Mädchen, nicht anfassen; böses Mädchen, nicht anfassen.« Als die Kamera auf ihre Eltern schwenkte, sah sie, wie diese vor Freude lachten und sie zu vielen Zugaben ermutigten.

In ähnlicher Weise erinnere ich mich an meine Überraschung vor einigen Jahren, als ich bemerkte, wie ich, als ich allein in meiner Wohnung war, jedes Mal »Entschuldigung« sagte, wenn ich etwas fallen ließ oder gegen etwas stieß. Ich war empört über diese hirnlose Angewohnheit, bis mir schließlich bewusst wurde: Meine Eltern hatten mich auf so schändliche Weise in diese Haltung gebracht, mich ständig zu entschuldigen, dass ich es sogar gegenüber den Wänden und dem Boden tat! Diese Erkenntnis half mir schließlich zu erkennen, wie permanent und unangemessen wachsam ich im Hinblick auf alles war, was ich sagte und tat.

Nach außen schauen, um nicht nach innen schauen zu müssen

Die defensive Haltung der Hypervigilanz dient auch als Ablenkung von seelischen Schmerzen. Kinder betäuben ihre ständige Angst, Scham und Einsamkeit, indem sie ihre Aufmerksamkeit permanent nach außen richten. Viele erwachsene Kinder sind an Hypervigilanz gewöhnt, weil ihre unverarbeitete Trauer aufzutauchen droht, wenn sie nicht auf der Hut sind.

Trauern löst die emotionale Spannung, die uns in der Hypervigilanz in der Schwebe hält, und wir können uns entspannen und uns in unserem Körper lebendiger fühlen. Zwanzig Jahre Trauerarbeit haben sowohl meine körperliche Gesundheit als auch meine sportliche Leistung verbessert. Obwohl ich fast fünfzig Jahre alt bin und meine Leistung als Basketballspieler abnehmen »sollte«, verbessere ich mich weiterhin über das Niveau hinaus, das ich bisher erreicht habe. Ich »behaupte mich« und laufe stundenlang mit Sportkollegen, die in den Zwanzigern sind.

Ich glaube, dass das Trauern diesen Effekt erzielt hat, indem es meine Leistungsangst vermindert hat. *Leistungsangst* ist die heimtückische Mischung aus Hypervigilanz, Perfektionismus und emotionalen Flashbacks, die unsere Fähigkeit, angemessen und spontan zu reagieren, drosselt und hemmt. Leistungsangst wird durch die unbewusste Furcht stimuliert, dass wir genauso barsch wie in unseren Familien behandelt werden, wenn wir in irgendeiner Weise Fehlleistungen bringen oder wanken. Eine der tragischsten Entbehrungen in der Kindheit ist, dass viele von uns aufgrund von ungelöster

Leistungsangst nicht an Spielen, Sport, Tanz und anderen Formen des gemeinsamen Zeitvertreibs teilnehmen.

Vor meiner intensiven Trauerarbeit hatte die Leistungsangst meine natürliche Sportlichkeit stark beeinträchtigt. Ich hatte solche Angst vor Fehlern, dass ich oft erstarrte, wenn ich etwas vormachen sollte. Wenn ich schlagen sollte oder versuchte, den Ball zu fangen, flog der Ball oft an mir vorbei, bevor ich reagieren konnte. Und wenn ich den Ball gefangen hatte, versuchte ich oft so sehr, einen perfekten Wurf zu machen, dass ich schlecht warf oder zu lange wartete, um Punkte zu machen.

Glücklicherweise ließ meine Leistungsangst gelegentlich nach, wenn ich mit Freunden spielte, und daher spielte ich weiter. Wann immer meine Hypervigilanz wieder stimuliert wurde, machte ich jedoch übermäßig viele Fehler. Jeder Fehler trieb meine Hypervigilanz dann um eine weitere Stufe nach oben, ich verkrampfte mich immer mehr und versuchte verzweifelt, es nicht zu »vermasseln«. Wenn sich das Spiel dann in meine Richtung bewegte, schwankte mein Verstand quälend und unwirksam zwischen solchen Entscheidungen wie hinspringen oder ausweichen, Ball abgeben oder zielen, auf die andere Seite spielen oder bei sich behalten, losrennen oder auf Position bleiben. Ich war so verkapselt in meinem Kopf, dass die instinktiven Talente meines Körpers nicht mehr funktionsfähig waren.

Meine schlimmste Leistungsangst trat auf, wenn es Zuschauer oder Teilnehmer gab, die mich an meine Eltern erinnerten. In solchen Momenten eskalierte meine Hypervigilanz in Angst, meine Leistung wurde immer schlechter und ich produzierte einen demütigenden Fehler nach dem anderen. Bei meinen fürchterlichsten Erlebnissen auf dem Spielfeld wurde ich so sehr von der Angst gelähmt, dass ich mich manchmal so stark dissoziierte, dass ich nicht einmal merkte, wenn der Ball in meine Richtung flog. Einmal prallte ein Basketball-Pass an meinem Kopf ab und traf unrühmlich in den Korb!

Bei anderen Gelegenheiten verschlechterte sich meine Leistung, weil ich mich im Gebet verlor und wie besessen um göttliches Eingreifen bettelte: »Bitte Gott, lass ihn nicht den Ball zu mir passen! Ich verspreche, dass ich eine Woche lang jeden Tag zur Messe und zur Kommunion gehe, wenn ich nur nicht noch einen Fehler machen muss.«

Meine Hypervigilanz beim Sport behinderte mich jahrzehntelang durch eine übertriebene Angst davor, den »Ball fallen zu lassen«. Aus diesem Grund konnte ich im Sport nur wenig von meinem vollen Potenzial entwickeln. Ich habe nie neue »Spielzüge« riskiert, denn ich konnte es nicht ertragen, die anfänglichen Fehler zu machen, die notwendig sind, um neue Fähigkeiten zu erlangen oder alte zu »perfektionieren«.

Meine Leistungsangst blieb bestehen, bis ich anfing, meine Wut zu nutzen, um sie zu überwinden. Ich tat dies, indem ich jedes Mal stillschweigend innerlich wütend wurde, wenn ich auf dem Platz Angst hatte. Ich schrie innerlich gegen die Stimmen des Scheiterns an, die meine Hypervigilanz begleiteten. Ich tobte gegen meine Eltern, weil sie mir Angst eingeflößt hatten. Ich sagte meinem inneren Kind, dass ich nicht zulassen würde, dass sie oder jemand anderes uns wegen eines Fehlers verletzen würden.

Ich wandte diese Technik Hunderte Male an, bevor ich mich sicher genug fühlte, um mich beim Sport zu entspannen. Viele Jahre des Trainings haben mich nun mit der Fähigkeit belohnt, Fehler als Lernmöglichkeiten und nicht als Katastrophen zu behandeln, die eine Demütigung verdienen.

Meine Hypervigilanz verkümmert immer mehr, je älter ich werde, und ich verbinde mich zunehmend mit dem entspannten, instinktiven Wissen meines Körpers. Fast jedes Mal, wenn ich jetzt Basketball spiele, staune ich darüber, wie sehr meine Reflexe bei meinem Spiel die Führung übernehmen und mich leiten. Ich kann es kaum glauben, wie viele Fehlschüsse ich bereitwillig überstanden habe, um recht geübt beidhändig in einem Abstand von fünf Metern auf den Korb zu werfen.

Gesunde Hypervigilanz

Hypervigilanz ist in dem Maße selbstzerstörerisch, wie sie zum Dauerzustand wird. Es gibt viele Situationen im Leben, insbesondere in modernen Industriegesellschaften, in denen Hypervigilanz notwendig und hilfreich ist. Sicheres Fahren erfordert beispielsweise eine erhebliche Hypervigilanz. Diejenigen, die im Verkehr nicht hypervigilant sind, haben viel mehr Unfälle als diejenigen, die defensiv fahren. Sie sind anfälliger dafür, von dissoziierten Fahrern angefahren zu werden!

Eine leichte Hypervigilanz ist auch in unserem sozialen Leben nützlich. Viele von uns neigen dazu, Menschen, die so missbräuchlich sind wie ihre Eltern, durch ein Phänomen anzuziehen, das als Wiederholungszwang bekannt ist (siehe Kapitel 7). Daher sollten wir bei der Wahl unserer Freunde kritischer sein. Zurückhaltung bei neuen Bekanntschaften gibt uns die nötige Zeit, um zu beurteilen, ob sie durchweg fair und respektvoll sind.

Manche Überlebende schämen sich, weil sie sich in der Nähe neuer Leute immer übervorsichtig fühlen. Diejenigen von uns, die über einen langen Zeitraum Misshandlungen erfahren haben, müssen akzeptieren, dass sie sich in der Gegenwart anderer vielleicht nie entspannt fühlen, solange sie sie nicht gut kennen.

Schwanken zwischen Hypervigilanz und Dissoziation

Ein erwachsenes Kind kann sowohl an Hypervigilanz als auch an Dissoziation gewöhnt sein. Diese Abwehrhaltungen treten beide bei Überlebenden auf, deren Körper hypervigilant angespannt und verkrampft sind, deren Bewusstsein jedoch dissoziiert und nicht mit achtsamer Beobachtung beschäftigt ist.

Häufiger gibt es Überlebende, die radikal von der einen zur anderen Abwehrhaltung wechseln. Während sie in einem Moment noch bis zur Erschöpfung höchst wachsam sind, driften sie plötzlich und stillschweigend weit weg in ihre eigene dissoziierte Welt ab. Dort fühlen sie sich diffus verloren und ohne Kontakt, bis ein neuer bedrohlicher Reiz auf sie einstürmt und sie wieder in die Hypervigilanz versetzt.

Vielen Überlebenden sind die weniger extremen Zonen der Wachsamkeit und Entspannung, die zwischen den Polen der Hypervigilanz und der Dissoziation liegen, fremd. Effektives Trauern ermöglicht den Zugang zu dem Bereich des Bewusstseins, das zwischen diesen Extremen liegt.

Zwangsgedanken

> *Wenn mein Herz mein Denken übernehmen könnte*
> *und mein Kopf zu fühlen beginnt*
> *würde ich die Welt mit Liebe betrachten*
> *und wissen, was wirklich wahr ist.*
>
> — Van Morrison, *I Forgot That Love Existed*

Bei vielen erwachsenen Kindern dienen Zwangsgedanken der Abwehr ihrer schmerzhaften Gefühle. Viele von uns gewöhnen sich in der Kindheit an Zwangsgedanken, um sich von der Feindseligkeit und dem Mangel an Liebe in der Familie abzulenken.

Die häufigste Form der Zwanghaftigkeit, die oft als funktional durchgeht, ist das Nonstop-Denken. Obsessive Menschen werden stark von Prozessen der linken Gehirnhälfte bestimmt und übermäßig von ihrem Denken beansprucht.

Viele Intellektuelle sind kaum mehr als hochentwickelte Obsessive. Ständiges Nachdenken macht sie so gefühllos, dass sie ihrem langweiligen und anstrengenden Stereotyp entsprechen. Entfremdet von ihren Herzen und Seelen, sind sie oft leidenschaftslos und persönlich weniger engagiert als Computer.

Wie schrecklich, dass unsere Kultur intellektuelle Leistungen automatisch als Beweis für einen entwickelten Bewusstseinszustand betrachtet! In diesem Auszug aus seiner Autobiografie beklagt Charles Darwin den Trugschluss dieser Einschätzung:

> Mein Geist scheint eine Art Maschine geworden zu sein, die aus Unmengen von Fakten allgemeine Gesetze herausschält, aber warum dies eine Atrophie desjenigen Teils meines Gehirns verursacht haben könnte, von dem die höheren Geschmacksentwicklungen abhängen, kann ich nicht verstehen … Der Verlust der Empfänglichkeit für derartige Sachen ist ein Verlust an Glück und dürfte möglicherweise nachteilig für den Intellekt, noch wahrscheinlicher für den moralischen Charakter sein, weil es den gefühlsmäßigen Anteil unserer Natur schwächt.

Ich will hier nicht unterstellen, dass Intellektualität immer ein Ausdruck der Abwehr oder Einschränkung ist. Intellektuelle mit gesunder emotionaler Natur, wie John Bradshaw und Joseph Campbell, betrachte ich mit Freude. In ähnlicher Weise waren Genies wie Einstein und Newton besessen von Dingen von tief greifender Bedeutung und leisteten große Beiträge für die Menschheit, ohne ihre vielfältige Wertschätzung des Lebens zu opfern.

Leider scheinen diese wenigen die Ausnahme und nicht die Regel zu sein. Allzu viele Akademiker und Wissenschaftler schaden sich selbst und schmälern ihr Leben (und das ihrer Familien), indem sie sich zu sehr auf geistige Prozesse konzentrieren. Da es ihnen schwerfällt, sich gefühlsmäßig auszudrücken, leiden sie häufig unter großer Einsamkeit, weil sie sich emotional nicht mit anderen verbinden können.

Die extremste Form der Obsession ist die ritualisierte Wiederholung desselben Gedankens. Als junger Katholik habe ich mich stark auf die Ablenkung verlassen, die von der ständigen Wiederholung der Worte herrührt: »Maria, Jesus und Joseph, betet für mich.« Wenn ich besonders ängstlich war (wenn sich meine verbotene Wut oder meine Tränen knapp unterhalb des Bewusstseins rührten), sang ich dies stundenlang stillschweigend und immer wieder. Ich glaube, viele (sicherlich nicht alle) Formen des Gebets sind kaum mehr als eine zwanghafte Abwehr von Gefühlen. Die bange, ständige Wiederholung von Bibelstellen oder Mantras wird oft unwissentlich benutzt, um die »Dämonen« der Gefühle zu vertreiben.

Die am weitesten verbreitete selbstzerstörerische Form der Obsession ist die Sorge. In ihrer intensivsten Form manifestiert sie sich als die im letzten Kapitel beschriebene Katastrophisierung und Dramatisierung.

Viele Besessene haben eine Palette von Themen, die sie beunruhigen, und immer wieder in verschiedenen Kombinationen neu beleben. Jemand, der sich ständig fragt, wo sich sein Partner befindet oder wann das nächste Erdbeben kommt, lenkt sich von tieferem Schmerz ab. Die Autorin [Karin Shirley; Anm. d. Ü.] von *Idle Man is the Devil's Workshop* muss eine arme Besessene gewesen sein, die sich zu dem Gedanken genötigt fühlte, dass ihre zugrunde liegenden Gefühle Manifestationen der Hölle seien. Paradoxerweise ist es die fortwährende Ablehnung von Gefühlen, die die scheinbar höllischen inneren Bedingungen schafft, gegen die viele von uns verzweifelt ankämpfen.

Das obsessive sorgenvolle Grübeln ist ein sich selbst verstärkender Prozess. In einer meiner schlimmsten Phasen der Obsession war ich sofort beunruhigt, dass ich mir nicht genug Sorgen machen würde, wenn ich kurzzeitig in meiner Obsession nachließ. Wenn ich in einer frühen Phase der Genesung ins entgegengesetzte Extrem verfiel, machte ich mir häufig Sorgen, dass ich mir zu viele Sorgen machte. Ich war wie Calvin, die Zeichentrickfigur, die, wenn sie in einem ausweglosen Labyrinth voller Sorgen gefangen war, ausrief: »Mein Gehirn versucht mich zu töten.«

Zwanghafte Sorgen sind jedoch nur dann ausweglos, wenn wir nach einem »gedanklichen« Ausweg suchen. Gesunde Linderung von Sorgen kommt in erster Linie dadurch zustande, dass man sich seinen Gefühlen hingibt und den emotionalen Schmerz, der die Besessenheit nährt, »austrauert«.

Wenn wir uns übertriebene Sorgen machen, ist es, als ob unsere ungefühlten, flüssigen Gefühle der Verletzung verdampfen und in die luftigen mentalen Bereiche aufsteigen, wo sie unsere Gedanken mit schmerzhaften Perspektiven besudeln. Die Sorgen gehen weiter und weiter und weiter, denn das Verdampfen ist eine extrem langsame und unwirksame Art, flüssigkeitsähnliche Emotionen zu verarbeiten. Schmerzhafte Emotionen brauchen das Wasser der Tränen, um gelöst zu werden. Tränen stoppen sofort die

Zwangsgedanken, indem sie die ausufernde Angst auflösen, die im gesamten dramatisierenden Geist wuchert.

Die Angewohnheit, sich zwanghaft Sorgen zu machen, muss gebrochen werden, denn wir leben in einer Welt voller Probleme, sodass uns die Dinge, über die wir uns Sorgen machen können, nie ausgehen werden. Unerbittliche Sorgen lenken uns nicht nur von unseren Gefühlen ab, sondern auch von Schlaf, Entspannung, Spiel, Beziehungen und der Aufrechterhaltung unseres Alltags.

Wenn wir nicht trauern und nicht die Angewohnheit der Zwangsgedanken ablegen, riskieren wir, wie der von Winston Churchill beschriebene alte Mann zu werden, der am Ende seines Lebens angelangt ist und in einer schrecklichen Erkenntnis ausruft: »All die schrecklichen Dinge in meinem Leben sind nie wirklich passiert!«

Gesunde Zwangsgedanken

Zwangsgedanken sind, wie die anderen wichtigen Abwehrmechanismen auch, in Maßen gesund. Längere Phasen konzentrierten Denkens sind für bestimmte Aufgaben offensichtlich von unschätzbarem Wert. Wir könnten nicht lesen oder schreiben lernen, ohne uns intensiv mit der Sprache zu beschäftigen. Unser Leben wäre sehr viel ärmer, wenn wir nicht viel Zeit mit Denken, Analysieren, Selbstreflexion und Philosophieren verbringen würden. Das Denken kann eine Freude sein, wenn es nicht nur eine Ablenkung vom Gefühl ist.

Um gute Lösungen für die vielen Probleme des realen Lebens zu finden, braucht es eine beharrliche geistige Beschäftigung damit. *Kreatives Nachdenken* ist ein Begriff, den ich geprägt habe, um die langwierige Analyse eines komplexen Problems oder einer komplexen Entscheidung zu beschreiben. Wenn ich ins Schleudern gerate, nachdem ich zum dritten Mal in Folge in einer Beziehung betrogen worden bin, sollte ich viel Zeit damit verbringen, über die Feinheiten meiner Beziehungsgeschichte nachzudenken. Wenn mir eine Stelle in einem anderen Teil des Landes angeboten wird, muss ich wahrscheinlich eine Reihe von Vor- und Nachteilen im Zusammenhang mit einem möglichen Umzug ausgiebig abwägen.

In einer frühen Phase der Genesung müssen wir vielleicht auch intensiv darüber nachdenken, wie wir unsere Gefühle auf eine gesunde Weise zum Ausdruck bringen können. Längeres Nachdenken hilft uns oft zu erkennen, ob unsere Verletzung aus der Vergangenheit oder der Gegenwart stammt und ob wir unsere Gefühle für uns allein ausdrücken oder direkt an die Person richten wollen, die sie betreffen.

Bei den wichtigsten Themen des Lebens ist eine kluge Entscheidung manchmal erst nach wochen- oder monatelanger gründlicher Prüfung aller unserer Optionen, Gedanken und Gefühle möglich.

Die therapeutische Sackgasse der Überanalyse von Zwangsgedanken

Dem Inhalt der Zwangsgedanken wird sowohl vonseiten der Klienten als auch der Psychotherapeuten oft zu viel Aufmerksamkeit und Bedeutung beigemessen. Es ist der eigentliche Prozess der Obsession, nicht dessen Inhalt, der häufig das wichtigste Thema bei der Genesung ist. Wenn wir uns ausschließlich auf die Details unserer Zwangsgedanken konzentrieren, statt auf den zugrunde liegenden emotionalen Schmerz, der sie verursacht, tragen wir oft noch dazu bei, unsere allgemeine Obsession zu verstärken.

Auch wenn es absurd wäre zu behaupten, dass der Inhalt niemals wichtig sei, so müssen chronisch Obsessive doch lernen, den Fokus ihres Bewusstseins von ihren Gedanken weg auf ihre körperlichen Empfindungen zu verlagern. Leider klingt diese Behauptung für viele Obsessive oft absurd und undurchführbar (undenkbar!). Als mir das erste Mal geraten wurde, mein Bewusstsein auf meinen Bauch zu richten – auf die Gefühle »im Bereich der Eingeweide«, dachte ich mir: »Wovon redet dieser Typ? Bewusstsein ist etwas, das sich ausschließlich in meinem Kopf und Gehirn befindet. Welch ein Unsinn, dieses Gerede über das Bauchgefühl! Der macht wohl Witze!«

Dennoch weiß ich als ehemaliger Weltklasse-Obsessiver, dass zwangsfixierte Überlebende unmittelbar etwas über diese mysteriösen Dinge, die man Gefühle nennt, erfahren können. Die in Kapitel 5 beschriebene Technik zur Verbesserung der Gefühle hat vielen meiner Klienten geholfen, sich mit ihren Gefühlen zu verbinden.

Wenn Sie nach dem Ausprobieren dieser Technik immer noch »in Ihren Gedanken feststecken«, benötigen Sie vielleicht die Hilfe eines Therapeuten, der auf emotionale Genesung spezialisiert ist. Therapeuten verwenden eine Vielzahl von Techniken zur emotionalen Befreiung, um Überlebenden zu helfen, sich aus ihren obsessiven Gedanken in ihre Gefühle »fallen« zu lassen. Körpertherapie nach Wilhelm Reich, Bioenergetik, Gestalttherapie,

Rebirthing und die Rosen-Methode gehören zu den bewährtesten dieser Techniken.

Im Umgang mit den Überresten meiner eigenen Zwangsgedanken ertappe ich mich noch immer gelegentlich bei meiner »Lieblings-Obsession« aus der Kindheit: Ich zähle schnell und wiederholt bis zehn. (Als Kind fügte ich dem manchmal noch einen weiteren Zwang hinzu, indem ich stundenlang herumlief und versuchte, Nummernschilder mit Zahlenpaaren zu finden, die sich auf zehn addierten.) Jetzt, da ich weiß, dass Zählen einer meiner obsessiven Abwehrmechanismen gegen meine Gefühle ist, nehme ich sofort an, dass ich »unbewusst« eine emotionale Verstimmung erlebt habe, wenn ich mich wieder sinnlos beim Zählen antreffe.

Wenn ich mich in solchen Momenten auf mein Inneres konzentriere und mir die Frage stelle »Was tut weh?«, stelle ich immer wieder fest, dass ich meine Gefühle wieder einmal »abgedichtet« habe. Wenn ich mich dann emotional fallen lasse und meine unterdrückten Gefühle vollständig zulasse, hören meine Zwangsgedanken normalerweise auf.

Dieselbe Herangehensweise verschafft mir gewöhnlich Erleichterung, wenn ich mich dabei ertappe, wie ich mich obsessiv mit den Tragödien in der Welt oder drohenden Katastrophen, auf die ich keinen Einfluss habe, beschäftige. Wenn ich über die Not der Unterdrückten und der Welt als solcher mitfühlend trauere, hört die unproduktive Sorge auf und ich weiß das Leben wieder zu schätzen.

Das Trauern hilft mir auch dabei, eine realistische Haltung hinsichtlich der Frage zu gewinnen, wie viel ich im guten Sinne tun kann, um anderen zu helfen, ohne eine überzogene Verantwortung für alle in der Welt zu übernehmen, die Heilung brauchen.

Beim ersten Mal, als mich das Trauern entscheidend von meinen chronischen Zwangsgedanken befreite, hat mich ein bestürzendes inneres Bild berührt. Ich sah, wie ich aus einer langen Gefangenschaft in einen Raum geführt wurde, in dem ein Schallplattenspieler spielte, der in einer Rille feststeckte und immer wieder das Gleiche plärrte. Welch enorme Erleichterung empfand ich, dass der Refrain, der ununterbrochen auf mich eindrang, von dem rührseligsten Country- und Westernsong stammte, den man sich vorstellen kann.

Verhaltenszwänge

> *Wilhelm Reich beschrieb zwanghaft handelnde Charaktere als »lebende Maschinen«*
>
> — Rollo May

> *Die einzige Möglichkeit, unser Gehirn aus der Krise zu befreien und unsere Zwanghaftigkeit zu heilen, besteht darin, die Emotionen neu zu erleben … Unsere verlorene Kindheit muss betrauert werden. Unsere Zwanghaftigkeit ist das Ergebnis jener alten blockierten Gefühle (unsere ungelöste Trauer), die immer wieder ausgelebt werden. Wir verarbeiten diese Gefühle entweder, indem wir sie wieder erleben, oder wir agieren sie in unseren Zwängen aus.*
>
> — John Bradshaw

Verhaltenszwänge sind die Verteidigungsstrategie, bei der ein sich wiederholendes Verhalten oder eine begrenzte Auswahl an Verhaltensweisen benutzt werden, um sich von den Gefühlen abzulenken. Daumenlutschen, Skin-Picking, Haareausreißen, Nägelkauen, übermäßiges Essen und Herumzappeln sind häufig auftretende Zwänge, die bei misshandelten Kindern auftreten.

Während wir unsere Kindheit überleben, werden viele von uns abhängig von Verhaltenszwängen. Wenn wir älter werden, verlassen wir uns vielleicht weiterhin auf unsere alten Zwänge oder werden von neuen Zwängen abhängig.

Bei Verhaltenszwängen geht es in der Regel um Substanzen oder Tätigkeiten. Einige Überlebende löschen ihre Gefühle mit den »bevorzugten« Substanzen Essen, Alkohol und Drogen; andere betäuben sich durch »beliebte« exzessive Handlungen wie Sport, Arbeit, Sex, Geschäftigkeit, Putzen, Einkaufen.

Den Klassiker unter den Verhaltenszwängen kann man bei denjenigen beobachten, die immer wieder ihre Hände waschen. Ich glaube, dass dieser Zwang entsteht, wenn toxische Scham die nicht ausgelebten Gefühle der Trauer in ein Gefühl des Ekels und der Verunreinigung verwandelt. Selbstekel scheint der unbewusste, konditionierende Faktor bei den meisten Verhaltenszwängen zu sein.

Bestimmte Zwänge sind sozial akzeptierter als andere. Workaholismus und unablässiges Putzen sind weithin akzeptierte Zwänge, die in der Regel eher Lob als Mitleid für ihre Opfer auslösen. Konsum- und Kaufzwänge werden üblicherweise mit Slogans wie »Zum Einkaufen geboren« und »Einkaufen bis zum

Umfallen« auf die leichte Schulter genommen. Und während illegale Drogen in der Regel verpönt sind, werden verschreibungspflichtige Medikamente oft geduldet, und in vielen Kreisen gelten Alkohol und Tabak nicht einmal als Drogen.

Zudem wird übermäßiges Essen, das vielleicht der am weitesten verbreitete Zwang ist, in der Regel nur dann verachtet, wenn es zu Adipositas führt. Mehrere meiner Freunde, die aus dem Ausland zu Besuch kamen, waren erstaunt über die große Anzahl fettleibiger Menschen in Amerika. Ein Freund, der ausgewandert war, hat einmal geflucht: »In einer Nation, in der der Konsum eine patriotische Pflicht zu sein scheint, haben noch nie so viele so viel für ihr Land gegessen.«

Schließlich ist der Workaholismus wahrscheinlich unser heimtückischster Zwang, weil er in den höchsten Ebenen unserer Wirtschaft und der Regierung ein heiliger Wert ist. In einem 1994 erschienenen PBS-Fernsehspecial *Running Out of Time* wurde behauptet, dass die Arbeit für viele Menschen zur neuen Religion geworden sei:

> Arbeit ist nicht länger ein Mittel zum Zweck,
> sondern Selbstzweck.

Den Produzenten zufolge erzeugt Workaholismus bei den Amerikanern so viel Zeitdruck, dass der »Zeitmangel« heute die Ursache Nummer eins für einen vorzeitigen Tod in Amerika ist.

Die Japaner sind von der Überarbeitung so stark betroffen, dass sie den Begriff »Karōshi« verwenden, um den Tod durch Workaholismus zu beschreiben. Es wird geschätzt, dass Karōshi jährlich Zehntausende Japaner durch Herzversagen tötet. Die Überarbeitung hat in Japan auch eine neue Beschäftigung hervorgebracht, bei der Schauspieler angeheuert werden, um die Familien der Arbeiter zu verkörpern. Diese Ersatzfamilien besuchen dann die Eltern der Arbeiter, die zu sehr unter Zeitdruck stehen, um selbst Besuche zu machen!

Zwänge zehren unseren Körper aus

> *Was ohne Ruhepausen geschieht, ist nicht von Dauer.*
>
> — Ovid

Menschen mit Zwangsgedanken und Verhaltenszwängen beeinträchtigen ihr Leben auf ähnliche Weise. Wann immer ihre Gefühle stimuliert werden, verstärken sich ihr Suchtverhalten und ihre Zwangsgedanken. Der Nikotinabhängige raucht ohne Unterlass. Der Trinker säuft Tag und Nacht mit der Begründung »Irgendwo auf der Welt ist es immer fünf Uhr Nachmittag«. Der Workaholiker arbeitet bis spät in die Nacht und erfindet neue Fristen, die eingehalten werden müssen. Der Esssüchtige isst pausenlos und nutzt manchmal die bulimische »Entleerung«, um Platz für mehr Essen zu schaffen. Die »Fernsehsüchtigen« zappen bis in die frühen Morgenstunden durch die Kanäle, weil sie Angst haben, zur Ruhe zu kommen und sich ihren Gefühlen zu stellen. Der zwanghaft Putzende staubt alles ab, was sich nicht bewegt, und wechselt immer wieder von Raum zu Raum.

Der Suchtzwang ist ein sich selbst erhaltender zyklischer Prozess. Wenn sich vermiedene Gefühle anhäufen, brauchen wir immer mehr unserer »bevorzugten« Aktivitäten oder Substanzen, um abgelenkt zu bleiben. Eine verstärkte Zwanghaftigkeit schädigt zunehmend unseren Körper und verursacht noch mehr Schmerzen, die wiederum das Getriebensein bis ins Unendliche verstärken.

Viele Zwanghafte sind schließlich so durcheinander, dass sie unbewusst Unfälle verursachen sowie Krankheiten oder Depressionen hervorrufen, um eine Pause von ihrer Sucht zu bekommen. In meinen hyperaktiven Zwanzigern konnte ich mich auf eine endlose Reihe von Fußverletzungen verlassen, um meinem Körper Zeit zu geben, gesund zu werden und wieder aufzutanken.

Wenn sich der Druck der verdrängten Gefühle verstärkt, neigen unsere Zwänge dazu, sich zu vervielfachen. Die Abnutzung, die sich auf unseren Körper auswirkt, zwingt uns oft dazu, nach Medikamenten zu greifen, um uns zu entlasten. Im Laufe der Zeit werden wir immer mehr von einem ausufernden Angebot an rezeptfreien, verschreibungspflichtigen und illegalen Drogen abhängig – von denen die meisten ihre eigenen schädlichen Nebenwirkungen haben.

Zwanghafte Suchtkranke verwenden immer wirkungsvollere Mittel gegen negative Folgeerscheinungen. Sportsüchtige brauchen größere Mengen an Betäubungsmitteln, um weiter trainieren zu können. Workaholiker sind auf eine Vielzahl von Medikamenten angewiesen, die sie im Wachzustand munter halten und sie einschlafen lassen, wenn sie sich zur Ruhe entschließen.

Viele Menschen mit einem übermäßigen Essverhalten sind ebenfalls süchtig nach gesundheitsschädigenden Medikamenten. Sie sind oft gezwungen, abwechselnd Mittel gegen Verstopfung bzw. Durchfall einzunehmen, häufig gefolgt von Antazida.

Viele Nahrungsmittelsüchtige quälen ihren Körper auch mit zwanghaften Zyklen von Fasten, Saufen und Übergeben. Andere verletzen sich, wenn sie durch drastische Diäten und sportliche Aktivitäten versuchen, Gewicht zu verlieren. Wieder andere rücken ihrem Gewicht mit Appetitzüglern zu Leibe, von denen viele heute weitgehend rezeptfrei erhältlich sind, obwohl sie gesundheitsschädliche Derivate der illegalen Straßendroge »Speed« enthalten.

Die zunehmenden Schmerzen, die mit der Zwanghaftigkeit einhergehen, führen schließlich zu einer dramatischen Somatisierung (siehe Kapitel 4). Der zwanghaft Sporttreibende wird durch Rheuma eingeschränkt. Der Sauberkeitsfanatiker wird permanent von Allergien gequält. Der Workaholiker erliegt der »nervösen Erschöpfung«. Der zwanghafte Esser hat ständig Probleme mit der Verdauung. Der Raucher erkrankt an Lungenkrebs. Der Trinker zerstört seine Leber.

Zwanghaftigkeit schadet nicht nur dem Einzelnen, sondern auch seinen Angehörigen. Die meisten von uns haben wahrscheinlich schon häufiger die verheerenden Auswirkungen von Drogen und Alkohol auf Familien und Beziehungen mitbekommen. Doch auch die getarnten Zwänge – maßloses Arbeiten, Putzen, Einkaufen und Essen – zerstören die Vertrautheit in vielen Familien und Beziehungen. Wie können sich Kinder von einem Vater geliebt fühlen, dessen Arbeitssucht – oder die zwanghafte Pingeligkeit der Mutter – die Familie daran hindert, entspannte Zeit miteinander zu verbringen? Wie können sich Ehepartner einander nahe fühlen, wenn ein Partner ständig zu viel Geld ausgibt und die Ehe mit dem Bankrott bedroht? Wie können Ehegatten sich weiterhin emotional zum Partner hingezogen fühlen, dessen Essgewohnheit seine Gesundheit zerstört, ihn allmählich immobil macht und zu einem frühen Tod führt?

Zwangsgedanken und Verhaltenszwänge

> *Die Weißen schreiten in ihren Räumen hin und her. Wir Indianer glauben, dass der Geist des weißen Mannes arbeitet, während er nichts zu tun hat; dass er selbst vielleicht untätig ist, aber sein Geist weiterarbeitet.*
>
> — Goodbird, *a Native American Hidatsa*

> *Heute jedoch, wo praktisch alle unsere Patienten Zwangsneurotiker sind, sind wir der Ansicht, dass der Hauptgegenstand der Therapie die Unfähigkeit der Patienten ist, zu fühlen.*
>
> — Rollo May

Zwangsgedanken paaren sich häufig mit Verhaltenszwängen. Viele von uns wechseln zwischen diesen beiden Abwehrmechanismen, um ihren Gefühlen auszuweichen. Workaholiker tun dies in der Regel, indem sie die meiste Zeit entweder aktiv arbeiten oder sich passiv um die Arbeit sorgen.

Sexuelle Abhängigkeiten sind ein weiteres häufiges Beispiel für Zwangsneurosen. Wenn ein Sexsüchtiger nicht sexuell aktiv ist oder sich nicht aktiv um Sex bemüht, ist er häufig davon besessen. Einige sind sogar besessen vom Sex, während sie ihn haben, was oft die Fülle der sexuellen Beziehungen vermindert, indem sie sich vorstellen, sich mit jemand anderem als der Person, mit der sie zusammen sind, zu beschäftigen.

Viele westliche Männer sind für sexuelle Besessenheit empfänglich, weil sie für all ihre Bedürfnisse nach Intimität auf Sex angewiesen sind. Unsere Kultur trägt dazu bei, indem sie Männern Angst macht, auf nicht sexuelle Weise intime Beziehungen einzugehen. Für viele von uns beginnt dies bereits im Kleinkindalter, wenn sie vom Schoß ihrer Eltern verbannt werden, sobald sie laufen können.

Die meisten kleinen Jungs werden in eine Mainstream-Männlichkeit mit zu wenig Zuneigung entlassen, bevor sie überhaupt einen Ball fangen können. Sie lernen, dass Männlichkeit bedeutet, hart, bedürfnislos, verschlossen und schmerzunempfindlich zu sein. John Bradshaw sagte einmal in einem Vortrag: »Wir können einen Mann auf den Mond bringen, aber wir wissen nicht, wie wir unseren Söhnen ›Ich liebe dich‹ sagen können.«

Wenn die Jungen zu Jugendlichen heranwachsen, ist ihnen zwischenmenschlicher Trost fremd – sie sind erfüllt vom Schmerz, der durch völlige emotionale frühkindliche Verlassenheit entsteht. Wenn sich ihre Sexualität zu entwickeln beginnt, sind sie typischerweise fasziniert vom Masturbieren, weil der Orgasmus eine emotionale Freisetzung bewirkt, wie der berühmte Psychoanalytiker Wilhelm Reich in *Die Funktion des Orgasmus* aufzeigte. Wenn Heranwachsende zu Männern werden, die keine anderen Mittel zur emotionalen Freisetzung finden, werden sie wahrscheinlich ihr ganzes Leben lang zwanghaft masturbieren.

Der Geschlechtsverkehr bietet jungen Männern eine Chance, die Zuneigung und Zärtlichkeit zu bekommen, die ihnen in ihrem Leben lange gefehlt haben. Da die meisten jedoch nicht die Fähigkeit entwickelt haben, zu kommunizieren sowie sich verbal und emotional zu verbinden, ist die Intimität des Geschlechtsverkehrs häufig gering. Der Trost, den der rein körperliche Sex bietet, ist so kurzlebig, dass der Hunger nach Sex selten gestillt wird. Da viele Männer sich immer noch nach einer emotionalen Verbindung sehnen, fühlen sie sich dazu getrieben, so viel Sex wie möglich zu haben. Quantität wird mit Qualität verwechselt, und Perioden der Abstinenz werden von zwanghaften sexuellen Fantasien beherrscht.

Wir Männer scheinen noch verzweifelter nach emotionaler Befreiung zu streben als nach Zärtlichkeit. Ich glaube, dies spiegelt sich in dem Stereotyp wider, dass Männer ohne großes Vorspiel zum Geschlechtsverkehr eilen. Frauen schätzen in der Regel das ausgiebige sexuelle Vergnügen des Vorspiels, weil sie noch andere, nicht sexuelle emotionale Ausdrucksmöglichkeiten haben. Zur Untermauerung dieser Hypothese erfahre ich von zahlreichen Männern, dass sie mit zunehmender emotionaler Ausdruckskraft in ihrer Sexualität sinnlicher werden. Diese Männer berichten von einer zunehmenden Lust auf nicht-sexuelle Zuneigung sowohl vor als auch nach dem Geschlechtsverkehr.

Die Besessenheit des modernen Mannes von der weiblichen Brust kann auch darin wurzeln, dass Männer in der Regel schon sehr früh im Leben von Zärtlichkeiten ausgeschlossen werden. Der Brustfetischismus kann sich auf die Sehnsucht nach den Tagen der Kindheit beziehen, als die Brüste stark mit einer allzu kurzen Darbietung körperlicher Zärtlichkeit verbunden waren. Ich finde es aufschlussreich, dass die Brüste in vielen vorindustriellen Gesellschaften nicht versteckt oder als offenkundig sexuell angesehen wurden. Vielleicht liegt das daran, dass die Männer in diesen Kulturen nicht vorzeitig von mütterlicher Zuneigung entwöhnt wurden und man von ihnen nicht erwartete, dass sie für immer emotional unabhängig bleiben. Es ist kein Wunder, dass westliche Männer dem Sex eine so große Bedeutung beimessen, solange die gesellschaftlichen Sitten es ihnen immer noch verbieten, auf nicht-sexuelle Weise Fürsorge, Unterstützung oder Trost zu suchen.

All dies soll nicht dazu dienen, Masturbation oder Geschlechtsverkehr zu verunglimpfen. Beides sind wunderbare Aspekte des Lebens, wenn sie in Maßen praktiziert werden. Bezüglich der Masturbation sagte Woody Allen: »Masturbation ist nicht zu verachten. Es ist Sex mit jemandem, den man wirklich liebt.« Und natürlich ist Geschlechtsverkehr an und für sich eine schöne Form der Kommunikation. Beides ersetzt jedoch niemals unser Bedürfnis nach emotionaler Ausdruckskraft oder nach intimer, nicht-sexueller Kommunikation. Der Versuch, das Bedürfnis nach verbaler Intimität allein durch Sex zu befriedigen, ist wie der Versuch, den körperlichen Hunger mit Bildern von Essen zu befriedigen – oder den Hunger nach Intimität mit Bildern von nackten Körpern. In den Dokumenten des Zwölf-Schritte-Programms der Anonymen Sex- und Liebessüchtigen (S.L.A.A.) werden die Fallstricke beschrieben, die sich bei der Substitution anderer Arten von Intimität durch Sex ergeben:

> Wir sind dazu gekommen, dass wir die Intensität des Sex dazu benutzen … um andere Formen der Befriedigung zu ersetzen, um uns wegen mangelnder Liebe zu trösten, um ein Leben zu vermeiden, das uns zu viel Schmerz zu bereiten scheint. … wir opfern die Nähe zu anderen, und unsere Einsamkeit und Angst wächst …

Mir selbst ging es so, dass mich sexuelle Besessenheit und Zwanghaftigkeit ebenfalls unerbittlich antrieben, bis ich lernte, mich emotional und authentisch mit mir und anderen zu verbinden. Hätte ich nicht getrauert und meine Fähigkeit zur vielfältigen Kommunikation zurückgewonnen, wäre ich mit Sicherheit nach wie vor verloren, einsam und an den falschen Stellen auf der Suche nach Liebe.

Einige Frauen sind in Bezug auf beziehungsbasierte Leistungen und verbale Interaktionen genauso zwanghaft wie ihre männlichen Kollegen in Bezug auf sexuelle Beziehungen. So wie Männer nicht ermutigt werden, in Beziehungen einen erfüllenden Lebensinhalt zu finden, werden viele Frauen nicht ermutigt, ihn in der Arbeit zu finden. Als Mädchen werden sie oft von den »Sei-stark-und-erfolgreich«-Spielen der Jungen ausgeschlossen und oft auf passivere, gesprächsorientierte Aktivitäten wie das Spielen mit Puppen und Kaffeeklatsch beschränkt.

Von Mädchen wird in der üblichen Version von »Weiblichkeit« erwartet, dass sie nett, gesprächig und verbal bestätigend sind. Mädchen, die nicht in der Lage sind, sich von diesem Stereotyp zu befreien, wachsen oft in dem Glauben auf, dass sie der Gesellschaft wenig zu bieten haben. Dies zwingt sie häufig dazu, sich bei ihrem Selbstwertgefühl zu sehr auf beziehungsbasierte Leistungen und verbale Interaktionen zu verlassen.

Wenn das Quatschen zur bevorzugten Droge der Frau wird, jedoch niemand für ein Gespräch zur Verfügung steht, dann ist sie gezwungen, ihre »Gesprächsfixierung« durch zwanghafte innere Selbstgespräche über ihre Sorgen zu befriedigen. Sex-Junkies reagieren ähnlich, wenn sie sich in der Zeit, in der sie ohne Partner sind (oder keine pornografischen Medien haben), mit sexuellen Fantasien beschäftigen.

Wie bei allen Süchten schränkt das zwanghafte Eingehen von Beziehungen unsere Fähigkeit stark ein, am Leben voll teilzunehmen. Diejenigen, die nach verbalen oder sexuellen Beziehungen (real oder eingebildet) süchtig sind, haben wenig Zeit oder Neigung, für sich allein Interessen nachzugehen, die dem Leben Sinn geben und es bereichern.

Kein Maß an verbaler oder sexueller Intimität ersetzt jemals das Bedürfnis nach eigener Intimität. Diejenigen, die zwanghaft in Kontakt mit anderen sein wollen, suchen äußerlich oft nach etwas, das sie nur bei sich selbst finden können. Das Streben nach Erfüllung der eigenen Bedürfnisse durch ständige Interaktion mit anderen ist wie der Versuch, mit der Hand eines anderen zu malen.

Wir brauchen intensive Zeiten sowohl mit uns allein als auch mit anderen. Positive Erfahrungen mit der Einsamkeit sind für uns genauso wichtig wie beste Freunde und Liebhaber. Ein liebevoller Austausch mit anderen kann die Notwendigkeit einer Vielzahl von allein praktizierten, unabhängigen Interessen und Aktivitäten nicht ersetzen. Zwanghafte Beziehungspflege ist oft eine Verteidigung gegen alte, verschüttete Gefühle, die in Zeiten des Alleinseins hochkommen. Wir müssen diese Gefühle »austrauern«, um unsere angeborene Fähigkeit wiederzuerlangen, in unserer eigenen Gesellschaft zu wachsen.

Busyholismus

> *Alles das Eilende*
> *wird schon vorüber sein;*
> *denn das Verweilende*
> *erst weiht uns ein.*
>
> *Knaben, o werft den Mut*
> *nicht in die Schnelligkeit,*
> *nicht in den Flugversuch.*
>
> *Alles ist ausgeruht:*
> *Dunkel und Helligkeit,*
> *Blume und Buch.*
>
> — Rilke

> *Wer es nicht kennt und sich nicht mehr wundern, nicht mehr staunen kann, der ist so gut wie tot und seine Augen erloschen.*
>
> — Albert Einstein

Busyholismus ist ein Begriff, den ich geprägt habe, um die häufigste und am wenigsten anerkannte Form der Verhaltenszwänge zu definieren – die ständige Geschäftigkeit. (Laut *The Oxford Dictionary* war Geschäftigkeit die ursprüngliche Bedeutung von Geschäft!)

»Busyholiker« sind ständig in Aktion, bewegen sich von Aktivität zu Aktivität in einem nicht enden wollenden Verlangen danach, »alles zu erreichen, was möglich ist«. Ähnlich wie Workaholiker – zuweilen sind sie selbst welche –, sitzen Busyholiker selten still. Sie leben auf der Überholspur, verplanen zwanghaft ihr Leben, um sich vor freier Zeit zu schützen – und vor den Gefühlen, die auftauchen könnten, wenn ihr betäubendes Gespinst ständiger Ablenkung reißt.

Busyholiker sind hyperaktive Karikaturen von Menschen. Im schlimmsten Fall sind sie wie die Namib-Eidechse, ein afrikanisches Wüstenreptil, das im brennenden Sand überlebt, indem es ständig von einem Fuß auf den anderen wechselt.

Nicht alle Busyholiker sind leicht zu erkennen. Sie sind nicht alle mit Lichtgeschwindigkeit unterwegs und einige bewältigen eine solche Vielfalt an Aufgaben, so dass sie ziemlich funktional, ja sogar beneidenswert erscheinen. Wenn unsere Aktivitäten vielfältiger und umfangreicher werden, bedeutet das jedoch nicht unbedingt, dass wir dem gnadenlosen Konkurrenzkampf entkommen sind.

Ich hatte in meinem Leben viele übermäßig aktive Phasen, in denen ich versuchte, gleichzeitig mehrere Aktivitäten unter einen Hut zu bekommen: Joggen, um den Tag zu beginnen, Gartenarbeit vor dem Frühstück, Hausarbeit beim Frühstück, persönliche Telefonate in den Arbeitspausen, Besorgungen für das Mittagessen, Sport nach der Arbeit, Treffen oder Kurse nach dem Sport, Verabredungen danach und mehrere Hobbys, um die seltenen, nicht verplanten Zeiten auszufüllen, die mich immer unruhig gemacht haben.

Auf dem Höhepunkt meines Busyholismus stellte ich fest, dass ich zwanzig Minuten für eine »entspannende« Meditation einschieben könnte, wenn ich von der Arbeit nach Hause und anschließend zurück zum Basketball spurten würde! Allein die Erinnerung an diese Zeit ermüdet mich!

Wie allen Zwanghaften ist es auch den permanent Geschäftigen unmöglich, die subtilen Schönheiten des Lebens in Ruhe zu genießen und wertzuschätzen. Sie halten selten inne, um die kleinen Veränderungen im Garten zu bemerken, die Aromen ihrer Speisen zu schmecken oder in der Augenfarbe eines Freundes zu versinken. Entthronen wir den Gott der Produktivität und lassen uns von Richard LeGalliennes Gedicht inspirieren:

> Ich wollte heute meine Arbeit tun.
> Aber ein brauner Vogel sang in einem Apfelbaum,
> Und ein Schmetterling flatterte über das Feld
> Und all die Blätter riefen nach mir.

Busyholismus und Co-Abhängigkeit

> *Die traumatischste Auswirkung, die mit dem Aufwachsen in einem emotional kaputten Elternhaus verbunden ist, ist die Tendenz, als Erwachsener in ein Sucht- oder Zwangsverhalten zu verfallen sowie in eine Co-Abhängigkeit zu rutschen – die zwanghafte gedankliche Beschäftigung mit einer anderen Person (und das Ausrichten des eigenen Verhaltens darauf).*
>
> — Dennis Wholey

Bei Kindern entsteht eine Co-Abhängigkeit, wenn sie gezwungen werden, Aufgaben zu übernehmen, die eigentlich in der Verantwortung ihrer Eltern liegen. Viele zukünftige Co-Abhängige erledigen die gesamte oder den größten

Teil der Hausarbeit, der Essenszubereitung und der körperlichen Versorgung der jüngeren Geschwister. Einige sind die einzige Quelle emotionaler Fürsorge für ihre Geschwister (und manchmal auch für ihre Eltern), und sie dürfen im schlimmsten Fall nicht oder nur sehr eingeschränkt mit anderen Kindern draußen spielen.

Wenn ein Kind nur für seine Hilfsbereitschaft geschätzt wird, läuft es Gefahr, ein Helfersyndrom zu entwickeln. In meiner Familie war es so schwer, Anerkennung zu bekommen, dass meine Schwestern und ich manchmal um die »Ehre« kämpften, meiner Mutter zu helfen. Ich glaube, dass es kein Zufall ist, dass drei von uns vieren jetzt beruflich helfende Tätigkeiten haben.

Es gibt eine besondere Art von Co-Abhängigen, die in ihrem zwanghaften Bemühen, zu Diensten zu sein, busyholic werden. Der Inbegriff dafür ist die fleißige, co-abhängige Katholikin, die so aufopferungsvoll ist, dass sie einen »Mutter-Teresa-Komplex« entwickelt. Ihre ausdauernde Hingabe an den Dienst bewirkt, dass sich engagierte Sozialarbeiter inkompetent und faul fühlen. Sie tut so viel für andere, dass sie wie eine Heilige erscheint. Sofern sie nicht tatsächlich eine Kandidatin für die Heiligsprechung ist, versteckt sie sich lediglich hinter den Problemen anderer Menschen und trägt oft ein angestrengtes Lächeln, um den Schmerz ihrer eigenen unerfüllten Bedürfnisse zu verdecken.

Diese Art der Co-Abhängigkeit bringt dem Einzelnen selten ein wirkliches Gefühl der Erfüllung. Wenn man sein Leben gänzlich der Befriedigung anderer opfert, ist es genauso erschöpfend wie das Füttern anderer mit dem Löffel, anstatt selbst zu essen. In *Die Kunst des Liebens* kommentiert der renommierte Psychoanalytiker Erich Fromm das zwanghafte Geben:

> Wenn ein Mensch fähig ist, produktiv zu lieben, dann liebt er auch sich selbst; wenn er nur andere lieben kann, dann kann er überhaupt nicht lieben.

In unserer Kultur erfordert eine frühe Mutterschaft oft eine große betriebsame Co-Abhängigkeit, weil Säuglinge und Kleinkinder hilflos sind und ständige Aufmerksamkeit benötigen. Wenn eine Mutter zudem noch einen regulären Job hat und von ihrem Ehepartner wenig Unterstützung erhält, kann sie bis an ihre Grenzen und bis zur Erschöpfung beschäftigt sein und sogar ernsthafte körperliche oder emotionale Probleme entwickeln.

Die meisten Frauen überstehen diese stressige, betriebsame Phase der frühen Mutterschaft ohne allzu großen Schaden, vorausgesetzt, sie werden nicht süchtig nach dieser Geschäftigkeit oder lassen daraus eine Eigendynamik entstehen. Leider versäumen es viele Frauen, ihre »Betreuungsaktivitäten«

allmählich zu verringern, wenn ihre Kinder älter werden. Gewöhnt an Betriebsamkeit und übermäßiges Geben, verlieren sie die Fähigkeit, zu entspannteren und zu selbstfürsorgenden Verhaltensweisen zurückzukehren, wenn sie die Gelegenheit dazu haben. Paradoxerweise ist dies ein Bärendienst an Mutter und Kind. Die Entwicklung eines Kindes wird verzögert, wenn es nicht aufgefordert wird, sich mit zunehmendem Alter auch um sich selbst zu kümmern. Es wird unweigerlich Probleme mit Intimität haben, wenn es nicht lernt, für sich selbst zu sorgen. Ein Junge wird vielleicht seine Partnerin dadurch befremden, dass er von ihr erwartet, dass sie wie eine stets entgegenkommende Mutter an ihm hängt.

Effektive Trauerarbeit vermindert auf natürlichem Weg das Helfersyndrom. Sie verbindet uns wieder mit unserem Schmerz darüber, dass wir von unseren Eltern benutzt wurden. Sie weckt eine innere Stimme, die das verleugnende Schweigen bricht und klagend fragt: »Wieso verhält meine Schwester sich so, als wäre ich ihre Mutter?« »Wieso musste ich immer direkt von der Schule nach Hause kommen, um zu helfen?« »Warum hat Mama mir immer von ihren Problemen erzählt und nicht einmal nach meinem Schultag gefragt?« »Warum sind meine Eltern nicht zur Schulaufführung gekommen?« »Warum denkt Papa nie an meinen Geburtstag?« »Wie kommt es, dass sie mir nie gesagt haben, dass sie stolz auf mich sind?«

Solche Erfahrungen motivieren uns dazu, die Rechte und Bedürfnisse einzufordern, die uns von den Eltern genommen wurden, die oft so taten, als seien sie die einzigen Kinder der Familie. Ich erlebe viele Klienten, die aus tiefer Trauer auftauchen und sich für sich selbst einsetzen. Einige wechseln den Arbeitsplatz oder gehen wieder zur Schule; einige verlassen missbräuchliche Beziehungen und suchen neue Freundschaften, die auf Gegenseitigkeit und Respekt basieren; einige wenden sich spielerischen Aktivitäten zu und entdecken vergnügliche Aktivitäten, die ihnen in der Kindheit verboten waren; und manch einer kauft sich zum ersten Mal in seinem Leben Kleidung, die ihm wirklich gefällt, und lässt sich Frisuren nach seinem Geschmack machen.

Obwohl letzteres Phänomen zunächst oberflächlich erscheinen mag, ist es von großer Bedeutung. Viele von uns wurden von unseren Eltern so gründlich abgelehnt, dass wir uns fälschlicherweise als hässlich empfinden. Viele unserer Eltern verschlimmerten unser fürchterliches Selbstbild, indem sie uns nachlässig pflegten und uns mit wenig schmeichelhaften Kleidern und Frisuren ausstatteten.

Ob unsere Eltern dies bewusst taten oder nicht, die schlechte Körperpflege machte uns noch kontrollierbarer. Wir waren dadurch für andere weniger attraktiv und hatten daher weniger Chancen, unser Selbstwertgefühl außerhalb der Familie aufzubessern.

Ich schaudere immer noch, wenn ich mich daran erinnere, wie mich die Nachbarskinder wegen meiner Kleidung, die meine Mutter mir angezogen hatte, hänselten. In einem rauen New Yorker Stadtviertel zwang sie mich, Mützen zu tragen, mit denen sich ein Clown gedemütigt gefühlt hätte, und bestrafte mich dann massiv, als diese Mützen von verschiedenen Rabauken in den Dreck geworfen wurden.

Ich erinnere mich noch an ein anderes besonders schmerzliches Ereignis, als ich im zweiten Schuljahr vor meiner Klasse von einer teuflischen Nonne verächtlich als Inbegriff für Unsauberkeit vorgeführt wurde. Sie hasste mich das ganze Jahr über, weil ich mit schmutzigen Fingernägeln, einem ungebügelten Hemd und ungeputzten Schuhen in *ihre* Klasse kam.

Ich empfinde auch ein Gefühl des Ekels, wenn ich mich daran erinnere, wie hässlich ich mich in meiner Schuluniform gefühlt habe (und wie hässlich sie wirklich war!). In der ersten Hälfte meiner Jugend schämte ich mich, wenn ich auch nur daran dachte, mich einem Mädchen zu nähern, das mir gefiel. Sicherlich würde sie vor Ekel zurückschrecken, wenn ich ihr zu nahe käme.

Wie dankbar bin ich dafür, dass auch das Trauern mich motiviert hat, mich um mein Aussehen zu kümmern. Die meiste Zeit meines Lebens war es für mich undenkbar, einen so wunderbaren Zustand wie den gegenwärtigen zu erreichen, in dem ich mit meinem Aussehen zufrieden bin.

Und was für eine Freude es ist zu erleben, wie viele meiner Klienten in ihrer Attraktivität dazugewinnen, wenn sie ihren eigenen natürlichen Sinn für Stil entdecken! Wenn wir uns aktiv und kreativ für unser Aussehen interessieren, beginnen wir die schreckliche Wunde, uns selbst als hässlich zu empfinden, zu heilen.

Viele Überlebende werden noch attraktiver, wenn sie lernen, ihre Gefühle zu akzeptieren und authentischer zu werden. Authentizität ermöglicht es ihnen, ihre Gesichtszüge zu entspannen und ihre angespannte Körperhaltung zu lösen, die mit emotionaler Unterdrückung und künstlichem Lächeln einhergeht.

Ich glaube, dass das Gesicht eines jeden Menschen seine eigene natürliche Schönheit hat, die ich bei jedem Kind sehe, dem noch nicht beigebracht wurde, seine Gefühle zu unterdrücken. Dies ist in Kulturen, die den emotionalen Ausdruck von Kindern nicht bestrafen, sehr deutlich. Praktisch jedes marokkanische, tibetische, balinesische und Aborigines-Kind, das ich gesehen habe, war strahlend schön.

Ein verblüffendes Beispiel für die positiven Auswirkungen eines freien Gefühlsausdrucks auf die äußere Erscheinung kann man in dem Film *Mask* von 1985 sehen. Jeder meiner Bekannten, der den Film gesehen hat, war anfangs durch die Gesichtsentstellung des Protagonisten verstört. Doch am Ende des Films sagten fast alle, dass sie ihn für schön hielten, weil er in der Entfaltung seines Charakters eine so außerordentliche Authentizität und Herzlichkeit zeigte. Gesichter, die von der Anspannung durch das Verdecken und Leugnen inneren Erlebens befreit sind, entspannen sich oft in der ihnen innewohnenden natürlichen Schönheit.

Gesunde Verhaltenszwänge

> *Alles in Maßen, auch das Übermaß*
>
> — Herbie Monroe

Natürlich sind Sex, Essen, Arbeit, Betriebsamkeit oder sogar der moderate Konsum von stimmungsverändernden Substanzen (mit Ausnahme von Substanzen mit hohem Suchtpotenzial) nicht von Natur aus ungesund. Zu Letzteren sagte der moderne Weise Allan Watts:

> Ich möchte meine »Laster« nicht werbend verteidigen, indem ich sie als Tugenden herausstelle, denen andere folgen sollten. Ich sage nur, dass ich Menschen misstraue, die keine Anzeichen von Unanständigkeit oder Zügellosigkeit zeigen.

Alle unsere potenziell zwanghaften Verhaltensweisen sind normal und bereichern das Leben, wenn sie in Maßen ausgeübt werden. Ein Mindestmaß an ritualisierten und sich wiederholenden Handlungen im Leben ist notwendig und gesund. Unsere Gesundheit hängt von guten Ess-, Bewegungs- und Schlafgewohnheiten sowie von der persönlichen Hygiene ab. Auch das Erlernen einer Fertigkeit oder eines Handwerks erfordert Wiederholung. Lesen- und Schreibenlernen erfordert Übung, ebenso die Beherrschung von

Sportarten oder Musik. Bei den meisten Formen der Arbeit ist ein gewohnheitsmäßiges Verhalten notwendig.

Es gehört zu den großen Freuden des Lebens, in Maßen hart zu arbeiten und mit Eifer produktiv zu sein. Sich schnell und reibungslos durch eine Vielzahl komplexer Aufgaben zu bewegen, ist ein aufregendes Zelebrieren unserer anthropoiden Genialität – unserer Fähigkeit, gleichzeitig Intelligenz, Kraft, Konzentration, Anmut und Geschicklichkeit zu aktivieren.

Paradoxerweise raubt uns die zwanghafte Betriebsamkeit viel von dieser Genialität, indem sie eine Spannung erzeugt, die die Leichtigkeit und die Anmut der Abläufe hemmt. Trauer löst diese Spannung und heilt die Krankheit, unter der so viele erwachsene Kinder leiden: das Syndrom des dramatischen Schwankens zwischen den Extremen angstgetriebener Hyperaktivität und depressiv bedingter Lustlosigkeit. Trauern stellt auf natürliche Weise unsere angeborene Fähigkeit wieder her, uns reibungslos durch die vielfältigen, bereichernden Abstufungen zielgerichteter Aktivitäten zu bewegen, die zwischen intensiver, gesunder Anregung und voller Entspannung liegen.

Trauer verbindet uns auch wieder mit der Intuition und den höheren Ebenen der Intelligenz, die sich in unseren tieferen Bewusstseinsebenen befinden. Dies wiederum bringt uns dazu, gesündere Entscheidungen darüber zu treffen, wie wir unsere Zeit nutzen. Ich erfreue mich oft an der paradoxen Situation, dass ich tatsächlich mehr erreiche, qualitativ und quantitativ, wenn ich mich zunehmend vom Götzendienst der Zeiteffizienz befreie.

Der gesunde Einsatz von Abwehrmechanismen beim Rückzug von der Trauer

Wir reduzieren die Abwehrhaltung nicht, indem wir sie hassen und ausmerzen, sondern indem wir verstehen, wie notwendig sie war, um uns gegen unsere Trauer zu verteidigen, als ein gesundes Trauern nicht möglich war.

Wir müssen uns grundsätzlich so sanft von unseren Abwehrmechanismen entwöhnen, wie wir ein Kind von der Brust entwöhnen würden: allmählich, über einen längeren Zeitraum und nicht auf einmal über Nacht. (Leider können sich Alkoholiker und Drogenabhängige nicht allmählich von ihrer Sucht zurückziehen. Ein gemäßigter Konsum psychoaktiver Substanzen ist für sie keine Option.)

Das Nachlassen der Abwehrhaltung ist ein allmählicher Prozess, weil Trauern nur schrittweise den Schmerz, gegen den wir uns wehren, verringert.

Wenn größere Schmerzen an die Oberfläche kommen, als wir gleichzeitig bewältigen können, aktivieren wir natürlich wieder alte Abwehrmechanismen, um uns aus dem Trauerprozess zurückzuziehen.

Es gibt Zeiten, in denen der Genesungsprozess emotional so überwältigend ist, dass es eine wohltuende Erleichterung ist, sich gezielt auf die Arbeit oder eine andere ablenkende Tätigkeit zu konzentrieren. Viele Therapeuten befürworten eine moderate »Selbstmedikation« in außerordentlich leidvollen Trauerphasen. Ein gelegentliches Bier oder ein Glas Wein kann für den Nicht-Alkoholiker passend sein. Das altmodische Hausmittel Eiscreme kann für Menschen, die Misshandlung erlebt, und solche, die nicht davon betroffen sind, gleichermaßen heilsame Wirkung haben. Ich kenne einen Psychiater, der einmal zu einem Klienten sagte: »Hol dir zwei Kugeln Eis und ruf mich morgen früh an.«

Es ist jedoch eine riskante Angelegenheit, alte zwanghafte Verhaltensweisen zu nutzen, um eine Atempause von der »emotionalen Überwältigung« zu erhalten. Die Verleugnung kann in solchen Zeiten leicht wieder erwachen, Amok laufen und alte Gewohnheiten vollständig wiederherstellen. Dies gilt insbesondere für Arbeits-, Putz- und Esszwänge, denen man täglich bis zu einem gewissen Grad nachgeben muss. Diejenigen, die sich bemühen, diese Zwänge zu mäßigen, werden sich wahrscheinlich von der folgenden Aussage, die der Mitteilung eines örtlichen Gesundheitsamtes entnommen wurde, angesprochen fühlen:

> Die Heilung von Alkohol und anderen Drogen ist wie der Umgang mit einem Tiger in einem Käfig. Die Heilung von Essstörungen ist so, als würde man den Tiger dreimal täglich aus dem Käfig holen und dann mit ihm spazieren gehen.

Da es niemandem auf Anhieb gelingt, Mäßigung zu erreichen, müssen wir Geduld haben mit unseren unvermeidlichen Rückfällen in den Exzess. Selbsthass wegen Rückfällen ist in der Regel kontraproduktiv. Selbstvergebung und das erneute Bekenntnis zur Mäßigung sind normalerweise viel wirksamer.

Wenn Genesung zwanghaft wird

Auf sein Herz zu hören, herauszufinden, wer man ist, ist nicht einfach. Es braucht Zeit, bis das Geschwätz zur Ruhe kommt. In der Stille des »Nichtstuns« beginnen wir zu erkennen, was wir fühlen. Wenn wir zuhören und wahrnehmen, was uns dargeboten wird, dann kann alles im Leben unser Wegweiser sein. Hören Sie zu.

— Sue Bender

Einige Überlebende arbeiten so übereifrig an ihrer Genesung, dass sie zu dem werden, was die in der Genesungsterminologie versierten Menschen »Therapie-Junkies« nennen. Diese Überlebenden sind ständig mit Selbsthilfeübungen beschäftigt, denken ständig darüber nach, lesen und sprechen mit anderen über ihre Genesung. Ihr Essen, Trinken und Schlafen dient der Selbstverbesserung.

Ich war jahrelang ein »Therapie-Junkie«, bis mir klar wurde, dass ich meine alten zwanghaften Abwehrmechanismen des ritualisierten Denkens und der Betriebsamkeit gegen einen arbeitssüchtigen Genesungsansatz eingetauscht (und diesen ausgebaut) hatte.

Mit der Zeit begann meine getriebene Herangehensweise an die Genesung mehr Schmerzen zu verursachen als sie zu beseitigen. Unaufhörliche negative Selbstanalyse wurde zu einer neuen Art und Weise, mich von Gefühlen abzulenken, die ich – wie ich es gelernt hatte – nicht hinnehmen durfte. Die zwanghafte »Arbeit an mir selbst« verkam zu einer aufpolierten Version des Perfektionismus. Ich ging immer noch von dem destruktiven Kindheitsglauben aus, dass ich perfekt »funktionieren« müsste, um mich selbst annehmen zu können. Mein Übereifer wurde durch ungelösten Selbsthass und Selbstablehnung angefacht.

Wir profitieren sehr davon, wenn wir unsere Genesung von der Prämisse leiten lassen, dass wir unsere Selbstakzeptanz bereits in hohem Maße verdienen. Unter den Schichten toxischer Scham und unverdauter Trauer, die uns aus unserer Kindheit bleiben, wissen wir alle tief im Herzen, dass wir bereits würdige, liebevolle und liebenswerte Menschen sind.

Überlebenden, die verbissen und zwanghaft ihre Genesung vorantreiben, tut es gut, wenn sie ihre Bemühungen um Selbstverbesserung mit gelegentlichen Rückschritten in die Zügellosigkeit ausgleichen. Will Schutz, ehemaliger Abteilungsleiter des Programms für Holistic Studies [ganzheitliche Studien; Anm. d. Ü.] an der Universität Antiochia, ergänzte seine Kurse gelegentlich durch Tage der »Verdunkelung«, um die marathonartigen Bemühungen um Erleuchtung auszugleichen. An diesen Tagen tranken die Studenten Wein, aßen Süßigkeiten, tanzten, spielten Spiele, erzählten Witze und Geschichten und weigerten sich, sich auf die Selbstoptimierung zu konzentrieren. Die meisten berichteten, dass der Tag ihnen half, sich wieder mit der Unbeschwertheit des Kindes in ihrem Inneren zu verbinden, was sie wiederum darauf fokussierte, Gleichgewicht in ihrem Leben zu erlangen.

Stuart Smalley, eine fiktive Figur der US-Comedy Show *Saturday Night Live*, die die Selbsterfahrungsbewegung verspottet, schrieb ein wunderbares Buch, das dem verbissenen Genesungssuchenden helfen könnte, sich zu erholen. Es trägt den skurrilen Titel: *I'm Good Enough, I'm Smart Enough, and Doggone It, People Like Me!* [*Ich bin gut genug, ich bin klug genug, und verdammt, die Leute mögen mich!*; Anm. d. Ü.]. Es ist sowohl urkomisch als auch berührend, und die Satire enthält viel Kluges in Bezug auf Genesung.

Wir müssen nachsichtig mit uns selbst sein, um unsere Zwanghaftigkeit und unser Gefühl der Dringlichkeit zu mindern. Wenn wir uns selbst gegenüber gnädig sind, mäßigt das Trauern unser Tempo und befreit uns von dem Getriebensein, sodass wir wieder von Leben erfüllt sind. Immer öfter werden wir dann von den Texten und Melodien eines Liedes bewegt, von den zarten Licht- und Farbwechseln, die im Spiel der Wolken und der Sonne entstehen, von dem warmen Gefühl, das durch das echte Zusammensein mit einem Freund entsteht. Der große amerikanische Dichter Walt Whitman, der dafür bekannt war, frei und ungeniert zu trauern, feiert in seinen Texten die Belohnungen eines entspannten Lebenstempos. Besonders deutlich wird dies in folgender Passage aus seinem epischen Gedicht *Song of Myself*:

> Als ich zu lernen anfing, gefiel mir der erste Schritt so sehr,
> Die bloße Tatsache des Bewusstwerdens, diese Formen, die Kraft der Bewegung,
> Das kleinste Insekt oder Tier, die Sinne, das Augenlicht, die Liebe,
> Der erste Schritt, das stimmt, machte mich ehrfürchtig und gefiel mir so sehr,
> Dass ich kaum über ihn hinausging und das auch kaum wollte,
> Sondern stehenblieb und verweilte, um ihn in verzückten Gesängen zu besingen.

Kapitel 7

Schuld und Vergebung

Schuldzuweisungen sind nicht verwerflich

> *Wir waren gezwungen, die unbewussten Bedürfnisse unserer Eltern auf Kosten unserer eigenen Selbstverwirklichung zu befriedigen … (wir müssen) die Rebellion und die Trauer erleben, die durch die Tatsache hervorgerufen wurden, dass unsere Eltern nicht zur Erfüllung unserer primären Bedürfnisse zur Verfügung standen.*
>
> — Alice Miller

Wir alle werden mit einer natürlichen Auffassung von Schuld geboren. *Schuldzuweisung* ist eine instinktive, wütende Reaktion auf Ungerechtigkeiten. Es ist ein angeborener Impuls des Selbstschutzes. Schuldzuweisung ist der Reflex, diejenigen zur Rechenschaft zu ziehen, die uns verletzt haben, und sich zu weigern, die Verantwortung für Ungerechtigkeiten und Missstände zu übernehmen, für die wir nicht verantwortlich sind. Anschuldigungen können, wie sexuelle Gefühle, auf gesunde oder ungesunde Weise ausgedrückt werden. Ein sicheres, nicht verletzendes Äußern von Schuldzuweisungen ist für die Genesung unerlässlich. Gesunde Anschuldigungen ermöglichen es uns, unseren aufgestauten Groll in Zusammenhang mit den Qualen unserer Kindheit loszulassen und uns von bewusster oder unbewusster Verbitterung zu befreien.

Jemand anderem für etwas die Schuld zu geben, ist für viele Überlebende der am schwersten zu akzeptierende emotionale Vorgang und wird – in Gestalt des Zorns – als schlimmste Sünde angesehen. Weitverbreitete gesellschaftliche

Tabus verbieten es Kindern, ihren Eltern die Schuld zu geben, obwohl dysfunktionale Eltern ihre Kinder in der Regel schonungslos beschuldigen.

Dysfunktionale Eltern unterdrücken heuchlerisch das instinktive Unrechtsbewusstsein ihrer Kinder, indem sie sie auf toxische Weise beschuldigen. Die meisten Überlebenden wurden mit irgendeiner Version der folgenden Äußerungen attackiert, als sie versuchten, einen Elternteil zur Rechenschaft zu ziehen: »Tu, was ich dir sage, und nicht, was ich selber tue«, »Hör auf, uns die Schuld zu geben! Wenn du nicht so ein mieses Kind wärst, müssten wir dich nicht ständig schlagen«, »Wie kannst du es wagen, mir zu widersprechen, du unverschämter kleiner Bengel. Ich werde dir den Mund mit Seife auswaschen!« »Versuch nicht, der Strafe zu entkommen, indem du deinem Bruder die Schuld gibst. Du bist der Unruhestifter. Du fängst immer an«, »Gib nicht den anderen die Schuld! Wenn du in Schwierigkeiten steckst, bist du selber schuld!«.

Das natürliche Unrechtsbewusstsein ist schwer wiederzuerlangen, weil diese Botschaften in dem Augenblick in uns auftauchen, in dem sich die Anschuldigungen in uns zu bilden beginnen. Dies führt dazu, dass wir uns so ängstlich, beschämt oder schuldig fühlen, dass wir unsere Schuldzuweisung sofort verdrängen oder sie nach innen kehren und uns selbst beschuldigen, weil wir anderen die Schuld zuschieben! Wir müssen diesen Botschaften bezüglich unseres gesunden Schuldempfindens abschwören; sonst bleibt unsere Verleugnung unserer Kindheitsverluste bestehen, und wir werden die Schuld für alle Übertretungen unserer Eltern auf uns nehmen müssen. Wir können unsere Genesung immens verbessern, wenn wir die Schuld denen zurückgeben, die sie uns auferlegt haben, als wir zu jung und wehrlos waren, um sie zurückzuweisen.

Erlernte Hilflosigkeit und toxische Schuldzuweisungen

Du bist vielleicht enttäuscht, wenn du scheiterst, aber du bist verloren, wenn du es nicht versuchst.

— Beverly Sills

Und es kam der Tag,
als die Aussicht, in der Knospe
eingeschlossen zu bleiben,
schmerzvoller wurde
als das Risiko,
zu blühen.

— Unbekannter Autor

In einer dysfunktionalen Familie lernt das Kind früh, dass es zu gefährlich ist, nach eigenem Willen oder Wunsch zu handeln. Deshalb läuft es Gefahr, ein Erwachsener zu werden, der durch den Zustand der *erlernten Hilflosigkeit* belastet ist. Erlernte Hilflosigkeit zeigt sich bei Überlebenden, die fortwährend in einem Ohnmachtsgefühl verharren, das in der Kindheit ihre einzige Wahl war. Während sie in ihren Familien wirklich hilflos waren, müssen sie erst noch entdecken, dass sie nun frei sind, an der Gestaltung ihres Schicksals mitzuwirken. Wenn das erwachsene Kind nie einen Weg der Genesung beschreitet, wird es vielleicht nie lernen, sein Leben selbst in die Hand zu nehmen. Es wird vielleicht nie erkennen, dass seine Eltern keine wirkliche Macht oder Kontrolle mehr über es haben.

Schuldgefühle werden dysfunktional, wenn sie chronisch mit erlernter Hilflosigkeit gepaart sind. Einige Überlebende nutzen die Ungerechtigkeiten der Vergangenheit, um die permanente Kapitulation vor dem Elend der Gegenwart zu rechtfertigen. Obwohl sie von ihren Eltern wirklich zu Opfern gemacht wurden, lassen sie zu, dass die Hilflosigkeit der Vergangenheit zu einem »Opfer-« oder »Märtyrerkomplex« erstarrt. Statt Schuldzuweisungen auf gesunde Weise zu nutzen, um die Genesung zu fördern, geben sie ewig der Vergangenheit die Schuld, hören auf, etwas Neues auszuprobieren, spezialisieren sich auf Ausreden und sind davon überzeugt, dass das Leben sie einfach »am Wickel« hat.

Wenn dies geschieht, sind die Anschuldigungen toxisch geworden. *Toxische Schuldzuweisungen* sind etwas ganz anderes als gesunde Anschuldigungen. Es ist eine verhärtete Schuldzuweisung, die eher eine bewusste Wahl und eine Haltung ist, als ein Gefühl. Toxische Schuldzuweisung ist ein statischer, starrer Zustand, der eine Person vom fließenden, dynamischen Gefühlsreichtum isoliert.

Toxische Anschuldigungen lassen die Schuldzuweisung hässlich erscheinen und veranlassen andere oft dazu, ihre eigene Schuld kategorisch abzulehnen. Es entsteht ein Zustand, in dem »Schuld und Scham anfangen, gleichermaßen zu stinken«, wie ein alter Freund von mir zu sagen pflegte.

Das soll nicht heißen, dass das Gefühl der Hilflosigkeit keine Berechtigung hat. Vielen von uns wurde ihre Entschlossenheit in der Kindheit so ausgetrieben, dass es für sie nicht leicht ist, ein Gefühl der Stärke wiederzuerlangen. Es ist nicht ungewöhnlich, dass man sich in der frühen Genesung lange Zeit wie ein Opfer fühlt.

Manchmal löst sogar der Gedanke, in einer Situation für sich selbst eintreten zu müssen, einen Flasback aus, in dem man sich überwältigt und unfähig fühlt. Intensive emotionale Flasbacks von Gefühlen der Minderwertigkeit, Machtlosigkeit und Hilflosigkeit können in jeder Phase der Genesung auftreten. Wie sollte es auch anders sein bei Überlebenden, die wirklich viele Jahre lang massive Schikanierungen erlitten haben?

Dennoch muss sich die Schuldzuweisung letztendlich von einer Rechtfertigung für die eigene Hilflosigkeit zu einer gerechten, selbstschützenden Empörung verwandeln, die uns Kraft verleiht und handlungsfähig macht. Die Stimme einer solchen Empörung könnte so klingen:

> Ich weigere mich, den Verletzungen in meiner Kindheit zuzugestehen, dass sie mich davon abhalten, mich selbst zu verteidigen und zu schützen. Ich lasse mir von den Folgen der Misshandlungen durch meine Eltern keine Angst machen, das zu tun, was gut für mich ist. Ich werde nicht dauerhaft auf das verzichten, was ich brauche und will. Egal, wie viel Angst ich auch habe, ich werde zumindest manchmal »die Angst spüren und es trotzdem tun«. Ich werde meine Stimme erheben und für mich selbst eintreten und mein Geburtsrecht auf die guten Dinge im Leben einfordern.

Die Verfolgung persönlicher Ziele angesichts von Angst ist der lebende Beweis dafür, dass der Überlebende nicht länger ein hilfloses Opfer ist. Wer erst handelt, wenn seine Angst vollständig beseitigt ist, gelangt an das Ende seines Lebens, oft ohne etwas bewirkt zu haben. Überlebende, die mit diesem Thema kämpfen, möchte ich auf Casey Chaneys Buch *Ready, Willing & Terrified: A Coward's Guide to Risk-Taking* verweisen.

Wenn Sie im Laufe der Zeit ausgiebig getrauert und dennoch nicht spontan den Wunsch verspürt haben, etwas zu tun, um Ihr Leben zu verbessern, dann brauchen Sie vielleicht die Hilfe eines Therapeuten, der Sie anleitet und fördert, selbst für sich einzustehen. Auch Kurse zum Training des Selbstbewusstseins können hilfreich sein, wenn Sie bei Ihrer Genesung in diese Sackgasse geraten sind.

Schuldzuweisung als gesunder Selbstschutz

> *Ich ergreife nie, absolut nie, Partei für jemanden, der meinem Wohlergehen schadet. Ich helfe niemandem, der meine Würde verletzt, der mich entweder durch unmenschliche Angriffe oder übermenschliche Forderungen geringer als ein Mensch fühlen lässt. Ich kämpfe gegen oder meide Menschen, deren Wirkung letztlich meine Gültigkeit als Person zerstört oder in irgendeiner Weise meine Fähigkeit, mich selbst ernst zu nehmen, schwächt.*
>
> — Theodore Rubin

Es ist normal, gesund und notwendig, gelegentlich Anschuldigungen gegenüber anderen zu haben, unabhängig davon, ob wir in der Kindheit traumatisiert wurden oder nicht. Alle Menschen, wie auch die meisten Tiere, werden mit einem Selbstschutzinstinkt geboren, der auf Verletzungen automatisch mit Schuldzuweisungen und Wut reagiert. Das Opfer, das »Zurück!« oder »Halt! Dieb!« schreit, drückt instinktiv seine Schuldzuweisung aus.

Schuldzuweisung ist ein integraler Bestandteil der grundlegenden Überlebensfähigkeit, um Aggressionen zu erkennen und sich gegen den Verursacher zu wehren. In einer Welt, in der zu viele Jagd auf die Machtlosen machen, brauchen wir manchmal Schuldzuweisungen, um uns unserer selbst bewusst zu werden und uns davor zu schützen, Opfer zu werden.

Wenn der Überlebende seine Fähigkeit wiedererlangt, Vorwürfe wegen vergangener Ungerechtigkeiten zu empfinden, verbessert er oft gleichzeitig seine Fähigkeit, Ungerechtigkeiten in der Gegenwart zu erkennen. Erkenntnis ist der erste Schritt, um zu lernen, sich mit dem Missbrauch auseinanderzusetzen und ihn zu stoppen. Das Auftauchen von Vorwürfen und Wut ist oft ein wichtiger Anhaltspunkt dafür, dass etwas Unfaires geschieht. Diese Gefühle sind die instinktivsten Warnsignale der Psyche vor Missbrauch.

Das Bedürfnis der Schuldzuweisung ist auch ein wirksames Mittel, um Missbrauch zu entgegnen und zu beenden. Der gesunde Ausdruck von Anschuldigungen schafft eine sehr reale innere Erfahrung von Mut und Stärke. Sie kann den Überlebenden augenblicklich aus lähmender Angst und Hilflosigkeit in ein Gefühl der Stärke und Sicherheit bringen.

Die Praxis der Schuldzuweisung bei missbräuchlichem Verhalten gibt dem inneren Kind etwas, auf das es sein ganzes Leben lang gewartet hat: das Gefühl, dass es sich in Zeiten der Gefahr durch Wutäußerungen schützen kann. Es rüttelt das innere Kind auf, dass es nun in einem erwachsenen Körper lebt. Es ist jetzt größer, stärker und besser in der Lage, sich selbst zu verteidigen.

Vorwürfe ermutigen uns wie nichts anderes, uns ängstigenden und notwendigen Lebensherausforderungen zu stellen. Sie helfen uns, unsere grundlegenden Rechte auf Selbstausdruck (siehe Anhang B) wahrzunehmen und jeden zur Rechenschaft zu ziehen, der versucht, sie nicht zu respektieren. Schuldzuweisungen erlauben uns, Nein zu unerwünschten Anfragen oder Angeboten sowie zu feindlichen Worten oder Handlungen zu sagen. Sie öffnen uns die Augen für aktuelle ungerechte Situationen, die wir möglicherweise tolerieren, als wären wir noch immer machtlose Kinder. Sie ermöglichen es uns, das natürliche Löwenherz unverletzter Kinder zurückzugewinnen.

Keine Genesung vs. Wiederherstellung des »Nein-Sagens«

> *Ohne dieses »Nein« kann ich mich nicht gegen die Forderungen anderer Menschen und ihre Wünsche verteidigen, und selbst beiläufig gemachte Äußerungen werden von mir oft als Aufforderungen empfunden. Weil ich nicht »Nein« sagen kann, werden ihre Forderungen zu Befehlen, denen ich schon vorauseilend nachkomme, ohne dass mich jemand darum gebeten hat.*
>
> — Theodore Rubin

Das wütende »Nein!« eines Kleinkindes bei dem Versuch eines anderen, ihm sein Essen oder Spielzeug wegzunehmen, ist der frühe und instinktive Ausdruck eines Vorwurfs. Das *Nein des* Kindes drückt aus, dass das Verhalten, sein Eigentum zu nehmen, den Vorwurf verdient und Widerstand gerechtfertigt ist. Das *Nein* ist seine Art, gesunde Grenzen zu setzen.

Ohne die Reaktion des *Neins* ist das Kind anfällig dafür, ausgenutzt zu werden. Studien über Kinderschänder zeigen, dass sie die Körpersprache eines Kindes erkennen können, dem das Recht, *Nein* zu sagen, entzogen wurde. Ironischerweise ist es vielen Kindern absolut verboten, *Nein* zu jeglichen Autoritätspersonen zu sagen, und doch wird von ihnen erwartet, »einfach Nein zu Drogen zu sagen«.

Theodore Rubin schrieb in seinem Buch *Sich selbst annehmen. Der Weg vom Selbsthaß zum positiven Ich* eindringlich über die gesunden Aspekte von Schuldzuweisungen, wenn man in der Lage ist, Nein sagen zu können:

> Ich muss das Recht haben, »Nein« zu sagen. Nur ich kann mir dieses Recht sinnvollerweise geben. Mein *Nein* ist Ausdruck einer der tiefsten mitfühlenden Emotionen für mich selbst. Mein *Nein* repräsentiert die Kraft, die ich gegen alles innerhalb oder außerhalb meiner Selbst ausüben kann, das sich in meinen Augen gegen mein Wohlergehen richtet … *Nein* ist meine Blockade und Festung gegen den Selbsthass. *Nein* ist mein Standpunkt gegen unmögliche Forderungen, woher sie auch kommen mögen.

Wenn ein Kind heranwächst, lernt es differenzierte Wege, seine Rechte und Grenzen zu verteidigen. »Das ist nicht fair« ist einer der ersten gesunden Vorwürfe, die ein Kind lernt.

Die meisten Kinder haben einen außerordentlichen angeborenen Sinn für Fairness. Sie protestieren instinktiv gegen elterliche Misshandlung, bis ihnen diese gesunde Schuldzuweisung durch Strafen ausgetrieben wird.

Viele dysfunktionale Eltern reagieren zornig auf ihre Kinder, wenn diese *Nein* sagen oder *das ist nicht fair*. Die meisten Kinder lernen schnell, dass sie jedes elterliche Verhalten, egal wie missbräuchlich es ist, akzeptieren und damit implizit »verzeihen« müssen. Viele Überlebende haben *Nein* und *das ist nicht fair* so früh im Leben aus ihrem Vokabular gestrichen, dass sie sich nicht daran erinnern, traumatisiert worden zu sein, weil sie ihre normalen Schuldzuweisungen gegen ungerechte Elternpraktiken verdrängten.

Ich glaube, Kinder verdrängen ihre frühesten Erinnerungen an die wuterfüllte Unterdrückung ihrer Eltern auf dieselbe Weise, wie Erwachsene ihre Wahrnehmung von grausamen Unfällen verdrängen. Wenn ich unvermittelt auf etwas schockierend Gewalttätiges stoße, könnte meine instinktive Reaktion wie folgt aussehen: »Oh Gott, das ist so schrecklich, dass ich nicht einmal hinsehen kann ... Ich will nicht einmal daran denken! Ich will dieses Bild einfach nur aus meinem Kopf bekommen! Ich will nie wieder daran denken. Erinnere mich nicht einmal daran.«

Ich glaube, dass viele Kinder in ähnlicher Weise die Erinnerungen daran vertreiben, was ihnen widerfahren ist, als sie versuchten, sich gegen ihre Eltern zu wehren. Seit ich die Erinnerung an das wütende, von angeschwollenen Adern durchzogene Gesicht meiner Mutter wiedererlangt habe, die eine Flutwelle erschreckend heißer, roter Energie in meine Richtung schrie, verstehe ich genau, warum mein Kleinkind-Ich dieses Bild aus seinem Bewusstsein verbannen musste.

Diejenigen, die in der frühen Kindheit traumatisiert wurden, weil sie anderen Vorwürfe gemacht haben, werden oft zu Erwachsenen, die nicht einmal die Vorstellung in Betracht ziehen können, dass ihre Eltern in irgendeiner Weise zu Recht beschuldigt werden könnten. Doch tief in ihrem Inneren bergen sie immer noch unbewusste Infernos unbearbeiteter Wut und Vorwürfe, weil sie als Kinder tyrannisiert wurden.

Wenn wir uns erlauben, Vorwürfe zu empfinden und auszudrücken, verringern wir unsere Verleugnung erheblich. Vorwürfe öffnen uns oft die Augen für die Wahrheit, dass uns ohne unser Verschulden großer Schaden zugefügt wurde. Wir wurden nicht schlecht oder fehlerhaft geboren. Wir haben Liebe und Respekt verdient, wie jedes Kind. Hätte man uns diese gegeben, wäre es uns jetzt ein Leichtes, selbst für uns zu sorgen und uns zu schützen. Wir hätten nicht unser Leben lang grobe Ungerechtigkeiten von anderen Autoritätspersonen toleriert. Unsere Fähigkeit, uns selbst zu mögen, wäre nicht nur auf die Zeiten beschränkt, in denen wir glücklich sind, anderen gefallen oder Höchstleistungen erbringen.

Zu beschämt, um Vorwürfe zu machen

> *Das emotional misshandelte Kind kämpft unweigerlich damit, das Verhalten seiner Misshandler zu »erklären« – und endet, um sein Überleben kämpfend, in einem Treibsand der Selbstbeschuldigung.*
>
> — Andrew Vachss

Unzählige beschämende Klischees verlangen, dass wir Vorwürfe vermeiden und uns selbst helfen sollen, indem wir uns einfach dafür entscheiden, zu vergeben. Viele von uns sind mit »freundlichen« Ratschlägen herablassend behandelt worden: »Vergebung ist das Zeichen einer fortgeschrittenen Seele!« »Jesus hat vergeben, warum kannst du nicht vergeben?« »Deine Mutter hat ihr Bestes gegeben. Das Leben war auch für sie hart! Solltest du nicht verständnisvoller sein?« »Wie kannst du deinen Eltern die Schuld geben, nach allem, was sie für dich getan haben?« »Hör auf, deinen Eltern die Schuld zu geben und setz dein Leben fort.« (Auf diese letzte Zurechtweisung antworte ich gerne mit den Worten »Erst als ich denen die Schuld gegeben habe, die es verdient hatten, habe ich die Kraft gefunden, mein Leben tatsächlich weiterzuführen.«)

Es ist nicht einfach, den oben aufgeführten abgedroschenen Ermahnungen zu widerstehen, vor allem, wenn unsere Eltern unsere Vorwürfe mit der Behauptung überkrustet haben, dass sie sich die Finger wund gearbeitet und alles geopfert hätten, ohne jemals an sich zu denken. Viele Überlebende lassen sich von diesen falschen Mythen beschämen, wenn sie gesunde Schuldzuweisungen für sich in Anspruch nehmen.

Darüber hinaus sind Aufforderungen zur Vergebung im Namen Christi sowohl beschämend als auch heuchlerisch, denn Jesus »differenziert« und sagt, dass es gerechtfertigt sei, schlechtes Verhalten zu beschuldigen. Er äußerte seinen Zorn gegenüber den Geldverleihern, die den Tempel entweihten, indem sie dort ihren Handel betrieben. Er war wütend auf die Apostel, die einschliefen und ihn unbewacht ließen, als er im Garten Gethsemane trauerte. Vom Kreuz herab äußerte er sogar seine große Enttäuschung über seinen eigenen Vater: »Mein Gott, mein Gott, warum hast du mich verlassen?«

Und selbst wenn unsere Eltern ihr Bestes getan haben, ändert das etwas an der Tatsache, dass wir durch ihre Inkompetenz schwer verletzt und geschwächt wurden? Wird dieses Verständnis auf mystische Weise den gerechten Zorn auflösen, den wir wegen der unzähligen Male, die wir ungerecht bestraft oder in schmerzlicher Entbehrung gelassen wurden, in uns tragen? Die Tatsache, dass sie ihr Bestes getan haben, ist ein zwingender, mildernder Umstand, der uns vielleicht irgendwann helfen wird, ihnen gegenüber Vergebung zu empfinden, aber er wird das Magma der unausgesprochenen Vorwürfe, das in uns eingeschlossen ist, nicht auf magische Weise neutralisieren.

Wenn wir vergeben, bevor wir unsere Vorwürfe formuliert haben, riskieren wir, das volle Gewicht unserer Verletzungen und unserer Wut aus der Kindheit für immer mit uns herumzuschleppen. Bevor ich lernte, meine Anschuldigungen in Form einer »Katharsis« sicher auszuleben, war ich wie ein erschöpfter Rucksacktourist, zu weltfremd und naiv, um zu bemerken, dass jemand einen Stein in meinen Rucksack gelegt hatte.

Es ist einfach unmöglich, unseren Eltern zu verzeihen, wenn wir immer noch leugnen, wie sehr sie uns verletzt haben. Ungeklärte Kindheitsschmerzen und Schuldzuweisungen machen es uns emotional und physisch unmöglich, uns in ihrer Gegenwart zu entspannen. Das Kind in uns hat immer noch Angst, dass wir sie nicht zur Rechenschaft ziehen, wenn sie versuchen, uns erneut zu verletzen. Deshalb ziehen wir uns in ihrer Gegenwart reflexartig in unsere gewohnte Hypervigilanz oder Dissoziation zurück. Diese Abwehrhaltung macht es uns unmöglich, ihnen tief in unserem Herzen wirklich zu vergeben. Manchmal hindert es uns daran, überhaupt eine echte emotionale Wärme für sie zu empfinden.

Die Angst vor unseren Eltern kann nicht aufgelöst werden, ohne ihre Schädlichkeit anzuerkennen, egal wie sehr wir davon überzeugt sind, dass wir ihnen vergeben. Wenn wir jemals wirklich entspannt und liebevoll in der Nähe unserer Eltern sein wollen, müssen wir uns erlauben, ihnen ihr verletzendes Verhalten vorzuhalten.

Schuldzuweisungen emotional ausagieren

> *Eine aggressionsphobische Gesellschaft, die die Unterdrückung negativer Gefühle fordert, ist am anfälligsten für abartige Gewalttaten, die zu einem Teil unserer Kultur geworden sind … Die Gesellschaft wird anfangen, diejenigen zu schätzen, die die Äußerung ihrer aggressiven Gefühle wagen und nach Wegen suchen, dies konstruktiv zu tun.*
>
> — George Bach und Herb Goldberg, *Keine Angst vor Aggression*

Lassen Sie mich noch einmal betonen, dass die meisten Überlebenden ihre Eltern nicht direkt beschuldigen müssen. Die meisten Eltern lassen, wenn überhaupt, nur wenig Feedback in Bezug auf ihre schlechten Leistungen bei der Kindererziehung zu. Das macht es nicht unmöglich, ihnen gegenüber Vergebung zu empfinden. Wir können Schuldzuweisungen auch ohne die Anwesenheit unserer Eltern auf eine Weise zum Ausdruck bringen, ddie Gefühle der Vergebung ermöglicht.

Mit dem *emotionalen Ausagieren von Schuldzuweisungen* meine ich eine sichere, harmlose Form der Anschuldigung. Das Ausleben der Wut beginnt in der Regel mit der Entscheidung, alte Erinnerungen an elterliche Misshandlungen ins Bewusstsein rücken zu lassen. Wenn diese Erinnerungen auftauchen, dann stellen wir uns vor, dass wir vor unseren Eltern stehen und ihnen die Schuld für die Art und Weise geben, wie sie uns verletzt haben. Wir können dies laut oder leise im Inneren unserer eigenen Gedanken tun.

Es gibt eine Reihe von Techniken, die allgemein als Gestalttherapie oder Psychodrama bekannt sind und in denen Überlebende die Konfrontation mit ihren Eltern in der Vergangenheit nachspielen können. Eine sichere und wirkungsvolle Befreiung von alten Verletzungen tritt ein, wenn wir uns vorstellen, wie wir die Misshandlung anprangern und stoppen. Viele meiner Klienten berichten, dass sie nach »Rollenspielen«, in denen sie das unfaire Verhalten ihrer Eltern verurteilten, große Erleichterung erfahren haben. Viele sind zugleich schockiert und erfreut, wenn sie sich wütend »Nein!« und »Das ist nicht fair!« ausrufen hören.

Eine meiner Klientinnen erlebte eine sehr tiefgreifende Befreiung durch ein Rollenspiel, in welchem sie als Richterin in einem Gerichtssaal ihre Eltern verurteilte, weil diese die Erziehung ihrer Kinder vernachlässigt hatten. Nachdem sie ihre Eltern für eine Reihe von Ungerechtigkeiten zur Rechenschaft gezogen hatte, befand sie diese für schuldig und bestrafte sie für ihren grausamen Egoismus auf genau die gleiche Weise, wie sie als Kind bestraft worden war.

Die Wirksamkeit solcher Techniken steht meist im Verhältnis zur Intensität der Bestrafungen des Betroffenen und zu dem Maß, in dem er die Ungerechtigkeit seiner Eltern vollständig und detailliert darlegt.

Die Schuldzuweisung kann allein oder in Anwesenheit von anderen erfolgen. Wenn man die Anwesenheit anderer nicht als beschämend erlebt, erhöht dies oft den therapeutischen Wert dieser Übungen, obwohl einige Überlebende zunächst die Einsamkeit brauchen, um sich sicher genug zu fühlen, ihre Eltern wütend anzuklagen.

Wir können die Schuld auch dadurch aufarbeiten, dass wir unseren Eltern separat schreiben und ihnen so genau und vollständig wie möglich die Schuld für alle ihre elterlichen Grenzüberschreitungen geben. Solche Briefe sind nicht dazu gedacht, tatsächlich verschickt zu werden, sondern vielmehr dazu, so viele Vorwürfe wie möglich durch heftige und ungehemmte Zurückweisungen loszuwerden. Einige Überlebende überarbeiten diese Briefe später zu besonneneren Versionen ihrer gerechtfertigten Beschwerden und verschicken sie in der Hoffnung, mit ihren Eltern einen ehrlichen Dialog über die Vergangenheit zu beginnen.

Wenn Sie sich immer noch unwohl dabei fühlen, Schuldzuweisungen vorzunehmen, können Sie folgende spirituelle Übung ausprobieren. Stellen Sie sich vor, dass Ihr Höheres Selbst das Höhere Selbst Ihrer Eltern um Erlaubnis bittet, ein Rollenspiel über die Wut zu machen, die Sie gegenüber ihren Eltern empfinden, um auf diesem Weg noch offene Angelegenheiten zwischen Ihnen zu klären. Sagen Sie ihnen, dass Sie das tun, damit Ihre alte unverarbeitete Wut nicht unbewusst und kontinuierlich in ihre Richtung strahlt. Vertiefen Sie diese Absicht, indem Sie die Hoffnung zum Ausdruck bringen, dass dieses harmlose Ausagieren zu mehr Intimität in Ihren Beziehungen führen wird.

Wenn dies bei Ihnen nicht den Wunsch weckt, Ihre Eltern stellvertretend auszuschimpfen und zu tadeln, kann es immer noch von Vorteil sein, Ihre Vorwürfe abstrakt auszudrücken. Sie können Ihre Wut ausschließlich im Hinblick auf deren ungerechte Handlungen äußern oder, wenn Ihnen das noch zu persönlich erscheint, in Bezug auf die allgemeine Ungerechtigkeit des Lebens. Anstatt zu schreien »Ich bin wütend auf euch, Mama und Papa«, können Sie auf das Leben wütend sein: »Ich bin zornig! Ich hasse es, dass es so viel Schmerz und Ungerechtigkeit in der Kindheit und im Leben gibt!« Oder einfach: »Ich bin wütend und einfach nur stocksauer!« Manchmal ermöglicht diese Praxis eine Genesung an sich, und manchmal öffnet sie allmählich die Tür zu mehr Genauigkeit bei der Anprangerung der Ungerechtigkeiten der Kindheit.

Wenn elterliche Misshandlungen ständig und über einen langen Zeitraum stattgefunden haben, können die alten unausgesprochenen Vorwürfe so massiv sein, dass sie mit intensiver Wut ausagiert werden müssen. Viele Überlebende sind anfangs von dieser Aussicht beunruhigt, weil sie unbewusst befürchten, dass die Freisetzung ihrer angestauten Wut zu »Wahnsinn und Chaos« führen wird. Tatsächlich sind viele verängstigt und gehemmt, weil ihre bisher noch nicht gefühlte Wut über ihr Kindheitstrauma manchmal mit mörderischen Gedanken und Bildern an die Oberfläche drängt. Doch sind in diesem Fall die mörderischen Gedanken kaum mehr als ein Zeichen dafür, dass die Psyche eine sehr große Ladung Wut in sich birgt. Es ist eine Form der Zuspitzung, die sich schnell verflüchtigt und die zugrunde liegende Wut sicher und aktiv freisetzt.

Die Erfahrung, eine ausgewachsene Wut sicher ausdrücken zu können, befreit den Überlebenden von seiner Angst, dass er eines Tages Amok laufen wird. Das harmlose Freisetzen mörderischer Gefühle bringt immer eine enorme Erleichterung und einen lebensverändernden Gewinn. Wut muss nie wieder gefürchtet werden und man kann sich sogar mit ihr anfreunden. Der Überlebende erfährt bei sich selbst, dass wütende Gefühle etwas anderes sind als wütende Handlungen und dass sie vollständig und harmlos gefühlt und emotional ausgedrückt werden können. Was für ein wunderbares Paradoxon, dass das sichere Loslassen der Kontrolle uns tatsächlich versichert, dass die

Kontrolle nicht auf zerstörerische Weise verloren geht! Das sichere Ausagieren von Wut gewährleistet, dass dies nicht geschieht, denn es verhindert, dass Wut zu einem explosiven Dampfdrucktopf ohne Ventil wird.

Das Ausagieren von Anschuldigungen verbessert in der Regel den Umgang mit unseren Eltern im wirklichen Leben. Wir können unsere Wachsamkeit im Umgang mit ihnen reduzieren, weil wir endlich einen Sinn dafür entwickelt haben, uns selbst zu schützen. Auch sie können sich in unserer Gegenwart entspannen, weil wir nicht mehr unbewusst Feindseligkeit ihnen gegenüber ausstrahlen, und das erlaubt ihnen, mit uns lockerer zu sein. Einige von uns haben dann das Glück zu erleben, dass sich ihre Eltern über die Jahre weiterentwickelt haben und nicht mehr die ominösen Verfolger von einst sind. In solchen Fällen können die Familienbeziehungen schließlich wirklich liebevoll werden.

Einige Überlebende haben jedoch nicht so viel Glück, denn keine noch so große Menge an Schuldaufarbeitung kann eine entspannte Atmosphäre in der Umgebung von Eltern herstellen, die nach wie vor böswillig sind. In solchen Fällen ist es angebracht, gegen jede weitere Misshandlung durch die Eltern selbstbewusst und gegebenenfalls wütend zu protestieren. Wenn dies nicht wirksam ist, sollte der Kontakt mit den Eltern minimiert oder beendet werden, da anhaltende Misshandlungen jeglicher Art die Genesung behindern.

Ich habe mit einer Reihe von Klienten gearbeitet, deren Fortschritte in den Jahren der Therapie minimal waren, bis sie den Kontakt mit den noch misshandelnden Eltern drastisch reduzierten. Viele dieser Klienten entwickelten sich in den Monaten nach ihrem Rückzug von diesen toxischen Beziehungen sprunghaft. Dies galt sogar für Fälle, in denen der Kontakt nur per Telefon stattgefunden hatte.

Wenn Sie weiterhin nicht davon überzeugt sind, dass Sie die Vorwürfe gegenüber Ihren Eltern formulieren sollten, wäre vielleicht folgende Übung nützlich für Sie: Nehmen Sie sich einen Moment Zeit, um sich die Gesichter Ihrer Mutter und Ihres Vaters so lebhaft wie möglich vorzustellen. Richten Sie nun Ihr Bewusstsein auf das, was in Ihrem Körper geschieht, während Sie sich diese visualisieren. Was erleben Sie in den Muskeln Ihres Kiefers, Ihres Halses, Ihrer Brust und Ihres Bauches? Atmen Sie tief und leicht? Ist Ihr Körper entspannt?

Wenn Sie feststellen, dass Sie angespannt oder hypervigilant geworden sind, sollten Sie vielleicht mit einer Übung experimentieren, bei der Sie Ihre wütenden Vorwürfe ausagieren, um zu sehen, ob sich dadurch Ihre Anspannung löst. Wenn jetzt nicht der richtige Zeitpunkt für eine »Reinigung« ist, erinnern Sie sich daran, dass Sie hier in der Gegenwart sicher sind, und lassen Sie Ihre

Muskeln und Ihren Atem sich entspannen. Vielleicht finden Sie später die Zeit und den Ort, um sich von dieser alten Last zu befreien.

Wiederholungszwang, Schuldzuweisung und vorzeitige Vergebung

> *Masochisten sind nicht in den Schmerz verliebt. Sie sind in Sadisten verliebt.*
>
> — Carl Jung

> *Viele emotional misshandelte Kinder bemühen sich ihr Leben lang um die Anerkennung durch andere (die sie als »Liebe« interpretieren). So begierig sind sie nach Liebe - und so überzeugt davon, dass sie sie nicht verdienen - dass sie die besten Kandidaten für Missbrauch in intimen Beziehungen sind.*
>
> — Andrew Vachss

Die Bewusstmachung unserer Anschuldigungen hilft uns, nicht in die Falle des vorzeitigen Vergebens, des sogenannten *Wiederholungszwangs*, zu tappen. Der Wiederholungszwang ist die Dynamik der Psyche, die erwachsene Kinder unbewusst dazu zwingt, immer wieder dieselbe Art destruktiver Beziehungen einzugehen. Das Verständnis dieser Dynamik hilft uns, der unbewussten Hinwendung zu schädlichen Menschen zu widerstehen und aufzuhören, Beziehungen zu Lebenspartnern zu suchen, die dieselbe absolute Macht über uns hätten wie unsere Eltern.

Die folgende Darstellung der Misshandlung durch meine Mutter soll anhand eines konkreten Beispiels den Wiederholungszwang veranschaulichen. Es zeigt, wie vorzeitiges Vergeben uns verwundbar macht und nachlässig werden lässt, wenn elterliche Misshandlung und Vernachlässigung in Erwachsenenbeziehungen wieder in Kraft gesetzt werden.

Ich habe meiner Mutter »vergeben«, lange bevor mir klar wurde, dass es etwas zu vergeben gab. Ich habe ihr verziehen, weil sie im Gegensatz zu meinem Vater manchmal nett zu mir war. Ich habe ihr verziehen, weil ich ihre beißende Kritik heruntergespielt habe, indem ich sie mit den häufigen, mit der Rückhand ausgeführten Schlägen meines Vaters gegen meinen Kopf verglichen habe. Ich verzieh ihr, weil ich mich nicht an die häufigen Schläge erinnerte, die sie mir als Kleinkind gab, als ihre Hände noch nicht so arthritisch waren, um mich nicht mit voller Wucht schlagen zu können.

(Jetzt, beim Schreiben, während ihr am Sterbebett gemachtes Geständnis in mir nachklingt, schaudert es mich unwillkürlich: »Früher habe ich dir ganz schön eine geknallt, Pete!« Sie sprach das Wort »geknallt« eisig und lautmalerisch aus.)

Ich verzieh meiner Mutter, bis meine Genesungsarbeit Erinnerungen an ihre Misshandlungen ans Licht brachte. Leider nahm ich bald den Rat eines »Genesungsexperten« an und vergab ihr erneut, gerade als ich anfing, ihr gegenüber Wut zu empfinden. Ich ließ mich dazu überreden, »die Vergangenheit ruhen zu lassen«, lange bevor sie tatsächlich vergangen war – lange bevor ich merkte, dass ich mich von meinen Partnerinnen genauso verächtlich behandeln ließ, wie sie es getan hatte.

Diese falsche Vergebung verschleierte jahrelang die verletzenden Handlungen in meinen Beziehungen, bis meine spontane Bereitschaft zur Schuldzuweisung mich dazu brachte, meine Vergebung zu widerrufen und die Rekonstruktion meiner Erinnerung an die Misshandlung in meiner Kindheit wieder aufzunehmen. Dadurch, dass ich mich dem Trauerprozess öffnete, begann ich mich daran zu erinnern, wie beängstigend und schmerzhaft es war, in der Nähe meiner Mutter zu sein. Während meiner gesamten Kindheit manipulierte und bestrafte sie mich unerbittlich durch Situationen, in denen ich zum Scheitern verurteilt war. Da sie kein gesundes Ventil hatte, um ihre Wut loszuwerden, war sie die typische dysfunktionale Mutter, die unbewusst Situationen mit Doppelbotschaften herstellte, um zu rechtfertigen, dass sie ihre Wut an ihren Kindern auslässt.

Ich war jedes Mal in Gefahr, wenn meine Mutter sich abreagieren musste, und da sie als junge Mutter sehr unglücklich war, war es oft der Fall. Zu solchen Zeiten gab es keinen sicheren Platz für mich. Wenn ich redete, knurrte sie plötzlich, dass ich ein »Plappermaul« und »Besserwisser« sei; wenn ich schwieg, beschimpfte sie mich, weil ich nichts zu sagen hatte: »Bist du ein Idiot oder hast du die Sprache verloren?« Wenn ich spielte, schlug sie mich und sagte, ich solle stillsitzen; wenn ich ruhig dasaß, schikanierte sie mich und warf mir vor, faul und nichtsnutzig zu sein. Wenn ich mich amüsierte, erboste sie sich über meinen Egoismus, weil ich nur an mich selbst denken würde; wenn ich ihr helfen wollte, verachtete sie mich und beschimpfte mich als Plagegeist, der ihr auf die Nerven ging und ihr im Weg stehen würde. Wenn meine Mutter wütend war, hätte ich, egal um was es ging, genau das Gegenteil machen sollen.

Wenn ihre Wut bei diesen Gelegenheiten ihren Höhepunkt erreichte, kam es vor, dass ihre verbale Misshandlung durch Haarziehen, Ohrfeigen oder Tritte verstärkt wurde. Wie ihr Vater fand sie es amüsant, mich unerwartet mit der Faust auf den Hinterkopf zu schlagen. Sie lachte dann und sagte: »Das ist für nichts. Aber sieh dich vor, sonst kannst du was von mir erwarten!«

Schließlich hörte sie auf, mich zu schlagen (weil es ihr durch ihre Arthritis am Ende wirklich mehr wehtat als mir) und setzte ausschließlich auf Sarkasmus und Kritik, um ihren Ärger loszuwerden. Sie beschämte mich, indem sie mich glauben ließ, dass ihre bösartigen Demütigungen und ihre Schläge auf den Kopf nicht schädlich oder verletzend für mich waren, weil es ja nur zum Spaß war; außerdem »hätte sie keiner Fliege etwas zuleide tun können«.

Meine Mutter konnte alles, was ich sagte, so verdrehen, dass ich in ihren Augen ihre Missbilligung verdiente. Formulierungen, die an einem Tag als klug oder amüsant galten, wurden später als Beweis für meine Dummheit zitiert. Im Laufe der Zeit lernte ich, sehr vorsichtig mit dem zu sein, was ich zu sagen hatte. Ich hatte das Gefühl, als ob ich und meine Worte wie auf rohen Eiern gingen, »einen Eiertanz aufführten«, wie ein Freund von mir es ausdrückt.

Die Beziehung zu meiner Mutter hat mich durch den Wiederholungszwang dazu gebracht, ihre verletzende, kritische Art in vielen Beziehungen heraufzubeschwören und zu ertragen. Glücklicherweise habe ich mich nicht den Wiederholungen ihrer körperlichen Misshandlungen unterworfen, im Gegensatz zu den vielen geschlagenen Ehefrauen, die fast immer Überlebende von Misshandlungen in der Kindheit sind.

Ich litt jahrelang unter der verbalen und emotionalen Gewalt meiner Mutter. Da ich nur wenig Kommunikationskompetenz besaß und wenig zu sagen hatte, konnte ich Partnerinnen, die den Gebrauch von Sprache beherrschten, um unfairerweise Macht auszuüben (siehe »Verbale Gewalt« in Kapitel 8), wenig entgegensetzen.

Die meiste Zeit war mir gar nicht bewusst, dass die Doppelbotschaft meiner Partnerinnen, das verbale Sündenbock-Suchen und das permanente emotionale Herabsetzen für mich schädlich waren. Angeschrien und angegriffen zu werden, schien mir ein normaler Teil einer Beziehung zu sein. Dass ich als Quelle ständiger Enttäuschungen gesehen wurde und kaum mehr als meine Unzulänglichkeiten wahrgenommen wurden, schien mir normal zu sein. Der unvorteilhafte Vergleich mit anderen schien als hilfreiche Methode gesehen zu werden, um mich dazu zu bringen, mich zu perfektionieren.

Und so ertrug ich unbeirrt die demütigenden persönlichen Analysen durch meine Partnerin. Ich unterstützte ihre Kritik sogar noch mit meinen eigenen schamvollen Selbstanalysen, indem ich wieder die unterwürfige Haltung einnahm, die meine Mutter verlangt hatte. Als Kind habe ich mich unzählige Male gefragt: »Warum kann ich nicht einfach gut sein, damit Mama mich lieb hat? Was kann ich tun, um ihr zu gefallen? Wie kann ich mich ändern, damit sie mich nicht hasst?«

Wie dieses Kind habe ich hart daran gearbeitet, um die Fehler zu finden und zu beheben, die meine Partnerin so enttäuscht und wütend auf mich gemacht haben. Ich habe es hingenommen, in meinen Beziehungen für alle Probleme verantwortlich gemacht zu werden, wie als Kind, als meine Mutter mich davon überzeugte, dass ich die permanente Ursache all ihres Ärgers sei. Nachdem ich mit meinem zerfetzten Selbstwertgefühl von zu Hause weggezogen war, war es leicht, meinen Partnerinnen unbewusst all die Macht zu geben, die ich meiner Mutter »gegeben« hatte. Wie hätte ich wissen sollen, dass wirklich liebende Partner respektvoll, kompromissbereit und gewillt sind, ihren »Beitrag« zur Bewältigung der Probleme und Fragen in einer Beziehung zu leisten?

In einer erneuten Wiederholung der Beziehungsdynamik, die ich mit meiner Mutter hatte, nahm ich auch die Vernachlässigung ohne Protest in Kauf. Woher sollte ich wissen, dass zu einer gesunden Liebesbeziehung auch ganz viele freizügig gegebene positive Rückmeldungen gehören? Ich war »ahnungslos« in Bezug auf mein Bedürfnis nach Anerkennung und Wertschätzung. Da ich von keinem der beiden Elternteile Bestätigung erfahren hatte, war es leicht für mich, in diesen Beziehungen denselben Mangel an Bestätigung zu akzeptieren. Seltene Fälle von positiver Aufmerksamkeit waren köstliche Momente, für die ich sehr dankbar war. Diese Brotkrümel hielten mich emotional lebendig, aber unterernährt, auch wenn sie im Gegensatz zur emotionalen Mangelernährung meiner Kindheit stärkend erschienen.

Mein Wiederholungszwang veranlasste mich auch dazu, gegenüber meinen Partnerinnen eine fürsorgliche Rolle einzunehmen. Nachdem ich bei meiner Mutter einen Kurs in Co-Abhängigkeit absolviert hatte, opferte ich regelmäßig meine Bedürfnisse, um sicherzustellen, dass es meinen Partnerinnen gut ging Dies war für mich zur zweiten Natur geworden, da sie angeblich Märtyrerinnen wie meine Mutter waren. Sie strahlten ein Gefühl der Anspruchsberechtigung aus, das implizit sagte: »Mein Schmerz ist so viel größer als deiner, dass wir unsere ganze Energie und Aufmerksamkeit auf meine offensichtlich wichtigeren Bedürfnisse richten müssen.«

Eine der übernommenen Verhaltensweisen, wie ich mich um meine Partnerin kümmerte, war, dass ich meist derjenige war, der zuhörte. Dabei kam es – wie bei meiner Mutter – häufig zu Situationen, in denen ich keine Chance hatte, »richtig« zuzuhören. Sowohl meine Mutter als auch meine Partnerin warfen mir regelmäßig meine mangelnde Fähigkeit vor, richtig zuzuhören. Wenn sie schlecht gelaunt waren und jemanden brauchten, auf den sie wütend sein konnten, gab es keine sichere Position, die ich beim Zuhören hätte einnehmen können. Wenn ich meine Aufmerksamkeit zu sehr auf das konzentrierte, was sie sagte, wurde mir mitgeteilt, dass ich übertrieb und sie nervös mache; wenn ich in meiner Aufmerksamkeit nachließ, entgegnete man mir, dass ich abdriften würde und nicht wirklich interessiert sei; wenn ich eine Frage stellte, um mein Interesse zu zeigen, lenkte ich sie ab; wenn ich ruhig und aufmerksam zuhörte, war ich nicht inspirierend genug und hatte nichts beizutragen; wenn ich meine eigenen Gedanken formulierte, wurde ich egoistisch unterbrochen.

All dies soll nicht heißen, dass ich an den Problemen in meinen Beziehungen als Erwachsener schuldlos war. Die Akzeptanz meiner dürftigen Selbstdarstellung und meine Unfähigkeit, auf meine Recht zu bestehen, gleichberechtigt gehört zu werden, trugen wesentlich zur Dysfunktion in diesen Beziehungen bei. Überlebende, die stumm und unkommunikativ bleiben und nicht daran arbeiten, ihre Fähigkeit wiederzuerlangen, sich selbst auszudrücken, rufen bei ihren Partnern normale Frustrationen hervor.

Dennoch war mein beschränkter Selbstausdruck auch ein wesentlicher Teil meines Wiederholungszwangs. Jahre des Missbrauchs haben meine Redefähigkeit so gründlich verkrüppeln lassen, dass ich in Beziehungen unbewusst davon ausging, dass das Sprechen selbst gefährlich sei. Ich war unterschwellig davon überzeugt, dass alles, was ich in der Gegenwart der Frau sagte, die meine Mutter »ersetzt« hatte, zerpflückt, beschämt und sogar als Grund für einen mutterähnlichen, »hinterhältigen Schlag« ins Gesicht gesehen werden würde.

(Während ich dies einer breiten Leserschaft beschreibe, weine ich noch mehr Tränen und fühle mich wütend, weil ich meinen verwirrten und verängstigten Blick als Fünfjährigen vor Augen habe, der zum x-ten Mal wegen einer unschuldigen Äußerung geohrfeigt wird.) Der Wiederholungszwang ist so selbstverstärkend wie alle anderen Zwänge.

Über viele Jahre hinweg redete ich immer weniger, weil ich mich zu Partnerinnen wie meine Mutter hingezogen fühlte, die nicht nur schlechte Zuhörerinnen, sondern auch übermäßig kritisch gegenüber meiner Selbstdarstellung waren. Ich blieb in alten Beziehungsmustern stecken, weil ich naiv den grässlichen Ratschlag angenommen hatte, dass ich nicht gesunden würde, wenn ich mich nicht zuerst fürs Vergeben entschieden hätte. Denn wer verdient es mehr, dass man ihm verzeiht, als die Mutter? Und bei welchem Menschen, abgesehen von Gott, könnte es blasphemischer sein, ihm die Schuld zu geben?

Ich blieb einige Jahre lang in der oberflächlichen, aber unerschütterlichen Vergebung stecken und machte kaum Fortschritte in meiner Genesung. Ich widerstand vielen therapeutischen Versuchen, das anzusprechen, was unter meiner versteinerten Vergebung lag. Meiner Mutter zu verzeihen, ohne ihr die Schuld dafür zu geben, dass sie mich gezwungen hatte, Zuflucht im Schweigen zu suchen, hätte mich für immer zu einem kommunikativen Nichts machen können.

Inzwischen habe ich gelernt, dass meine Vergebung eine hartnäckige Verteidigung gegen den schrecklichen Schmerz war, der schließlich auftrat, als ich wirklich »begriff«, dass meine Mutter mich während langer Phasen meiner Kindheit wirklich gehasst hatte. Was für ein schreckliches Erwachen war es für mich, zu erkennen, dass Mamas Liebe kaum mehr war als eine Aneinanderreihung heuchlerischer Erziehungsklischees! Wie schmerzhaft war es, die Hohlheit ihrer Lieblingspredigten »Ich will nur das Beste für dich« und »Ich tue dies (dir wehtun) nur, weil ich dich liebe« voll zu spüren.

Eines trostlosen Abends, ich war Anfang dreißig, begann ich schließlich, meine hartnäckige Fassade der falschen Vergebung zu durchbrechen. In dieser Nacht konnte ich wie durch ein Wunder meine Wut in gotteslästerlicher Weise rauslassen. Ich wetterte gegen die höhere Macht und weinte stundenlang über die göttliche Ungerechtigkeit. Ich war wütend über all die schrecklichen Gemeinheiten und Grausamkeiten des Lebens und weinte über all meinen Schmerz und den Schmerz anderer.

Als sich meine Wut erschöpft hatte, war ich erstaunt, dass ich plötzlich eine überquellende Fülle an Liebe und Selbstmitgefühl empfand. Wie wunderbar, dass ich nicht die unmittelbare göttliche Vergeltung provoziert hatte, die ich halb erwartet hatte. Keine Blitze! Kein Erdbeben! Keine plötzlich auftauchenden Teufel, die mich in die Hölle befördern wollten!

Ich schwankte einen »ewigen« Moment zwischen Tränen der Erleichterung und der Freude. Ich lachte vor Freude laut auf, als ich mich plötzlich an die kluge Erklärung von George Bernard Shaw erinnerte: »Alle großen Wahrheiten beginnen als Blasphemie.«

Ich wurde dann mit einem äußerst lebendigen Bild der Höheren Macht beschenkt, die vor Freude in sich hineinlacht, so wie es Eltern tun, wenn sie sich über die köstlichen und harmlosen instinktiven Trotzreaktionen eines

Kleinkindes amüsieren. Endlich wusste ich unumstößlich, dass ich von Natur aus ein guter Mensch war und nicht irgendein undankbarer Dämon, der absichtlich versucht hatte, seiner Mutter das Leben zur Hölle zu machen.

Dieses Gefühl der Gnade weitete sich dann zu dem Wissen aus, dass der barmherzige Schöpfer, der alles geschaffen hat, den Zorn in seiner ganzen »blasphemischen« Erscheinung akzeptiert, weil auch dieser von Gott geschaffen ist. Solche harmlosen Schuldzuweisungen befreien uns von lebensentfremdenden Vorwürfen und stärken unsere Herzen wieder für ihre natürliche Fähigkeit zu Mitgefühl und Liebe.

Mein blasphemisches »Gebet« gipfelte in der Erleuchtung, dass meine tiefste Trauer den Verlust des glorreichen Gefühls der Einheit und Verbundenheit betraf, in dem ich mich wie alle Menschen befand, bevor ich in diese Welt geboren wurde. Diese emotional erlebte Erinnerung hinterließ bei mir den unerschütterlichen Glauben, dass diese Einheit die ultimative Realität ist, zu der wir alle unweigerlich zurückkehren. Laotse hat dazu geschrieben:

> Sei friedlich in deinem Herzen
> Schau, wie alle Wesen sich regen,
> Betrachte, wie sie zurückkehren.
> Jedes einzelne Wesen im Universum
> kehrt zurück zur gemeinsamen Wurzel.
> Die Rückkehr zur Quelle ist heitere Gelassenheit …
> Wenn du weißt, woher du kommst,
> Wirst du wie von selbst …
> gutherzig sein wie eine Großmutter,
> würdevoll wie ein König.
> versunken in das Wunder des Tao,
> Kannst du allem begegnen, was dir das Leben bringt,
> und wenn der Tod kommt, bist du bereit.

Diese Erfahrung war ein wundersamer Wendepunkt in meinem Leben. Sie hatte mich davon überzeugt, dass es normal und gesund ist, wütend seine Vorwürfe zum Ausdruck zu bringen und sich über Ungerechtigkeiten zu beschweren. Seitdem habe ich viele heilende Erfahrungen der Wiederherstellung der Liebe gemacht, indem ich meine inneren Konflikte emotional gegenüber Gott und dem Leben und indirekt gegenüber meinen Eltern und meinen Lieben gelöst habe. Ich hatte auch das Privileg mitzuerleben, wie viele andere diese bemerkenswerte Verwandlung durch das vollständige Anerkennen und Ausdrücken ihrer Anschuldigungen erlebten.

Die heilende Ambivalenz von Vergebung und Schuldzuweisung

Deine ausgeübten Kräfte spanne, bis sie reichen, zwischen zwei Widersprüchen … Denn im Manne will der Gott beraten sein.

— Rilke

Die oben beschriebene »blasphemische« Erfahrung hat mich ermutigt, meine Mutter zum Adressaten meiner Schuldzuweisungen zu machen. Andererseits fühlte ich bei einem besonders intensiven Rollenspiel, in dem es darum ging, meine Vorwürfe gegenüber meiner Mutter auszuagieren, wie sich mein Herz mit mehr Liebe für sie erfüllte als je zuvor. Dieses Gefühl der Liebe weitete sich dann zum Mitgefühl für sie und gipfelte schließlich in einem authentischen Gefühl der Vergebung.

Das Gefühl der Vergebung fühlte sich so wunderbar an, dass ich mich daran klammerte, weil ich dachte, ich könnte es noch viel länger erleben, als ich es dann tatsächlich tat. Doch schließlich sickerte mein unbewusster brodelnder Kessel der Anschuldigungen, der noch nicht wesentlich entleert worden war, wieder ins Bewusstsein zurück, und ich war erneut wütend auf sie und überzeugt, dass sie meine Vergebung nicht verdiente. Als ich mir dann erlaubte, diese neue Welle von Anschuldigungen wütend herauszulassen, kehrte ein echtes Gefühl der Vergebung zurück.

In der Hoffnung, dass ich endlich »darüber (über meine Wut) hinweggekommen war« und dauerhaft Vergebung erlangt hatte klammerte ich mich erneut an dieses Gefühl, bis eine weitere Welle von Vorwürfen hochkam und mich zu einem »neuen« Aspekt meiner Verluste in der Kindheit führte.

In den frühen Phasen dieses zyklischen Prozesses spaltete ich mich in festgefahrene Positionen der Vergebung oder der Schuldzuweisung ab, während meine Verleugnung nach und nach zusammenbrach und einer immer genaueren Wahrnehmung meiner Kindheit wich.

Mit fortschreitender Genesung wurde diese Polarisierung weniger dramatisch und anhaltend, bis ich transformierende Erfahrungen reiner heilender Ambivalenz machte, in denen ich gleichzeitig Vorwürfe gegenüber meiner Mutter und Vergebung für sie empfand. Diese Erfahrungen haben mich davon überzeugt, dass uns beide Gefühle immanent sind und dass gewisse

Schwankungen zwischen Vorwürfen und Vergebung immer notwendig und hilfreich sein werden.

Das jahrelange Schwanken zwischen diesen beiden Gefühlen hat mich auch davon überzeugt, dass ich irgendwann immer wieder zu verzeihenden Gefühlen für meine Mutter zurückkehren werde, egal, wie viel Ärger ich in bestimmten Situationen empfinde. Ich glaube, dies ermöglicht es mir, authentisch zu sagen, dass ich ihr verzeihe, auch wenn ich ihr zweifellos manchmal die Schuld geben werde.

Wann immer ich in der Gegenwart mit Resten ihres hemmenden Einflusses zu kämpfen habe, können die Vorwürfe gegenüber meiner Mutter immer wieder hochkommen. In der Tat glaube ich, dass ich nur deswegen mit Fug und Recht sagen kann, dass ich meiner Mutter verzeihe, weil diese Spuren stark zurückgegangen sind. Hätte ich mich nicht zu einem großen Teil vom Wiederholungszwang befreit, der mich zu Partnerinnen hingezogen hatte, die mich »zum Schweigen gebracht« und bestraft haben, hätte ich ihr kaum wirklich vergeben können.

Und wenn ich sage, dass ich meiner Mutter vergebe, dann sage ich das im gleichen Sinne, wie ich sage, dass ich meine Freunde liebe. Ich kann authentisch sagen, dass ich meine langjährigen Freunde liebe, auch wenn ich ihnen nicht ständig Liebe entgegenbringe, denn meine liebevollen Gefühle sind im Laufe der Jahre trotz normaler Phasen der Neutralität, Distanziertheit und Enttäuschung immer wieder zurückgekehrt.

Funktionierende Eltern lieben ihre Kinder auf ähnliche Weise. Auch wenn sie nicht immer Liebe für sie empfinden, kehren sie häufig genug zu liebevollen Gefühlen zurück, um darauf zu vertrauen, dass Liebe die Grundlage ihrer Beziehung ist. Viele dysfunktionale Eltern erreichen diese Art von emotionaler Flexibilität nicht, weil sie keine sicheren und nicht missbräuchlichen Methoden erlernt haben und praktizieren, um ihrem normalen Ärger gegenüber ihren Kindern Luft zu verschaffen.

Aktive Ärgerbewältigung ist eine entscheidende elterliche Fähigkeit, denn es ist unmöglich, die vielen »unfairen« Opfer zu bringen, die die Elternschaft erfordert, ohne dass Wutgefühle und Vorwürfe auftreten. Ich empfehle Eltern, die in Kapitel 4 beschriebenen Techniken des Ausagierens von Wut anzuwenden, um ihren Ärger sicher auszudrücken und loszulassen, damit er nicht auf ihren Kindern abgeladen wird. Wenn Frustgefühle von Eltern nicht sicher ausgelebt werden, häufen sie sich unweigerlich an und richten sich gegen ihre Kinder. Dies schadet nicht nur den Kindern, sondern auch den Eltern, indem die liebevolle Verbindung zwischen ihnen zerstört wird. Wenn dies geschieht, verpasst jeder die Liebe.

Die authentische emotionale Erfahrung von »ich liebe« oder »ich vergebe« hängt von der Bereitschaft ab, zumindest gelegentlich Wut oder Vorwürfe zu empfinden. Ich habe das schöne emotionale Wesen der Liebe und Vergebung viele Male verloren, indem ich mich mit der Illusion getäuscht habe, dass ich endlich über meine Wutgefühle hinaus bin.

Immer wenn ich versuche, die Vergebung zu konkretisieren, indem ich versuche, Anschuldigungen gegenüber meiner Mutter zu verleugnen, beginne ich, mich in meinem Herzen weit entfernt und abgeschnitten von ihr zu fühlen. Das wird mir bewusst, wenn ich Bilder von ihr anschaue und merke, dass ich mich an irgendeiner Stelle in meinem Körper verkrampfe. Wenn ich mich innerlich auf diese Verkrampfung konzentriere, entdecke ich verletzte Gefühle, die mich, sobald ich sie einmal vollständig gefühlt oder ausgedrückt habe, wieder Mitgefühl mit ihr spüren lassen.

Schuldzuweisung als fortlaufender Prozess

> *Die Rekonstruktion der Vergangenheit, um der Gegenwart einen Sinn zu geben, wird zu einem fortlaufenden Prozess: ein Prozess, der tatsächlich ein ganzes Leben lang andauert.*
>
> — Sheldon Roth

Obwohl ich oft aufrichtige Vergebung für meine Mutter empfunden habe, wird ihr missbräuchliches und vernachlässigendes Verhalten immer verwerflich bleiben – wie alle derartigen Verhaltensweisen. Sich daran zu erinnern, hilft mir immer dann, wenn ich Schwierigkeiten mit meinem Selbstausdruck habe. Wenn ich plötzlich sprachlos werde, weist mich das normalerweise darauf hin, dass ich einen emotionalen Flashback habe und die Angst und Scham empfinde, die Nebenprodukte ihrer unzähligen Angriffe auf meinen Selbstausdruck sind.

Wenn diese Flashbacks mich zum Schweigen bringen wollen, aktiviere ich erneut die Vorwürfe gegenüber meiner Mutter, um mich daran zu erinnern, wie ungerecht es war, dass ich auf diese Weise unterdrückt wurde. Vorwürfe stoßen diese gespenstischen Blockaden aus Angst und Scham in der Regel um und befähigen mich, das zu sagen, was ich sagen will und muss.

Als ich diesen letzten Absatz schrieb, empfand ich große Freude darüber, wie sehr mir dieser Prozess geholfen hat. Manchmal kann ich kaum glauben, dass ich es bin, der jetzt gemeinsam mit anderen so viele intensive und vielschichtige Gespräche führt. Wie wunderbar ist es, dass ich die Angewohnheit beerdigt habe, alle meine Äußerungen vorher zu sezieren und zu hinterfragen!

Jeder Mensch sollte auf destruktive Kritik verzichten. Wiederkehrende Schuldzuweisungen erinnern uns automatisch daran, dass es richtig ist, Misshandlungen zu bekämpfen, sei es in Gestalt des inneren Echos elterlicher Beschimpfungen oder als Beleidigungen durch neue verletzende Menschen.

Schuldzuweisungen und Scham

> *Scham ist die schlimmste Form häuslicher Gewalt in unserem Land.*
>
> — John Bradshaw

Toxische Scham ist ein stark lähmender innerer Zustand, der durch extreme Gefühle der Erniedrigung und durch unerbittliche Gedanken des Selbsthasses gekennzeichnet ist. Toxische Scham wurde erstmals von John Bradshaw in *Wenn Scham krank macht: Verstehen und Überwinden von Schamgefühlen* identifiziert:

> Wenn Sie die Scham vollständig verinnerlicht haben, ist nichts an Ihnen in Ordnung. Sie fühlen sich fehlerhaft und minderwertig; Sie haben das Gefühl, ein Versager zu sein. Es gibt keine Möglichkeit, Ihr Innerstes mitzuteilen, weil Sie sich selbst zum Objekt der Selbstverachtung gemacht haben. Wenn Sie sich selbst verachten, sind Sie nicht mehr Sie selbst.

Bradshaw stellt toxische Scham der gesunden Scham gegenüber. Gesunde Scham ist das natürliche und relativ schwache Gefühl der Selbstmissbilligung, das wir instinktiv erleben, wenn wir uns selbst oder jemand anderen verletzen. Gesunde Scham mutiert häufig zu toxischer Scham, wenn dysfunktionale Eltern ihre Kinder ständig so behandeln, als seien sie in grober Weise und grundlegend fehlerhaft.

Viele erwachsene Kinder werden sofort mit dem Gefühl toxischer Scham überschwemmt, wenn sie auf eine Weise denken, fühlen oder handeln, die ihnen früher von ihren Eltern verboten wurde. Wenn die toxische Scham zuschlägt, verbreitet sie eine verächtliche Selbstkritik und Verschlimmerung im gesamten Bewusstsein wie ein Buschfeuer. Sie infiziert uns wie ein sich schnell ausbreitender Virus, der jede Facette unserer Selbstwahrnehmung mit

Selbsthass überzieht. Häufig empfinden wir dadurch Hoffnungslosigkeit und Erschöpfung. Im schlimmsten Fall führt es dazu, dass wir uns wünschen, wir wären tot. Viele Überlebende verbringen übermäßig viel Zeit ihres Wachlebens mit toxischer Scham.

Ich glaube, dass die toxische Scham eine Art emotionaler Flashback ist, bei dem wir uns mit demselben Ekel betrachten, den wir in den Gesichtern unserer Eltern sahen, wenn sie so taten, als ob sie von uns abgestoßen wären. Toxische Scham lässt uns in der Angst, Kasteiung und Hoffnungslosigkeit unserer traumatischsten Zeiten in der Kindheit erstarren. In demselben Maße, in dem unsere Eltern so taten, als könnten sie unseren Anblick nicht ertragen, sind wir anfällig für Anfälle von toxischer Scham und fühlen uns schlecht, wertlos und hässlich.

Toxische Scham ist ein äußerst mächtiges Kontrollinstrument. Wie Bradshaw betont hat, wird toxische Scham in dysfunktionalen Familien häufig dazu benutzt, Kinder glauben zu machen, dass ihre unschuldigen Fehler ein Beweis dafür sind, dass sie selbst unverzeihliche Fehler sind. Eltern benutzen toxische Scham häufig, um die Bedürfnisse der Kinder nicht ernst zu nehmen und ihre Fähigkeit auszulöschen, sich zu behaupten und gegen Misshandlung und Vernachlässigung zu protestieren (oder sie überhaupt zu bemerken).

Darüber hinaus reagieren die meisten dysfunktionalen Eltern so negativ auf die Gefühle ihrer Kinder, dass sich die Kinder schließlich schämen, wenn sich ein Gefühl regt. Aus diesem Grund erleben erwachsene Kinder ihre Gefühle selten auf unmittelbare, kompromisslose Weise. Toxische Scham belegt verbotene Emotionen wie Wut, Trauer und Angst sofort mit dem Gefühl der Erniedrigung, wodurch sie unermesslich schmerzhafter und widerwärtiger werden, als jegliche makellose Emotion es jemals sein könnte.

Neben der Vergiftung unserer Emotionen behindert die toxische Scham auch die Genesung, indem sie den Drang, festgefahrene Entwicklungsprozesse wieder in Gang zu setzen, sofort löscht. Natürliche, wieder aufkeimende Antriebe, zu wachsen und zu reifen, werden oft von Scham überflutet, bevor sie überhaupt bewusst werden können. In der frühen Genesungsphase hatte ich keine Ahnung, dass viele meiner plötzlichen Schamgefühle durch den kurzlebigen Wunsch ausgelöst wurden, verbotene Bedürfnisse zu erfüllen oder verwehrte Rechte einzufordern. Ich wurde unterschwellig kastriert durch unzählige Variationen von: »Wie kannst du es wagen zu glauben, dass dir Aufmerksamkeit, die Möglichkeit zu reden oder ungestörte Zeit für dich zustehen? Was glaubst du, wer zum Teufel du bist, um *Nein* zu sagen und eine Bitte abzuschlagen?«

Viele kurzlebige Genesungsversuche enden, weil jeder Impuls zur Besserung und Selbsterfüllung einen außer Gefecht setzenden Angriff giftiger Scham auslöst. Darum sind auch viele Überlebende in der frühen Genesungsphase verwirrt und wirken bestürzt, wenn jemand drauf hinweist, dass sie legitime Bedürfnisse, Rechte und Gefühle haben, die wiederzubeleben sind.

Der innere Kritiker

Viele von uns leben so, als ob sich ihre Eltern in ihrem Inneren befinden und den Verlauf ihres Lebens diktieren würden. In vielen dysfunktionalen Familien sind Eltern wie Eroberer, die die Bereiche, in denen ihre Kinder frei entscheiden können, erobern, kolonisieren und beherrschen. Leider bietet der Wegzug von der Familie selten einen wirklichen Ausweg aus der elterlichen Diktatur. Viele Eltern dringen in die tiefste Privatsphäre ihrer Kinder ein und installieren einen grausamen Feudalherren, der sie immer noch versklavt. Dieser despotische Herrscher ist der innere Kritiker.

Der *innere Kritiker* manifestiert sich im Fehler suchenden mentalen Prozess, der uns ständig negativ kommentiert. Es ist der Teil unserer Psyche, der darauf trainiert wurde, nach dem zu suchen, was mit uns nicht stimmt, und nicht nach dem, was richtig ist. Er zwingt uns, den Regeln, Normen, Geschmäckern und Bewertungen unserer Eltern treu zu bleiben und festigt seine Herrschaft durch strafende Attacken toxischer Scham.

Der innere kritische Elternteil, der im Allgemeinen auch als Kritiker, innerer Kritiker, das falsche Selbst und der verinnerlichte Elternteil bezeichnet wird, ist in der Regel ein Konglomerat aus unseren beiden Elternteilen und anderen prägenden Autoritätsfiguren der Kindheit. Der innere Kritiker beurteilt uns schonungslos, scheucht uns herum und spricht mit uns auf die gleiche erniedrigende Art und Weise, wie es unsere Eltern taten.

Der Kritiker schaut uns grimmig an, während er uns auseinandernimmt. Erlebnisse von toxischer Scham werden oft durch die kaum wahrnehmbaren Bilder unserer mürrischen Eltern ausgelöst. Diese Bilder liegen oft unterhalb der Schwelle des Bewusstseins. Wir lassen sie nur selten ins Bewusstsein vordringen. Wir haben früh gelernt, unsere Wahrnehmung der schrecklichen »Ausdrücke« von Ekel und Hass auf den Gesichtern unserer Eltern reflexartig zu verdrängen. Menschen verbannen instinktiv Bilder aus ihrem

Bewusstsein, die zu beängstigend oder schmerzhaft sind, um sie sich anzuschauen. Dennoch hat das wiederholte Erleben der abstoßenden und wütenden Gesichter unserer Eltern ihre schändlichen Bildnisse tief in unsere Seele eingeprägt.

Die Bilder der bedrohlichen Gesichter unserer Eltern sind äußerst furchterregend. Ob wir sie wahrnehmen oder nicht, sie runzeln die Stirn über unsere noch in den Kinderschuhen steckenden Versuche der Persönlichkeitsentfaltung, während ihre erniedrigenden Botschaften uns als egoistisch, dumm, hoffnungslos usw. beschimpfen, weil wir versuchen, uns selbst zu helfen. Diese Tyrannei des kritischen inneren Elternteils hält viele von uns in einem permanenten regressiven Zustand der Ohnmacht und Hilflosigkeit. Bradshaw sagt:

> Diese innere kritische Beobachtung ist unerträglich. Sie erzeugt eine quälende Selbstbewertung, die Kaufman als »eine bindende und lähmende Wirkung auf das Selbst« beschreibt. Diese lähmende innere Überwachung führt zu Rückzug, Passivität und Untätigkeit.

Wenn wir diesen Zustand nicht infrage stellen, verlieren wir unser angeborenes Identitätsgefühl an den verinnerlichten Kritiker. Wir identifizieren uns so sehr mit seinen Urteilen und Überzeugungen, dass wir praktisch selbst zum inneren kritischen Elternteil werden. Es kann sogar dazu führen, dass wir uns genau wie unsere Eltern missbilligen, indem wir ihre Urteile stupide nachplappern und uns gewöhnlich als schlecht, wertlos, hässlich oder erbärmlich bezeichnen, wenn es um Dinge von geringer Bedeutung geht. Manchmal schämen wir uns sogar für Eigenschaften, auf die wir zu Recht stolz sein könnten.

Kriegserklärung an den inneren Kritiker

> *Ich glaubte, erloschen sei mein Herd*
> *Und rührte in der Asche …*
> *Ich verbrannte mir die Hand.*
>
> — Antonio Machado

Die sich selbst erhaltende Angewohnheit, die elterlichen Beschämungen schmerzhaft zu wiederholen, muss nicht unwidersprochen bleiben. Vorwürfe können leicht in den heilenden, aufrichtigen Wunsch verwandelt werden, die Scham zu bekämpfen. Vorwürfe können dazu benutzt werden, eine liebevolle und unterstützende Beziehung zu sich selbst aufzubauen.

Unsere Vorwürfe helfen uns zwischen natürlichen und lebensbejahenden inneren Prozessen und solchen, die erlernt, fremd und selbstzerstörerisch sind, zu unterscheiden. Wirksame Schuldzuweisungen stellen unser instinktives Bedürfnis wieder her, den bösartigen Botschaften zu entsagen, mit denen wir einer Gehirnwäsche unterzogen wurden, als wir zu jung waren, um uns zu schützen. Der gesunde Zorn, der mit unseren Vorwürfen verbunden ist, kann die Geister von Papas missbilligenden Blicken und den Widerhall von Mamas beschämender Kritik austreiben.

Um Schuldzuweisungen für unsere Verteidigung mobilisieren zu können, müssen wir zuerst lernen, die inneren Angriffe des Kritikers zu erkennen. Das ist manchmal so herausfordernd wie ein Guerillakrieg, denn der innere Kritiker mischt sich oft unbemerkt in das normale Bewusstsein. Das gemeine Gerede gegen uns selbst kann so unablässig sein, dass wir es nicht mehr hören. Die nörgelnde Stimme des Kritikers dröhnt häufig weiter, selbst wenn sie aus dem Bewusstsein verschwunden ist, so wie die Meeresbrandung und das Getöse der Autobahn in den Hintergrund treten, wenn wir ihnen ständig ausgesetzt sind.

»Sich (innerlich) einschalten und die Lautstärke aufdrehen«, so habe ich einmal jemanden den Prozess beschreiben hören, der den Kritiker wieder hörbar macht. Wir können uns einschalten und die Lautstärke aufdrehen, indem wir unserem Selbstgespräch aufmerksam zuhören und uns voll und ganz auf unser inneres Erleben konzentrieren, wann immer wir toxische Scham empfinden.

Die meisten Schüler meiner Reparenting-Kurse sind schockiert, wenn sie zum ersten Mal die Bösartigkeit der Stimme ihres Kritikers wahrnehmen. Am Ende der Meditation (Lautstärke aufdrehen), die ich benutze, um innere Reaktionen auf harmlose Fehler hervorzuheben, sind viele erstaunt, wie gnadenlos sie auf sich selbst reagieren. Diejenigen, die diese Übung in der darauf folgenden Woche praktizieren, berichten mit großer Bestürzung, wie sehr die Stimme ihres Kritikers ihr aktuelles Erleben dominiert und verdirbt.

Als ich anfing die Lautstärke aufzudrehen und mich auf den Inhalt meines inneren Geschwätzes einzulassen, erlebte ich ebenfalls große Bestürzung. Ich hörte endlose Variationen dieser wütenden Verurteilungen: »Mal sehen, wie du das vermasseln kannst, Dummkopf!?« »Wen interessiert es, was du denkst, Blödmann?« »Gut gemacht, Tollpatsch!« »Warum findest du nichts, um dich noch mehr zu blamieren?« »Kannst du nie etwas richtig machen?« »Warum hältst du nicht einfach die Klappe und kapierst, dass sich niemand für dich oder deine lächerlichen Ansichten interessiert?«

Die toxische Scham, die diese Botschaften begleitete, war sehr schmerzhaft. Ich erlebte sie als ein angsterfülltes, aber merkwürdig abgestorbenes Gefühl in meinem Unterleib. Manchmal fühlte es sich an, als hätte das wilde Durcheinander eines überfüllten Einkaufszentrums, die Müdigkeit der Nachtschicht und die Leere eines Pflegeheims tief in mir ein schreckliches emotionales Amalgam gebildet. Diese Scham beraubte mich nicht nur meiner Worte, sondern nahm mir auch den Willen, sie zurückzuholen. Wenn ich von toxischer Scham besessen war, klang alles und jedes, was ich sagen wollte, wie das schlimmste Gefasel, das man sich vorstellen kann. Wie konnte ich es wagen, etwas beizusteuern, wenn selbst ich der Ansicht war, dass alle meine Gedanken Spott und Tadel verdienten?

Im Laufe der Zeit entwickelte der innere Kritiker geradezu kreative Fantasie und erfand im Dienste der toxischen Scham neue erniedrigende Beinamen. Mein innerer Kritiker zwang mich zur Sprachlosigkeit, womit meine Eltern mich schon beschämt hatten, und erniedrigte mich dann weiter wegen meines Zauderns. Wenn ich nicht mehr wusste, wie ich mich ausdrücken sollte, versank ich oft noch tiefer in die toxische Scham, während mein Kritiker mich mit einer Vielzahl von Beleidigungen piesackte: »Sozialer Krüppel, hoffnungslos Introvertierter, langweiliger Dummkopf, Vollzeitverlierer, isolierter Zombie.«

Als ich mich auf meinen inneren Kritiker einstimmte und ihn beobachtete, verstand ich, warum er mich so unbarmherzig zensieren musste. Als Kind hatte ich nur die Wahl, mich »mit dem Aggressor zu identifizieren« und mich auf die Gewinnerseite zu schlagen, im Krieg gegen meinen Selbstausdruck. Durch mein Schweigen war ich ein weniger auffälliges Ziel für die willkürlichen Angriffe meiner Eltern. Indem ich meinen Mund hielt, unterließ ich es, ihnen mehr Munition (nämlich meine Worte und Ideen) zu geben, um diese für weitere Demütigungen zu benutzen. Indem ich mich selbst beschimpfte, kam ich ihnen zuvor und milderte die Auswirkungen ihrer verbalen Schläge. Schließlich gewöhnte ich mich so sehr an diesen Prozess, dass es keine Rolle mehr spielte, ob sie anwesend waren oder nicht.

Sich gegen die toxische Scham wehren

In vielerlei Hinsicht ist toxische Scham eine gegen sich selbst gerichtete Schuldzuweisung. Sobald wir erkennen, dass wir vom inneren Kritiker massiv durch toxische Beschämung attackiert werden, können wir ihm Vorwürfe machen, um ihn zu stoppen. Wir können dies tun, indem wir uns sowohl dem Kritiker als auch der Scham entgegenstellen. Wie dies möglich ist, erfuhr ich an einem wunderschönen Tag während der Meditation. In diesem besonderen Moment reagierte eine Stimme, die aus meinem Herzen zu kommen schien, spontan auf einen Angriff des Kritikers:

> Moment mal! Wer hat hier das Sagen? Ich! Ich entscheide, mit welchen dieser Gedanken es sich zu identifizieren lohnt. Ich weiß, dass ich von den beschämenden Vorstellungen und Meinungen meiner Eltern über mich so indoktriniert bin, dass ich sie auswendig gelernt habe. Ich kann nichts dafür, dass ich diese demütigenden Kritiken manchmal reflexartig wiederhole. Aber ihr bloßes Erscheinen bedeutet nicht, dass sie wahr sind oder die geringste Beachtung verdienen. VON NUN AN ENTSCHEIDE ICH, WELCHE GEDANKEN UND IDEEN ÜBER MICH SELBST ES WERT SIND BERÜCKSICHTIGT ZU WERDEN! Ich weise ungerechte Beschimpfungen und Kritiken zurück und distanziere mich davon! Und wenn ich sie nicht ganz abstellen kann, so werde ich sie zumindest durch Affirmationen und Bestätigungen meiner selbst ausgleichen. Ich bin hiermit dauerhaft auf meiner Seite, um mich selbst liebevoller zu unterstützen

Es ist natürlich und stärkend, wenn man sich darüber empört, dass sich der Verstand auf toxische Weise gegen einen selbst richtet. Sie können sich weigern, die demütigenden Hetzreden zu wiederholen, die mit Scham einhergehen, und wenn Sie vielleicht auch nicht in der Lage sind, unerwünschte Gedanken sofort abzuschalten, können Sie sich doch dafür entscheiden, sie zu ignorieren und schließlich durch nützlichere zu ersetzen. Wann immer Sie die beschämenden Botschaften des Kritikers hören oder wenn Sie erleben, wie in Ihrem Inneren Bilder von Ihren Stirn runzelnden Eltern hochkommen, können Sie z. B. so reagieren:

> Wie könnt ihr es wagen, so mit mir (oder meinem Kind) zu reden! Ihr seid diejenigen, die den Mund halten müssen. Wischt euch diesen Blick aus dem Gesicht. Ihr nutzt das Gebot aus: Ehret eure Mutter und euren Vater! Nehmt eure toxischen Botschaften und Tonbänder und verschwindet von hier! Wagt es nicht, noch einmal in diesem Ton mit mir zu sprechen. Richtet euren Zorn und euren Schmerz auf eure eigenen Mütter und Väter und gebt ihnen die

Schuld, dass sie ihn auf euch abgeladen haben. Lasst ihn nicht mehr an mir aus! Behandelt mich mit Respekt, oder lasst mich in Ruhe.

Viele Male hat mich irgendeine Version dieser Selbstschutz-Methode davor bewahrt, in das dunkle, schweigsame Loch der Scham zu stürzen. Ich trauere um die unzähligen Male im Erwachsenenalter, die ich unnötigerweise an diesen schrecklichen, lebensfeindlichen Ort zurückgestürzt bin, weil ich noch nicht gelernt hatte, den Sturz mit gesunder Schuldzuweisung abzuwehren.

Schuldzuweisungen bauen nicht nur die psychischen Muskeln des Selbstschutzes auf, sondern lassen auch den Kritiker schrumpfen. (Einer meiner Klienten nannte mich aus genau diesem Grund gerne seinen Schrumpfer.) Wenn wir lernen, automatisch vom Schamgefühl zur Schuldzuweisung zu wechseln, beginnen wir, mit der Angewohnheit des sich Schämens zu brechen. Indem wir uns gegen die sirenenartige Aufforderung des inneren Kritikers, uns zu schämen, sperren und uns weigern, unaufhörlich beschämende Botschaften an uns selbst zu wiederholen, vermindern wir die Macht des Kritikers.

Den inneren Kritiker zu entkräften erfordert eine enorme Geduld. Wenn man ihm die Schuld zuweist, erfolgt in der Regel die Befreiung von Schamgefühlen im langsamen Tempo von drei Schritten vorwärts und zwei Schritten zurück. Jahrelanges Weglaufen vor dem inneren Schmerz macht es schwierig, überhaupt zu erkennen, wann wir angegriffen werden. Und Bradshaw betont: Es gibt viele verschiedene Gesichter (Tarnungen) der Scham.

Eine meiner häufigsten Maßnahmen bei Klienten, die das Wesen der toxischen Scham verstehen, besteht darin, ihnen zu helfen zu erkennen, wenn sie davon erfasst sind. In solchen Momenten sage ich meist etwas wie »Ich frage mich, ob Sie sich vielleicht wegen einer toxischen Schamattacke so schlecht fühlen?«. Manchmal hilft ihnen die bloße Benennung von Scham, um sich davon zu lösen. Diejenigen, die sich bereits signifikant erholt haben, sind in der Regel sofort verärgert, dass die Vergangenheit sie wieder einmal auf diese Weise am Wickel hat. Sie berichten auch häufig, dass sie verblüfft sind: »Oh mein Gott, natürlich ist das toxische Scham! Wie oft wird sie sich noch an mich heranschleichen, ohne dass ich es merke?« Meist antworte ich: »Wenn Sie auch nur annähernd so sind wie ich, dann wahrscheinlich Hunderte Male.«

Schuldzuweisungen sind nicht das einzige Mittel, um mit dem inneren Kritiker und der toxischen Scham umzugehen. Weitere nützliche Werkzeuge werden in Kapitel 9 untersucht. Das Buch *Du bist richtig. Mit der Voice-Dialogue-Methode den inneren Kritiker zum Freund gewinnen* von Hal und Sidra Stone ist auch eine gute Quelle, wo verschiedene Techniken des »Dialogs« mit dem Kritiker aufgeführt werden, um seine Zerstörungskraft zu mindern.

Obwohl eine gründliche Untersuchung der Botschaften des Kritikers sehr heilsam sein kann, empfehle ich den Überlebenden zu warten, bis sie eine gewisse Fähigkeit erlangt haben, sich von dem Kritiker frei zu machen, bevor sie sich zu lange mit dem Inhalt der Botschaften beschäftigen. Diejenigen, die noch nicht so weit sind, die Wut zu nutzen, um sich vom Kritiker zu distanzieren, werden leicht durch das zwanghafte, grässliche Gesicht der Scham wieder zurückgeworfen.

Andererseits ist es wichtig, mit der Erforschung und der Wahrnehmung des Kritikers zu beginnen, sobald es gelingt, sich von ihm zu distanzieren. Dies gilt insbesondere für die vom Kritiker ausgelöste toxische Scham und ihren emotionalen Inhalt, der manchmal in seiner ganzen Tiefe empfunden werden muss. In der Scham liegt oft viel Traurigkeit, und manche Schamanfälle werden nur durch Weinen gelöst. In solchen Momenten betrifft unsere Trauer den vorübergehenden Tod unseres Selbstwertgefühls, und wir trauern, um seine Wiedergeburt herbeizuführen.

Es gibt auch Zeiten, in denen es erforderlich ist, uns nur passiv auf die Scham zu konzentrieren und sie einfach zu spüren. Manchmal gibt es tatsächlich kein sofortiges Entkommen aus der toxischen Scham. Unser einziger Ausweg ist dann, uns selbst und unser inneres Kind lieben zu lernen, wenn wir vorübergehend im Gefühl der Scham gefangen sind. Durch uneingeschränkte Akzeptanz kann Scham allmählich aufgelöst werden. Wir müssen in solchen Zeiten so zärtlich wie möglich zu uns selbst sein. Einige der tiefgreifendsten Heilungsprozesse der Genesung treten ein, wenn unser inneres Kind erlebt, dass wir für es da sind, wenn es von Scham erfüllt ist, und es wegen seines schrecklichen Leidens noch mehr lieben.

Dem inneren Kritiker und der toxischen Scham den Krieg zu erklären, ist daher nicht als ein ausschließlicher Ansatz zu empfehlen. Wenn Schuldzuweisung die einzige Herangehensweise gegen das Gefühl der Scham ist, besteht die Gefahr, dass sie zu einer weiteren dysfunktionalen Form der emotionalen Unterdrückung wird.

Gleichzeitig hat ein großzügiger Gebrauch von Schuldzuweisungen oft therapeutische Wirkung, weil toxische Scham kein natürlicher emotionaler menschlicher Zustand ist. Toxische Scham hat einen beträchtlichen erlernten, kognitiven Gehalt. Da wir im Hinblick auf unsere Gedanken eine größere Variationsbreite als bei unseren Gefühlen haben, können wir toxisches Denken in Frage stellen und destruktive Denkmuster allmählich zerlegen.

Es ist wichtig zu betonen, dass in der frühen Genesungsphase Schuldzuweisungen in der Regel das Mittel der Wahl sind, wenn die Macht des Inneren Kritikers so überwältigend ist, dass die Abkehr von der Selbstverleugnung oft unsere einzige gesunde Option ist.

Und so wie es gesund ist, Gefühle vorübergehend zu unterdrücken, wenn es die Situation erfordert (z. B. die Entscheidung, einen unfairen Chef nicht anzuschreien oder in einer Büroversammlung zu weinen), ist es ausgesprochen gesund, toxische Scham zu bekämpfen und zu unterdrücken, wenn sie uns daran hindert, aufrichtig in unserem eigenen Interesse zu handeln.

Mit fortschreitender Genesung werden wir allmählich raffinierter darin, Scham zu erkennen und uns von ihr zu distanzieren. Leider werden einige von uns, die eine lange Missbrauchsgeschichte haben, vielleicht nie ganz immun gegen emotionale Flashbacks von Scham. Wenn es auch ungerecht ist, so müssen wir vielleicht die Tatsache akzeptieren, dass die schambesetzten Bilder und kritischen Äußerungen unserer Eltern sich so gründlich in unsere Psyche eingeprägt haben, dass wir nie ganz frei davon sein werden. Folglich müssen wir Wut und Schuldzuweisungen vielleicht immer wieder in unserem Leben einsetzen, um uns von den Heimsuchungen unserer kritischen Eltern und der toxischen Scham zu befreien. Glücklicherweise erleben diejenigen, die bereit und willens sind, gegen jede innere, nicht angemessene Infragestellung ihrer Würde und Sicherheit anzukämpfen, dass Flashbacks mit der Zeit weniger häufig, weniger schwerwiegend und leichter zu bewältigen sind.

Das Zusammenspiel von Schuldzuweisung und Vergebung

Ich habe bei den Schuldzuweisungen gegenüber meinen Eltern und meiner Bereitschaft zur Vergebung stark wechselnde Hochs und Tiefs erlebt. Bevor ich mit der Genesung begann, richtete ich all meine Vorwürfe gegen meinen Vater und empfand Vergebung gegenüber meiner Mutter (wenn auch oberflächlich und kognitiv). Als ich zum ersten Mal erkannte, dass auch meine Mutter mich auf schuldhafte Weise verletzt hatte, begann ich mich aus dieser Schwarz-Weiß-Spaltung und Polarisierung herauszubewegen,

Zuvor hatte ich jedoch auch meinem jähzornigen Vater vergeben, ohne dass ich für ihn authentische Gefühle der Vergebung empfand. Die spirituelle Lehre, die ich damals verfolgte, bestand auf Vergebung, und so beschloss ich ihm zu verzeihen. Der Preis für diese falsche Vergebung, die ich damals nicht als solche erkannte, war eine naive, unbewusste Entscheidung, nichts mehr mit ihm zu tun haben zu wollen. Ohne dass es mir bewusst war, dass meine verdrängten, brodelnden Vorwürfe ihn aus meinem Leben vertrieben, sah oder sprach ich zwölf Jahre lang nicht mit ihm. Es war, als ob mein Verstand ihm verzieh, nicht aber mein Herz und meine Seele.

Emotional blieb ich so lange von meinem Vater entfremdet, bis ich meinem Zorn wegen seiner Misshandlungen ausgiebig und ganz konkret Ausdruck verlieh. Ein besonderer Höhepunkt war die fantasierte Konfrontation mit ihm in der Vergangenheit. In einem bestimmten Fall stellte ich mir vor, wie mein erwachsenes Ich in den Raum kommt, in dem er mich, in Gestalt des kleinen Kindes, beschimpft und schlägt. Während zornige Entrüstung in mir aufstieg, stellte ich mir vor, wie ich mein inneres Kind beschütze, während es meinem Vater »Kontra gibt«. Ich schloss mich meinem inneren Kind an und gab meinem Vater die Schuld für seine Schikanierungen und für die unfaire Ausnutzung seiner Größe. Ich wehrte ihn ab und warf ihn aus dem Raum.

Diese Vorgehensweise ermöglichte es mir viele Male, mich von der intensiven Wut und den Vorwürfen gegenüber meinem Vater zu reinigen. Durch diese Katharsis erkannte mein inneres Kind schließlich, dass es nicht mehr in der Vergangenheit gefangen war, hilflos angesichts der überwältigenden Größe und Stärke meines Vaters. Es wurde gestärkt und ermutigt und wuchs psychisch dazu heran, meinen erwachsenen Körper zu besitzen und vollständig zu bewohnen – den starken Körper, der immer wieder die Bereitschaft zeigte, sich dem tyrannischen Geist meines Vaters zu stellen.

Die Schuldzuweisung setzte schließlich, wie im Zusammenhang mit meiner Mutter, so viel von meiner unausgesprochenen Wut frei, dass in mir spontane Gefühle des Mitgefühls für meinen Vater aufkamen. Dieses Mitgefühl löste ein Verständnis aus, das seine Misshandlung in signifikanter Weise entpersonalisierte. Wie ich in Kapitel 10 ausführlicher darlege, habe ich erkannt, dass seine Wut auf mich die Wut war, die er nie auf seinen eigenen gewalttätigen Vater gerichtet hatte. Als ich mir seine Angst und seinen Schmerz über die häufigen Schläge vorstellte, entwickelte sich mein Mitgefühl zu einem Gefühl der Vergebung – ein erhebendes Gefühl, das ich nie erfahren hätte, wenn ich in meiner alten Haltung der falschen Vergebung erstarrt geblieben wäre.

Als ich schließlich meinen Vater nach all der Auseinandersetzung mit meinen Schuldvorwürfen traf, hatte ich so wenig Angst vor ihm, dass ich wirklich glücklich war, ihn zu sehen. Etwas in ihm reagierte fast sofort darauf, und in einer äußerst untypischen Geste ging er auf mich zu und umarmte mich. Dieser Mann, der extreme Angst vor Zärtlichkeiten hatte, schien über seine spontane, warmherzige Reaktion mehr überrascht zu sein als ich.

Spätere Episoden, in denen ich meine zornigen Vorwürfe rausließ, haben mir geholfen, mich in der Nähe meines Vaters immer weniger ängstlich zu fühlen, und mit der Zeit erlebe ich immer mehr Mitgefühl und echtes Wohlwollen ihm gegenüber. Es bedrückt mich allerdings immer noch, dass ich nicht wusste, wie ich meine unbewussten Ressentiments gegenüber meiner Mutter ausräumen sollte, als sie noch lebte. Ich stelle mir gerne vor, und vielleicht ist dies ein Überbleibsel meines Verleugnungsprozesses, dass wir in der Lage gewesen wären, uns in unserer Beziehung wirklich nah zu sein.

Ich stelle mir das meist nach Sitzungen mit erwachsenen Kindern und ihren Eltern vor, in denen es darum geht, die Bewältigung von Schuldzuweisungen zu unterstützen. Ich bin oft neidisch auf die starken, gegenseitig geäußerten liebevollen Gefühle, die normalerweise spontan auftauchen, wenn Eltern ihren erwachsenen Kindern erlauben, ihre Beschuldigungen in nicht verletzender Weise auszudrücken. (Kapitel 12 enthält praktische Leitlinien für die sichere und interpersonale Bearbeitung von Schuldzuweisungen in Eltern-Kind-Beziehungen.)

Lange Phasen polarisierter Schuldzuweisungen sind in den ersten Jahren der Genesung nicht ungewöhnlich, insbesondere wenn ihnen Jahrzehnte bedingungsloser falscher Vergebung vorausgegangen sind. Lange Phasen der Schuldzuweisungen sind ebenfalls typisch in jedem Genesungsstadium, in dem die Auflösung der Verleugnung stark voranschreitet.

Bei vielen von uns tauchen im Laufe ihres Lebens immer wieder unerwartet Schuldvorwürfe im Zusammenhang mit der Vergangenheit auf. Eine gründliche Auflösung der Verleugnung und Verharmlosung dauert manchmal ein Leben lang. Das tiefgründigste Verständnis der ganzen Wirksamkeit des Kindheitstraumas kann sich erst dann herausbilden, wenn wir psychisch stark genug sind, uns vollständig zu erinnern und unseren ganzen Schmerz zu fühlen.

Diese psychische Stärke bildet sich oft erst, wenn uns eine ausgedehnte Trauerarbeit mit relativ langen Phasen der Gelassenheit und der Selbstakzeptanz belohnt hat. Wenn dies geschieht, sind wir in der Regel bereit (obwohl es sich zu diesem Zeitpunkt selten so anfühlt), uns ein tieferes Verständnis für die Auswirkungen und die Bedeutung unseres Kindheitstraumas zu erlauben. In solchen Momenten verlieren vergebende Gefühle automatisch ihre Substanz. Die Überlebenden spalten sich gewöhnlich von ihren liebevollen Gefühlen ab und vergraben sich für einen viel längeren Zeitraum in Wut und Vorwürfen, als es nötig wäre.

Die Akzeptanz und der Ausdruck neu auftauchender Schuldzuweisungen sind gewöhnlich der direkteste Weg zurück zur Vergebung. Ich habe das bei meiner Arbeit mit Klienten immer wieder erlebt. Auch bei Vorschulkindern konnte ich eine ähnliche Ausprägung dieser Dynamik beobachten. Die meisten der sehr kleinen Kinder, mit denen ich arbeite (Mädchen wie Jungen), brauchen wenig Ermutigung, um ihre Wut an der weichen Puppe, die ich für die Wutarbeit benutze, körperlich auszuagieren. Wenn sie mit dem Prügeln fertig sind, verwandeln die meisten von ihnen die Puppe in ein Kuschelspielzeug – egal, ob sie einen abstrakten »Bösewicht« oder die reale Person darstellt, auf die sie wütend waren.

Wenn die Selbstvorwürfe der Scham nachlassen, wenden wir uns auf natürliche Weise Gefühlen der Selbstvergebung zu, eine wesentliche Voraussetzung für ausgiebigere Gefühle der Vergebung. Wenn wir diese Gefühle auf unsere Eltern übertragen wollen, müssen wir uns detailliert erinnern, was wir ihnen verzeihen – ein genaues Verständnis für die wesentlichen Hintergründe unserer Misshandlung und Vernachlässigung in der Kindheit. Ohne dies verharren wir in dem Schmerz und dem Groll, weil wir in vielen Aspekten unseres Seins entwicklungsmäßig gefangen sind. Der Schmerz, kein angemessenes Selbstwertgefühl und keinen angemessenen Selbstausdruck zu finden, blockiert unseren Zugang zu dem Teil von uns, der wirklich Vergebung empfinden kann. Deshalb soll das folgende Kapitel dazu dienen, Verleugnung und Verharmlosung weiter aufzulösen, so dass alle entscheidenden Wunden aus der Kindheit klar identifiziert werden, bevor wir uns von Überlegungen zur Vergebung unserer Eltern ablenken lassen.

Kapitel 8

Ganzheitliches Fühlen nicht ohne vollständiges Erinnern

Wir würden uns eher zugrunderichten, als uns zu verändern
Wir würden lieber in unserer Angst sterben,
als das Elend des Augenblicks zu erfassen und unsere Illusionen sterben zu sehen.

— W.H. Auden

Vor Beginn der Genesungsarbeit erinnern sich die meisten Überlebenden von schwer dysfunktionalen Familien kaum an das, was ihnen vor dem fünften Lebensjahr widerfahren ist. Einige erinnern sich sogar nicht einmal an das, was vor dem zwölften Lebensjahr geschah. Die Länge der von Kindheitsamnesie betroffenen Phase korreliert im Allgemeinen mit dem Grad und dem Ausmaß der frühen Traumatisierung. In diesem Kapitel wird beschrieben, wie wichtig es ist, genauere Informationen über die Kindheit zu erhalten, damit wir genau verstehen, wovon wir genesen müssen und welche Maßnahmen erforderlich sind, um diese Genesung zu ermöglichen. Dennis Wholey führt in seinem Buch *Becoming Your Own Parent* einige der Schlüsselprobleme an, von denen erwachsene Kinder genesen müssen:

> Als Folge dieser Art von Kindheit entsteht auf verheerende Weise ein Persönlichkeitsprofil, … zu dem ein schrecklich niedriges Selbstwertgefühl gehört, die Unfähigkeit, Spaß zu haben, ein übernatürliches Maß, sich verantwortlich oder nicht-verantwortlich zu fühlen sowie die Entwicklung zu einer abhängigen Persönlichkeit, die Angst hat, verlassen zu werden. Die

tragische Konsequenz von Millionen erwachsener Kinder aus unglücklichen Familien ist, dass sie nicht wissen, wer sie sind … nicht wissen, wie sie sich um ihre eigenen Bedürfnisse kümmern und sich gut mit sich selbst fühlen können, und dass sie Intimität nicht genießen. Diese Millionen lassen sich auf katastrophale Beziehungen ein, handeln impulsiv, verurteilen sich selbst gnadenlos und suchen ständig nach Anerkennung und Sicherheit.

Rekonstruktion eines detaillierten Bildes der Misshandlung und der Vernachlässigung in der Kindheit

Im vagen Gefühl des »Heimwehs, auch wenn wir daheim sind«, beginnen wir, in den dunklen Höhlen der Kindheit nach Antworten zu suchen.

— Susan Short

Es ist immer ein ergreifendes Erlebnis, mit einer Patientin bei der Nacherzählung ihrer eigenen Geschichte so weit zurückzugehen, dass sie sich dem Punkt nähert, an dem sie noch einmal erkennen kann, dass sie zu jung war, um getadelt zu werden … selbst ein sich zutiefst verachtender Erwachsener kann das absurde Bild nicht aufrechterhalten, einst als Baby unzulänglich gewesen zu sein.

— Sheldon Kopp

In unserer Kultur könnte das jüdisch-christliche Gebot »Ehre deinen Vater und deine Mutter« besser so übersetzt werden, wie der Titel von Alice Millers Buch lautet: *Du sollst nicht merken*. Der blinde Gehorsam, den unsere Eltern in der Kindheit von uns verlangten, ließ viele von uns die Auswirkungen der verbalen, seelischen, emotionalen und körperlichen Misshandlungen und der Vernachlässigung, die wir erlitten, ignorieren. (Ich schlage vor, dass Sie jetzt Anhang A anschauen. Dort werden die wichtigsten Formen von Misshandlung und Vernachlässigung beschrieben und der verbalen, seelischen, emotionalen und körperlichen Fürsorge gegenübergestellt, die Eltern, die ihrer Verantwortung gerecht werden, ihren Kindern geben.)

Viele von uns haben große Schwierigkeiten damit, ihre Verleugnung und Verharmlosung ihres Leidens in der Kindheit abzulegen, weil die folgenschwersten Aspekte des Leidens in der amnestischen Vorschulzeit aufgetreten sind. Viele von uns beginnen den Genesungsprozess mit wenig Erinnerung oder Gefühl dafür, wie sie in dieser Zeit tatsächlich erzogen wurden. Die meisten Überlebenden haben große Gedächtnislücken für den Zeitraum vor ihrem sechsten Lebensjahr. Mit fortschreitender Genesung stellen viele fest, dass sie während dieser Zeit wenig oder keine Beachtung von ihren Eltern erhielten und dass die Aufmerksamkeit, die sie bekamen, oft durch Ungeduld und Reizbarkeit beeinträchtigt war.

In unserer Kultur erleben viele Kleinkinder oft intensive Phasen, in denen sie ausgeschimpft oder geschlagen werden. Sie werden in ihrer Entwicklung durch extrem viele und unnötige Einschränkungen und Disziplin behindert. Viele Eltern sind sich der Tatsache nicht bewusst, dass Kinder viel Zustimmung brauchen, um ihre unmittelbare Umgebung zu erkunden. Für ihre Entwicklung ist es von entscheidender Bedeutung, dass sie so viel wie möglich an allem, was um sie herum geschieht, teilhaben dürfen.

Funktionale Eltern begrüßen großzügig und geduldig den Eifer ihrer Kinder, sich zu beteiligen und zu helfen, ungeachtet der Tatsache, dass dadurch die Aufgaben in der Regel länger dauern. Funktionale Eltern machen ihr Zuhause während der Kleinkindphase auch »kindersicher« (indem alle gefährlichen und zerbrechlichen Gegenstände außer Reichweite gebracht werden), anstatt die gesunde Neugier und Abenteuerlust ihrer Kinder systematisch zu bestrafen und abzustellen.

Es ist ein schrecklicher Zustand, dass in unserer Kultur so viele Mütter Mitgefühl wecken, wenn sie verzweifelt beklagen »Er interessiert sich einfach für alles!«, statt stolz auf den wunderbaren Erkundungssinn ihres Kindes zu sein. Mütter verzögern die Entwicklung ihrer Kinder, schaden ihnen und zerstören ihren Elan und ihr Selbstvertrauen, wenn sie ihren Überschwang einschränken und sie mit unnötigen Zwängen reglementieren. Die Praxis, Kleinkinder über längere Zeit in Laufställen einzusperren, ist eine traurige westliche Methode, die für die meisten Kinder den Beginn einer fortlaufenden, zerstörerischen Eingrenzung ihrer Selbstentfaltung markiert.

Funktionale Eltern geben ihren Kindern so viel Raum wie möglich, um ihre Umwelt zu erforschen, da dies die Entwicklung ihrer Intelligenz und ihres Vertrauens fördert. Eltern, die ihre Kinder auf diese Weise erziehen, machen aus den »schrecklichen Kleinen« die »fantastischen Kleinen«. Denn auf der einen Seite müssen ihre Kinder nicht mehr übermäßig viel Zeit damit verbringen, wegen ungerechter und schädlicher Einschränkungen und Eingrenzungen »auszurasten«, und die Eltern selbst werden auch belohnt, indem ihre eigene Fähigkeit, das Besondere im Alltäglichen zu sehen, wiederum von ihren Kindern angeregt wird.

Leider sind nur wenige Eltern in unserer Kultur so sehr entspannt, dass sie das große Verlangen ihrer Kleinkinder nach Interaktion und Erkundung zulassen und fördern. Stattdessen schämen sich viele Eltern oft dafür und bestrafen den überbordenden Hunger ihrer Kinder nach der Beherrschung ihrer Umgebung.

Ungeduldiges Verhalten seitens der Mutter schlägt sich bei den Kindern meist viel stärker nieder als das des Vaters, weil die Kinder während der enorm prägenden Vorschulzeit meist viel mehr Zeit mit ihren Müttern verbringen. Die mangelnde Erinnerung an diese Zeit unterstützt die krasse, weitverbreitete Verleugnung der Rolle unserer Mütter bei der Traumatisierung unseres Selbstwertgefühls und unseres Selbstvertrauens. Viele Überlebende werden wieder angeregt, sich an diese Zeit zu erinnern, wenn sie beobachten, wie andere Mütter die Ausdruckskraft ihrer Kinder an öffentlichen Orten wie in Einkaufszentren und Supermärkten unterdrücken. (Ich möchte klarstellen, dass ich mit dieser Aussage nicht die traumatischen Auswirkungen eines fehlenden Vaters minimieren möchte.)

Ich habe erlebt, dass es für viele Überlebende besonders schwierig ist, ihre Verluste im Zusammenhang mit nicht-physischen Formen der Misshandlung und Vernachlässigung zu validieren. Deshalb werden in diesem Kapitel die Merkmale von verbalen, seelischen und emotionalen Misshandlungen und Vernachlässigungen eingehend untersucht.

Gleichzeitig ist es auch wichtig zu erwähnen, dass viele Überlebende die Folgen erlittener körperlicher Misshandlungen oft bagatellisieren. Sie könnten sich jetzt selbst dahingehend überprüfen, indem Sie Ihre Augen schließen und sich vorstellen, dass eine wütende Person, die dreimal so groß ist wie Sie, gerade den Raum betritt und Sie mit Blicken durchbohrt. Plötzlich reißt diese Person Sie am Arm hoch, hält Sie frei in der Luft und schlägt Ihnen mit ganzer Kraft auf den Po.

Wenn Ihnen das als Kleinkind wirklich passiert ist, können Sie sich dann den Schrecken vorstellen, den Sie damals wohl empfunden haben müssen? Und dabei ist dies keine ungewöhnliche Szene. Viele Eltern, die noch sehr viel größer sind, schlagen Kleinkinder oft wiederholt auf diese Art und Weise.

Es scheint nicht notwendig zu sein, sich an jeden einzelnen missbräuchlichen Vorfall zu erinnern, um eine wesentliche Genesung zu erreichen. Andererseits ist es wichtig, dass wir die Schlüsselthemen unserer Misshandlung und unserer Vernachlässigung benennen können. Einige Beispiele für diese Themen sind Kritik am Aussehen, sarkastische Reaktion aufs Weinen, Demütigung bei Wutäußerungen, Erniedrigung wegen Fehlern, Demütigung wegen

Wünschen und Träumen, Entzug von Zuneigung, allgemeines Desinteresse, Unterlassung der Anleitung zu grundlegenden Fertigkeiten, schlechte Fürsorge bei Körperpflege und Ernährung, fehlender Schutz vor ungerechter Kritik durch andere und so weiter.

Viele dieser Themen lassen sich als Spielregel für »mangelndes Selbstwertgefühl« zusammenfassen. Während viele dysfunktionale Familien Verleugnung und Verharmlosung durch die berüchtigte »keine Diskussion«-Regel erzwingen, arbeiten noch mehr mit der unausgesprochenen Regel, dass Kindern kein Selbstwertgefühl zusteht.

Ohne eine detaillierte Erinnerung oder ein Gefühl für unsere Misshandlungs- und Vernachlässigungsgeschichte bleiben wir in wichtigen Bereichen unserer Bedürfnisse und Rechte entwicklungsgehemmt. Wenn wir diese Bedürfnisse und Rechte nicht benennen und zurückfordern, werden wir nicht zu ganzheitlich fühlenden und ausdrucksstarken erwachsenen Menschen heranreifen. Betrachten wir nun, auf welch vielfältige Weise das Selbstwertgefühl durch missbräuchliche oder vernachlässigende Elternschaft zerstört wird.

Verbale Gewalt

Stöcke und Steine brechen mir die Knochen, und Beleidigungen das Herz.

— Zeitgenössisches Lied

Verbale Gewalt ist die Verwendung von Sprache, um andere zu beschämen, ihnen Angst einzujagen oder sie zu verletzen. Dysfunktionale Eltern verwenden oft Beleidigungen, Sarkasmus und destruktive Kritik, um ihre Kinder zu bezwingen und zu kontrollieren. Verbale Gewalt ist in amerikanischen Familien ebenso alltäglich wie Hausaufgaben und Tischmanieren. Sie taucht im Fernsehen in fast jeder Comedyserie als gesellschaftlich akzeptiertes Verhalten auf.

Die folgenden abgenutzten Geißelungen mögen Ihnen schmerzhaft vertraut erscheinen: »Wie konnte ich nur an ein so mieses Kind geraten?« »Niemand mag dich, du nichtsnutziger kleiner Bengel.« »Nur ein selbstsüchtiger, undankbarer Wicht würde das tun!« »Dich zu haben, war das Schlimmste, was mir je passiert ist!« »Ich kann deinen Anblick nicht ertragen!« »Aus dir wird nie etwas werden!« »Du machst mich krank!« »Du bist durch und durch verdorben!«

Wenn diese Art von herabsetzenden Reden zur Gewohnheit wird, zerstört man allein dadurch das Selbstwertgefühl eines Kindes.

Wenn Sprache Drohungen enthält, ist sie noch beleidigender und vernichtender. Die folgenden Ermahnungen sind ebenfalls in vielen dysfunktionalen Familien üblich: »Wenn du nicht tust, was ich sage, werde ich nie wieder mit dir reden.« »Wenn du nicht ein anderes Gesicht aufsetzt, werde ich dir eins verpassen.« »Wenn du deine Erbsen nicht aufisst, bekommst du nichts zu Weihnachten.« (Ich hatte eine unglückliche Klientin, die für das Vergehen, im Alter von fünf Jahren ihr Bett nicht gemacht zu haben, an Weihnachten nur ein Stück Kohle geschenkt bekam!) Wenn Kindern häufig in dieser Weise begegnet wird, sind sie genötigt, sowohl in Angst als auch in toxischer Scham zu leben.

Beschimpfungen sind etwas ganz anderes als konstruktive Kritik. Aussagen wie »Es ist nicht in Ordnung, dass du deine Schwester schlägst«, »Ich mag es nicht, wenn du mich beschimpfst« und »Wenn du deine Hausaufgaben nicht machst, kannst du nicht zum Spielen rausgehen« sind kein Ausdruck von verbaler Gewalt. Eltern sind es ihren Kindern schuldig, Verhaltensweisen zu korrigieren, die für sie oder andere schädlich sind. Diese Aufgabe kann leicht auf eine Weise erfüllt werden, die nicht verletzend oder beschämend ist und die dadurch deutlich macht, dass das Verhalten schlecht ist, nicht das Kind selbst.

Leider sind viele Überlebende in Familien aufgewachsen, in denen Kritik nicht konstruktiv war. Die Kritik war nicht nur destruktiv, sondern oft auch ungenau und wurde so dargestellt, als sei sie eine wissenschaftliche Tatsache. Viele Überlebende glauben sie immer noch und klammern sich an negative elterliche Bewertungen, unabhängig davon, wie viele objektive Beweise es für das Gegenteil gibt. Ich erlebe häufig, dass sehr intelligente, versierte Überlebende sich unzutreffend mit den Etiketten ihrer Eltern als »dumm« und »wertlos« herabwürdigen.

Emotionale Gewalt

> *Uns ist bewusst und wir akzeptieren es, dass Opfer von körperlicher oder sexueller Gewalt Zeit und spezielle Behandlung benötigen, um zu heilen. Aber wenn es um emotionale Gewalt geht, glauben wir eher, dass die Opfer »einfach darüber hinwegkommen«, wenn sie erwachsen werden. Diese Annahme ist auf gefährliche Weise falsch. Emotionale Gewalt hinterlässt Narben im Herzen und schadet der Seele. Wie Krebs verrichtet sie ihre vernichtende Arbeit im Inneren. Und wie Krebs kann sie, wenn sie nicht behandelt wird, Metastasen bilden.*
>
> — Andrew Vachss

Emotionale Gewalt ist der Einsatz von Gefühlen, um andere zu beschämen, Angst einzujagen oder sie zu verletzen. Ein Elternteil, das sein Kind vor Wut anschreit, übt emotionale Gewalt aus. Es überträgt seine Wut und Frustration auf das Kind.

Wenn Kinder ständig von der Wut, Traurigkeit, Depression und Angst ihrer Eltern besudelt werden, bekommen sie einen »schlechten Eindruck« von diesen Gefühlen. Das verstärkt ihre Angst vor diesen Gefühlen bei sich selbst und bei anderen. Sie wachsen zu Erwachsenen heran, die außergewöhnliche Anstrengungen unternehmen, um das Fühlen oder Ausdrücken von Emotionen zu vermeiden.

Der Elternteil, der sich manipulierend von seinem Kind abwendet, indem er schmollend und wütend schweigt, begeht ebenfalls emotionale Gewalt. Er erpresst sein Kind emotional, indem er es im Stich lässt und Schuld und Angst heraufbeschwört, um absolute Kontrolle über es zu erlangen.

Emotionaler Inzest ist eine weitere Form der emotionalen Gewalt. Emotionaler Inzest beinhaltet gewöhnlich die Umkehrung der Eltern-Kind-Rollen. Wenn dies geschieht, macht die Mutter oder der Vater das Kind zum Elternteil, das dann manipuliert wird, um die unerfüllten Kindheitsbedürfnisse des Elternteils zu befriedigen. Dies manifestiert sich typischerweise darin, dass die Eltern das Kind um die bedingungslose Liebe bitten, die sie selbst geben sollten. Patricia Love hat ein sehr hilfreiches Buch zu diesem Thema geschrieben, mit dem Titel *The Emotional Incest Syndrome*.

Emotionaler Inzest tritt auch auf, wenn ein Elternteil sein Kind zur Vertrauensperson macht und es als Resonanzboden für all seine Sorgen und Probleme benutzt. Alice Miller erklärt, wie einfach es für Eltern ist, ein Kind in diese Art von Beziehung zu verwickeln.

Ein Neugeborenes ist auf Gedeih und Verderb auf seine Eltern angewiesen. Und da seine Existenz davon abhängt, ihre Zuwendung zu bekommen, tut es auch alles, um sie nicht zu verlieren. Es wird vom ersten Tag an all seine Möglichkeiten einsetzen, wie eine kleine Pflanze, die sich nach der Sonne dreht, um zu überleben.

Das tödliche Duo von verbaler und emotionaler Gewalt

Kreativität ist eine so zarte Blume, dass Lob sie zum Blühen bringt, während Entmutigung sie oft schon im Keim erstickt.

— Alex Osborn

Verbale und emotionale Gewalt werden oft gleichzeitig verübt. Unfaire wütende Kritik ist ein Beispiel dafür, denn die Kritik ist nicht nur destruktiv in ihrer Bedeutung, sondern auch mit verletzenden Emotionen aufgeladen. Wut und Abscheu im Tonfall der Eltern geben dem Kind das Gefühl, dass es im Grunde genommen schlecht und nicht liebenswert ist.

Der Tonfall ist oft das Vehikel, mit dem Emotionen vermittelt werden. Allein der Tonfall kann sehr verletzend sein. »Natürlich lieben wir dich« kann auf eine emotional boshafte Weise geäußert werden, auch wenn die Worte selbst nicht beleidigend sind. Manche Märtyrermütter könnten »Ich will nur, dass du glücklich bist« in einer Weise intonieren, dass sich ein Heiliger oder ein Soziopath schuldig fühlen würde.

Der Einsatz des Tonfalles zur emotionalen Einschüchterung ist normalerweise das ausschließliche Recht der Eltern. Welches erwachsene Kind erinnert sich nicht daran, dass es mit den Worten »Wie kannst du es wagen, in DIESEM Tonfall mit mir zu sprechen« gescholten wurde? Doch wer von uns durfte jemals gegen diesen Tonfall in der Stimme seiner Eltern protestieren?

Zerstörerische Worte, gepaart mit den Emotionen von Wut oder Abscheu, zwingen Kinder dazu, in Angst und toxischer Scham zusammenzuschrumpfen. Wenn dies täglich geschieht, leiden die Kinder so intensiv, dass sie zu frühem Drogen- und Alkoholmissbrauch, zu psychischen Erkrankungen oder sogar zum Selbstmord getrieben werden können – selbst in Familien, in denen es keine körperliche Gewalt gibt. Dies ist wichtig zu beachten, weil viele

Überlebende vor dem Mitgefühl wegen der erlittenen verbalen und emotionalen Gewalt zurückweichen. Sie tun dies oft unter Berufung auf die klassische Verharmlosung: »Ich hatte es gut im Vergleich zu anderen. Sie haben mich nicht einmal geschlagen!«

Dysfunktionale Eltern fügen der verbalen Gewalt oft emotionale Gewalt hinzu, indem sie destruktive Botschaften mit einschüchternder Körpersprache und Gesichtsausdrücken von Hass oder Abscheu übermitteln. Es ist missbräuchlich, einem Kind im hasserfüllten Affekt, mit wutentflammter Haut und mit im Gesicht vor Hass pochenden Adern finster gegenüberzutreten. Es ist missbräuchlich, eine kritische Botschaft mit geballten Fäusten oder mit auf den Tisch schlagenden Händen zu transportieren. Wenn ein Erwachsener dies mit einem Kind macht, bekommt das Kind Angst. Wenn es noch sehr jung ist, kann es von dieser Angst so überwältigt werden, dass es sich wie ein eingeschüchterter Welpe in die Hose macht.

Wenn Eltern ihre Kinder angewidert anstarren, als seien sie abscheulich, verinnerlichen die Kinder dies oft als ein Gefühl der Hässlichkeit, egal wie körperlich attraktiv sie tatsächlich sind. In Momenten tiefer Verwundbarkeit habe ich während der Therapie erlebt, wie Models, Schauspieler und andere, die die meisten Menschen als schön oder gut aussehend bezeichnen würden, große Abscheu und Verdruss wegen ihres Aussehens zum Ausdruck brachten.

In meinen ersten Jahren als Therapeut hat mich diese Inkongruenz so verwirrt, dass es mir schwerfiel, sie ernst zu nehmen. Als meine Verleugnung und Verharmlosung von verbaler und emotionaler Gewalt nachließ, konnte ich besser nachvollziehen, wie die Selbstbilder der Überlebenden so verzerrt wurden. Wenn ein Kind mit kritischen Botschaften bombardiert wird, die von einem Ton der Abscheu und einem Gesichtsausdruck des Widerwillens begleitet sind, kann es nicht anders als zu glauben, dass es hässlich und unangenehm anzusehen ist. Wenn dies in den Jahren, in denen es sein Selbstbild formt, ständig geschieht, ist es gezwungen, sich selbst als hässlich zu betrachten, egal wie schön andere es finden. Sein Selbstbild ist so verzerrt, dass es im Spiegel nur Hässlichkeit erkennen kann.

Die Kombination von verbaler und emotionaler Gewalt ist die tödlichste Waffe, die zur Zerstörung des Selbstwertgefühls von Kindern eingesetzt wird. Wenn Kinder ständig auf diese Weise angegriffen werden, werden sie schließlich gefühllos und gewöhnen sich daran, erniedrigt zu werden. Wenn dies geschieht, »konkretisiert« sich die Verleugnung, und die Kinder spalten sich ab von ihren normalen Gefühlen der Kränkung und der Wut über verbale Angriffe. Da sie keinen Zugang zu der gesunden Zurückweisung haben, die normalerweise aufkommt, um solche Angriffe infrage zu stellen, werden sie verbale und emotionale Gewaltäußerungen für den Rest ihres Lebens widerstandslos hinnehmen. Wenn sie Mädchen sind, werden diese Kinder vielleicht sogar zu den vielen Frauen in unserer Kultur, die damit prahlen, dass sie gute Ehen führen, weil ihre Männer sie nie geschlagen haben!

Die Überlebenden müssen wieder fühlen, wie sehr es schmerzt, auf kritische Weise und in aggressivem Ton beschimpft zu werden. Wenn sie das nicht tun, riskieren sie, zu einem dauerhaften Abladeplatz für die Wut anderer Menschen zu werden. Ich bin oft erstaunt, wie viele Menschen in meiner Umgebung es zulassen, dass ihre Partner sie regelmäßig in einem beleidigenden Tonfall oder mit verunglimpfenden Bemerkungen verletzen. Selbst wenn ich bemerke, wie sie sich bei solchen Gelegenheiten zusammenziehen und klein und still werden, leugnen sie gewöhnlich meine Beobachtung, dass es sie wirklich zu verletzen scheint. Ich habe schließlich erkannt, dass sie wirklich glauben, dass dies nicht der Fall ist, denn jahrzehntelange Arbeit auf diesem Gebiet hat mir gezeigt, dass Verleugnung ein beispielloser Filter ist, um schmerzhafte Einflüsse herauszufiltern, die unbestreitbar sind oder zu sein scheinen.

Sarkasmus und Spott: Versteckte Gewalt

> *Studien über Hänseleien bei Kindern … die für das junge Opfer stark traumatisierende Erfahrungen sind, deuten darauf hin, dass sie bei Kindern aus Familien, in denen eine strenge und autoritäre Disziplin herrscht, deutlich häufiger vorkommen als bei Kindern aus Familien mit einer Toleranz für den offenen, direkten Ausdruck von Wut und Selbstbehauptung.*
>
> — Bach und Goldmann

Sarkasmus und Spott gehören zu den am weitesten verbreiteten Formen der verbalen und emotionalen Gewalt in unserer heutigen Gesellschaft. Viele von uns verwenden regelmäßig und unbewusst destruktiven Sarkasmus – meist unter dem Deckmantel unschuldigen Spaßes –, um Wut und Schmach bei anderen abzuladen. Sarkasmus kann Formen von eklatanten Beleidigungen und Demütigungen oder die subtilere Form des Hänselns annehmen.

Das soll nicht heißen, dass Sarkasmus und Hänseleien grundsätzlich abzulehnen sind. Die meisten Menschen haben Spaß an milden, nicht-toxischen

Formen der Neckerei. Sarkasmus, der ohne Berechnung und ohne zerstörerische Absichten ist, kann wirklich lustig sein. Wenn ein Mensch wieder Zugang zu all seinen Emotionen hat, kann er oft den Humor einsetzen, um sich von Unbehagen oder Verletzungen auf gesunde Weise zu befreien. Das Lachen, das mit nicht verletzenden Neckereien einhergeht, kann manchmal auf eine Art und Weise Schmerzen lösen, wie es mit Weinen oder Wutausbrüchen nicht möglich ist.

Das Lachen ist jedoch dysfunktional, wenn es eher dazu benutzt wird, Traurigkeit oder Wut zu verdecken, statt sie zu lösen. Denn so wie das Weinen im Trauerprozess nicht das Ausdrücken von Wut ersetzen kann, kann das Lachen weder die Funktion des Weinens noch des Ausagierens der Wut ersetzen. Leider ist die emotionale Ausdrucksfähigkeit in unserer Kultur so verzerrt, dass wir oft lachen, wenn wir eigentlich weinen müssen, und wir benutzen häufig sarkastischen Humor, um Ärger auszudrücken, anstatt ihn direkt zu zeigen.

Wenn es uns leichtfällt, unsere Traurigkeit und Wut über den Schmerz auszudrücken, können wir uns auch durch Humor Luft verschaffen. Über die Schmerzen und Verluste des Lebens zu scherzen und zu lachen, ist normal, gesund und oft wunderbar. Ganzheitlich fühlende Menschen erfreuen sich eines reichen, ausgeglichenen Gefühlsflusses: Sie weinen, sind wütend und lachen, um sich von Schmerz und Verletzung zu befreien. Den meisten Überlebenden tun sanfte Neckereien bezüglich ihrer Probleme gut, wenn man ihnen auch die Möglichkeit gibt, ihre entsprechende Wut und Traurigkeit zu zeigen.

Merkmale des destruktiven Sarkasmus

Die Verleugnung der Zerstörungskraft des Sarkasmus ist in unserer Kultur weit verbreitet. Ein Großteil des Spottes und des Sarkasmus, der in jeder Durchschnittsfamilie und in der Gesellschaft im Allgemeinen stattfindet, ist kaum etwas anderes als eine getarnte Form der Misshandlung.

Unter dem Deckmantel des Humors werden viele schrecklich beleidigende Dinge zueinander gesagt. Wir verletzen uns häufig durch sarkastische Äußerungen, selbst wenn wir ehrlich und unschuldig nur die Absicht haben, lustig zu sein. Sarkasmus ist jedoch beleidigend, ob dies nun unverhohlen oder unbewusst geschieht.

Gesunde Neckereien von schädlichem Sarkasmus zu unterscheiden, ist manchmal schwierig. Das Hauptmerkmal von destruktivem Sarkasmus ist, dass er erniedrigend ist und das Selbstwertgefühl eines anderen schädigt. Ein wichtiger Indikator, dass Sarkasmus destruktiv ist, liegt vor, wenn sich die gehänselte Person verletzt fühlt und es überhaupt nicht lustig findet.

Leider sind einige von uns emotional so abgestumpft, dass sie sarkastische Angriffe nicht erkennen. Manchmal ist uns nicht einmal bewusst, wie verkrampft und vorsichtig wir in der Gegenwart derjenigen werden, die uns gewöhnlich mit Sarkasmus piesacken. Aus diesem Grund müssen wir lernen, andere Merkmale von destruktivem Sarkasmus und Spott zu erkennen.

Verletzender Sarkasmus wird meist in einem aggressiven, erniedrigenden oder herablassenden Tonfall geäußert. Eine solche Intonation wirkt sich in der Regel spürbar auf uns aus. Als Reaktion auf die toxische Hänselei ziehen wir uns oft instinktiv zusammen und machen uns klein. Wir halten den Atem an, winden uns vor Verlegenheit und spüren den Drang, wegzulaufen oder zu verschwinden.

Es fühlt sich schrecklich an, wenn wir von verletzendem Sarkasmus betroffen sind. Stellen Sie sich vor, Sie sind die Zielscheibe eines fiesen Komikers wie Don Rickles oder von jemandem, der Sie tatsächlich schon einmal verletzend gehänselt hat. Wie fühlen Sie sich innerlich, wenn Sie sich vorstellen, dass diese Leute vor anderen auf Ihnen herumhacken?

Destruktiver Sarkasmus ist auch durch seine Thematik gekennzeichnet. Unsere Schwächen, Eigenheiten und Missgeschicke sind oft Zielscheiben des Spotts. Fast alle von uns sind schon unbarmherzig wegen unserer empfindlichsten Schwachstellen gehänselt worden. Aus diesem Grund zögern viele von uns, ihre wunden Punkte mit jemandem zu teilen, der nicht zu ihren engsten Freunden gehört.

Bei manchen ist das Vertrauen durch böswillige Hänseleien schon so missbraucht worden, dass sie ihre Unsicherheiten mit niemandem mehr teilen. Stattdessen häufen sie eine große Ladung an kleinen Ängsten, Demütigungen und Fehlern an, die sie leicht ablegen könnten, wenn sie die Möglichkeit hätten, darüber zu sprechen, ohne verspottet zu werden. Kein Wunder, dass Gefühle der Einsamkeit und des Ausgeschlossenseins in unserer Kultur so weit verbreitet sind.

Ich bin oft traurig, wenn ich miterlebe, wie sich verschiedene Klienten vor Unbehagen winden, wenn sie »Geständnisse« ihrer eigenen »Unvollkommenheiten« aus sich herauspressen. Vielleicht fünfundneunzig Prozent der abgründigsten, dunkelsten Geheimnisse, die meine Klienten nur schwer offenbaren können, sind die relativ unschuldigen, tabuisierten Gedanken, Gefühle und Verhaltensweisen aller gesunden Menschen. Es entstehen große Belastungen durch Scham- und Angstgefühle wegen so harmloser universeller

Erfahrungen wie Rachefantasien, Todesängsten, wütender Beharrlichkeit, sexueller Fantasien und grandioser Höhenflüge. Und Schuldgefühle wegen kleiner, relativ harmloser Fehler oder unfairen Verhaltens stehen fast immer in einem krassen Missverhältnis zu ihrer tatsächlichen Schwere. Dies ist eine weitere schreckliche Folge davon, dass man uns in der Kindheit einen sicheren Ort genommen hat, an dem wir unsere Schwächen durch mitfühlenden Austausch hätten ausgleichen können.

In unserer Kultur wird unsere Einzigartigkeit oft zur Zielscheibe für Sarkasmus, sodass wir aus Angst und Schamgefühl, nicht die ganze Komplexität unserer Individualität entfalten. Um Hänseleien aus dem Weg zu gehen, vermeiden es viele von uns aufzufallen oder sich hervorzutun. Wir haben Angst, in den meisten Bereichen unseres Lebens besser zu sein als andere. Wir nehmen Mittelmäßigkeit und die Sterilität des Gleichmaßes in Kauf, schweigen oder ziehen uns zurück, wenn wir nicht die übliche und erwartete Antwort auf eine gegebene Situation geben können. Unsere Authentizität verkümmert, stirbt und wird durch eine seelenlose Rhetorik von Trivialitäten, Klischees und alldem ersetzt, was sich als sicher und sozial akzeptabel erwiesen hat. Für die Frauen ist dies der »Fluch von rosafarbenen Spitzenkleidchen«. Für Männer bedeutet dies die Verbannung in die Wüste der Sportergebnisse und Tabellen – die verarmte Monokultur der Gespräche über Sport.

Der Sarkasmus hat die Konversation in unserer Kultur so sehr verwüstet, dass »Kultur« fast der falsche Begriff ist für eine Gesellschaft, die in ihrer Ausdruckskraft so stark verarmt ist. Das inhaltsleere Geplapper bei Cocktail-Einladungen, das typisch ist für die meisten unserer sozialen Begegnungen, ergibt sich direkt aus der Tatsache, dass es so wenig gibt, über das man mit einem sicheren Gefühl sprechen kann. Der Sarkasmus ist so gesellschaftsfähig geworden, dass renommierte Persönlichkeiten manchmal mit abstoßenden Sarkasmus-Orgien »geehrt« werden, was eigentlich bedeutet, dass man sie »zur Schnecke macht«. Wenn Wesen von einem anderen Planeten Zeuge eines solchen Scherzes wären, würden sie wahrscheinlich denken, dass der »Beehrte« für ein schreckliches Verbrechen bestraft wird. Wie schrecklich, dass die Stützen der Gesellschaft uns vorführen, dass die als Witze getarnten Beleidigungen nicht nur akzeptabel sind, sondern es auch wert sind, sie mit einem Lächeln zu belohnen.

Es wird in unserer Gesellschaft auch weithin billigend in Kauf genommen, mit Sarkasmus auf die körperlichen Besonderheiten eines Menschen zu zielen. Ich wurde in meiner Kindheit so häufig wegen meiner Sommersprossen gehänselt, dass ich meine Haut hasste. Viele Menschen mit roten Haaren schämen sich ebenso, weil sie in ihrer Kindheit schonungslos geärgert wurden. Und welcher außergewöhnliche Mensch wurde nicht schon einmal so gehänselt, dass er danach seinen Körper nicht mehr mochte? Wer ist nicht schon einmal dem Selbsthass verfallen, weil er mit jemandem verglichen wurde, der größer oder kleiner, dünner oder schwerer, dunkler oder heller ist? Wie viele Männer haben keinen Spaß am Sex, weil sie keinen Penis von der Größe eines Hengstes haben? Wie viele Frauen leiden in ähnlicher Weise, weil sie nicht zehn oder zwanzig Pfund weniger wiegen als das, was eigentlich gesund für sie wäre?

Sarkasmus führt auch dazu, dass viele von uns die Fähigkeit verlieren, über ihre Erfolge, aber auch über ihre Misserfolge und Verluste zu sprechen. Leistungen und ein gesunder Stolz auf die eigenen Erfolge werden in der Familie oft herabgesetzt. Ehrgeiz und Strebsamkeit werden häufig lächerlich gemacht, als ob sie absurd wären. Bei vielen von uns wurde die gesunde Selbsteinschätzung durch bittere Kritik verletzt: »Bring mich nicht zum Lachen!« »Hört auf den Besserwisser!« »Sagst du und wer noch?« »Du kannst froh sein, wenn du einmal einen Job als Bauarbeiter bekommst.« »Wem willst du etwas vormachen, das Einzige, was du jemals verdienen wirst, ist eine Auszeichnung für Faulheit und Nichtsnutzigkeit!«

In diesem Sinne frage ich mich manchmal, wie viele Männer wegen ihrer natürlichen Neigung zur Kunst und zu helfenden Berufen und wie viele Frauen wegen ihrer natürlichen Führungsqualitäten und sportlichen Talente verspottet werden.

Schließlich verstärkt destruktiver Sarkasmus den Perfektionismus. Wir haben so viel Angst vor den Spöttern, die nur darauf warten, dass wir Fehler machen, dass wir, wenn überhaupt, nur wenige Risiken in unserem Leben eingehen. Daher geben viele von uns den Versuch auf, neue Dinge zu lernen, und verlieren schon sehr früh im Leben ihre wunderbare Neugier und Abenteuerlust.

Verletzender Sarkasmus

> *Wie leicht vermag der Atem eine Flamme löschen*
> *Wie schwer ist es, dieses Licht wieder zu entzünden.*
> *Kalte Worte töten und freundliche Worte entzünden*
> *Durch vorenthaltene Worte kann ein Traum zerplatzen.*
>
> — Joan Walsh Anglund

Ob bewusst oder unbewusst, wir registrieren in unserem Innersten die Kränkung, die entsteht, wenn wir unfairerweise gehänselt werden. Ich erlebe das immer wieder in meiner Privatpraxis, wenn sich meine Klienten endlich an den Schmerz wegen traumatischer Hänseleien in ihrer Kindheit erinnern und ihn erneut erleben. Solche Erinnerungen lösen oft tiefe Trauergefühle aus, die sie damals nicht ausdrücken konnten, weil sie sich zu sehr gedemütigt fühlten.

Ich habe einmal ein besonders erschreckendes Beispiel dafür bei einem groben, abgehärteten alten Mann erlebt, der sich daran erinnerte, wie er in der Kindheit von zwei älteren Jungen grausam gehänselt wurde. Er weinte lange Zeit im Stillen, als er sich an den Schmerz ihres Spottes erinnerte und an seine damalige Entscheidung, sich für immer mit einer Fassade der Härte zu umgeben. Er war zutiefst betrübt, als er erkannte, welch unglaubliches Opfer an Nähe und Zuneigung ihn dies gekostet hatte.

Hätte er doch nur einen Elternteil gehabt, dem er hätte vertrauen können, als er zum ersten Mal durch diese Hänseleien verletzt wurde. Hätte er nur einen Elternteil gehabt, der sich um ihn gekümmert hätte und weise genug gewesen wäre, ihm zu versichern, dass sich die älteren Jungen schämen sollten und nicht er. Wenn er doch nur seinen Schmerz hätte herausschreien können, anstatt sich abzuschotten und sich in der Einsamkeit des »rauen Kerls« zu vergraben.

Während ich dies schreibe, bin ich froh, dass ich »nur« die Hälfte meines Lebens in einer machohaften Verteidigungshaltung leben musste. Ich hoffe, dass ich mir immer einen freundlichen Ort in mir bewahre, an dem ich Selbstmitgefühl für die krasse Einsamkeit empfinde, die, wie bei dem erwähnten Mann, mein frühes Leben mit so viel unnötiger Isolation und Düsterkeit beeinträchtigt hat.

Wenn ich weiter an diese Zeiten zurückdenke, erinnere ich mich an das erste Mal, als ich in meiner Kindheit außerhalb meiner Familie verprügelt wurde. Ich war in der falschen Gegend unterwegs und wurde so heftig verprügelt, dass meine Nase außen und innen blutete. Die körperlichen Schmerzen waren jedoch gering im Vergleich zu der Scham, die ich empfand. Ich wusste, dass ich für immer verspottet werden würde, wenn jemand sah, wie ich verprügelt wurde, oder später davon hörte. Ich schlich mich nach Hause, erzählte niemandem davon und verkroch mich wochenlang so oft wie möglich in meinem Zimmer. Ich erzählte meinen Eltern und anderen, die meine ramponierte, geschwollene Nase bemerkten, dass ich vom Fahrrad gefallen wäre. Allein das war an sich schon erniedrigend; es brachte eine eigene Tirade an Schmähungen und Beleidigungen über meine Ungeschicklichkeit und Dummheit mit sich.

In dieser Kultur werden Jungen oft grausam verspottet, wenn sie überhaupt irgendeine Reaktion auf Schmerzen zeigen. Der Spott gegenüber offen gezeigten körperlichen Schmerzen ist oft genauso massiv wie bei emotionalen Schmerzen. Ich kann mich noch an ein anderes Mal erinnern, ich war etwa sechs Jahre alt, als ich beim Spielen stürzte und mich verletzte. Ich stand auf und war kurz davor in Tränen auszubrechen, umringt von einer Gruppe bedrohlich aussehender älterer Jungen. »Sieh mal, das kleine Weichei weint gleich«, höhnte einer von ihnen. Ich versuchte, meine Tränen mit aller Kraft zurückzuhalten. Es gelang mir fast, aber dann bemerkte ein Junge, dass meine Oberlippe leicht zitterte: »Seht mal, seine Lippe zittert – er wird gleich weiiiiiinen!« Zu ihrer großen Freude weinte ich tatsächlich. Sie hatten Spaß daran, mich damit aufzuziehen, mir kam es vor wie eine Ewigkeit. Ich habe viele, viele Jahre lang nicht mehr geweint.

Die Verachtung des Schmerzes ist in unserer Kultur so normal geworden, dass sadistische TV-Filme voller Highlights mit Sportlern, die schmerzhaft mit Gegenständen oder Personen zusammenprallen, als Unterhaltung gelten. Im Moment des Aufpralls und der Verletzung wird oft Gelächter eingespielt, um so das Publikum zu ermutigen, auf Kosten anderer zu lachen.

Solche Praktiken verstärken unsere Angst davor, verspottet zu werden, und veranlassen die meisten von uns, außergewöhnliche Anstrengungen zu unternehmen, um ihre Verletzungen zu verbergen. Wenn wir besonders erfolgreich dabei sind, unseren Schmerz zu kaschieren, können wir unsere Verletzungen sogar vor uns selbst verbergen. Manche Profisportler werden so schmerzunempfindlich, dass sie auch mit einem Knochenbruch den Wettkampf fortsetzen. Wenn Menschen lernen können, körperliche Schmerzen dieser Größenordnung zu verleugnen, wie viel leichter ist es dann, emotionale Schmerzen zu betäuben?

Wenn Kinder mit Eltern aufwachsen, die sie mit Sarkasmus bestrafen und kontrollieren, lernen sie, dass verletzende Beleidigungen normal und akzeptabel sind. Schließlich hören sie auf, Sarkasmus als »schmerzhaft« für sich selbst oder andere zu registrieren.

Es gibt jedoch eine Zeit davor, wenn Kinder emotional noch gesund genug sind, um die beißenden Verletzungen der destruktiven Hänseleien zu spüren. Für eine kurze Zeit sind sie instinktiv dazu in der Lage, vehement gegen gemeine Hänseleien aufzubegehren. Die meisten Kleinkinder wehren sich dagegen, als wäre es die abscheulichste Sache in ihrem Leben.

Leider wird der wütende Widerspruch der Kinder gegen verletzende Hänseleien von ihren allmächtigen Eltern leicht unterdrückt und bietet in der Regel Anlass für weiteren unerbittlichen Sarkasmus, der sie schließlich besiegt. Wenn Kinder weinen, weil sie gehänselt werden, geben sie ihren Eltern noch mehr »Munition«, mit der sie sie angreifen und erniedrigen können. Dies gilt insbesondere für Jungen. Ihre Tränen bringen ihnen oft die Bezeichnungen »Weichling« oder »Heulsuse« ein.

Bei den meisten Kindern wurden die normalen Reaktionen auf Sarkasmus schon früh im Leben ausgemerzt. Diese Zerstörung tritt recht schnell ein, wenn Kinder ältere Geschwister haben, die sich ebenfalls über sie und ihre noch ungeschützte Verletzlichkeit »lustig machen«. Sogar Kinder, die aus Familien stammen, in denen es keinen Sarkasmus gibt, werden in der Regel von Gleichaltrigen, die ihre sarkastischen Eltern, Geschwister und Fernsehhelden nachahmen, so gepiesackt, dass sie jegliche Sensibilität für destruktive Hänseleien verlieren. Früher oder später werden die meisten von uns das Urteil akzeptieren, übertrieben ernst, überempfindlich oder humorlos zu sein, wenn sie sich gegen Hänseleien wehren.

Der gesellschaftliche Sarkasmus scheint sich mit Vorliebe gegen emotionale Äußerungen zu richten. So wie Jungen in der Regel durch Hänseleien ihre Tränen ausgetrieben werden, vermeiden Mädchen üblicherweise Wutausbrüche und werden ermahnt, »nett« zu sein. Von beiden Geschlechtern wird erwartet, dass sie ihre Emotionen vollständig unter Kontrolle haben, bevor sie überhaupt zur Schule gehen.

Und wehe dem Erwachsenen, der die Kontrolle über seine Emotionen verliert, denn weitverbreiteter Spott ist oft die Folge! Politische Experten vermuteten, dass eine Gouverneurskandidatin kürzlich eine Wahl verlor, weil sie in der Öffentlichkeit geweint hatte. Es spielte keine Rolle, dass ihre Tränen in der Situation durchaus angemessen waren. Die Nachrichtensprecher schwelgten in Sarkasmus wegen ihrer »Schwäche« und parodierten verschiedene Situationen, in denen die geringsten politischen Frustrationen sie zu Tränen rührten.

Sarkasmus: Das Ventil für unterdrückte Wut

> *Ein Kind, das hänselt, drückt indirekte Feindseligkeit aus. Hänseln ist eine Manifestation der Unfähigkeit, Aggressionen offen und direkt auszudrücken. Das hänselnde Kind reagiert nicht auf echten und unmittelbaren Ärger. Es sucht einen Sündenbock und überträgt auf ihn einen Groll, den es in der Vergangenheit unterdrücken und nicht unmittelbar zum Ausdruck bringen konnte.*
>
> — Bach und Goldberg

In unserer Gesellschaft wird uns praktisch keine Orientierungshilfe geboten, wie wir Kommunikation nutzen können, um unsere Konflikte wirksam zu bearbeiten. Man sagt uns nicht einmal, dass es normal ist, Differenzen und Enttäuschungen mit unseren Freunden und Liebhabern zu haben. Die herkömmliche Lebensweisheit besagt, dass wir, wenn wir unsere Freunde und Liebsten wirklich mögen und lieben, niemals Auseinandersetzungen mit ihnen haben werden. Wegen dieser unrealistischen Erwartung verdrängen wir den Ärger, der von unserem ganz normalen Kummer und den Belastungen im Miteinander ausgeht.

Verdrängter Ärger über Enttäuschungen in unseren Beziehungen verschwindet jedoch nicht auf mysteriöse Weise oder löst sich von selbst auf. Er erzeugt im Unbewussten immer einen Druck, der Befreiung sucht. Diese Befreiung tritt oft dann ein, wenn unsere unausgesprochene Kritik unbewusst in unsere Sprache sickert und uns veranlasst, unter dem Deckmantel des Humors verletzende Dinge zueinander zu sagen. In solchen Momenten kann unsere unterdrückte Frustration unser Lachen mit wütendem Spott und unseren Tonfall mit Beschämung aufladen. Selbst eine geflüstertes verbale Spitze kann emotionales Gift in sich tragen.

Sarkasmus ersetzt in vielen alltäglichen Situationen häufig das eigene Durchsetzungsvermögen. Anstatt einen Freund direkt anzusprechen, weil er ständig zu spät kommt, machen wir ihn mit Etiketten wie »der kriegt nichts auf die Reihe« oder »der ist total verpeilt« lächerlich. Anstatt den Partner direkt mit seinem Flirten zu konfrontieren oder über die eigene Eifersucht zu sprechen, machen wir vielleicht boshafte Witze über sein Aussehen. Statt andere zu bitten, genauer zuzuhören, ziehen wir sie damit auf, senil oder schusselig zu sein. Statt eindeutig Nein zu einer Bitte zu sagen, die wir nicht erfüllen wollen, bezeichnen wir die vorgeschlagene Aktivität als »clever für jemanden mit einem niedrigen IQ«. Anstatt zuzugeben, dass wir etwas nicht wissen, antworten wir: »Welcher Idiot stellt denn so eine Frage?« oder »Sehe ich aus wie eine Enzyklopädie?«

Wenn wir uns der Schädlichkeit unserer Hänseleien nicht bewusst sind, gewöhnen wir uns vielleicht daran, sarkastischen Humor zu verwenden, um unsere Aggressionen zu verbergen und loszulassen. Wenn sich unser Opfer vor Unbehagen windet oder gegen unsere Gemeinheit protestiert, rechtfertigen wir uns vielleicht mit herablassenden Dementi: »Was hast du? Siehst du nicht, dass ich nur Spaß mache?« »Hast du keinen Sinn für Humor?« »Du nimmst immer alles so ernst.« »Verstehst du keinen Spaß?« Destruktiver Sarkasmus fügt der Verletzung gewöhnlich eine Beleidigung hinzu.

Ich glaube, wir alle sehnen uns im Grunde genommen danach, nicht zum Gespött gemacht zu werden. Solange wir nicht erkennen, dass gemeine Hänseleien und Sarkasmus Formen der verbalen und emotionalen Gewalt sind, werden wir vielleicht weiterhin zulassen, dass andere auf uns rumhacken und uns lächerlich machen.

Wir könnten auch in das heillose Spiel des gegenseitigen Austauschs von sarkastischen Beleidigungen hineingezogen werden. Wie leicht kann dieses Spiel eine Dimension erreichen, die Vertrautheit zerstört. Der ungezügelte Einsatz von Sarkasmus baut Mauern zwischen den Menschen auf und eine echte Nähe wird verhindert. Die Beziehung bleibt gezwungenermaßen oberflächlich, weil nur unpersönliche Themen sicher genug sind, um diskutiert zu werden. Vergessene und unbewusste Wunden heilen nie wirklich, da zerstörerische Hänseleien sie immer wieder anstacheln und anstoßen. Das Gefühl der Geborgenheit, in der Nähe anderer sicher und entspannt zu sein, bleibt trügerisch.

Fernsehen und Sarkasmus

Für die meisten von uns bedeutet das Fernsehen den *Gnadenstoß* für unsere Sensibilität gegenüber der Schädlichkeit sarkastischer Hänseleien. Die Dialoge der meisten im Fernsehen dargestellten amerikanischen (und britischen) Familien sind durchsetzt von destruktivem Sarkasmus. Obwohl ich den Großteil dieser TV-Komödien kaum ertragen kann, bin ich doch jedes Mal, wenn ich mal kurz hineinschaue, schockiert über die Boshaftigkeit des dort üblichen Sarkasmus. In diesen Serien verhöhnen sich Freunde und Familienmitglieder regelmäßig durch abfällige und herablassende Bemerkungen. Je grausamer die Beleidigung, desto lauter lacht das Publikum. Je schärfer der Sarkasmus, desto mehr Zuspruch bekommt der Spötter. Je angreifbarer die Rede oder das Verhalten eines Charakters, desto mehr wird er oder sie verspottet.

Boshafte Charaktere wie Don Rickles, Howard Stern und Andrew Dice Clay geben sich als Komiker aus und sind sogar zu Berühmtheiten geworden. Sogar David Letterman verfällt manchmal – trotz seiner ansonsten wahrhaft komischen Brillanz – zu destruktivem Sarkasmus. Er zieht einige seiner Interviewpartner so unerbittlich auf, dass diese ihr Unbehagen kaum verbergen können, obwohl sie gestandene Schauspieler sind.

Kinder sind besonders anfällig dafür, das nachzuahmen, was sie im Fernsehen sehen. Wenn ihre Medien-Idole den gleichen sarkastischen Spott vorleben, den sie zu Hause auch mitbekommen, werden sie einer gründlichen Gehirnwäsche unterzogen, sodass sie glauben, Spott sei tatsächlich lustig und akzeptabel. Jungen sind besonders anfällig, da viele gesellschaftliche Kräfte ihre aggressiven und konkurrierenden Tendenzen übermäßig fördern. Wenn das Fernsehen sie dazu anregt, ihren Altersgenossen mit sarkastischem Humor zuzusetzen, wird dieses boshafte Herabsetzen anderer zu einer Fertigkeit, die für die meisten Jungen erstrebenswert ist.

Aus diesem Grund wachsen die meisten Jungen in einer Kampfzone auf, die von Spott und Gekicher geprägt ist. Wer am schnellsten und schwersten beleidigt, hat oft die meiste Macht, und die Führer von Kleingruppen sind oft diejenigen mit der bösartigsten Zunge. Durch diesen Prozess wird destruktiver Sarkasmus ein Teil des Kommunikationsstils vieler Männer. (Wenn ich mir die neuesten TV-Komödien flüchtig anschaue, scheint es, als würden jetzt Mädchen und Frauen ebenfalls »eingezogen«, um auf dem Schlachtfeld der scherzhaften Verunglimpfung zu kämpfen.)

Sarkasmus macht den Mann zur Insel

John Donne, der das Gedicht *Niemand ist eine Insel* schrieb, würde sich wahrscheinlich heute in seinem Grab umdrehen, wenn er sehen würde, wie zutiefst unwahr dies in Bezug auf den modernen Menschen ist. In unserer Kultur werden Männer oft schon in den Prozess der Isolation und sarkastischen Beschämung eingewiesen, sobald sie zu laufen und zu sprechen beginnen. Die meisten Jungen werden unbarmherzig verspottet, weil sie Fehler machen, weil sie »den Ball fallen lassen« und auf Schmerzen mit Tränen reagieren. Sie werden mit Namen wie »Heulsuse«, »Schlappschwanz« und »Weichei« verspottet, wenn sie in irgendeiner Weise straucheln. Diese Hänseleien werden oft mit so viel Gehässigkeit und Verachtung ausgestoßen, dass die meisten Jungen ihre Verletzlichkeit hassen lernen, bevor sie überhaupt über genügend Worte verfügen, um sie verbal auszudrücken.

Die meisten Jungen verlieren den Kontakt zu ihren Gefühlen, indem sie mit Sarkasmus »gefüttert« werden. Jede Emotion, mit Ausnahme der Wut, wird aus ihnen durch Spott herausgerissen. Mit der Zeit lernen sie, ihre anderen Gefühle, insbesondere Angst und Traurigkeit, automatisch zu verdrängen und durch Wut zu ersetzen. Wut und wütender Sarkasmus werden dann zu den einzigen akzeptablen Formen des männlichen Gefühlsausdrucks.

Obwohl einige Jungen während des Heranwachsens zu Jähzorn neigen, lernen die meisten schließlich ihre Wut zu kontrollieren, indem sie sie in Sarkasmus umlenken. Sie verwandeln sich allmählich in das gefühllose Stereotyp des modernen Mannes, den der Gedanke an Gefühle völlig verwirrt.

Nachdem ein Junge genügend Sarkasmus am eigenen Leib erlebt hat, stirbt auch seine Toleranz gegenüber den Gefühlen und der Verwundbarkeit anderer. Die Fähigkeit zur Empathie wird auf dem Friedhof seines Unbewussten begraben, ebenso wie der Leichnam des Selbstmitgefühls, ohne welches es selten echtes Mitgefühl für andere gibt. Viele Jungen wachsen zu Männern heran, die nie echte Vertrautheit kennengelernt haben, weil sie jeden um sich herum mit sarkastischer Herabsetzung befremden. Andere haben Angst, ihnen zu nahe zu kommen, weil ihre kalte, stichelnde Art der Kommunikation verletzend ist.

Deshalb strandet der durchschnittliche Mann auf der einsamen Insel seines übermäßig geschützten Selbst, unfähig, emotionale Unterstützung zu geben oder zu empfangen. Gefangen in der Angst, lächerlich gemacht zu werden, wenn er zugeben würde, dass er Probleme hat oder Hilfe braucht, sehnt er sich nach der lindernden Fürsorge, die sich aus der offenen Kommunikation über persönliche Verletzungen ergibt. Als Herr einer unwirtlichen Welt, die keine Wärme, Zärtlichkeit oder Trost kennt, präsentiert er nur sein stures Gesicht, seine nicht zitternden Lippen, seine tapferen Worte und seine markanten Kiefer. Seine traurigen oder verletzten Gefühle müssen in Bier ertränkt oder hinter einem anderen Zwangsverhalten versteckt werden, und die einzige Zeit, in der er seine Wachsamkeit ablegen kann, ist die Einsamkeit im Schlafzimmer oder auf der Toilette. William Stafford schreibt darüber eindrücklich in diesem Auszug aus seinem Gedicht *Ein Ritual zum gegenseitigen Vorlesen*:

> Wenn du nicht weißt, welch Mensch ich bin,
> Und ich nicht weiß, welch Mensch du bist,
> Beherrschen uns Muster aus fremder Hand
> Und wir werden, dem falschen Gott heimwärts folgend,
> Verfehlen unseren Stern.
>
> So appelliere ich an eine Stimme, an etwas Schattenhaftes,
> Ein fernes, wichtiges Reich in all jenen, die reden:
> Obwohl wir einander täuschen könnten, sollten wir uns besinnen,
> Damit die Parade unseres gemeinsamen Lebens nicht im Dunkeln verloren geht.

Selbst »nette Jungs« verletzen gemeinhin mit sarkastischen Äußerungen. Als echt netter Kerl, Offizier und allgemein bekannt als Gentleman und heimlicher Anhänger des archetypischen Weißen Ritters brachte ich es dennoch fertig, meine Wut regelmäßig durch Sarkasmus rauszulassen. Da ich mich rühmte, niemanden zu verletzen, versicherte ich denjenigen, die sich über meine Sticheleien beschwerten, dass sie mich einfach zu ernst nehmen würden. Glücklicherweise ermöglichte mir die emotionale Genesungsarbeit schließlich, die Verleugnung und Unempfindlichkeit gegenüber der Schädlichkeit meiner »Scherze« zu überwinden.

Mehr als alle anderen Verletzungen, die ich verursacht habe, bedauere ich zutiefst, dass ich mich begeistert daran beteiligt habe, eine Reihe von Personen in meinem Leben zum Sündenbock zu machen, und dies als witzig abgetan habe. Wenn dies auf Sie, die Sie dieses Buch lesen, zutrifft, tut es mir zutiefst leid, dass ich Sie verletzt habe.

Sarkasmus zerstört Beziehungen

Durch Sarkasmus können sich Beziehungen auf verschiedene Weise drastisch verringern. Einige verkommen zu tödlichen Schlachtfeldern, auf denen die Gegner ständig bösartige Beleidigungen hin und her schießen. Einige stellen das Ungleichgewicht einer Eltern-Kind-Beziehung nach, bei der eine Seite die andere, die sich nicht wehrt, verspottet. Und einige vermeiden die Kommunikation miteinander so weit wie möglich, weil verletzende Sticheleien ihre Gespräche sehr unangenehm gemacht haben.

Das Erkennen von verletzendem Sarkasmus und die Konfrontation des Gegenübers damit ist oft eine schwierige und verwirrende Aufgabe. Ich erlebe dies häufig bei meiner Arbeit mit Paaren, insbesondere mit solchen, bei denen ein Partner Genesungsarbeit leistet und der andere nicht. Wenn der Genesende beginnt, das Verletzende der sarkastischen Sticheleien des Partners zu spüren, hat er oft große Schwierigkeiten, den Partner davon zu überzeugen, dass es wirklich verletzend ist. Der Hänselnde ist oft sehr bemüht, die Schädlichkeit seiner Äußerungen zu leugnen, und reagiert manchmal äußerst wütend und defensiv, wenn er aufgefordert wird, mit selbst eklatant verletzendem Sarkasmus aufzuhören.

Eingefleischte sarkastisch kommunizierende Personen sind gewöhnlich geschickt darin, diejenigen zu beschämen, die sich darüber beschweren, dass sie zum Ziel gemacht wurden. Sie weisen vehement die Bitte zurück, sich der Sticheleien zu enthalten, weil ihnen unbewusst klar ist, dass sie große Unannehmlichkeiten erleben werden, wenn ihnen ihr primäres (oft einziges) Ventil zum Abreagieren ihrer Wut verweigert wird.

Dennoch muss der Überlebende verletzenden Sarkasmus hinterfragen, egal wie sehr der Spötter protestiert. Er kann es sich nicht leisten, auf sein Recht zu verzichten, die letzte Autorität in der Frage zu sein, ob er verletzt wurde oder nicht. Wenn er den Sarkasmus stillschweigend akzeptiert, wird er vielleicht zu der Annahme genötigt, dass die Verletzung und die Scham, die er wegen der gemeinen Sticheleien empfindet, tatsächlich Beweise dafür sind, dass seine Gefühle etwas Unzulängliches an sich haben und dass er nichts weiter als ein humorloser Jammerlappen ist.

Es sind viele Klienten zu mir in die Therapie gekommen, die mich gebeten haben, ihre »schreckliche Überempfindlichkeit« gegenüber dem Sarkasmus »zu beheben«. Ich bin oft entsetzt über die Schädlichkeit der Hänseleien, die sie in Zukunft bereit sind zu ignorieren. Einige waren sogar bei Therapeuten, die sie aus ihrer eigenen Verleugnung heraus ermutigt haben, ihre gesunden, verletzten Gefühle in Bezug auf solche verbalen Kränkungen zu unterdrücken.

Wenn das erwachsene Kind weiterhin seine angeborene Fähigkeit verleugnet, die Schädlichkeit dieser Art von Misshandlung zu empfinden, wird es möglicherweise sein ganzes Leben lang Opfer von Sarkasmus. Je mehr es sich klar macht, wie es wirklich über die verletzenden Hänseleien denkt, desto mehr wird es in der Lage sein, diese zu erkennen und sich ihnen sowohl bei sich selbst als auch bei anderen zu stellen.

Ein wunderbarer Gewinn, den ich durch die emotionale Genesungsarbeit erhalten habe, ist, dass ich jetzt bei meinen eigenen verletzenden sarkastischen Ausrutschern instinktiv genauso zusammenzucke wie bei denen anderer. Glücklicherweise scheinen diese Ausrutscher nun kurz vor dem Aussterben zu sein, da ich im Allgemeinen in der Lage bin, neuen Schmerz zu fühlen und zu betrauern, bevor er sich ansammelt und mich unbewusst dazu zwingt, ihn durch Sarkasmus loszuwerden.

Gesunde Grenzen bei Sarkasmus und Hänseleien

Wenn Partner ihre Interessen bei gegensätzlichen Ansichten gründlich diskutieren, können sie oft durch leichte Neckereien einen Teil der Spannung, die diesen Differenzen innewohnt, auf angenehme Weise lösen. Die Unterscheidung zwischen unbeschwerten und verletzenden Hänseleien kann jedoch manchmal problematisch sein.

Formulierungen, die auf die eine Person verletzend wirken, empfindet eine andere als lustig. Deshalb ist es wichtig, dass sich enge Freunde gegenseitig das Recht einräumen, ihre eigenen Grenzen für Hänseleien zu setzen. Das bedeutet, dass die jeweilige Person zumindest ernst genommen wird, wenn sie signalisiert, dass sie sich durch eine bestimmte Bemerkung verletzt fühlt.

Eine vierjährige kleine Freundin, die mich bei der Diskussion mit ihren Eltern zu diesem Thema belauscht hatte, verkündete nachdrücklich: »Ja, Pete, manchmal sind Neckereien lustig und manchmal sind sie abscheulich.« Ich glaube, wir alle müssen für uns selbst die Sensibilität zurückgewinnen, um wie dieses kleinen Mädchens klar zu wissen, ob uns etwas verletzt oder nicht.

Viele Paare profitieren davon, wenn sie sich gegenseitig über die Grenzen des Hänselns verständigen. Bestimmte Themen können für Sticheleien als tabu erklärt werden, und jede Partei kann die Erlaubnis erhalten, jederzeit einseitig das Ende der Hänseleien zu fordern. Dies ist in gewisser Weise vergleichbar mit dem Kitzeln, das eine Quelle der lustvollen Begeisterung oder unerträglicher Schmerzen sein kann, wenn der Gekitzelte genug hat und der Kitzler nicht zum Aufhören zu bewegen ist.

Hier sind zwei Beispiele für den Unterschied zwischen gesundem und destruktivem Hänseln. Ich necke meine Partnerin manchmal wegen ihrer Liebe zur Oper, auf die ich gerne verzichte. Es ist möglich, sie gelegentlich in dieser Hinsicht zu necken, weil ich ihr sehr deutlich gemacht habe, dass ich unsere Unterschiede im Musikgeschmack respektiere. Wenn ich sie jedoch zu oft necke oder in einem Moment, in dem sie sich in den Genuss einer Oper vertieft, laufe ich Gefahr, sie zu verletzen. Meine Neckereien können nicht anders als gemein und kränkend klingen.

Außerdem riskiere ich, noch ausfälliger zu werden, wenn ich sie zu einem Zeitpunkt necke, an dem ich sie eigentlich bitten wollte, weniger oft Opern zu hören, wenn ich mich im Raum aufhalte. Wenn meine Hänseleien jedoch frei von versteckten Absichten sind, können wir gelegentlich beide über meine talentlose Bariton- oder Sopran-Imitation lachen.

Hier kommt ein weiteres Beispiel. Normalerweise finde ich es lustig, wenn meine Partnerin mich wegen meiner Unordnung aufzieht. Es gibt jedoch Zeiten, in denen ich es anders erlebe, z. B. wenn sie versucht, mich dazu zu bringen, ihren Sauberkeitsvorstellungen in meinem separaten, persönlichen Bereich des Hauses zu genügen.

Wenn es bei den Sticheleien nicht darum geht, Kontrolle auszuüben oder sich abzureagieren (und das ist selten), sind wir beide amüsiert über unsere unterschiedlichen Vorstellungen von Ordnung. Ihre Gespenstergeschichten über meine Staubmäuse, die zu Staubtrollen mutieren, können uns beide zum Lachen bringen. Das ist übrigens auch deshalb möglich, weil wir uns in den gemeinsam genutzten Räumen die alltäglichen häuslichen Aufgaben gleichermaßen teilen.

Konstruktives Feedback entschärft Sarkasmus

Ich war zornig auf den Freund;
sagt' es ihm: mein Zorn verblich.
Ich war zornig auf den Feind;
schwieg: mein Zorn vermehrte sich.

— William Blake

Selbst in den gesündesten Beziehungen gibt es ein Minimum an Unstimmigkeiten und Enttäuschungen. Wenn die Partner keine offene Kommunikation pflegen, können sie ihre Gefühle bezüglich der Differenzen nicht diskutieren und verarbeiten. Enttäuschungen, die nicht unmittelbar zum Ausdruck gebracht werden, lösen sich nur selten auf und sind oft Gegenstand von endlosen Hänseleien. Ständige Sticheleien wegen ungelöster Probleme verwandeln diese schließlich in Wunden, die eitern und das Leben aus Beziehungen heraussaugen.

Leider erhalten nur wenige von uns eine Orientierung, wie sie die natürliche Enttäuschung, die wir empfinden, wenn unsere Lieben unterschiedliche

Bedürfnisse und Erwartungen haben, gesund kommunizieren können. Als Kinder haben wir jahrelang geübt, schweigend vor unseren Eltern zu kapitulieren, ohne uns zu beschweren.

Die meisten von uns haben auch unbewusst das Gefühl, bereits einen Vorrat an Kritik erlebt zu haben, der fürs ganze Leben reicht, und dass sie nicht noch mehr ertragen können. Wir sehnen uns nach Beziehungen, die frei von Enttäuschungen und ohne Kompromisse sind. In der Hoffnung, eine perfekte Harmonie erreichen zu können, unternehmen wir außergewöhnliche Anstrengungen, um selbst die schwersten Enttäuschungen zu verleugnen. Dabei können wir nicht umhin, von unseren Partnern ebenfalls zu erwarten, dass sie sich nicht beklagen.

Doch jedes Mal, wenn wir eine Enttäuschung vor unserem Partner verbergen, ist es, als würden wir einen Ziegelstein in eine Mauer setzen, die sich allmählich zwischen uns aufbaut. Wenn wir unsere Kommunikation nie für konstruktives Feedback öffnen, wird diese Mauer schließlich so dick, dass sie einen echten Austausch von Liebe und Wärme verhindert. Durch diesen Prozess verkümmern und sterben einst wirklich liebevolle Beziehungen und der Honeymoon nimmt einen verhängnisvollen Lauf. Dies ist besonders traurig, wenn es Überlebenden passiert, die durch ihre Genesungsbemühungen wieder merklich an Selbstausdruck gewonnen haben, um dann wieder zu den stummen Kindern zu werden, die sie in Gegenwart ihrer Eltern waren.

Wir können unsere Beziehungen vor dem wütenden Sarkasmus schützen, der gewöhnlich aus solch wortkarger Verschlossenheit hervorbricht, indem wir gegenseitig die konstruktive Kritik des anderen annehmen. Auf diese Weise profitiert jeder Einzelne, da es ein unschätzbares Geschenk ist, von einem anderen ein faires, objektives Bild von sich selbst zu erhalten.

Daniel Beavers inspirierendes Buch *Beyond The Marriage Fantasy* bietet praktische Anhaltspunkte für die Schaffung eines sicheren Rahmens für konstruktives Feedback. Sein geistreicher Schreibstil ist besonders wirkungsvoll, wenn es darum geht, Männern zu vermitteln, wie wichtig es ist, intensiv zu kommunizieren.

Wenn wir bei der Genesung deutliche Fortschritte gemacht haben, sind wir offen für faire Beschwerden in Bezug auf Sarkasmus und destruktive Kritik. Wir hören bereitwillig auf mit unseren Sticheleien, wenn uns das Verletzende bewusst gemacht wird. Außerdem stehen wir leichter für uns selbst ein und wehren uns gegen die Kommentare anderer, die sich berechnend oder verletzend anfühlen. Gleichzeitig profitieren wir auch davon, dass wir gegenüber dem arglosen Sarkasmus unserer Freunde etwas toleranter sind, solange sie unsere Bitte respektieren, ihn nicht gegen unsere Schwachstellen zu richten.

Vernachlässigung: Unsichtbares Vergehen

> *Man kann den Unterschied zwischen Grausamkeit und Fürsorge nicht erkennen, wenn man keine Fürsorge erlebt hat.*
>
> — John Bradshaw

> *Ein Baum, der in einer Höhle wächst, trägt keine Früchte.*
>
> — Khalil Gibran

Wenn unsere Gesellschaft die Zerstörungskraft von verbaler und emotionaler Gewalt in grober, allgegenwärtiger Weise verleugnet, um wie viel ignoranter sind wir dann gegenüber dem Schaden, der durch verbale und emotionale Vernachlässigung verursacht wird? Misshandlungen durch Unterlassung sind viel schwerer zu erkennen als Misshandlungen, die tatsächlich ausgeübt wurden, besonders wenn sie gemeinsam auftreten. Die Tatsache, dass ein Täter ein Opfer verbluten lässt, nachdem er es erstochen hat, mag im Vergleich zu der Gewalttat selbst unbedeutend erscheinen, doch das Verbluten kann die tatsächliche Todesursache sein. Erwachsene Kinder, die verbal und emotional in eine dissoziierte Gefühllosigkeit katapultiert wurden, haben Schwierigkeiten zu erkennen, dass es ihnen auch an Lob, Liebe und Bindung fehlte.

Für viele Überlebende ist es nicht nachvollziehbar, dass verbale und emotionale Vernachlässigungen ihnen schwere Verluste zugefügt haben sollen. Wenn bestimmte Formen von grundlegender Fürsorge nie erlebt wurden, ist es schwer zu begreifen, dass sie einem fehlten. Viele von uns befinden sich jahrelang in der Genesung, bevor sie anfangen, den tiefen Schaden zu verstehen, den sie durch die Entbehrungen in der Kindheit erlitten haben. Wenn wir die genaue Art unserer Vernachlässigung nicht klar erkennen, laufen wir Gefahr zu übersehen, dass sie sich in unseren gegenwärtigen Beziehungen wiederholt.

Verbale Vernachlässigung

In Familien, in denen Kinder still sein müssen und »sichtbar, aber nicht hörbar« sein sollten, existiert für Kinder keine Redefreiheit. Moderne Eltern vernachlässigen ihre Kinder oft, indem sie nicht viel Zeit mit ihnen verbringen und sich wenig mit ihnen unterhalten. *Verbale Vernachlässigung* ist ein Konversationsentzug. Sie führt dazu, dass Kinder in dem Glauben aufwachsen, dass etwas so grundlegend falsch an ihnen ist, dass sie es nicht wert sind, sich mit ihnen zu unterhalten.

Verbale Vernachlässigung ist für Kinder besonders schmerzhaft und destruktiv, wenn sie miterleben, dass ihre Eltern sich begeistert mit anderen Kindern unterhalten. Ich kann mich noch gut an den intensiven Schmerz erinnern, den ich fühlte, wenn mein Vater mit meinen Cousins oder den Nachbarskindern scherzte. Mein Herz schmerzte, weil wir nie zusammen Spaß hatten. Seine Vernachlässigung führte dazu, dass sich meine Gedanken weiter gegen mich richteten und die ständig wachsende Liste von Mängeln anwuchs, die ich mir als Ursache dafür vorstellte, dass er andere Kinder lieber mochte als mich.

Ein Kind braucht einen Elternteil, der ihm mit Interesse zuhört, um eine solide Grundlage für sein Selbstwertgefühl zu entwickeln. Das Kind, das nicht ständig aufgefordert und willkommen geheißen wird, sich mitzuteilen, wächst in dem Glauben auf, dass es langweilig, uninteressant und wertlos ist. Wenn das Kind nicht wiederholt und mit Begeisterung an Gesprächen teilnimmt, wie soll es dann das Vertrauen aufbauen, seine innere Welt mit anderen zu teilen? Ich hatte zahlreiche Klientinnen und Klienten ohne jegliche Missbrauchsgeschichte, die wegen ihrer extrem nicht-interaktiven Eltern jahrelang unter Depressionen und sozialer Isolation gelitten haben. Dieser Mangel an elterlicher Gesprächsbereitschaft hatte sie davon überzeugt, dass nichts von dem, was sie zu sagen hatten, für irgendjemanden von Interesse sein könnte.

Mädchen, die mit Vätern aufwachsen, die nicht mit ihnen kommunizieren, laufen Gefahr, zu Frauen zu werden, die sich mit dysfunktionalen, »stillen Ehemännern« zufriedengeben. Wenn ihre Mütter die Distanz ihrer Väter durch klischeehafte Äußerungen wie »Lass deinen Vater in Ruhe, Liebes, er hatte einen harten Arbeitstag« und »Natürlich liebt dich dein Vater, Liebes, er ist nur zu müde, um jetzt mit dir zu reden« normalisieren, heiraten sie vielleicht Männer, die genauso distanziert und unnahbar sind wie die Klischeevorstellungen vom »lieben alten Vater« aus dem zwanzigsten Jahrhundert.

Wenn Überlebende sich nicht mit der Illusion auseinandersetzen, dass das Desinteresse des Vaters in Wirklichkeit Liebe sei, werden sie wahrscheinlich nichts Besseres von ihren Partnern erwarten. Da sie sich der Tatsache nicht bewusst sind, dass sie unter dem Desinteresse ihrer Väter gelitten haben, und sie kein anderes Vorbild der gegengeschlechtlichen Vertrautheit kennen, sind sie außerordentlich anfällig dafür, Männer mit ähnlichem Unvermögen zu heiraten.

Diejenigen von uns, die diesen Aspekt des Wiederholungszwangs nicht begreifen und bearbeiten, führen oft ein bedrückend einsames Leben. Das Leben verliert seinen Glanz, wenn wir in Beziehungen gelandet sind, die verbal und emotional genauso verarmt sind wie die, die wir mit unseren Eltern hatten. Wenn Desinteresse als Liebe durchgeht, erkennen wir nicht, dass ein Großteil unserer Depression und unserer Sehnsucht auf diese Entbehrung zurückzuführen ist. Anhaltender Mangel an Aufmerksamkeit für einen Partner ist eine grausame und heimtückische Form der Vernachlässigung!

Verbale Zuwendung

Kinder brauchen es, dass man viel mit ihnen redet, damit sie ihr Selbstwertgefühl und gute Kommunikationsfähigkeiten entwickeln. Die Eltern sind die zentralen Akteure beim Erwerb der verbalen Kompetenz. Wenn sich das Selbstvertrauen und das Selbstwertgefühl eines Kindes festigen sollen, muss es erleben, dass seine Eltern offen und bereit dafür sind, sich anzuhören, was es zu sagen hat.

Nicht vernachlässigende Eltern hören ihrem Kind bereitwillig und mit Begeisterung zu. Sie tun dies nicht nur aus Pflichtbewusstsein, sondern auch aus Dankbarkeit, denn die natürliche, lebendige Neugier und der Wissensdurst können auf gesunde Weise ansteckend sein. Die Teilnahme an der wundersam schnellen Entfaltung und Erweiterung eines Geistes, der ganz und gar willkommen geheißen wird, ist eine wirklich inspirierende Erfahrung.

Eltern fördern die Entwicklung der verbalen Kompetenz eines Kindes, indem sie ihm die Sprache entlocken. Das *Herauslocken* ist die Kunst, ein Kind zu ermutigen, ausgiebig und ungehemmt über seine Erfahrung zu sprechen. Das Herauslocken lässt den Selbstausdruck des Kindes aufblühen und steigert seine Fähigkeit, Freude und Liebe zu entdecken, die so natürlich aus der von Scham befreiten Kommunikation hervorgehen.

Das Herauslocken wird durch urteilsfreies Zuhören und offene Fragen gefördert. Fragen sind in dem Maße hilfreich, wie sie frei von versteckten Vorstellungen und durch den aufrichtigen Wunsch motiviert sind, zu verstehen. Anteilnehmende Fragen machen es dem Kind leicht, sich mitzuteilen. Sie sind in der Regel leicht zu beantworten und fühlen sich für das Kind nicht aufdringlich oder manipulierend an.

Ein Kind braucht auch reichlich Lob, Ermutigung und positives Feedback für die verbale, emotionale und körperliche Art und Weise, in der es sich ausdrückt. Seine Fähigkeit zu sprechen, zu singen, zu tanzen, zu zeichnen, zu spielen, aufzutreten, zu arbeiten, zu schaffen und Probleme zu lösen, braucht Wertschätzung, wenn es wachsen und reifen soll.

Verbale Ermutigungen stärken die Bereitschaft eines Kindes, die für sein weiteres Wachstum und seine Entwicklung notwendigen Risiken einzugehen. Jedes Kind wird mit natürlichem Selbstvertrauen geboren, aber dieses Selbstvertrauen wird nicht überleben und wachsen, wenn es nicht durch positives verbales Feedback genährt und gepflegt wird.

Unterweisungen und Orientierungshilfen sind ebenfalls integrale Bestandteile einer guten Elternschaft. Eltern haben in den Jahren vor der offiziellen Schulbildung eine besonders wichtige Rolle als Ratgeber und Lehrer, und die verbale Vernachlässigung wäre in dieser Hinsicht auch ein Versagen.

Gleichzeitig ist es wichtig darauf hinzuweisen, dass es möglich ist, beim Anleiten von Kindern auch ins andere Extrem zu verfallen. Eltern müssen darauf achten, dass sie der Unbeschwertheit ihrer Kinder nicht durch Überlastung mit kognitivem Input schaden und sie in frühreife Lernmaschinen deformieren!

Kinder ziehen enormen Nutzen aus nicht-doktrinärem verbalen Unterricht. Sie haben ein enormes Bedürfnis, über die Welt um sie herum zu sprechen, nachzudenken und sie zu verstehen. Sie haben eine schier unerschöpfliche Neugierde für die wichtigen Fragen des »Warum« und »Wofür« des Lebens. Wenn man ihnen erlaubt, so viele Fragen zu stellen, wie sie wollen, entwerfen sie oft ihr eigenes Programm des fortwährenden Lernens.

Wenn sich Eltern die Zeit nehmen, ihre Sprache zu vereinfachen und die Form des Dialogs statt des Vortrags zu nutzen, können sie fast jede Frage ihrer Kinder zufriedenstellend beantworten. Und wenn sie die richtige Enzyklopädie haben, können sie vielleicht sogar die sprichwörtliche Frage »Warum ist der Himmel blau?« beantworten. Es gibt so viel wichtiges konkretes Wissen über die Welt, das Eltern mit ihren Kindern teilen können. Kinder brauchen eine offene Diskussion über die vielen komplexen Aufgaben und Prozesse, damit sie sich zu gesunden Erwachsenen entwickeln können. Sie brauchen die Anleitung ihrer Eltern bei Fragen der Zeit, des Geldes, der Werte, der Moral, der Sexualität und der Selbstdisziplin. Sie brauchen Hilfe beim Umgang mit ihren Gefühlen, bei der Festlegung ihrer Grenzen, bei der Einforderung ihrer grundlegenden Menschenrechte und bei der Entwicklung konstruktiver Möglichkeiten im Umgang mit zwischenmenschlichen Konflikten.

Die Offenheit und Bereitschaft, mit Kindern im Gespräch zu sein, ist nicht absolut zu verstehen. Eltern müssen nicht ständig auf Abruf für ihre Kinder zur Verfügung stehen. Wenn das Kind das hilflose Stadium hinter sich gelassen hat, müssen Eltern eigene ungestörte Zeit für sich haben. Dies entspricht dem fortlaufenden Bedürfnis des Kindes, dasselbe zu tun – nach und nach immer mehr selbst-beruhigende und selbst-fürsorgliche Verhaltensweisen zu erlernen. In einem angemessenen, ausgeglichenen Rahmen können die Eltern immer noch für Gespräche mit ihren Kindern zur Verfügung stehen.

Genesung von verbaler Vernachlässigung

> *Die neu gewonnene Fähigkeit, seine Gefühle zu akzeptieren, macht den Weg frei für die lange unterdrückten Bedürfnisse und Wünsche des Patienten … Dazu gehört das zentrale Bedürfnis jedes Menschen, sich auszudrücken – sich der Welt zu zeigen, wie er wirklich ist – in Wort, Geste, Verhalten, in jeder echten Äußerung, vom Schrei des Babys bis zur Schöpfung des Künstlers.*
>
> — Alice Miller

Wenn wir in der Kindheit längere Zeit unter verbaler Vernachlässigung gelitten haben, brauchen wir möglicherweise immer noch die im vorigen Abschnitt beschriebenen Formen der verbalen Förderung. Einige Überlebende haben das Glück, diese Art von Zuwendung durch das liebevolle Interesse von Menschen außerhalb ihrer Familie erhalten zu haben. Eine wesentliche Genesung ist möglich, wenn wir mindestens einen Freund oder Verbündeten haben, der unseren verbalen Selbstausdruck konsequent fördert, unsere Stärken erkennt und sagt, was gut und besonders an uns ist.

Ich habe auch beobachtet, dass viele Klienten und Freunde große Fortschritte in ihrem verbalen und emotionalen Selbstausdruck machen, wenn sie an

Treffen der verschiedenen Zwölf-Schritte-Programme teilnehmen, die sich derzeit in ganz Amerika verbreiten. Anonyme Co-Abhängige und erwachsene Kinder aus alkoholbelasteten oder dysfunktionalen Familien halten regelmäßige Treffen ab, die für viele Überlebende therapeutisch hilfreich sind. Diese Treffen fördern die authentische Selbstdarstellung in einer sicheren, unterstützenden Umgebung, in der die Überlebenden die Einzelheiten ihrer Misshandlung und ihrer Vernachlässigung in der Kindheit besprechen können. Das Mitteilen der eigenen Geschichte und das Hören der Geschichten anderer lindern die toxische Scham enorm. Vielen Überlebenden hilft es auch dabei, ihre Verleugnung und Verharmlosung weiter aufzulösen.

Die Zwölf-Schritte-Treffen finden in den meisten großen Städten statt und sind kostenlos oder man wird um eine geringe Spende gebeten. Weitere Informationen können in der Regel über den Ortsverband der Anonymen Alkoholiker eingeholt werden.

Positive Selbstgespräche sind ein weiteres wirkungsvolles Mittel, um die in der Kindheit erlebten Defizite an Ermutigung und Lob in der Familie auszugleichen. Viele Überlebende lernen, die Art und Weise, wie sie mit sich selbst sprechen, zu verbessern, indem sie an Kursen zur persönlichen Entwicklung teilnehmen und Selbsthilfebücher lesen. Gay Hendricks' Buch *Learning To Love Yourself* ist eine hervorragende Einführung in das positive Selbstgespräch. Es enthält wirksame Ratschläge, wie man sich in den schwierigsten Zeiten selbst unterstützen kann. Wenn diese Quellen nicht ausreichen, um das Selbstwertgefühl wiederherzustellen, kann eine Psychotherapie angebracht sein.

Wiederbelebung des Selbstausdrucks durch Psychotherapie

> *Freud entdeckte, dass die Hauptmethode, um Menschen dabei zu helfen, ihrer verschütteten emotionalen Vergangenheit zu entwachsen und sich frei zu machen für die Neuentwicklung ihrer Persönlichkeit hin zu einem glücklichen, spontanen und kreativen Leben in der Gegenwart, letztlich einfach darin bestand, den Menschen die Möglichkeit zu geben, völlig frei über alles zu reden, was immer ihnen einfällt.*
>
> — Harry Guntrip, Psychoanalytiker

Überlebende haben oft das Gefühl, dass etwas sehr Wichtiges in ihrem Leben fehlt, bis sie die heilende Wirkung erlebt haben, nachdem sie jemand anderem die ganze unverarbeitete Geschichte ihres Lebens erzählen konnten. Eine wirksame Psychotherapie erlaubt und ermutigt uns, unsere Gefühle und Geheimnisse, Ängste und Peinlichkeiten in einer mitfühlenden, akzeptierenden Umgebung zu teilen. Das Gefühl des Wohlbefindens, das entsteht, wenn jemand einem wirklich zuhört, fühlt sich so gut, richtig und natürlich an, dass die meisten Überlebenden schließlich motiviert werden, solche Erfahrungen an anderer Stelle in ihrem Leben zu suchen. Die Therapie kommt oft zu einem natürlichen Abschluss, wenn diese Art von Erfahrung auch in anderen engen zwischenmenschlichen Beziehungen leichter möglich wird.

Viele Überlebende benötigen jedoch eine Langzeittherapie, bevor sie ihren Selbstausdruck einigermaßen vollständig entfalten können. Die benötigte Zeit spiegelt in der Regel den Grad wider, in dem der verbale Ausdruck in der Kindheit vernachlässigt oder aktiv verwehrt wurde. Es dauert manchmal Jahre, bis jemand genügend Vertrauen entwickelt hat, um ohne Scham über alle Aspekte seiner persönlichen Erfahrungen zu sprechen.

Die Freisetzung des verbalen Selbstausdrucks geschieht oft vor der Rückgewinnung der Gefühle. Wenn ein Überlebender realisiert, dass der Therapeut niemals beschämend oder kränkend auf seine Erzählungen reagiert, beginnt er sich sicher genug zu fühlen, um sich mit seinen Gefühlen zu verbinden und sie auszudrücken; an diesem Punkt beginnt die Reise, um ganzheitlich zu fühlen.

Überlebende müssen sich vor Therapeuten hüten, die selbst nicht genügend Genesungsarbeit in Bezug auf ihre eigene Kindheit und die Probleme ihrer Herkunftsfamilie geleistet haben. Es ist eine traurige Tatsache, dass nur wenige Ausbildungsprogramme von Therapeuten verlangen, dass sie sich einer eigenen Therapie unterziehen. Darüber hinaus wird in vielen Programmen wenig Gewicht oder gar kein Schwerpunkt auf das Verständnis des Einflusses der Kindheit auf das Verhalten gelegt.

Wenn ich anderen davon erzähle, sehen sie mich oft ungläubig an. Tatsache ist jedoch, dass das dominierende Paradigma in der heutigen Psychotherapie der kognitiv-verhaltensorientierte Ansatz ist. Diese Perspektive konzentriert sich zu sehr auf die Gegenwart und die Zukunft und weist oft die Vorstellung zurück, dass eine Untersuchung der Vergangenheit von irgendeinem Nutzen ist.

Leider hat dies zu der erschreckenden Situation geführt, dass viele Psychotherapeuten therapeutisch tätig sind, ohne ihre eigenen Kindheitsthemen angemessen behandelt zu haben. Solche Therapeuten neigen dazu, ihre Klienten mit dem gleichen dysfunktionalen Elternstil neu zu »beeltern«, den sie selbst erlebt haben. Ich habe viele Berichte über solche Therapeuten gehört, die ihre Klienten in einer Weise beschämen, manipulieren und kontrollieren, die typisch für dysfunktionale Eltern ist. Ich empfehle daher den Überlebenden, Therapeuten zu wählen, die sich intensiv mit ihren eigenen Kindheitsthemen beschäftigt haben. Solche Therapeuten sind in der Regel auch bereit, ein Zeugnis ihrer eigenen Genesungsarbeit abzulegen.

Ich empfehle den Klienten auch, den Mund aufzumachen, wenn sie sich durch die Reaktionen ihres Therapeuten beschämt oder kritisiert fühlen. Eine der heilsamsten Erfahrungen in der Therapie geschieht, wenn ein Therapeut und ein Klient ein zwischen ihnen entstandenes Missverständnis vollständig ausloten. Wenn Therapeuten ihre Klienten dazu ermutigen, ihre Beschwerden vorzubringen, helfen sie den Schaden zu heilen, der dadurch entstanden ist, dass sie mit Eltern und Autoritätspersonen aufwuchsen, die absolute, bedingungslose Zustimmung verlangten. Gute Therapeuten begrüßen daher kritische Rückmeldungen und nutzen sie für ihre Arbeit auf eine Weise, die das Vertrauen und die Fähigkeit zur Nähe vertieft. Wenn ein Therapeut Sie beschämt oder angreift, weil Sie ihn hinterfragt haben, ist es in der Regel eine gute Idee, die Therapie zu beenden.

Wenn die Therapie wirksam ist, können die meisten Überlebenden danach sowohl besser zuhören, als auch sich besser mitteilen. Sie gehen oft ganz natürlich und spontan dazu über, den ihnen nahe Stehenden auf die gleiche Art zuzuhören, die sie in ihrer Therapie als so heilsam empfunden haben. Das gegenseitige freundlich gestimmte, nicht wertende Zuhören ist ein wesentlicher, unersetzlicher Prozess beim Aufbau von Intimität und Liebe. Wir würden die Krankheit der modernen Einsamkeit und Entfremdung heilen, wenn wir uns alle gegenseitig den vollen Selbstausdruck erlauben würden, den Rilke in diesem Gedicht beschreibt:

> … Ich will mich entfalten.
> Nirgends will ich gebogen bleiben,
> denn dort bin ich gelogen, wo ich gebogen bin.
> Und ich will meinen Sinn
> wahr vor Dir. Ich will mich beschreiben
> wie ein Bild das ich sah,
> lange und nah, …

Emotionale Vernachlässigung

> *In den meisten Fällen werden psychische Erkrankungen durch das Fehlen oder den Mangel an Liebe verursacht, die jedes Kind von seinen Eltern für seine erfolgreiche Reifung und sein seelisches Wachstum benötigt.*
>
> — M. Scott Peck, *Der wunderbare Weg: Eine neue spirituelle Psychologie*

Wenn Eltern ihre Gefühle nicht zeigen können, werden den Kindern Modelle für einen gesunden emotionalen Ausdruck vorenthalten. Viele Kinder lernen nie sichere Ausdrucksformen, um Zärtlichkeit, Wut, Begeisterung, Angst, Trauer oder Liebe zu zeigen oder zu vermitteln. Schließlich verlieren sie den Zugang zu ihrer angeborenen Fähigkeit zu fühlen und die Gefühle zum Ausdruck zu bringen.

Gefühllose Eltern entziehen ihren Kindern unweigerlich liebevolle Wärme und Zärtlichkeit, und dieser Mangel an Liebe ist der schädlichste Aspekt der emotionalen Vernachlässigung. Liebe ist der wichtigste Bestandteil einer gesunden Elternschaft. Das Versäumnis, liebevolle Gefühle gegenüber den Kindern konsequent auszudrücken und auszustrahlen, ist eine schmerzliche emotionale Vernachlässigung.

Emotionale Vernachlässigung führt dazu, dass sich Kinder wertlos, nicht liebenswert und leer fühlen. Unzureichende Liebe erzeugt einen Hunger, der tief im Inneren ihres Wesens nagt. Kinder, denen es nicht vergönnt war, Liebe von ihren Eltern zu bekommen, suchen schließlich an den falschen Orten nach Linderung dieses Hungers. Sie sind in großer Gefahr, Nahrung, Alkohol oder Drogen als Ersatz für die Liebe zu verwenden oder zwanghaft zu studieren, zu arbeiten oder beschäftigt zu sein, um sich vom Schmerz der Lieblosigkeit abzulenken. Sie sind auch höchst anfällig dafür, »Liebes«-Beziehungen mit Menschen einzugehen, die ebenso liebesunfähig sind wie ihre Eltern.

Emotionale Vernachlässigung ist besonders schwer für jene erwachsenen Kinder zu verstehen, denen häufig mit emotional leeren Worten mitgeteilt wurde: »Natürlich lieben wir dich.« Wenn der Satz »Ich liebe dich« nie auf einer liebevollen emotionalen Haltung der Eltern gründete, kann er dem Bedürfnis des Kindes nach Liebe nicht gerecht werden. »Ich liebe dich« könnte millionenfach ohne jeglichen Nutzen ausgesprochen werden, wenn die Gefühle, Handlungen und Botschaften der Eltern nicht wirklich liebevoll sind.

Emotionale Liebe ist ein Gefühl, das nicht direkt wahrgenommen oder gemessen werden kann. Aus diesem Grund verleugnen und bagatellisieren viele von uns dieses Gefühl, um seine Bedeutung abzutun oder abzuwerten. Wenn die Liebe jedoch wirklich empfunden wird, ist sie so real wie der Duft von Jasmin und der Geschmack von Honig. In der Tat, wenn die Liebe aus ganzem Herzen gefühlt oder ausgedrückt wird, ist sie so greifbar, dass sie fast überirdisch ist. Die Liebe macht das Leben reich und verleiht ihm Sinnhaftigkeit auf eine Art, wie nichts anderes dies kann. Für das Kleinkind ist die Liebe ebenso wichtig wie die Nahrung zur Aufrechterhaltung des Lebens und des Wachstums.

Viele Überlebende leiden intensiv unter einem Mangel an Liebe, ohne zu wissen, dass es die Lieblosigkeit ist, die ihnen so viel Schmerz bereitet. Einige von uns leben fortwährend in diesem Schmerz, weil sie gezwungen waren, die Nähe und Intimität so früh in ihrem Leben aufzugeben. Es ist äußerst wichtig, dass wir den unermesslichen Verlust dieser Entsagung begreifen. Die liebevolle Verbindung mit anderen ist unser emotionales Lebenselixier und ohne die Liebe sind nur wenige von uns in der Lage, ihr Leben wirklich zu schätzen. Viele von uns realisieren ihre Sehnsucht nach dem Manna der Intimität erst dann, wenn sie sich ihrer Trauer öffnen oder das Glück haben, mindestens einen wirklich liebenden Freund oder Verbündeten zu haben.

Spiegelung

> *Es wird eine Person daraus hervorgehen, die ein gutes Selbstbild haben wird. Eine Person, die in der Lage sein wird, ohne große Schüchternheit in fremde Räume zu gehen, die weiß, dass andere Menschen sie mögen, die Lob für ihre Arbeit als gebührend akzeptiert und ihrem eigenen schönen Spiegelbild in den Augen anderer Menschen zulächelt, so wie sie ihrem eigenen Spiegelbild zulächelt.*
>
> — Nancy Friday

Der beste Weg, um einem Kind seine Liebe zu vermitteln, ist die Emotion. Säuglinge gedeihen auf Basis der warmherzigen und zärtlichen Beziehungen zu ihren Eltern. Wenn Eltern ihre Liebe zum Ausdruck bringen, erfüllt dies ihre Säuglinge mit Gefühlen des Friedens, der Sicherheit und des Wohlbefindens. Echte Liebe lässt sie oft lächeln und vor Freude gurren.

Säuglinge lernen schnell, die elterliche Liebe mit dem lächelnden, anerkennenden Gesichtsausdruck ihrer Eltern in Verbindung zu bringen. Wenn

Säuglinge oder Kleinkinder in die Augen ihrer Eltern blicken, ist es, als ob sie dort ein schönes Bild ihrer selbst wiederfinden wollen. Therapeuten nennen dies *Spiegelung*, und Kinder können im richtigen Licht und in der richtigen Entfernung tatsächlich eine spiegelähnliche Reflexion ihrer selbst in den Pupillen der Augen ihrer Eltern sehen. Sie können dies selbst ausprobieren, indem Sie nach Ihrer Reflexion in den Pupillen eines Freundes aus etwa dreißig Zentimetern Entfernung suchen.

Das Spiegeln bezieht sich auch auf den Gesamteindruck, den Eltern von ihren Kindern haben und ihnen reflektieren. Wenn sie ihre Kinder anschauen, können sie entweder ein positives oder ein negatives Bild zurückspiegeln. Wenn Kinder im Gesichtsausdruck ihrer Eltern Missfallen wahrnehmen, ist es, als ob sie selbst unerfreulich seien. Wenn sie stattdessen Freude und Liebe sehen, ist es, als ob sie selbst wunderbar und liebenswert seien.

Lächeln, Umarmungen, Schmusen, zärtliche Berührungen, ein melodischer Tonfall und mit offenen Armen willkommen geheißen werden sind die natürlichen körperlichen Manifestationen von liebevollen Gefühlen. Diese Signale beruhigen die Kinder und vermitteln ihnen den lebendigen Beweis, dass sie liebenswert sind.

Das Fundament eines guten Selbstwertgefühls und seine Grundstruktur werden durch die fortlaufende Erfahrung der gefühlten elterlichen Liebe zementiert. Kinder sind in der Lage, sich in dem Maße gut zu *fühlen*, wie sie eine warmherzige, relativ beständige, liebevolle Beziehung zu ihren Eltern haben. Eltern können natürlich nicht die ganze Zeit liebevoll empfinden oder handeln. Dennoch versorgen verantwortungsbewusste Eltern ihre Kinder emotional großzügig mit liebevollen Gesten, die zumindest manchmal von echter Liebe und Akzeptanz begleitet werden.

Gedeihstörung

> *…, völlig hilflos, völlig abhängig und seinen Eltern in Bezug auf seine Erhaltung und sein Überleben ausgeliefert. Für das Kind ist Verlassenwerden durch die Eltern gleichbedeutend mit Tod.*
>
> — M. Scott Peck

Jeder, der einen Kurs in Grundlagen der Psychologie belegt hat, hat wahrscheinlich den ergreifenden Film von Harlowes Experiment mit Affenbabys gesehen. Bei diesem schrecklichen Experiment werden Affenbabys ohne echte Mütter aufgezogen. Sie werden stattdessen mit zwei verschiedenen Ersatzmüttern versorgt. Eine künstliche Mutter ist aus Draht und hat eine Brustwarze, die Milch abgibt. Die andere ist aus weichem, kuscheligem Material, gibt aber keine Milch. In einem Teil dieses Experiments wenden sich die Affenbabys ausnahmslos der weichen Mutter zu, um bei ihr zu schlafen und sich zu trösten, obwohl sie ihre gesamte Nahrung von den Drahtmüttern erhalten. In einem anderen Teil des Experiments überleben die Affenbabys, die nur von Drahtmüttern aufgezogen werden, nicht.

Menschliche Babys haben das gleiche Bedürfnis nach der Weichheit, Zuneigung und Berührung eines liebevollen Elternteils. Babys, die nicht immer wieder hochgenommen und geknuddelt werden, sterben manchmal. Die Rolle der mangelnden Berührung bei der Säuglingssterblichkeit ist in vielen Waisenhäusern und Kinderkrankenhäusern gut dokumentiert. Dieses tödliche Syndrom ist als *Gedeihstörung* bekannt.

Gedeihstörungen sind jedoch kein in jedem Fall zutreffender Aspekt. Nur extreme Fälle von emotionaler Vernachlässigung und fehlendem Körperkontakt führen zum physischen Tod. Weniger extreme Fälle von emotionaler Entbehrung können immer noch schwerwiegende Folgen haben. Körper und Verstand des Kindes entwickeln sich vielleicht normal, aber sein Geist und seine Seele können verkümmern. In unserer Kultur werden so viele von uns mit Liebesrationen aufgezogen, die einer Hungersnot gleichkommen, sodass nur wenige seelisch oder emotional gedeihen.

Genesung von emotionaler Vernachlässigung

> *Nun spielt der Patient die Manifestationen seiner selbst nicht mehr herunter, lacht oder verspottet sie nicht mehr … Dies würde bedeuten: Ich kann immer dann traurig oder glücklich sein, wenn mich etwas traurig oder glücklich macht; ich muss nicht für jemand anderen fröhlich aussehen, und ich muss meinen Kummer oder meine Angst nicht unterdrücken, um die Bedürfnisse anderer Menschen zu befriedigen. Ich kann wütend sein und niemand wird sterben …*
>
> — Alice Miller

Die Entwicklung einer liebevollen, herzzentrierten Verbindung mit sich selbst ist ein entscheidender Prozess der Genesung. Viele von uns, die unter der fortdauernden Ablehnung ihrer Eltern gelitten haben, finden diesen Vorschlag zunächst unvorstellbar, aber ich glaube, dass fast jeder lernen kann, sich selbst die Liebe zu geben, die er braucht und verdient.

In den Anfangsphasen der Genesung brauchen die Überlebenden manchmal ein Vorbild und die Zuwendung von anderen, um den Samen des Selbstmitgefühls neu keimen, wachsen und sich entwickeln zu lassen. Einige Überlebende haben das Glück, dies von ehrlich liebenden Freunden und Verbündeten zu erhalten. Diejenigen, die nicht so viel Glück haben, müssen vielleicht mit einem herzzentrierten Psychotherapeuten zusammenarbeiten.

Überlebende, die permanent vernachlässigt oder misshandelt wurden, benötigen möglicherweise eine jahrelange Therapie, bevor sie anfangen können, zu »kapieren«, dass sie tatsächlich liebenswert sind. Therapeuten, die ihren Klienten helfen, ihre Liebenswürdigkeit wiederzuentdecken, sind in der Regel diejenigen, die Galway Kinnells poetische Empfindung auf natürliche Weise zum Ausdruck bringen:

> Die Knospe steht für alles
> Selbst für jene Dinge, die nicht blühen
> Denn alles blüht aus sich selbst,
> Aus Selbsthingabe.
> Auch wenn es manchmal notwendig ist
> Einem Ding nochmals seine Liebenswürdigkeit zu lehren
> Eine Hand auf die Stirn zu legen
> Und mit Worten und dem Herzen wieder zu sagen
> Wie schön es ist.
> Bis es wieder aus sich selbst blüht,
> Aus Selbsthingabe …

Viele Jahre lang war es für Therapeuten beruflich tabu, über die Liebe zu ihren Klienten zu sprechen. Endlich ist es so weit, dass immer mehr Therapeuten glauben, dass die Liebe der wesentlichste heilende Bestandteil des therapeutischen Prozesses ist. Carl Rogers, der Pionier und die vielleicht einflussreichste Stimme der humanistischen Psychologie, benutzte den Begriff »bedingungslose positive Wertschätzung«, um die Liebe zu beschreiben, die er als das wichtigste heilende Element des therapeutischen Prozesses betrachtete. Und der renommierte Psychiater M. Scott Peck schließt sich in der folgenden Aussage aus *Der wunderbare Weg: Eine neue spirituelle Psychologie* vehement Jungs Position an:

> Es ist für einen Psychotherapeuten ebenso wenig unangebracht, Gefühle der Liebe für einen Patienten zu haben, wie es für gute Eltern unpassend ist, liebevolle Gefühle für ihr Kind zu haben. Im Gegenteil, es ist wesentlich, dass der Therapeut den Patienten liebt, damit die Therapie erfolgreich ist. (Und) Es ist nichts Unangemessenes daran, wenn Patienten beginnen, einen Therapeuten zu lieben, der ihnen Stunde um Stunde auf eine nicht urteilende Weise wirklich zuhört, der sie wirklich akzeptiert, wie sie wahrscheinlich noch nie zuvor akzeptiert worden sind, der es völlig unterlässt, sie zu benutzen, und der dabei geholfen hat, ihr Leiden zu lindern … sodass der Patient eine geglückte Liebesbeziehung erleben kann, oft zum ersten Mal.

Bryan Whittine, Psychotherapeut und Mitbegründer der Abteilung für Transpersonale Psychologie an der John-F.-Kennedy-Universität, nimmt diese Position ebenfalls ein:

> Klienten, die sich in der Psychotherapie am meisten verändern, sind oft diejenigen, deren Beziehung zu ihrem Therapeuten voller Liebe ist … dies legt nahe, dass die primäre Heilkraft in der Psychotherapie nicht Einsicht, sondern Liebe ist.

Weitere Unterstützung für diese Position kommt von einer berühmten Umfrage, über die in einer Reihe von Psychotherapie-Fachzeitschriften berichtet wurde und bei der eine große Stichprobe von Klienten befragt wurde, die mit einer Vielzahl von therapeutischen Ansätzen behandelt wurden. Auf die Frage nach dem, was ihnen am meisten geholfen habe, antworteten sie am häufigsten, dass sie das Gefühl hatten, dass ihre Therapeuten sich wirklich um sie gekümmert hätten.

Sobald die Klienten die Liebe des Therapeuten verinnerlicht und in Selbstmitgefühl verwandelt haben, beginnen sie eine primäre Quelle der Liebe für sich selbst zu werden. Und während Selbsthilfe niemals das Bedürfnis nach der Liebe anderer ersetzt, zieht eine gesunde Selbstliebe immer gegenseitig liebevolle Beziehungen zu anderen an. Wenn sich unsere Hindernisse auflösen und wir eine liebevolle Herzensverbindung zu uns selbst erleben, wird es immer leichter, Liebe von anderen zu empfangen und sie im Gegenzug ebenfalls auszustrahlen.

Seelischer Missbrauch

Viele Eltern verstärken ihre verbale, emotionale und körperliche Misshandlung mit beängstigenden Botschaften über einen verunglimpfenden und gewaltsam strafenden Gott. *Seelischer Missbrauch* liegt vor, wenn Eltern Gott als rachsüchtigen Zuchtmeister zitieren, der Grausamkeiten an Kindern anordnet oder gutheißt.

Seelischer Missbrauch enthält in der Regel eine starke emotionale Komponente, da Kinder von »Gottesfurcht« erfüllt sind. Gott wird ihnen in einer Weise präsentiert, die das Gegenteil von Liebe ist. Ihnen wird beigebracht, dass Gott sie auf unvorstellbar grausame Weise bestraft, wenn sie nicht viele ihrer normalen und wunderbaren Wesensarten aufgeben (opfern).

Vielen wurde weisgemacht, dass einige der gesündesten Aspekte unseres Selbstausdrucks – Sexualität, Freude, Vergnügen, Entspannung, ein ausgewogenes Eigeninteresse – sündhaft und böse sind. Als katholisches Kind wurde mir gesagt, dass ich mit einem Fleck auf meiner Seele geboren wurde, der mich vor Gott verabscheuungswürdig machte. Die Nonnen sagten mir immer wieder, dass ich, egal wie gut ich mich auch verhalten würde, bestenfalls noch Tausende von Jahren im Fegefeuer brennen würde, selbst wenn ich den Rest meines Lebens wie ein Heiliger verbringen würde.

Man vermittelte mir auch, dass alle meine Gedanken und Gefühle, die etwas mit Selbstzufriedenheit zu tun haben, mir eine endlose Zeit im Fegefeuer, wenn nicht sogar eine Ewigkeit in der Hölle einbringen würden. Es dauerte lange, bis sich meine Verleugnung so weit auflöste, dass ich mich daran erinnerte, wie schrecklich ich als beeinflussbares Vorschulkind die Vorstellung empfand, für immer in der Dunkelheit und Verzweiflung der Hölle zu brennen.

Der Schmerz meiner katholischen Indoktrination in Bezug auf Scham und Furcht hatte seinen Höhepunkt in der Jugend, als der Klerus mich einer Gehirnwäsche unterzog, sodass ich glaubte, dass jeder sexuelle Gedanke oder jedes sexuelle Gefühl, das ich hatte, eine Todsünde sei – und ich einen besonders qualvollen Platz in der Hölle »verdiente«. Naiv, leidenschaftlich und völlig unfähig, meine pubertären sexuellen Fantasien zu unterdrücken, verzweifelte ich daran, dass mich nichts vor dem Untergang durch meine unreinen Gedanken retten konnte – nicht einmal der ständige Aufenthalt im Beichtstuhl. Fast die ganze Zeit befand ich mich in einem fürchterlichen Zustand des tiefen Selbsthasses und der Verzweiflung. (Die gegen die Sexualität gerichteten psychotischen Tiraden des katholischen Priesters im Film *Heaven*

Can Wait [*Der Himmel soll warten*; Anm. d. Ü.] veranschaulichen eindrücklich die toxischen Schmähreden, denen ich während zehn Jahren Gehirnwäsche in katholischen Schulen häufig ausgesetzt war.)

Viele Überlebende verleugnen ihr Leben lang, wie sehr alte spirituelle Überzeugungen ihnen geschadet haben und ihr Leben weiterhin einschränken. Gefühle von Schuld, Scham und Angst, die ihnen kaum bewusst sind, hindern sie ständig daran, die normalen, lebensfrohen Aspekte der menschlichen Existenz zu genießen. Ich bin vielen ehemaligen Katholiken begegnet, die große Schwierigkeiten haben, Sex zu genießen. Das traf für mich auch fast zwanzig Jahre zu. Obwohl ich vordergründig erklärte, dass ich mich weigerte, sexuelle Lust weiterhin als religiöse Schande zu betrachten, wusste ich wenig über die erstaunlichen Freuden des Sex, bis ich die Verluste betrauerte, die mit dem seelischen Missbrauch einhergingen.

Ich habe auch mit vielen Überlebenden gearbeitet, die keine Selbstfürsorge betreiben können, weil dadurch bei ihnen intensive Flashbacks von Schuld und Scham ausgelöst werden. Einige glauben immer noch, dass eigennütziges Verhalten so abstoßend für Gott ist, dass sie nicht einmal daran denken können, etwas für sich selbst zu tun, ohne das Gefühl zu haben, dass sie schlecht und bösartig egoistisch sind. Wie traurig ist es, an einem Bild von Gott als rachsüchtigem Super-Elternteil festzuhalten, dessen einzige Sorge darin besteht, Beweise dafür zu sammeln, dass wir von Grund auf schlecht und unwürdig sind.

Die Verarbeitung dieser Art von seelischem Missbrauch ist besonders schwierig für Überlebende, die man so früh in ihrem Leben dazu gebracht hat, sich gegen sich selbst zu wenden, dass sie die Selbstentfremdung als einen natürlichen Zustand akzeptieren. Dennoch sind es sich die Überlebenden selbst schuldig, die Merkmale ihres seelischen Missbrauchs zu erkennen, damit sie sich von den destruktiven Überzeugungen und Ängsten im Hinblick auf Gott befreien können.

In der Regel ist der Prozess des Trauerns notwendig, um seelische Hindernisse für die Genesung zu überwinden. Wenn wir unserem Zorn über die Plünderung unserer gesunden Eigeninteressen Luft verschaffen, hilft uns das, uns von destruktiven spirituellen Überzeugungen zu lösen.

In vielen großen Städten gibt es auch Therapiegruppen, die sich auf die Genesung von der ich-feindlichen Hirnwäsche fundamentalistischer Religionen und Sekten konzentrieren. Darunter sind Selbsthilfegruppen, die frei nach dem Vorbild der Anonymen Alkoholiker eingerichtet wurden, um Fundamentalisten und Katholiken zu heilen. (Ich möchte an dieser

Stelle anmerken, dass die katholische Kirche in den letzten Jahren zwar den Anschein hat, humanistischer geworden zu sein, dass sie aber genauso toxisch beschämend war wie die meisten fundamentalistischen Religionen in der Zeit vor den Sechzigerjahren.)

Seelische Vernachlässigung

> *Abend für Abend lag er auf der Couch*
> *mit geöffnetem Mund, die Dunkelheit des Zimmers*
> *füllte seinen Mund*
> *und niemand wusste, dass mein Vater*
> *seine Kinder verschlang. Er schien*
> *ganz still zu ruhen, der große Körper*
> *träge auf dem Sofa, die große Hand,*
> *die das Glas hat fallen lassen.*
> *Was könnte passiver sein als ein Mann*
> *ohne Bewusstsein, jeden Abend – und dennoch, während er*
> *auf dem Rücken lag, schnarchend, verschwand unser Leben langsam*
> *im Abgrund seines Lebens*
>
> — Sharon Olds

Seelische Vernachlässigung tritt ein, wenn Kinder nicht mit religiösen oder philosophischen Perspektiven vertraut sind, die ihnen helfen, das Gute im Leben und in sich selbst zu sehen. Sie entsteht auch, wenn Kinder keine Orientierung haben, wie sie mit den unvermeidlichen Verlusten und Enttäuschungen des Lebens in selbstmitfühlender Weise umgehen können.

Die seelische Vernachlässigung geht gewöhnlich mit seelischem Missbrauch einher und ist in unserer Kultur ebenso weit verbreitet wie emotionale Verarmung. Viele der vorherrschenden Religionen basieren auf Scham und Gottesfurcht und bieten wenig Orientierung und Einblick in den positiven Sinngehalt des Lebens. Das Leben wird oft nur als Mühsal voller Leid und Bestrafung angesehen, die stoisch ertragen werden müssen. Viele Kleriker ignorieren völlig die außerordentliche Gnade und das Wundervolle, was ebenso zum Leben gehört wie Elend und Verlust.

Die moderne Predigt ähnelt den Nachrichten, sie ist voller Unheil und schrecklicher Geschichten von Boshaftigkeit. Sowohl die Predigten als auch die Nachrichten konzentrieren sich kaum auf die guten und liebenswerten

Taten, die im menschlichen Miteinander ebenfalls recht häufig vorkommen. Und so wie die Nachrichten uns mit beängstigenden, unerfreulichen Bildern der Welt überschwemmen, bieten uns die meisten Kleriker wenig Ermutigung oder Orientierung, wie wir das Geschenk des Lebens empfangen und feiern können. Stattdessen konzentrieren sie sich krankhaft darauf, wie die schrecklichen Qualen der Hölle zu vermeiden sind und wie man sich auf ein oft schwer vorstellbares und tristes Leben nach dem Tod vorbereiten soll. Moderne Darstellungen des Himmels mit seinen weißen Gewändern und fluffigen Wolken haben für mich eine erschreckende Ähnlichkeit mit dem sterilen und abgestumpften Ambiente von Krankenhäusern und Pflegeheimen.

Genesung von seelischer Vernachlässigung

> *Tief in ihren Wurzeln bewahren alle Blumen das Licht.*
>
> — Anonym

Es ist ermutigend, bei mir selbst, meinen Freunden und vielen meiner Klienten das Wiederaufleben einer sehr persönlichen Art von Spiritualität zu sehen Diese Spiritualität ist nicht dogmatisch und nicht sektiererisch (obwohl einige sie mit einer traditionellen religiösen Praxis verbinden) und scheint auf natürliche Weise jene zu erfassen, die sich die Zeit nehmen, die Tiefen ihrer selbst zu erforschen. Rumi schrieb dazu in dichterischen Worten:

> Wenn eine Tanne ein oder zwei Füße hätte wie eine Schildkröte, oder einen Flügel,
> glaubst du, sie würde einfach darauf warten, bis die Säge in ihr Holz dringt?
> Und wenn du keine Füße hast, um dein Land zu verlassen,
> geh in dich hinein,
> werde zu einem Rubin,
> offen für die Gaben der Sonne.

Wer zu seiner inneren Spiritualität erwacht, erlebt oft ein tiefes Wissen, dass allem eine wohlwollende Kraft zugrunde liegt oder diese über allem wacht. Der indische Mystiker Ghalib schrieb:

> Im Kabinett unserer Spiegel erscheint das Antlitz des Einen,
> als würde die Herrlichkeit der Sonne eine Welt aus Tau funkelnd schmücken.

Manche Menschen erleben die Spiritualität unmittelbar als Gnade, die von einer traditionellen Darstellung Gottes ausgeht – oft in Gestalt einer inneren Vision. Für andere erwächst die Gnade aus einer nebulösen Quelle, die je nach individueller Auffassung als Höhere Macht, Geist, Höheres Selbst, Liebe, Ganzheit oder Einheit des Bewusstseins bezeichnet wird.

Trotz dieser Unterschiede gibt es bei den meisten direkten spirituellen Erfahrungen wesentliche Gemeinsamkeiten. Ein Großteil der Menschen berichtet von einem kraftvollen inneren Erlebnis der Unterstützung und Fürsorge durch etwas, das über das eigene Ich hinausgeht und größer ist als jegliches menschliche Wesen.

Transpersonale Therapeuten verwenden den Begriff *numinos*, um tiefe, erhebende emotionale Erfahrungen zu beschreiben, die von einer göttlichen Quelle zu kommen scheinen. Numinose Erfahrungen sind transformativ. Sie öffnen unsere Herzen für die Heilung der Verlorenheitsgefühle, die uns vielleicht seit unserer Kindheit quälen. Der christliche Mystiker Symeon schrieb im zehnten Jahrhundert beredt über numinose Erfahrungen:

> Und alles, was schmerzt, alles,
> was uns dunkel, rau, schamerfüllt,
> verkrüppelt, hässlich, unwiederbringlich
> geschädigt erschien, wird in Ihm verwandelt
> und als heil, herrlich
> und strahlend in Seinem Licht gewürdigt
> erwachen wir als Geliebte
> in jedem einzelnen Teil unseres Körpers.

Wie alle Erfahrungen mit tiefem emotionalem Inhalt sind numinose Erfahrungen vergänglich. Sie sind jedoch so herzergreifend und seelenbewegend, dass sie noch sehr lange nachwirken können. Oft genügt schon eine einzige Erfahrung, um einen Menschen, egal wie tragisch seine Verluste sind, unerschütterlich von der ultimativen Güte und Liebe des Schöpfers zu überzeugen. Sie erlangen darüber hinaus in der Regel auch einen immer tiefer werdenden Zugang zur Intuition – in der Weise, dass Intuition eine subtilere Erscheinungsform des Göttlichen sein kann, als innere Quelle der Liebe, Anleitung und Fürsorge.

Trauern als spirituelle Praxis

> *Die Trauer, die du beweinst, verbindet dich*
> *Deine reine Traurigkeit, die Hilfe sucht, ist der geheime Kelch*
> *Höre das Gejaule des Hundes nach seinem Herrchen*
> *Dieses Jammern ist die Verbindung*
> *Es gibt Hunde der Liebe, deren Namen niemand kennt*
> *Überlasse dein Leben einem von ihnen*
>
> — Rumi

> *Dies ist vielleicht der schwierigste Balanceakt, den wir lernen müssen: dem Schmerz wie dem Licht zu vertrauen, uns von der Trauer so durchdringen zu lassen, wie sie es will, und gleichzeitig offen zu bleiben für die Vollkommenheit des Universums.*
>
> — Jack Kornfield

Viele Menschen machen ihre erste numinose Erfahrung durch spirituelle Übungen, die auf Gebet oder Meditation basieren. Andere, wie ich selbst, öffnen sich dem Numinosen durch das Trauern. Das Trauern kann eine zutiefst bewegende Öffnung für eine unverfälschte innere Verbindung mit dem Göttlichen fördern. Bei dem durch Trauern bewirkten Wiedererwachen bestimmter Aspekte unserer selbst, die wir in der Kindheit verloren haben, ist die Wiedergeburt eines Gefühls der spirituellen Zugehörigkeit am bedeutendsten.

Meine intensivsten numinosen Erfahrungen wurden durchs Trauern inspiriert. Sie haben mein Bewusstsein für einen Moment auf eine Weise erweitert, die die schmerzhaften Widersprüche und Ungereimtheiten des Lebens erträglich und verständlich gemacht hat. Sie haben mir ermöglicht, die zwangsläufige Wechselbeziehung zwischen Leben und Tod, Freude und Schmerz, Leistung und Misserfolg, Liebe und Einsamkeit, Sinngebung und Konfusion zu erkennen. Sie haben mich nach einigen meiner verheerendsten Lebenserfahrungen wieder aufleben lassen und mir die Gewissheit gegeben, dass das Leben immer noch die großartigste aller Gaben ist, auch wenn es vielfach von Zeiten des Schmerzes und des Leidens durchzogen ist. Bei vielen Gelegenheiten hat mir das Trauern die Art von transzendenter Befreiung gebracht, die Tagore beschreibt:

> Ich dachte, dass meine Reise am Ende sei, an den letzten Grenzen meiner Kraft – dass der Weg vor mir verschlossen, dass die Vorräte erschöpft und die Zeit gekommen sei, Schutz in stiller Zurückgezogenheit zu suchen. Aber ich erkenne, dass Dein Wille in mir kein Ende findet. Und wenn alte Worte auf der Zunge verstummen, brechen neue Melodien aus meinem Herzen hervor; und wo die alten Spuren sich verlieren, offenbart sich neues Land mit seinen Wundern.

Neben Liebe, Frieden und Schönheit hat Gott Schmerz, Verlust und Leid geschaffen. Unsere Fähigkeit, das Leben in vollem Umfang zu schätzen, hängt von unserer Bereitschaft ab, manchmal traurig und zornig über unser eigenes Unglück und die Schwierigkeiten anderer zu sein. Die Werkzeuge der Trauer sind Gaben Gottes, die es uns ermöglichen, uns zu verbinden sowie an den unerbittlichen Härten des Lebens zu wachsen, um dann zur Dankbarkeit für seine Wunder zurückzukehren.

Bei zahlreichen Gelegenheiten hatte ich das Gefühl, dass die Trauer mein Herz und meine Psyche reinigt und mir die Wertschätzung für die Wunder der göttlichen Schöpfung zurückgibt. In solchen Zeiten ließ mein Trauern die Worte von Emily Dickinson wahr werden:

> Die Natur, die sanfteste der Mütter, hat Geduld mit jedem Kind.

Und welch atemberaubende Schönheit und Komplexität existiert in der Welt der Natur! Welch Reichtum an Arten, Ökosystemen, Landschaften und Panoramen gibt es zu entdecken und zu genießen! Welch ein Wunder ist es, einen Körper zu bewohnen, der die Wärme der Sonne, die Kühle der Brise und die süße Zärtlichkeit des Kusses eines Liebsten spüren kann! Welch ein Privileg, in der Wildnis und in der freien Natur spazieren gehen zu können. Das Navajo-Gebet *Night Way* erinnert uns daran:

> Durch die wiederkehrenden Jahreszeiten möge ich wandeln. In Schönheit möge ich wandeln. Den ganzen Tag lang möge ich wandeln. Schönheit werde ich wieder besitzen. Schöne Vögel … Schöne Vögel, voller Freude … Möge ich wandeln auf von Pollen markierten Wegen. Möge ich wandeln mit Heuschrecken um meine Füße. Möge ich wandeln mit Tau um meine Füße. Möge ich wandeln mit Schönheit vor mir. Möge ich wandeln mit Schönheit hinter mir. Möge ich wandeln mit Schönheit über mir. Möge ich wandeln mit Schönheit um mich herum. Möge ich im Alter auf dem Pfad der Schönheit wandeln, vom Leben erfüllt.

Das Trauern hat mich auch dazu bewegt, die spirituelle Schönheit vieler anderer Menschen wahrzunehmen. Wie wunderbar, dass viele von uns trotz ihrer eigenen Verletzungen manchmal zutiefst fürsorglich und liebevoll sein können.

Außerdem hat mich das Trauern für immer von dem verzweifelten Gefühl des gebrochenen Herzens befreit, wenn mich ein Freund oder eine Geliebte betrogen oder vorübergehend verlassen hat. Es hat mir das wertvollste Geschenk von allen zurückgegeben: die vollkommene, echte, liebevolle Verbindung mit anderen Menschen.

Wenn wir eine körperbasierte Spiritualität wiedererlangen, gewinnen wir all die Gnade, Kraft und Führung, die wir für eine dauerhafte Liebesbeziehung mit dem Leben brauchen. Eine Spiritualität, die auf der Realität basiert, verringert allmählich die Verzweiflung des misshandelten und verlassenen inneren Kindes und ersetzt sie durch ein Gefühl der Hoffnung und Sinngebung. Ralph Metzner, Psychotherapeut und Professor für Bewusstseinsforschung, bezeugt dies:

> Aus dem Chaos und der Dunkelheit des Vergehens erwächst die funkelnde Vitalität des neugeborenen Selbst. Dieses neue Selbst ist mit der ewigen Quelle allen Lebens verbunden, der Quelle, aus der wir alle stammen, mit der göttlichen Essenz im Inneren. Es wird daher treffend als »ewiges Kind« bezeichnet.

Die Spiritualität, die sich durchs Trauern entfaltet, fördert auf natürliche Weise den Prozess der Wiederentdeckung und des Reparenting des inneren Kindes. Reparenting, das Thema des nächsten Kapitels, ist ein wirksames Mittel, um unsere Genesung von den verbalen, emotionalen und seelischen Misshandlungen und der Vernachlässigung, die in diesem Kapitel beschrieben wurden, zu unterstützen.

Kapitel 9

Selbstmitfühlendes Reparenting

Tatsächlicher Kindesmissbrauch spiegelt immer einen Mangel an Verbundenheit und Respekt für das innere oder psychische Kind wider.

— Robert Stein

Der wahre Wert der Psychoanalyse liegt in der Verbesserung der Erziehung.

— Sigmund Freud

In jedem Erwachsenen steckt ein Kind, ein ewiges Kind, ein immer noch Werdendes, nie Fertiges, das beständiger Pflege, Aufmerksamkeit und Erziehung bedürfte. Das ist der Teil der menschlichen Persönlichkeit, der sich zur Ganzheit entwickeln möchte.

— Carl Jung

Selbstmitfühlendes Reparenting ist ein Begriff, den ich geprägt habe, um meinen Ansatz der Neu-Bemutterung und Neu-Bevaterung des inneren Kindes zu beschreiben. Wenn wir uns um ein selbstmitfühlendes Reparenting bemühen, erkennen wir die unerfüllten Bedürfnisse unserer Kindheit und sorgen für sie, damit wir zu vollständigeren, das Leben liebenden Menschen heranwachsen können.

Selbst-Reparenting rettet uns davor, unnötig in der alten Angst und den Entbehrungen unserer Kindheit festzustecken. Wenn wir verstehen, wie uns die Misshandlung und die Vernachlässigung in der Kindheit in unserer Entwicklung gehemmt haben, entsteht automatisch ein Gefühl der Empathie, das uns motiviert, für uns selbst zu sorgen und uns zu schützen. Dabei stellen wir häufig fest, dass unser Reifungsprozess in verschiedenen Entwicklungsstadien unterbrochen wurde und dass wir eine Reihe innerer Kinder haben, die auf unsere Güte und unseren Schutz warten. Dazu gehören der innere Säugling, das innere Kleinkind, das innere Vorschulkind und so weiter. Diese Unterscheidungen sind wichtig, weil Kinder in verschiedenen Entwicklungsstadien unterschiedliche Bedürfnisse haben und diese einer Vielzahl verschiedener Reparenting-Aufgaben entsprechen.

Vielen Überlebenden ist das Konzept des inneren Kindes unangenehm, weil sie schon früh gezwungen wurden, kleine Erwachsene zu sein und ihre kindlichen Eigenschaften genauso zu hassen, wie es ihre Eltern taten. Überlebende, die ihre inneren Kinder, oder Kinder im Allgemeinen, nicht mögen, sind oft diejenigen, die als Kinder nicht gemocht wurden.

Viele von uns wurden so traumatisiert, weil sie sich wie Kinder verhielten und kindlich handelten, dass sie in erstaunlich kurzer Zeit vom Kleinkindalter zum Erwachsenenalter übergehen mussten. Verschiedene Kombinationen von Scham, Bestrafung und Verlassenheit zwangen uns, die Kindheit aufzugeben und uns wie Erwachsene zu verhalten, noch bevor wir zur Schule gingen. Hal und Sidra Stone erläutern dies folgendermaßen:

> Das wahrscheinlich am meisten verleugnete Selbst in unserer zivilisierten Welt ist das verletzliche Kind. Doch dieses verletzliche Kind ist vielleicht der wertvollste Teil unserer Persönlichkeit – der unserem Wesen am nächsten kommt – der uns befähigt, wirkliche Nähe zuzulassen, andere vollständig zu erleben und zu lieben.

Wenn ein Kind nicht Kind sein darf, verlässt es sein kindliches Selbst, verbannt es in sein Unterbewusstsein und versucht sich wie ein Erwachsener zu verhalten. Viele von uns finden es schwierig, ein authentisches Gefühl für ihr inneres Kind zu bekommen, weil sich dieser Teil von ihnen immer noch irgendwo außerhalb ihres Bewusstseins versteckt, ähnlich wie das reale Kind, das sich in Schränken oder Schlafzimmern verstecken musste, um der Misshandlung zu entgehen. Das kindliche Selbst bleibt oft im Unbewussten gefangen, weil der erwachsene Überlebende es, wie seine biologischen Eltern, immer dann beschimpft, wenn es im Bewusstsein auftaucht und Hilfe oder Aufmerksamkeit sucht.

Überall schmachten innere Kinder im Unbewussten und warten auf unser Mitgefühl für ihre schreckliche Notlage. Das selbstmitfühlende Reparenting beginnt mit der Entscheidung, unsere inneren Kinder zu lieben und sie vor Selbstschädigung zu schützen.

Wie bei einer guten Elternschaft ist selbstmitfühlendes Reparenting eine komplexe, mehrdimensionale Aufgabe, deren vollständige Untersuchung den Rahmen dieses Buches sprengen würde.

Umfassendere Informationen über das eigenen Reparenting finden Sie in Jeremy Abrams ausgezeichneter Sammlung von Schriften zu diesem Thema: *Reclaiming the Inner Child.*

Im Sinne einer umfassenderen Gefühlsbildung konzentrieren wir uns hier vor allem auf die emotionalen Aufgaben, die zum Reparenting gehören. Diese stehen im Zusammenhang mit zwei entscheidenden Zielen: der Wiedergewinnung und Weiterentwicklung unseres angeborenen Sinns der Selbstakzeptanz und der Wiederherstellung und Stärkung unseres Selbstschutzinstinkts.

Ich halte es für sinnvoll, diese beiden Aufgaben als Selbstbemutterung bzw. Selbstbevaterung zu bezeichnen. Dafür gibt es zwei Gründe: Zum einen trägt diese etwas weit hergeholte Unterscheidung zur Klärung der Unterschiede zwischen den beiden Schlüsselprozessen emotionaler Fürsorge bei, der bedingungslosen Liebe und des unermüdlichen Selbstschutzes (der seine Wurzeln im Gefühl der Wut hat). Zum anderen erwartet das innere Kind oft, dass es diese beiden unterschiedlichen Arten emotionaler Unterstützung gemäß der traditionellen Geschlechteraufteilung erhält. Obwohl diese Unterscheidungen sexistisch und falsch sind, ist das innere Kind oft nicht in der Lage, sie politisch korrekt zu handhaben. Es träumt oft von einer zärtlichen Mama und einem Papa, der es verteidigt.

Ich möchte noch einmal betonen, dass ich diese Unterscheidung hier nur als Arbeitshilfe verwende. Ob sie für Sie nun hilfreich ist oder nicht, Sie selbst können unabhängig von Ihrem Geschlecht die Hauptquelle sowohl für eine liebevolle Zärtlichkeit sich selbst gegenüber als auch für einen leidenschaftlichen Selbstschutz sein. Männer können sich vorstellen, dass sie ihren inneren Säugling schaukeln oder stillen, genauso wie Frauen sich vorstellen können, dass sie sich gegen jeden wehren, der ihr inneres Kind bedroht. Das ist ähnlich wie in einer funktionierenden Familie. Beide leiblichen Elternteile teilen sich das Bemuttern und Bevatern ihrer Kinder, und beide bewegen sich leicht und flexibel zwischen den Rollen der Zärtlichkeit und Stärke. Ich bin glücklich und ermutigt, dass viele meiner Freunde, die Eltern sind, zunehmend ein größeres Gleichgewicht innerhalb dieser Rollen entwickeln.

Reparenting beginnt mit der Vergebung gegenüber dem inneren Kind

Es erscheint mir manchmal haarsträubend, dass wir den Kindern in uns, die so unschuldig waren und keinen Vorwurf verdient haben, vergeben müssen. Was für eine grausame Paradoxie, dass wir den Schuldlosen vergeben müssen, und doch müssen wir unsere inneren Kinder wissen lassen, dass wir ihnen vergeben, weil wir, wie unsere Eltern, seit jeher ihnen die Schuld geben. Wahre Vergebung beginnt, wie wir in Kapitel 13 sehen werden, mit dem Selbst. Unseren inneren Kindern zu vergeben ist ein starker Schritt zur Selbstvergebung. Mit den Worten von Nathaniel Branden, des Gurus der Selbstachtung:

> Wenn wir lernen, dem Kind zu verzeihen, das wir einst waren, für das, was es nicht wusste oder nicht tun konnte, oder mit dem, was es fühlte oder nicht fühlte, nicht zurechtkam; wenn wir begreifen und akzeptieren, dass das Kind so gut wie möglich ums Überleben kämpfte – dann ist das erwachsene Selbst nicht mehr feindlich gegenüber dem kindlichen Selbst. Der eine Teil befindet sich nicht im Krieg mit dem anderen Teil.

Das Herz unseres inneren Kindes, das durch einen Mangel an mitfühlender Mutterschaft gebrochen ist, beginnt zu genesen, wenn wir uns mit bedingungsloser Liebe und Vergebung nach innen wenden. Wir unterstützen diese Selbstbemutterung, indem wir dem Kind beständig Zärtlichkeit, Aufmerksamkeit, Zuneigung und bedingungslose Liebe geben. Eine Kontinuität dieser Grundhaltung erlaubt es unserem inneren Kind, die Vergebung wirklich zu fühlen.

Wir fördern die Vergebung ebenfalls, wenn wir uns für unser inneres Kind auf väterliche Art und Weise einsetzen. Wir können dies tun, indem wir unseren Ärger und unsere Wut benutzen, um innere oder äußere Aggressionen abzuwehren. Solche Handlungen beweisen dem Kind, dass ihm nicht nur vergeben wird, sondern dass es auch nicht länger unfairen Schuldzuweisungen ausgesetzt ist.

Die Wirksamkeit unseres Reparenting wird noch dadurch erhöht, dass wir unseren inneren Kindern die in Anhang A beschriebene verbale, seelische und emotionale Fürsorge geben. Wenn wir unserem inneren Kind im Laufe der Zeit beständig Liebe, Verständnis und Schutz geben, beginnt es seine schreckliche Bürde von Angst, Scham und Leere abzulegen.

Wenn es uns gelingt, den beschämenden und terrorisierenden Attacken unserer verinnerlichten kritischen Eltern zu widerstehen, beginnt unser inneres Kind sich sicher genug zu fühlen, um sich in seiner lebendigen Herrlichkeit und Schönheit zu zeigen. Normale Qualitäten der menschlichen Existenz wie Freude, Friedfertigkeit, Freundlichkeit, Spontaneität und Verspieltheit beginnen wie selbstverständlich wieder aufzutauchen, wenn wir den Prozess des Reparenting meistern.

Mein inneres Kind ist jetzt frei, mich mit seinem kindlichen Überschwang großzügig zu belohnen, weil ich es durch jahrelange konsequente Unterstützung während schwieriger und schmerzhafter Zeiten davon überzeugt habe, dass ich wirklich für es da bin. Eines der wertvollsten Geschenke, die ich von meinem inneren Kind erhalten habe, entstand durch den Dialog mit ihm über die Vergangenheit. Seine lebhaften Erinnerungen an die schöne Zeit, die es in der Natur und beim Sport verbrachte, inspirierten mich dazu, diesen Glücksfällen meiner Jugend wieder einen hohen Stellenwert in meinem Leben zu geben. Nathaniel Brandon weist ebenfalls darauf hin, dass diese Art von Erfahrung möglich ist:

> Anerkannt, akzeptiert, umarmt und dadurch integriert, kann das kindliche Selbst eine großartige Quelle sein, die unser Leben mit seinem Potenzial an Spontaneität, Verspieltheit und Einfallsreichtum bereichert.

Gespräche mit und im Sinne des inneren Kindes

> *Die Art und Weise, wie ich mein inneres Kind behandle, ist die Art und Weise, wie ich mein äußeres Kind behandeln werde.*
>
> — Robert Stein

Wir heilen uns selbst durch Selbstbevaterung, indem wir unsere Wut und unseren Zorn nutzen, um innere Botschaften von Scham und Selbsthass zu hinterfragen. Wenn wir schützend im Sinne des inneren Kindes den Mund aufmachen, fühlt es sich sicher genug, um das Bewusstsein wieder bewohnen zu können. Es könnte Ihnen eine Hilfe sein, sich die Techniken des Selbstgesprächs in Kapitel 7 noch einmal anzuschauen, die deutlich machen, wie wir das innere Kind vor den Angriffen des kritischen inneren Elternteils schützen können.

Toxische Scham bricht oft ohne Vorwarnung hervor. Ich versuche in solchen Momenten, mein Kind in der Rolle des Vaters zu verteidigen, indem ich die Echos der beschämenden Botschaften meiner Eltern zurückweise. Ich erkläre ihm, dass meine Eltern kein Recht haben und hatten, so mit ihm zu sprechen. Wenn ich selbst die Lügen und Beschimpfungen ehemaliger Autoritätspersonen wiederholt habe, ohne nachzudenken, entschuldige ich mich bei meinem inneren Kind und verpflichte mich erneut, diese alte selbstzerstörerische Angewohnheit aufzugeben.

Normalerweise ergänze ich meine Bevaterung mit der bemutternden Art, die das Selbstwertgefühl mit positiven und unterstützenden Aussagen fördert. Ich stelle mir dann mein inneres Kind vor, wie es auf meinem Schoß sitzt oder in meinem Herzen ruht. Ich erinnere es daran, dass es absolut und überaus liebenswert ist, so wie es ist. Und dann besänftige ich es mit Worten dieser Art:

> Ich liebe es, dich in meiner Nähe zu haben, Pete. Du bist eine solche Freude für mich. Ich liebe es, wenn du mit mir sprichst und mir sagst, wie es dir geht. Ich möchte alles hören, was du zu sagen hast. Ich möchte für dich derjenige sein, zu dem du immer kommen kannst, wenn du Hilfe brauchst. Du kannst zu mir kommen, wenn du Schmerzen hast, wenn du einfach nur Gesellschaft willst oder wenn du spielen willst. Du bist immer willkommen. Du bist eine Freude für meine Augen, und ich genieße es immer, dich in meiner Nähe zu haben. Du bist ein guter Junge, ganz besonders, und du verdienst in jeder Hinsicht Liebe, Respekt und alle guten Dinge. Ich bin so stolz auf dich und so froh, dass es dich gibt. Ich werde dir auf jede Weise helfen, die mir möglich ist. Ich möchte für dich die liebevolle Mutter und der liebevolle Vater sein, die dir auf so ungerechte Weise vorenthalten wurden und die du so sehr verdienst. Und ich möchte, dass du weißt, dass ich einen besonders liebevollen Platz in meinem Herzen für dich habe, wenn du Angst hast oder traurig oder wütend oder beschämt bist. Du kannst jederzeit zu mir kommen und mir von solchen Gefühlen erzählen, und ich werde bei dir sein und versuchen, dich zu beruhigen, bis diese Gefühle ihren natürlichen Lauf nehmen. Ich möchte dein bester Freund sein und immer versuchen, dich vor Ungerechtigkeit und Erniedrigung zu schützen. Ich werde auch Freunde für dich suchen, die dich wirklich mögen und die wirklich auf deiner Seite sind. Wir werden uns nur mit Menschen anfreunden, die fair sind, die uns ebenbürtig und respektvoll behandeln und die uns genauso zuhören, wie wir ihnen zuhören. Ich möchte dir helfen zu lernen, dass es wirklich gut ist, Bedürfnisse und Wünsche zu haben. Es ist wunderbar, dass du Gefühle hast. Es ist gesund, manchmal wütend und traurig und ängstlich und deprimiert zu sein. Es ist normal, Fehler zu machen. Und es ist auch in Ordnung, sich gut zu fühlen und sogar mehr Spaß zu haben als Mama und Papa.

Zu anderen Zeiten, wenn sich mein Herz für mein inneres Kind öffnet, sage ich ihm, wie sehr ich mir wünsche, ich hätte es vor dem ständigen Schreien und den Schlägen bewahren können. Ich erinnere mein inneres Kind daran, dass ich besondere Zärtlichkeit für es empfinde, wenn es weint oder wütend darüber ist, wie sehr es von den vielen Erwachsenen, die Macht über es hatten, gehänselt und geschlagen wurde.

Ich erinnere es auch an meine Geduld und mein Einfühlungsvermögen für seine Angst vor neuen unbekannten Erwachsenen. Warum sollte es nicht möglich sein, dass es manchmal einen angstvollen Flashback erlebt – Angst davor, plötzlich von den Erwachsenen geohrfeigt oder kritisiert zu werden? Ich versichere meinem inneren Kind, dass ich nie wieder zulassen werde, dass jemand es verletzend behandelt. Niemand wird es mehr mit der Hand oder mit Worten schlagen dürfen. Ich erinnere es daran, dass ich jetzt eine gesunde Wut habe, die man zur Abwehr oder zum »Auflösen« von Misshandlungen einsetzen kann.

Wenn wir unseren inneren Kindern konsequent diese Art von Unterstützung geben, werden wir immer weniger unter der Lähmung durch toxische Scham leiden. Wir werden geschickt darin, die nach innen gerichtete Wut des Selbsthasses in eine Abwehr gegen die kritischen Eltern zu verwandeln. Die elterliche Herrschaft über unsere Psyche wird sich allmählich auflösen, und wir werden in der Lage sein, normale Fehler als Lernerfahrungen und nicht als Beweis für unsere Mangelhaftigkeit zu betrachten. Der Dämon des Perfektionismus wird seinen Einfluss auf unsere Psyche verlieren und wir werden beginnen, unsere Unterschiede und Unvollkommenheit als einzigartige Schätze unseres Charakters und unseres Seins zu achten.

Ich bin durch diesen Prozess so geheilt worden, dass ich jetzt viele Dinge an mir schätze, die früher immer wieder Quellen der Scham und der Selbstaufgabe waren. Was ich früher als »meine Launenhaftigkeit« verunglimpfte, erscheint mir jetzt als emotionaler Reichtum und Flexibilität. Mein Bedürfnis nach einem beträchtlichen Maß an Introvertiertheit, das früher mein größter Mangel war, ist jetzt der sehr geschätzte Nährboden meines reichen Innenlebens geworden. Meine unausgewogene Wurftechnik beim Basketball lässt mich nicht mehr vor toxischer Scham im Boden versinken, obwohl ich wahrscheinlich immer die Hot-Hand-Würfe den erfolglosen vorziehen werde. Außerdem kann ich jetzt meine wenigen verbliebenen Süchte genießen: pausenloses Kaugummikauen, lange Telefongespräche, jeden Tag gegrillte Käsesandwiches, mit dem Füller Anmerkungen in Büchern machen sowie Weinen bei sentimentalen Filmen.

Ich kann auch gnädig das Stöhnen akzeptieren, das ich gelegentlich bei anderen auslöse, wenn ich schlechte Witze erzähle. Selbst meine Minderwertigkeitsgefühle bezüglich meines Aussehens sind fast völlig verschwunden. Ich mag jetzt meine Unvollkommenheiten, die mir viele Jahre lang das Gefühl gaben, so hässlich zu sein, dass ich es nicht wagte, mich dem anderen Geschlecht zu nähern. Ich habe meine Sommersprossen, meine Magerkeit, meine mehrfach gebrochene Nase, meine zusammengewachsenen Augenbrauen und den großen Abstand zwischen meinen Vorderzähnen zu lieben gelernt. Und das Beste von allem ist vielleicht, dass ich jetzt häufig eine Stimme höre, die automatisch »Ich liebe dich« statt »netter Tollpatsch« sagt, wann immer ich aus Versehen etwas fallen lasse oder gegen etwas stoße.

Ich habe auch bemerkt, dass ich, seit mein innerer Kritiker seinen Job als Chef meines Bewusstseins verloren hat, viel weniger kritisch und perfektionistisch gegenüber anderen bin. Ich glaube, es hat mich sicherer und umgänglicher gemacht. Andere scheinen in meiner Anwesenheit, authentischer und verletzlicher sein zu können. Das wiederum schafft ein gegenseitiges Gefühl der Sicherheit und Authentizität und ermöglicht es mir, ständig neue Freunde zu finden.

Dadurch, dass neue Freunde in mein Leben treten, verstärkt sich mein Zugehörigkeitsgefühl und ich empfinde etwas tröstlich Familiäres. Ich habe das Gefühl, dass sich die enorme Einsamkeit meiner lieblosen Jugend weitgehend aufgelöst hat. Und sie nimmt weiterhin dadurch ab, dass sich mein soziales Netzwerk durch die Begegnung mit »guten« Menschen aus allen Lebensbereichen erweitert. Während ich mich früher darauf beschränkte, mich nur mit denen abzugeben, die meine Überzeugungen und Werte genau widerspiegelten, erfreue ich mich jetzt einer immer größeren Zahl von unterschiedlichen Menschen. Wie faszinierend sind unsere vielfältigen Reaktionen auf die Komplexität der menschlichen Existenz!

Eine meiner größten Freuden als Therapeut ist es, meinen Klienten dabei zuzusehen, wie sie durch Reparenting ähnliche Erfolge in ihrem Leben erzielen. Viele entwickeln zum ersten Mal in ihrem Leben vertrauenswürdige Beziehungen. Viele erwachen aus jahrelanger Erstarrung, um sich von ganzem Herzen für neue Aktivitäten zu begeistern oder sich alten, wiedergewonnenen Leidenschaften hinzugeben. Wie wunderbar ist es, wenn ein Klient mit Stolz berichtet, dass er am Wochenende einen Drachen hat steigen lassen, einen Freund gefunden hat, auf einen Baum geklettert ist, einen Tanzkurs besucht hat, einen Garten angelegt hat, Rollschuh gelaufen ist, auf den Wasserrutschen herumgetobt ist, sich bei einem Kunstgewerbekurs angemeldet hat oder auf einem Campingausflug fünfzehn verschiedene Wildblumen entdeckt hat!

Selbstbemutterung

Wenn wir unser ganzes Leben lang hinter einer Maske gelebt haben, wird früher oder später – wenn wir Glück haben – diese Maske zertrümmert werden … Vielleicht werden wir in die verängstigten Augen unseres eigenen kleinen Kindes schauen, dieses Kindes, das noch nie Liebe erfahren hat und uns nun anfleht, sich ihm zuzuwenden.

— Marion Woodman

Die Verletzung der natürlichen Schwäche und Unbedarftheit eines Kleinkindes hinterlässt Wunden, die durch die Natürlichkeit der Liebe geheilt werden können; in der Tat können sie das Tor öffnen, durch das die Liebe eingehen kann.

— Jean Houston

Die wesentliche Aufgabe der Selbstbemutterung besteht darin, dem Einzelnen wieder das Gefühl zu geben, dass er liebenswert ist und es verdient, geliebt zu werden. Selbstbemutterung ist die Praxis der aktiven und passiven Liebe gegenüber dem inneren Kind in all seinen mentalen, emotionalen und energetischen Zuständen.

Das Prinzip der Selbstbemutterung basiert auf dem Grundsatz, dass bedingungslose Liebe das Geburtsrecht jedes Kindes ist. Wenn ich mir selbst gegenüber die Rolle der Mutter einnehme, verpflichte ich mich für immer, mir aus einer mitfühlenden Haltung heraus zu begegnen. Ich kämpfe dafür, dass mein inneres Kind die Beziehung zu einem anderen Menschen komplett ohne jegliche innere Abwehrhaltung erleben kann.

Selbstbemutterung gelingt am effektivsten aus der Erkenntnis heraus, dass Selbstbestrafung kontraproduktiv ist. Selbstbemutterung ist die hartnäckige Weigerung, sich dem Selbsthass hinzugeben. Verständnis und sanfte Führung sind wirksamer als Selbstablehnung, um Selbstdisziplin zu erreichen und selbstzerstörerisches Verhalten zu heilen.

Wir fördern unsere Selbstbemutterung, indem wir in unseren Herzen einen sicheren Ort schaffen, an dem unser inneres Kind immer willkommen ist. Dies kann dem inneren Kind helfen, zum ersten Mal die Möglichkeit zu entdecken, eine Beziehung zu einem anderen zu haben, die weder inhaltsleer noch gefährlich ist.

Konsequente zärtliche Zuwendung empfängt das Kind in dem erwachsenen Körper, den es jetzt bewohnt, und sie zeigt ihm, dass es jetzt ein nährender Ort ist, der von einem warmherzigen und starken Erwachsenen geschützt wird. Einer von Nathaniel Brandons Klienten formulierte es so:

> All die Jahre habe ich versucht erwachsen zu sein, indem ich das Kind, das ich einmal war, verleugnete. Ich war so beschämt, verletzt und wütend. Aber ich fühlte mich zum ersten Mal wirklich wie ein Erwachsener, als ich das Kind in meine Arme nahm und es als Teil von mir akzeptierte.

Selbstbemutterung kann durch die Verwendung der in Anhang C enthaltenen heilenden Affirmationen gefördert werden. Diese sind darauf ausgerichtet, die Bedürfnisse des Kindes in seinen verschiedenen Entwicklungsstufen zu befriedigen. Beim eigenen Reparenting wirken diese Affirmationen positiv wie Gebete oder Mantras. Die beständige Praxis dieser Affirmationen ermöglicht es uns, die Selbstkritik, die sich durch jahrelange Wiederholungen stillschweigend in unserer Psyche verankert hat, allmählich zu ersetzen. Die Affirmationen wirken noch stärker, wenn sie von Visualisierungen des zärtlichen Haltens und Tröstens des inneren Kindes begleitet werden. Mit genügend Übung werden diese Affirmationen so selbstverständlich wie die alten, schrumpfenden Selbstkritiken.

Eine weitere wesentliche Aufgabe der Selbstbemutterung besteht darin, dem inneren Kind die Möglichkeit zu geben, ohne Scham über alle Aspekte seiner Erfahrung zu sprechen. Ich lade Sie ein, diesen Prozess gleich jetzt mit einer schriftlichen Übung einzuleiten, in der Sie Ihr inneres Kind bitten, Ihnen mit Ihrer nicht dominanten Hand eine Botschaft zu schreiben. Sie können Ihr inneres Kind zusätzlich ermuntern, indem Sie mit Ihrer dominanten Hand etwas Unterstützendes zurückschreiben. Wenn Sie dies ein paarmal pro Woche für etwa zwanzig Minuten tun, wird es nicht lange dauern, bis Sie einen therapeutischen Dialog mit Ihrem inneren Kind aufgebaut haben. Mit etwas Übung können dann überall und jederzeit aufbauende Gespräche in der Privatsphäre und Sicherheit Ihrer eigenen Psyche stattfinden.

In der frühen Phase der Selbstbemutterung dringt das innere Kind häufig mit dem starken Bedürfnis ins Bewusstsein, seine unverarbeitete Ansammlung von Schmerzen zum Ausdruck zu bringen. Es wird nicht unter der Bedingung herauskommen, dass es sich nur wie ein nettes, freundliches kleines Mädchen verhalten darf; denn das war das Hindernis, das es überhaupt erst in das Unbewusste verbannt hat.

Die meisten inneren Kinder müssen anfangs viel Zeit damit verbringen, sich die detaillierten Erinnerungen an ihre Misshandlung und ihre frühkindliche Verlassenheit zu vergegenwärtigen und diese zu betrauern. Sie brauchen gewöhnlich viel Zustimmung, um zu klagen, zu weinen und Schuldzuweisungen zu machen. Wenn das innere Kind nicht beschämt oder für seine Gefühlsausbrüche zurückgewiesen wird, fühlt es sich schließlich sicher genug, um über andere verlorene Aspekte seines Selbst zu sprechen, wie seine Träume, Bedürfnisse, Wünsche, Freuden und Begeisterungen.

Die meisten von uns kehren unweigerlich wieder dahin zurück, dass sie ihre inneren Kinder so armselig behandeln, wie es ihre Eltern getan haben. Dies geschieht recht häufig in der Anfangsphase der Genesung, kann aber normalerweise durch den in Kapitel 12 beschriebenen Prozess der Vergebung behoben werden. Da jedes Kind mit einer enormen emotionalen Flexibilität geboren wird, stellen aufrichtige und wirksame Entschuldigungen meist das Vertrauen der Kinder in solchen Situationen wieder her, in denen sie durch unbewusste Wiederholungen der harten elterlichen Urteile wieder gezwungen wurden, sich zu verstecken.

Selbstbevaterung

> *Schlussendlich bedeutet Liebe Selbstakzeptanz.*
>
> — Sandra Ray

> *Kinder, die psychisch oder in Wirklichkeit verlassen wurden, treten ins Erwachsenenalter ein, ohne das grundlegende Gefühl zu haben, dass die Welt ein sicherer und schützender Ort ist.*
>
> — M. Scott Peck

Während sich die Selbstbemutterung in erster Linie auf die Heilung der Verletzungen durch Vernachlässigung konzentriert, heilt die Selbstbevaterung die Wunden durch Misshandlungen. Selbstbevaterung bringt Durchsetzungsvermögen und Selbstschutz hervor. Dazu gehört die Auseinandersetzung mit äußeren oder inneren Misshandlungen und das Eintreten für die Rechte des erwachsenen Kindes, wie in Anhang B beschrieben.

Eine meiner Lieblingsübungen der Selbstbevaterung ist die *Rettungsaktion per Zeitmaschine*. Ich habe sie oft benutzt, um die drohende Lähmung durch emotionale Rückblenden zu bekämpfen. Bei solchen Gelegenheiten sage ich meinem inneren Kind, dass ich, wenn Zeitreisen jemals möglich sein sollten, in die Vergangenheit zurückreisen und den Misshandlungen durch meine Eltern ein Ende setzen würde. Dabei sage ich Dinge wie:

> In dem Moment, wenn Mama und Papa versuchen dich zu schlagen, werde ich sie an den Armen packen und sie hinter ihrem Rücken fesseln. Ich werde sie mit einem Knebel zum Schweigen bringen, damit sie dich nicht anschreien oder gar ihre Kritik grummeln können. Ich werde ihnen Säcke über den Kopf stülpen, damit sie nicht die Stirn runzeln oder dich böse anstarren können. Ich werde sie direkt nach dem Abendessen ins Bett schicken, ohne Nachtisch. Ich werde alles für dich tun, was du willst, um dich zu beschützen.

Es erstaunt mich immer wieder, wie solche Bilder in der Regel einen Ausweg aus Angst und Scham bieten und mein inneres Kind manchmal sogar vor Freude zum Lachen bringen.

Gelegentlich beende ich diese Übung, indem ich meinem inneren Kind sage, dass ich auch meine Eltern bei den Behörden melden würde, damit sie zur Beratung geschickt werden, um bessere Eltern zu werden. Oder ich sage ihm, dass ich es, wenn ich könnte, holen würde, um in Zukunft mit mir zu leben, bevor ihm all diese schrecklichen Dinge passieren könnten. Ich erinnere es daran, dass es jetzt tatsächlich mit mir in der Gegenwart lebt und ich immer mein Bestes tun werde, um es zu beschützen.

Wenn Sie Ihrem inneren Kind immer wieder zeigen, dass es wirklich sicher und in jedem Aspekt seines Seins ganz und gar willkommen ist, wird es immer lebendiger und selbstbewusster werden. Wenn es erlebt, wie Sie sich konsequent für seine Verteidigung einsetzen, wird es sich frei genug fühlen, um die Emotionalität zurückzugewinnen, die seine angeborene Lebendigkeit, Verspieltheit, Neugier und Flexibilität nährt.

Diese Herangehensweise der Bevaterung unterscheidet sich sehr von dem traditionellen Ansatz, vor dem Albert Einstein gewarnt hat:

> Es ist eigentlich wie ein Wunder, dass der moderne Lehrbetrieb die heilige Neugier des Forschens noch nicht ganz erdrosselt hat; denn dieses delikate Pflänzchen bedarf neben Anregung hauptsächlich der Freiheit; ohne diese geht es unweigerlich zugrunde. Es ist ein großer Irrtum, dass Freude am Schauen und Suchen durch Zwang und Pflichtgefühl gefördert werden könne.

Reparenting und die Vergebung dem inneren Kind gegenüber fördern authentische Erfahrungen der Selbstvergebung. Wenn wir erst einmal verstanden haben, wie schrecklich verlassen das Kind war, können wir nicht anders, als Mitgefühl mit ihm zu haben. Dieses Mitgefühl führt uns manchmal dazu, über die Kindheit unserer Eltern nachzudenken. Wenn wir die Härten ihrer Erziehung verstehen, haben wir manchmal das Gefühl, dass die Qualen ihrer Kindheit mildernde Umstände sind, die es uns erlauben, ihnen gegenüber Vergebung zu empfinden. Das Verhältnis von mildernden Umständen zu der Vergebung wird im nächsten Kapitel untersucht.

Kapitel 10

Vergebung und mildernde Umstände

Könnten wir die geheime Geschichte unserer Feinde lesen, würden wir im Leben eines jeden Menschen so viel Schmerz und Leid finden, um jede Feindseligkeit zu entwaffnen.

— Henry Wadsworth Longfellow

Wir alle sind geschädigt worden, so wie wir alle zuweilen uns selbst und anderen geschadet haben.

— Jack Kornfield

Mildernde Umstände sind äußere Faktoren, die sich der Kontrolle des Einzelnen entziehen und sein Verhalten und seinen Charakter beeinflussen und formen. Die Berücksichtigung der mildernden Umstände unserer Eltern weckt manchmal Gefühle der Vergebung, doch möchte ich noch einmal darauf hinweisen, dass wir darauf achten müssen, dies nicht tun, um unsere eigene schmerzliche Vergangenheit zu leugnen oder zu verharmlosen.

Viele von uns ziehen die Umstände und das Unglück unserer Eltern vorzeitig in Betracht, um ihren Trauerprozess zu umgehen oder abzukürzen. Dies führt oft zu einer verfrühten Entscheidung zur Vergebung, die uns wiederum entwicklungsmäßig gefangenhält – wir leiden weiterhin unter unseren Kindheitsdefiziten. Wenn wir unseren eigenen Schmerz abtun, indem wir den Schmerz unserer Eltern darüber erheben, tauschen wir unsere zukünftige

Aussicht, ganzheitlich fühlende und lebendige Menschen zu werden, gegen eine falsche, leere Vorstellung von Vergebung.

Ich glaube, es ist klug zu warten, bis wir wenigstens ein gewisses Maß an Selbstmitgefühl erreicht haben, bevor wir uns zu sehr auf die mildernden Umstände unserer Eltern konzentrieren. Mitgefühl für das Leiden unserer Eltern ist normalerweise Teil des Verleugnungsprozesses, wenn es nicht zumindest mit einem gewissen Maß an Selbstmitgefühl einhergeht.

Dennoch, mit dieser Warnung im Hinterkopf ist es tatsächlich so, dass die Möglichkeit, Vergebung zu empfinden, oft in Beziehung steht zu einem emotional begründeten Verständnis davon, wie unsere Eltern zu dem wurden, was sie waren. Die meisten waren tatsächlich Opfer einer schrecklichen Kindheit, und ihre überzeugendsten mildernden Umstände sind, dass auch sie grob vernachlässigt oder ernsthaft misshandelt wurden.

Wie sich die ungeweinten Tränen unserer Eltern in Wut verwandelten

> *Wenn das Innenleben austrocknet, wenn das Gefühl abnimmt und die Apathie zunimmt, wenn man einer anderen Person nicht nah sein oder sie nicht einmal wirklich berühren kann, entbrennt die Gewalt als dämonische Notwendigkeit der Kontaktaufnahme, als wütender Impuls, der die Berührung auf möglichst direktem Wege erzwingt.*
>
> — Rollo May

Viele unserer Eltern haben als Kinder körperliche Gewalt erlebt und durften ihren Schmerz nicht durch Weinen lindern. Viele verließen sich zu sehr auf den Zorn als einziges Mittel, um emotionalen Schmerz zum Ausdruck zu bringen. Keine Form des Zorns oder der Wut kann jedoch die befreiende Funktion von Tränen erfüllen. Tatsächlich erzeugt Wut anstelle von Tränen nur noch mehr Wut, denn sie verschärft die Einsamkeit und Isolation des Wütenden.

Es liegt tatsächlich eine gewisse Wahrheit in dem abscheulichen Satz: »Das tut mir mehr weh als dir«, um auszudrücken, dass die Misshandlungen unserer Eltern sie selbst auch verletzt haben. Denn ihre Misshandlungen haben unsere Fähigkeit, echte, liebevolle Gefühle für sie zu empfinden, geschwächt oder zerstört.

Viele von uns sind daher indirekt Opfer des sozialen Drucks, der unsere Eltern zwang, ihren Schmerz zu verdrängen, bis er sich anhäufte und in Wut umschlug. Das Phänomen der Wut, die aus unterdrücktem Schmerz entsteht, ist in unserer Gesellschaft weit verbreitet und wird gewöhnlich von Generation zu Generation weitergegeben. Es hat zwischen den Generationen eine große Kluft aus ungeweinten Tränen und unermesslicher Feindseligkeit aufgebaut.

Wir leben in einer Kultur, in der es so wenig echtes mitfühlendes Verständnis zwischen Eltern und Kindern gibt, dass es wahrscheinlich nur wenige Leser gibt, die sich nicht schmerzlich daran erinnern, dass sie sich für adoptierte Waisen gehalten haben oder glaubten, den falschen Eltern gegeben worden zu sein, nachdem sie von der Entbindungsstation nach Hause genommen wurden. Haben Sie in Ihrer Jugend jemals über die erlösende Rückkehr Ihrer »echten« Eltern fantasiert, die sicher liebevoller und wertschätzender wären als die Erwachsenen, die sich als Ihre Mutter und Ihr Vater ausgaben? William Stafford hat Folgendes dazu geschrieben:

> Wenn du in der Wiege vertauscht wurdest und
> deine echte Mutter starb,
> ohne die Geschichte jemals zu erzählen,
> dann kennt niemand deinen Namen …
>
> »Wer bist du wirklich, Wanderer?« –
> und die Antwort, die du geben musst,
> egal wie dunkel und kalt
> die Welt um dich herum ist, lautet:
> »Vielleicht bin ich ein König.«

Kein Wunder, dass so viele ältere Eltern aus der Großfamilie in Altersheime abgeschoben werden. Nirgendwo anders als in der westlichen Gesellschaft gibt es eine Notwendigkeit für diese lieblosen Institutionen. Könnte es sein, dass wir in einigen Fällen unsere Senioren unbewusst zur Strafe für ihre reuelosen Misshandlungen einsperren?

Unseren Eltern vergeben

Nichtsdestoweniger ist die Tatsache, dass die meisten Eltern selbst eine schwierige Kindheit hatten, ein zwingender mildernder Umstand. Viele haben tatsächlich ihr Bestes gegeben, wenn man ihre Bildung und ihre Herkunft berücksichtigt. Viele haben lediglich die Strafmaßnahmen ihrer eigenen Eltern nachgeahmt. Viele sind einfach dem »Geist« der Zeit gefolgt: »Spare die Rute und du verdirbst das Kind«; »Kinder sollten sichtbar aber nicht hörbar sein«.

Vor diesem Hintergrund und mit genügend Trauerarbeit wegen des Verlusts unserer eigenen Kindheit können wir manchmal unsere Herzen für den gemeinsamen Schmerz öffnen, den wir mit unseren Eltern teilen. Auch sie waren einst Kinder – Kinder, deren Selbstwertgefühl und Vertrauen durch elterliche Beschämung und Einschüchterung zerstört wurde. Auch ihnen wurde ihre Ausdruckskraft durch Desinteresse und Vernachlässigung gestutzt. Auch sie verließen ihre Kindheit mit riesigen Leerstellen in ihren Herzen und Seelen, da sie nie von der emotionalen Liebe eines anderen genährt und erfüllt wurden.

Die elterliche Unterdrückung, die sie ertrugen, nahmen sie zum Vorbild, als sie uns misshandelten und vernachlässigten. Wenn uns zunehmend klar wird, wie schlecht unsere Eltern erzogen wurden, empfinden viele von uns schließlich ein Gefühl des Mitgefühls für deren Verluste. Manchmal löst dieses Mitgefühl eine körperliche Empfindung in uns aus, die sich zu einem Gefühl der Vergebung ausdehnt.

Eine *körperliche Empfindung* ist eine tief gehende und unerschütterliche Gewissheit, die im ganzen Körper in intensiven Gefühlen und Sinneswahrnehmungen mitschwingt. Wenn die Empfindung besonders stark ist, kann sie von Kribbeln, Schüttelfrost, Hitzewallungen, Gänsehaut oder einem Gefühlsausbruch begleitet sein. Manchmal erzeugt eine körperliche Empfindung ein weites Gefühl im Herzen, das von Tränen und/oder Lachen der wunderbaren Erleichterung überfließt. Eine körperliche Sinneswahrnehmung ist die Art von Erfahrung, die uns dazu bringen kann, aufgeregt »Ich hab's kapiert« zu rufen. In dem Moment, in dem wir es »kapieren«, sind wir in der Lage, alles zu verstehen und zu akzeptieren, womit wir uns schwertun.

Was meine Erfahrung in dieser Hinsicht betrifft, werde ich nie den einsamen Heiligabend vergessen, an dem ich zum ersten Mal zutiefst verstand und körperlich die mildernden Umstände meiner Mutter »kapierte«. Als ich über meine erweiterte Familie nachdachte, begann ich mir vorzustellen, wie es für meine Mutter gewesen sein muss, mit meinem sprunghaften, schizophrenen Großvater und ihren beiden derben älteren Brüdern aufzuwachsen, die später zu echten New Yorker Polizisten wurden. Ich weinte plötzlich, als ich mich an ein Foto von ihr als Kind erinnerte, auf dem sie sehr verängstigt aussah.

Als meine Tränen nachließen, fühlte ich Wut und Zorn in meinem Herzen aufkommen, und mir wurde klar, wie missbräuchlich ihre Familie gewesen sein musste, um diesen erschreckten Gesichtsausdruck und diese furchtsame Verkrampfung in ihrem Körper zu erzeugen. Als meine Wut verraucht war, dachte ich tiefer gehend über ihre Lebensumstände nach und war mir plötzlich sicher, dass sie sexuell missbraucht worden war. (Jede meiner drei Schwestern vertraute mir unabhängig von den anderen in späteren Jahren ihren starken Verdacht an, dass meine Mutter von meinen Onkeln oder meinem Großvater »inzestuös« missbraucht worden sein muss.)

Neue Wellen der Trauer erfassten mich. Ich hatte das Gefühl, dass ich sowohl wegen ihres Missbrauchs als auch wegen der bisher unerkannten Wurzeln meiner eigenen Misshandlung trauerte. Dieser Sturm der Trauer gipfelte darin, dass sich ein wunderbares Gefühl der Vergebung für sie in meinem Herzen auftat und in meinen ganzen Körper ausstrahlte.

Später verflüchtigte sich dieses Gefühl der Vergebung, und ich ertappte mich dabei, wie ich die Herkunft meines Großvaters betrachtete. Ich erinnerte mich daran, dass er in einem Waisenhaus in Schottland aufgewachsen war. Vor dem Hintergrund meiner soziologischen Studien erinnerte ich mich an die Dickens'schen Schrecken, die kleine Kinder in britischen Wohlfahrtseinrichtungen meist erlitten. Ich fühlte Wellen der Trauer und Wut über die sexuellen und körperlichen Misshandlungen, die er sicherlich erlitten hatte, bis er schließlich in eine paranoide Schizophrenie stürzte.

Als diese Gefühle vorbei waren, erfasste mich Wut auf seine Mutter, meine Urgroßmutter, die ihn als hilfloses Kind auf den Stufen eines Waisenhauses zurückgelassen hatte. Ich trauerte zutiefst um ihn und um »ihn« in mir, und fühlte dann wieder das Wunder der Vergebung, das in meinem Herzen für ihn aufstieg.

Etwas später verfolgte ich die Aufdeckung der Vorgeschichte meiner eigenen Misshandlungen und Verluste weiter. Ich vermutete, dass auch meine Urgroßmutter Opfer sehr schwieriger Umstände gewesen sein musste. Sie muss eine schreckliche Tragödie erlitten haben, wodurch sie gezwungen war, ihr Baby auf diese Weise aufzugeben. In meiner Vorstellung erschien sie als ein armes, unverheiratetes Mädchen vom Land, das »ausgenutzt« wurde. Ich schauderte und weinte voller Mitgefühl für ihr Dilemma, denn ich wusste, dass zu jener Zeit unverheiratete Mütter, die »Bastarde« zeugten, verachtet und ausgestoßen und zu Sündenböcken gemacht wurden.

Ich verbrachte in dieser Nacht viele Stunden damit, abwechselnd zu weinen und meiner Wut über die Ungerechtigkeit freien Lauf zu lassen, die meinen Vorfahren und damit auch mir selbst widerfahren war. Ich reiste im Geist durch die Generationen zurück und suchte voller Wut nach dem ursprünglichen Täter, der für den Schmerz meiner Familie verantwortlich war. Doch mit den Puzzleteilen der bekannten Familiengeschichte, dem soziologischen Verständnis und den intuitiven Einsichten wurde mir immer mehr klar, dass jeder Täter ursprünglich das Opfer eines anderen war und er lediglich seine eigene Misshandlung an einen anderen weitergab.

Das emotionale und seelische Massaker der industriellen Revolution

> *Menschen, deren Lebenslauf in eine Krise geraten ist, müssen sich mit ihrer kollektiven Vergangenheit ebenso umfassend auseinandersetzen wie ein neurotischer Patient seine persönliche Vergangenheit entwirren muss: Längst vergessene Traumata in der Geschichte können katastrophale Auswirkungen auf Millionen von Menschen haben, die sich ihrer nicht bewusst sind.*
>
> — Lewis Mumford

Auf der Spurensuche nach meinem familiären Vermächtnis an Misshandlung und Vernachlässigung begab ich mich an diesem einsamen Heiligabend intuitiv wehklagend durch viele längst vergessene Generationen, bis ich zu dem kam, was mir immer noch als Ursprung der schrecklichen Epidemie unserer dysfunktionalen Erziehung erscheint. In einer klaren, filmreifen Szenerie sah ich vor meinem geistigen Auge Familien, die durch die industrielle Revolution massenhaft Schaden genommen hatten. (Diese Zerstörung wird in D. H. Lawrences Roman *Der Regenbogen* pointiert dargestellt.)

Ich habe gesehen, wie Männer aus ihrem ganzheitlichen Lebensumfeld gerissen wurden, in dem sie bisher mit ihren Familien harmonisch zusammengearbeitet und für die gemeinsamen Bedürfnisse gesorgt hatten. Ich sah, wie sie in sterilen, geistlosen, sich wiederholenden Jobs in Kohlebergwerken und Fabriken eingesetzt wurden, wo sie ihre Sinngebung verloren und wo ihre Seele systematisch verkümmerte.

Mein Herz zog sich zusammen, als ich sah, wie diese Männer dazu getrieben wurden, wie fehler- und gefühllose Maschinen zu arbeiten. Schließlich begannen sie sich wie Maschinen zu verhalten, ohne sozialen Umgang, ohne Fehlertoleranz und ohne Zeit für etwas, das nicht »produktiv« war.

Als ich Jahre später eine Dokumentation über die Fabriken von Henry Ford sah, erfuhr ich, dass die Arbeiter weder sprechen noch singen und sich nicht weiter als eineinhalb Meter von ihren Posten am Fließband entfernen durften. Die stärksten, jüngsten und effizientesten Arbeiter wurden in der Regel an den Anfang des Fließbandes gestellt. Diejenigen, die nicht mithalten konnten, wurden entlassen, und die meisten Männer waren vor ihrem vierzigsten Lebensjahr »verbraucht«, nur um dann auf die Straße gesetzt zu werden, ohne Sozialeinrichtungen, die sie unterstützten.

Kein Wunder, dass so viele unserer Vorfahren chronisch depressiv und verbittert waren und durch Alkohol ihren Schmerz betäubten. Man braucht nicht viel Fantasie, um sich vorzustellen, wie sie von der Arbeit nach Hause kamen und von ihren Familien erwarteten, dass sie sich genauso klaglos und ohne Interesse an einem gegenseitigen Austausch verhielten, wie es die Fabrik von ihnen verlangte.

Da sie selbst wie Maschinen behandelt wurden, behandelten unsere Vorväter ihre Kinder ebenfalls wie Maschinen, die allerdings nur dann nützlich sind, wenn sie effizient arbeiten. Die am meisten geschätzten Maschinen erfordern wenig Aufmerksamkeit, fallen selten aus und arbeiten wirtschaftlich. Kein Wunder, dass sie begannen, ihre Kinder mechanistisch zu behandeln, und dass gute Erziehung seitens des Vaters darauf reduziert wurde, Essen (Treibstoff) auf den Tisch zu bringen. Kein Wunder, dass die Bedürfnisse der Kinder oft als so lästig und ärgerlich empfunden wurden wie der Ausfall einer Fabrikmaschine. Kein Wunder, dass der Perfektionismus in die Psyche dieser Kinder eindrang.

Die Mechanisierung unserer Vorväter brachte die Prototypen des heutigen »abwesenden Vaters« und »müden, schweigsamen Papas im Sessel« hervor. Groß ist die Zahl der erwachsenen Kinder, die nie ein Spiel mit ihrem Vater gespielt oder je ein zärtliches Wort von ihm gehört haben. Ich bin sicher, dass man bei einer entsprechenden wissenschaftlichen Untersuchung eine sehr hohe Korrelation feststellen würde zwischen der Häufigkeit von Funktionsstörungen in der Familie und dem Grad der Sinnleere und Automatisierung im Arbeitsleben der Eltern.

Wenn Menschen wie Maschinen behandelt werden, werden sie herz- und seelenlos. Sie verlieren den Kontakt zum natürlichen menschlichen Gefühl der Empathie, das sie normalerweise warnt, wenn sie andere missbräuchlich behandeln oder vernachlässigen. Die Epidemie der Kindesmisshandlung und der Kindesvernachlässigung wird in diesem Land wegen dieses Mangels an Einfühlungsvermögen geleugnet und toleriert.

Die seelenzerstörende Mechanisierung der Menschen, die in der industriellen Revolution begann, ist auch heute noch weit verbreitet. Kinder werden immer früher in winzige Lernmaschinen verwandelt. Ein kürzlich erschienenes PBS-Special »Running Out Of Time« zeigte Aufnahmen von Sommercamps, in denen Dreijährige acht Stunden am Tag damit verbringen, den Umgang mit dem Computer zu lernen! Und viele Arbeiter geraten immer mehr unter Druck, weil sie zu Robotern gemacht werden. Dies geschieht nicht nur in traditionellen Fabriken, sondern auch in Büros – modernen Fabriken mit sterilem

Papierkram und Informationsüberlastung. »Running Out Of Time« berichtete, dass derzeit sechsundzwanzig Millionen Amerikaner von den Maschinen, an denen sie arbeiten, überwacht werden. Diese Maschinen bombardieren sie mit Signalen, wenn sie langsamer arbeiten als ihre Nachbarn.

Dies steht im Gegensatz z. B. zu den Arbeitsgewohnheiten von Gesellschaften des Regenwaldes. Eine kürzlich durchgeführte anthropologische Studie hat herausgefunden, dass diese Gesellschaften in der Lage sind, alle ihre Überlebensbedürfnisse zu befriedigen, wobei jedes Mitglied nur zwei bis drei Stunden pro Tag arbeitet.

Viele unserer beliebtesten Freizeitaktivitäten werden mittlerweile ebenfalls so seelenzerstörend wie unsere Arbeit. (Ich finde es interessant, dass Freizeitaktivitäten allgemein als Zeitvertreib bezeichnet werden, als ob die Freizeit eine Last wäre, die man vertreiben müsste, anstatt sie zu genießen.)

Immer mehr Menschen verbringen immer mehr Zeit nach der Arbeit mit einsamen und sitzenden Ablenkungen wie Fernsehen, Internet und Videospielen. Die Technologie der virtuellen Realität droht die reale Realität immer unpopulärer zu machen. Ich habe eine Reihe von Zeitungsberichten gelesen, in denen behauptet wird, dass der durchschnittliche Amerikaner mehr als sechs Stunden am Tag fernsieht! Eine solche geisttötende »Aktivität« untergräbt unsere Vitalität und löst unsere Fähigkeit zur Kommunikation und Freizeitgestaltung mit anderen auf.

Noch schlimmer ist es, dass Fernsehen und Videospiele häufig als preiswerte Babysitter benutzt werden. Das Fernsehen ist die moderne Version des Draht-Affen geworden, den Harlowe als Ersatzmutter benutzte. Benommen vor dem Fernseher sitzend, verkümmern amerikanische Familien überall in ihren Wohnzimmern, die zu Kommunikationswüsten geworden sind. Eine solche gesellschaftlich akzeptierte Betäubung führt dazu, dass sich die Epidemie der verbalen, seelischen und emotionalen Vernachlässigung unserer Kultur ausbreitet und verschärft.

Was für ein trauriger Kontrast zu den Bildern des Familienlebens, die ich in vielen weniger industrialisierten Ländern gesehen habe. Selbst Familien, die auf den Straßen Kalkuttas kaum überlebten, schienen seelisch und emotional lebendiger und gesünder zu sein als die meisten westlichen Familien mit weitaus größeren Mitteln. Während ich dort lebte, war ich oft beeindruckt von der Zärtlichkeit, Wärme und dem zwischenmenschlichen Austausch in ihrem Alltag. Ich war auch erstaunt über die Verspieltheit und offene Zuneigung von Vätern und Müttern zu ihren Kindern.

Am meisten hat mich jedoch überrascht, dass ich tatsächlich neidisch auf die Wärme und Liebe in diesen Familien war. Diese Liebe war so auffallend und spürbar wie ein Frühlingsgarten, der plötzlich in voller Blüte steht. Sie war realer und reichhaltiger als alles, was ich in irgendeiner mir bekannten amerikanischen Familie bisher beobachtet hatte. Diese Familien und andere, deren Häuser ich in Thailand, Bali und Marokko besuchte, waren weitaus fürsorglicher und entspannter als die glamourösesten Idealisierungen der amerikanischen Familie, die ich auf der Bühne oder im Kino gesehen habe. Wenn eine Kultur emotional so verarmt ist wie die unsere, gelingt es ihr nicht einmal, glaubwürdige Illusionen familiärer Liebe zu schaffen.

Der Druck in den Industriegesellschaften zwingt uns, in einem stressigen Tempo zu leben, um mit den komplexen Anforderungen des modernen Lebens Schritt zu halten. Viele moderne Familien können nur überleben, wenn beide Elternteile arbeiten, und viele dieser Eltern sind ständig durch Stress und Müdigkeit überfordert. Unter solchen Umständen produzieren selbst Eltern, die ihre Kinder wirklich lieben und für sie sorgen wollen, oft unbewusst erneut die Zustände ihrer eigenen Kindheit, in denen sie ihre Kinder im Stich lassen, sie beschämen und bestrafen – oft sogar dann, wenn sie geschworen haben, ihre Kinder anders als ihre Eltern zu erziehen.

Doch die menschliche Seele ist erstaunlich widerstandsfähig, und ich habe zahlreiche Überlebende in ihrer Rolle als Eltern getroffen, von denen einige selbst kaum geheilt sind und die ihren Kindern gegenüber dennoch bemerkenswert liebevoll und fürsorglich sind. Vielen hat dabei die Verbreitung von Informationen und Ressourcen über gesunde Erziehungspraktiken geholfen, die in den letzten zwei Jahrzehnten in Amerika aufkamen. Ich kenne auch viele Eltern, denen ihre Bemühungen um ihre eigene Genesung geholfen haben, ihre Kinder so gesund zu erziehen, dass ich manchmal in Gegenwart ihrer Familien genauso neidisch bin wie bei den Familien, die ich oben erwähnt habe.

Die imaginative Rekonstruktion der Kindheit unserer Eltern

Vergebung bedeutet, in deinem Herzen den Schmerz des anderen zu spüren und ihn loslassen zu können.

— Stephen Levine

Sie können die mildernden Umstände Ihrer Eltern besser einschätzen, wenn Sie sich deren Kindheit so detailliert wie möglich vorstellen. Das Lesen historischer Berichte und das Anschauen von Dokumentarfilmen aus der Zeit, als Ihre Eltern Kinder waren, können dabei hilfreich sein, ebenso Nachforschungen bei Ihren Eltern oder älteren Verwandten bezüglich der Familiengeschichte. Die Durchsicht von Familienfotoalben ist in der Regel auch eine sehr ergiebige Informationsquelle. Durch das Studium von Fotos Ihrer Eltern und Großeltern als Kinder können Sie besonders aufschlussreiche Erkenntnisse erhalten.

Ich freue mich immer, wenn meine Klienten historische Fotos von sich und ihren Familien mitbringen. Diese Fotos enthalten oft eindeutige Hinweise auf unglückliche Kindheiten, was sich in der Körpersprache und im Gesichtsausdruck der Familienmitglieder subtil oder unverhohlen widerspiegelt. (Es ist wichtig zu beachten, dass Fotos die Vergangenheit nicht immer genau wiedergeben. Viele dysfunktionale Eltern beschämen ihre Kinder und zwingen sie, für die Kamera zu lächeln.)

Alte Familienfotos haben in mir viel Verständnis und Mitgefühl für meine Eltern ausgelöst. Neben dem Bild meiner Mutter als verängstigtem Kind habe ich auch ein Foto meines Vaters als Zehnjährigen gefunden, das mich gelegentlich immer noch zum Weinen bringt. Darauf sieht er wie ein zerknitterter Erwachsener aus – wie ein Kampfveteran, der noch nie gespielt oder einen Tag seines Lebens genossen hat. Und das ist kein Wunder, denn in diesem zarten Alter war er bereits der Mann im Haus – er kümmerte sich um zwei jüngere Geschwister, pflegte eine Mutter, die mit Depressionen im Bett lag, und ersetzte einen Vater, der oft auf langen Sauftouren verschwunden war.

Ich habe auch ein Foto meines Urgroßvaters, der so durch und durch gemein und böse aussieht, dass mir beim Anblick manchmal ein Schauer über den Rücken läuft. Allein aufgrund dieses Bildes erklärt sich mir der Jähzorn meines Großvaters und meines Vaters.

Und es gibt zwei Bilder von mir als Zweijährigem, auf denen meine Hände so geschwollen sind, dass sie knöchellos erscheinen. Ich bin mir immer noch nicht sicher, was die Ursache der schmerzhaft aussehenden Schwellung ist, aber ich kann an meinem Gesichtsausdruck auf den Bildern und an meiner körperlichen Reaktion beim Betrachten der Fotos erkennen, dass es etwas sehr Traumatisches war.

Die imaginative Rekonstruktion der Kindheit unserer Eltern regt uns manchmal dazu an, über ihre Verluste zu trauern. Wir erfahren selbst eine sehr tief gehende Heilung, wenn wir zulassen, für sie zu weinen und wütend zu sein, weil ihre Eltern sie verletzt haben. Manchmal ist es schwierig, weil viele unserer Großeltern auf eine Art und Weise freundlich zu uns waren, wie sie es bei unseren Eltern nie gewesen sind. Paradoxerweise hat uns das manchmal mehr geschadet als geholfen, denn viele unserer Eltern reagierten aus Eifersucht mit Strafe, wenn sie erkannten, dass ihre Eltern uns die Freundlichkeit gaben, die sie nie erhalten hatten. Als ich meine Mutter bei ihrem Sterbeprozess »begleitete«, war sie irgendwann von Trauer so zerrissen, dass sie endlich ihren Schmerz zum Ausdruck brachte, den sie empfunden hatte, als ihre Mutter mir die Zärtlichkeit gewährte, die ihr ständig vorenthalten worden war.

Die meisten von uns tragen in sich einen Teil der Trauer ihrer Eltern über deren eigene Verlassenheit in der Kindheit. Wenn wir trauernd gegen das ungerechte Leiden unserer Eltern aufbegehren, betrifft das auch die Aspekte, die wir durch die schlechte Erziehung unserer Großeltern verloren haben. Wenn wir tief um unsere Eltern trauern, weitet sich dieses Gefühl der Trauer manchmal zu echten Gefühlen der Vergebung.

Gott: Der ultimative mildernde Umstand

> *Wer ist für diese Sünden verantwortlich? In letzter Instanz ist es Gott, der die Welt und deren Sünden erschaffen hat.*
>
> — Carl Jung

Ein weiter sich vertiefendes Verständnis für mildernde Umstände hilft mir, mehr und mehr Mitgefühl und Vergebung für meine eigenen Vorfahren zu empfinden, wie auch für die große Mehrheit der dysfunktionalen Eltern, die ich gegenwärtig erlebe. Und obwohl ich nicht wirklich weiß, wen ich für die industrielle Revolution zur Rechenschaft ziehen kann, hilft es mir oft, wenn ich Gott für den Rückgang der Liebe in unserer Kultur verantwortlich mache.

Es ergibt für mich keinen Sinn, dass wir Gott nur für die Segnungen preisen und die ganze Schuld für die Enttäuschungen des Lebens dann für uns reservieren. Pastor Robert McClelland untersucht in seinem aufschlussreichen Buch *God Our Loving Enemy* die Vorteile, die sich daraus ergeben, wenn wir unsere gesunden Vorwürfe gegenüber Gott zulassen. Er zitiert viele Bibelstellen, die Schuldgefühle lindern und uns erlauben, wegen der vielen Ungerechtigkeiten des Lebens Wut gegenüber Gott zu empfinden.

Manchmal empfinde ich große Wut und hege Beschuldigungen gegenüber Gott, dem scheinbar allmächtigen Schöpfer, weil er ein System geschaffen bzw. die Entwicklung eines Systems zugelassen hat, das so viele Menschen in gefühllose, abgestumpfte Maschinen verwandelt hat. Paradoxerweise vertieft diese Schuldzuweisung stets meine Dankbarkeit gegenüber Gott, der uns zwar in unserer Kindheit scheinbar im Stich gelassen hat, gleichzeitig aber Schönheit, Wunder und Liebe in Hülle und Fülle für uns geschaffen hat, die wir in unseren Erwachsenenjahren entdecken können.

Indem wir Gott die Schuld geben, machen wir die stärkste Aussage bezüglich unserer Unschuld in der Kindheit. Es ist quasi eine Erweiterung dessen, was wir durch unsere Wut über die elterlichen Ungerechtigkeiten zum Ausdruck bringen, und des Protestes, weil wir in unserer Kindheit zum Opfer gemacht wurden. Gesunde Schuldzuweisungen, wie in Kapitel 7 dargestellt, sind Ausdruck unserer unschätzbaren instinktiven Weigerung, Schuldgefühle für Probleme zu akzeptieren, die wir nicht selbst verursacht haben. Es ist daher normal und gesund, dass wir gelegentlich Gott als das ultimative dysfunktionale Elternteil wahrnehmen. Sogar Jesus klagt Gott, seinen Vater, an, als er am Kreuz ruft: »Warum hast du mich verlassen?«

Wir profitieren auch davon, wenn wir Gott für weitere Unfairness und Ungerechtigkeiten verantwortlich machen. Hass und Wut auf Missstände in so großem Stil wie Krieg, Krankheit, Hungersnot und Armut sind kraftvolle, stärkende Reaktionen. Der Schrecken solcher Tragödien lastet manchmal schwer auf unseren Herzen. Trauern ist eine gesunde Art, dieses Gewicht zu mindern. Als Ergänzung zu den mitfühlenden Tränen, die wir manchmal für andere vergießen, müssen wir auch unserem Zorn über die verabscheuungswürdigen Tragödien, die unsere Menschheitsfamilie heimsuchen, Luft machen.

Und obwohl viele argumentieren, dass es nichts ändert, wenn wir uns über Dinge aufregen, die außerhalb unserer Kontrolle liegen, können wir oft die depressiven Gefühle und die Hoffnungslosigkeit ändern, die wir als Reaktion auf große Katastrophen empfinden. Der Trauerprozess hilft uns, den Glauben und die Hoffnung an das Leben wiederzubeleben, die manchmal in Kontakt mit solch schmerzlichen Realitäten verschwinden.

Wenn wir uns gelegentlich die Erfahrung erlauben, Gott die Schuld zu geben, können wir unsere normalen Gefühle der Wut gegenüber dem Göttlichen so auflösen, dass wir Gott »vergeben« können, uns wieder der göttlichen Liebe öffnen und Dankbarkeit empfinden für das unübertreffliche Geschenk, als Mensch geboren worden zu sein.

Das Verständnis mildernder Umstände lindert die Scham

Es gibt noch einen weiteren Gewinn, den wir aus dem Versuch, uns ein Bild von den Bedingungen zu machen, die zum Missbrauch durch unsere Eltern geführt haben, ziehen können. Manchmal können wir durch eine solche Betrachtung erkennen, dass das, was uns angetan wurde, oft sehr unpersönlich war. Dieser Gedanke spiegelt sich in der Aussage von Hugh Missildine wider: »Wäre die Person, die Sie am meisten bewundern, von denselben Eltern geboren worden, wäre sie auch so behandelt worden.«

Die Misshandlung durch unsere Eltern war keine Reaktion auf einen wesentlichen Fehler oder eine Bösartigkeit in uns, sondern vielmehr ein weiteres schreckliches Beispiel dafür, wie Menschen unwissentlich die Vergangenheit wiederholen, wenn sie nicht daraus gelernt haben. Selbst wenn wir in jeder Hinsicht außerordentlich perfekt gewesen wären, hätten wir immer noch unter den blinden Wiederholungen der Tragödien unserer Eltern aus ihrer eigenen Kindheit gelitten.

Was uns angetan wurde, war oft ein unbeabsichtigter Ausdruck des Wiederholungszwangs. Unsere Eltern wiederholten unbewusst die gleichen Misshandlungen wie ihre Eltern, weil sie diese in der Regel genauso verleugnet und verteidigt haben wie wir unsere vor Beginn unserer Genesungsarbeit. Die meisten Eltern, die nicht durch den Blickwinkel des Genesungsprozesses aufgeklärt wurden, sind sich kaum bewusst, wie vernachlässigend oder verletzend sie waren oder sind. Viele von ihnen haben noch nicht einmal erkannt, dass sie selbst durch die Erziehungsmethoden ihrer Eltern, die sie ohne nachzudenken nachgeahmt haben, verletzt wurden.

Ich habe von vielen Erwachsenen aus der Generation meiner Eltern Aussprüche gehört wie »Mein Vater schlug mich immer schwarz und blau, aber es war gut für mich; es machte einen Mann aus mir!« »Meine Mutter zwang mich mit sechs Jahren zu arbeiten. Sie hat mich nie verhätschelt, und ich bin froh darüber, denn sonst wäre ich zu schwach gewesen, es zu schaffen.« »Mein Vater hat mir Gott sei Dank nie viel Beachtung geschenkt, sonst wäre ich so verwöhnt wie all diese Kinder heute.«

Ich bin mir sicher, dass mein Vater sich als ein viel besseres Elternteil ansah als seinen eigenen Vater. Als er mich schlug, war es »nur« mit offener Hand; und im Gegensatz zu seinem Vater kam er jeden Abend nüchtern nach Hause. Diese »Verbesserungen« in seiner Erziehung änderten jedoch wenig an dem grundlegenden Ursprung der missbräuchlichen Erziehung in meiner Familie. Häufige Explosionen seiner leicht reizbaren Laune erschreckten mich und ließen mich in mir zusammensacken, so wie die Wut seines Vaters, wenn er im Suff war, ihn zu einem winzigen Zipfelchen seines Wesens zusammenschrumpfen ließ.

Da unseren Eltern viele Aspekte ihres Selbstausdrucks durch Beschämung oder Bestrafung ausgetrieben worden waren, gingen sie dazu über, diese Seiten von sich selbst zu hassen und zu zensieren, und taten dasselbe mit uns. Weil viele ihrer wesentlichen Bedürfnisse ignoriert worden waren, wurden auch viele der unsrigen ignoriert. Weil sie ihre eigenen Verluste nicht erkannt und betrauert hatten, wussten sie nicht, wie sehr sie uns beraubten.

Wie grausam paradox ist es, dass die Bitterkeit unserer Eltern oft unsere gesunde, angeborene menschliche Ausdruckskraft zum Ziel hatte und nicht etwas, das grundsätzlich nicht in Ordnung bei uns war. Der Anblick unserer vitalen Ausdruckskraft erfüllte sie unbewusst mit Schmerz, da er sie an ihren eigenen fehlenden Selbstausdruck erinnerte. Dies war manchmal die Ursache des berüchtigten Ausspruchs »Geh mir aus den Augen – ich kann dich nicht mehr sehen«.

Wenn Eltern nicht in der Lage sind, ihre Kinder als Vorbild und Inspiration zu nutzen, um ihre eigene Lebendigkeit wiederzuerlangen, töten sie manchmal die Lebendigkeit ihrer Kinder auf dieselbe Weise, wie sie in ihnen getötet wurde. Solche Eltern werden extrem ärgerlich, wenn ihre Kinder aus lauter Freude übermütig sind. Sie können das Spiegelbild dieses wundersamen verlorenen Teils ihrer selbst nicht ertragen. Aus dem gleichen Grund ärgern dysfunktionale Eltern sich häufig über viele andere Aspekte des noch intakten, gesunden Gefühlsausdrucks ihrer Kinder.

Mit dieser Art von Verständnis können wir erkennen: Es ging nicht darum, dass wir etwas waren, das eine Abwertung verdiente. Die Wut, die sich gegen uns richtete, hatte oft sehr wenig mit uns zu tun. Der Mangel an Liebe, den wir erlebten, war nicht darauf zurückzuführen, dass wir sie nicht verdienten, sondern auf die verlorene Liebesfähigkeit unserer Eltern.

Kapitel 11

Grenzen der Vergebung

Mildernde Umstände sind manchmal irrelevant

Bei besonders schlimmen Erlebnissen empfinden Sie jetzt vielleicht noch keine Erleichterung, sondern nur die Schwere der damit verbundenen Qual oder Wut. Gehen Sie behutsam vor. Seien Sie nachsichtig mit sich selbst. Das Verzeihen lässt sich nicht erzwingen, dann wäre es künstlich.

— Jack Kornfield

Mildernde Umstände sind kein absolutes Kriterium im Hinblick auf Vergebung. Die mildernden Umstände einiger Eltern sind zwingender als andere. Einige haben eine sehr schwierige Kindheit überlebt und Riesenschritte gemacht, um das familiäre Erbe von Missbrauch und Vernachlässigung zu verringern. Andere, die deutlich geringere eigene Kindheitstraumata hatten, sind zu noch extremeren Formen schlechter Erziehung übergegangen. (Dabei spielten Drogen- und Alkoholmissbrauch häufig eine Rolle.) Wieder andere haben die Erziehung so skrupellos ausgeübt, dass Vergebung keine Option ist, egal wie dramatisch ihre mildernden Umstände sind.

Das Streben nach Vergebung durch die Berücksichtigung mildernder Umstände ist daher nicht für jeden Überlebenden geeignet und kann für einige sogar kontratherapeutisch sein. Es ist äußerst unwahrscheinlich, dass erwachsene Kinder von Eltern, die soziopathisch waren und Freude an der Misshandlung hatten, Gefühle der Vergebung für ihre Eltern entwickeln.

Erwachsene Kinder von absichtlich grausamen Eltern müssen verstehen, dass es keine Heilung oder wirksame Behandlung von Soziopathie gibt. Soziopathen fehlt es an Gewissen und Einfühlungsvermögen. Viele sind süchtig danach, andere zu verletzen. Wenn unsere Eltern soziopathisch waren, sind wir es uns selbst schuldig, uns in jeder Hinsicht von ihnen zu trennen.

Dasselbe gilt oft auch für Eltern, die zwar nicht soziopathisch waren, die sich aber auf eine Weise verhalten haben, die uns massiv geschadet hat. Einige dysfunktionale Familien bringen ebenso viele Täter wie Opfer hervor. Nicht alle Überlebenden werden zu co-abhängigen Betreuern oder »Fußabstreifern«. Wenn sich unsere Eltern vollständig »mit dem Aggressor identifiziert haben«, sind sie selbst vielleicht zu Erwachsenen geworden, die die Verbrechen ihrer Eltern dann gewohnheitsmäßig nachgestellt haben. Viele von uns sind Opfer von Eltern, die süchtig danach waren, Wut, Sarkasmus, Kritik und Sticheleien einzusetzen, um ihren unverarbeiteten emotionalen Schmerz zu lindern.

Ein permanent schädliches Verhalten ist so gravierend, dass Vergebung manchmal einfach nicht möglich ist. Es ist unfair, von uns selbst Mitgefühl für Eltern zu erwarten, die nichts anderes als eine Quelle des Schmerzes waren. Wenn wir an dem Glauben festhalten, dass wir ihnen vergeben müssen, kann es geschehen, dass uns unsere gesunde Unfähigkeit, den Eltern zu vergeben, die uns zum Sündenbock gemacht haben, für immer im Gefühl der Scham gefangenhält.

Diejenigen, die versuchen, Überlebende eines schweren Traumas dazu zu bringen, Vergebung zu »wählen«, missbrauchen sie ebenfalls. Es ist ebenso herzlos, einem schwer missbrauchten erwachsenen Kind Schuldgefühle zu machen, damit es seinen Eltern vergibt, wie einen Holocaust-Überlebenden zur Vergebung Hitlers zu zwingen. Es ist Unsinn zu behaupten, dass Überlebende in der Genesung (oder Therapie) nichts erreichen werden, bevor sie nicht anfangen zu vergeben. Für viele ist das Gegenteil der Fall. Sie werden im Genesungsprozess nicht weiterkommen, wenn sie sich nicht die Erfahrung einer gesunder Schuldzuweisung erlauben.

Einige von uns haben keine andere Wahl, als einen schrecklich missbrauchenden Täter als einen Menschen wahrzunehmen, dem nicht zu vergeben ist. Das muss unsere Fähigkeit, anderen oder uns selbst zu verzeihen, nicht beeinträchtigen. Vergebung ist nicht in jeder Hinsicht die richtige Entscheidung. Wir können uns derart erholen und entwickeln, dass wir in unserem täglichen Leben häufig und leicht Zugang zu vergebenden Gefühlen haben, ohne dass wir jemals einem monströs missbrauchenden Elternteil vergeben müssen.

Das Gefühl der Vergebung für unsere Eltern ist in keiner Weise Voraussetzung, um die Wunden vergangener Misshandlungen zu heilen. Obwohl Gefühle der

Vergebung eine Freude für die Seele sind, machen viele Überlebende weiterhin kontinuierliche Fortschritte in ihrer Genesung, ohne dass sie Gefühle der Vergebung für ihre Misshandler haben. Je mehr ein Überlebender die Verluste seiner Kindheit betrauert und sich im selbstmitfühlenden Reparenting unterstützt, desto mehr wird er genesen.

Schließlich möchte ich erwähnen, dass selbst in den schlimmsten Fällen von Missbrauch manchmal wunderbare Momente wahrer Vergebung auftreten können, aber sie sind die Ausnahme und nicht die Regel.

Der andauernde Tanz zwischen Vergebung und Schuldzuweisung

In der Tat kann ich nicht sagen,
obwohl ich es gründlich bedenke,
was leichter darzulegen wäre:
All meine Liebe oder all mein Hass …
Mein lieber Freund, ich liebe dich immer noch.
Es wäre ein Verrat an unserer Liebe
und eine Sünde vor Gott,
Auch nur ein Jota abzulassen
Vom reinen, unbefangenen Hass.

— Henry David Thoreau

Vorzeitige Vergebung gibt der Verleugnung oft eine endgültige Form, indem sie in eine falsche, dauerhafte Vergebung übergeht, die ich als *versteinerte Vergebung* bezeichne. Versteinerte Vergebung tritt typischerweise dann auf, wenn wir entscheiden, dass wir uns genügend mit der Vergangenheit beschäftigt haben und nun zu einer dauerhaften, uneingeschränkten Vergebung übergehen sollten. Diese Entscheidung wird häufig durch Scham- und Schuldgefühle ausgelöst. Jemand sagt uns, dass wir »über verschüttete Milch« geweint hätten und übermäßig auf die Vergangenheit fixiert seien. Die versteinerte Vergebung ist unser Versuch, unsere Schuld zu sühnen, indem wir das Thema der Dysfunktionalität unserer Familie ein für alle Mal aus unserem Bewusstsein verbannen.

Eine versteinerte Vergebung wird häufig auch durch Angst ausgelöst. Wir geraten in Panik, weil wir befürchten, dass unsere Trauer zu intensiv und zu endlos sein wird. Wir kommen zu dem Schluss, dass wir unserer Trauer nie auf den Grund gehen werden, und wir versuchen die Tür zur Vergangenheit dauerhaft zu versiegeln, indem wir Vergebung gegenüber unseren Eltern zeigen. Wenn wir das tun, riskieren wir unsere schädlichsten Kindheitstraumata zu umgehen, denn sie kommen in der Regel als letzte an die Oberfläche. Leider werden die größten Verkrampfungen und Einschränkungen unseres Lebens durch unsere schmerzlichsten ungelösten Wunden verursacht.

Wenn in Fällen von schweren Misshandlungen Gefühle der Vergebung möglich sind, dann sind sie meist nur flüchtig, da sich nur wenige von uns vollständig von den Schäden der langfristigen Misshandlungen erholen. Obwohl das ausgiebige Trauern in großem Maße zu meiner Heilung beigetragen hat, habe ich noch immer gelegentlich mit den Nachwirkungen jahrelanger Misshandlungen zu kämpfen. Daher kann ich, obwohl ich vielfach authentische Vergebung für meine Eltern erlebt habe, während eines emotionalen Flashbacks keine Vergebung für sie empfinden.

Die körperlichen Misshandlungen durch meine Eltern waren so intensiv und dauerhaft, dass ich in sozialen Beziehungen immer ein erhöhtes Maß an Wachsamkeit habe, gelegentliche Schreckreaktionen zeige sowie eine anfängliche Angst und ein anfängliches Misstrauen gegenüber unbekannten Autoritätspersonen. (Einige mögen argumentieren, dass das Akzeptieren von Grenzen diese nur zementiert, aber ich glaube, wenn man so tut, als gäbe es sie nicht, werden sie zu Gräben, in die wir blind und immer wieder stolpern.)

Um diese Flashbacks aufzulösen, muss ich meine Eltern und nicht mich selbst als Quelle meiner sozialen Ängste verantwortlich machen. Ihnen die Schuld für diese Flashbacks zu geben, hilft mir, dem Kind in mir zu versichern, dass es nicht mehr in der Vergangenheit gefangen ist. Es ist jetzt unter meinem Schutz sowie sicher und willkommen, um ganz am Leben teilzunehmen.

Ich habe diesen gesunden Prozess der Schuldzuweisung im Inneren, in der Privatsphäre meiner eigenen Gedanken, viele Male genutzt, um diese schwierigen störenden Einmischungen aus der Vergangenheit aufzulösen. In der Regel bin ich dann in der Lage, in sozialen Situationen ganz präsent und ausdrucksstark zu sein. Wenn ich jedoch vergesse, mich auf diese Weise zu retten, falle ich meist in alte Abwehrhaltungen zurück, indem ich mich zurückziehe, mich hinter meinem Schweigen verstecke oder durch falsches draufgängerisches Verhalten vermeintliche Mängel kompensiere.

Mein Weg zum vollkommenen Selbstausdruck wird wahrscheinlich lebenslang dauern, ebenso wie die Nützlichkeit dieser Art von Schuldzuweisungen. In den ersten Jahren meiner Genesung war Schuldzuweisung ein gut genutztes Mittel. Später haben meine Flashbacks stetig abgenommen, ebenso wie meine Abhängigkeit von Schuldzuweisungen als passende Lösung. Wenn und falls meine innerlich kritischen Eltern wieder auftauchen und versuchen sollten, mich erneut niederzumachen, werde ich jedoch vorübergehend alle Vorstellungen von Vergebung aufgeben und diesen schrecklichen elterlichen Gespenstern die Schuld geben müssen. (Ich möchte Sie auch noch an zwei andere, ebenso wichtige Werkzeuge erinnern, um mit Flashbacks umzugehen: die liebevolle Hinwendung zu sich selbst und das bewusste körperliche Erleben, während sie stattfinden.)

Grade der Vergebung

Der Grad, die Dauer und die Kombination von Misshandlung und Vernachlässigung sind in jeder dysfunktionalen Familie sehr unterschiedlich. Dementsprechend werden die Intensität und Dauer der Trauer, die dem Aufkommen verzeihender Gefühle vorausgehen, von Mensch zu Mensch sehr unterschiedlich sein.

Wenn wir dies nicht begreifen, neigen wir dazu, uns voller Scham mit anderen zu vergleichen, die anscheinend leichter mit Vergebung umgehen können. Der Vergleich ist einer der heimtückischsten Dämonen toxischer Scham. Ich treffe auf viele Überlebende, die sich ständig mit dem bedeutungslosen und ungerechten Urteil geißeln, dass sie weniger vergebend seien als andere.

Die Bereitschaft, Vergebung zu empfinden, unterscheidet sich jeweils in der Häufigkeit, Intensität und Dauer. Das gilt ebenso von Mensch zu Mensch wie im Laufe der Zeit für jeden Einzelnen. Manchmal bin ich von Liebe und Mitgefühl erfüllt, wenn ich mich an meine Mutter erinnere; ein anderes Mal erlebe ich dabei schmerzhafte emotionale Flashbacks von Verlassenheit und Schmerz; und manchmal schwanke ich zwischen Dankbarkeit und Schmerz, wenn ich mich daran erinnere, wie es war, sie als Mutter zu haben. Ich kann kaum vorhersehen, wie ich mich bei der Betrachtung meiner Mutter fühlen werde, denn Vergebung ist, wie alle wesentlichen emotionalen Erfahrungen, oft unberechenbar.

Vergebung aus der Distanz

Vergebung bedeutet nicht, dass Sie diejenigen, die Ihnen Schaden zugefügt haben, aufsuchen und mit ihnen sprechen müssen. Vielleicht entscheiden Sie sich, sie nie wiederzusehen.

— Jack Kornfield

Einigen von uns gelingt es, sich genügend von der Vergangenheit zu lösen, um sich in der Nähe der ehemals misshandelnden Eltern sicher und ungezwungen zu fühlen. Unsere Vergebung kann so tief sein, dass wir vielleicht sogar in der Lage sind, eine authentische Intimität mit ihnen zu erreichen.

Andere können jedoch nur aus der Distanz Vergebung für ihre Eltern empfinden. Denn obwohl unsere Trauerarbeit uns starke Gefühle der Vergebung beschert, ist es vielleicht immer noch unmöglich, uns in der Nähe unserer Eltern entspannt und sicher zu fühlen. Es gibt mindestens drei Bedingungen, die dafür verantwortlich sind:

Erstens, unsere Eltern behandeln uns weiterhin mit mangelndem Respekt, was Vertrauen und Offenheit in ihrer Gegenwart unmöglich macht. Dies gilt unabhängig davon, ob wir ihr anhaltend schlechtes Verhalten leugnen oder nicht.

Zweitens, unsere Eltern sind zwar nicht mehr missbräuchlich, aber wir empfinden immer noch tiefe Beklemmung, wenn wir mit ihnen zusammen sind, weil sie keine Reue wegen ihres schädlichen Verhaltens in der Vergangenheit geäußert haben. Das führt oft dazu, dass wir uns unbewusst verkrampfen, weil wir Angst haben, dass ihre Wut plötzlich wieder erwacht und uns quält.

Drittens, unsere Eltern sind nicht mehr aktiv missbrauchend, aber durch ihre Selbstbezogenheit und ihr mangelndes echtes Interesse an uns fühlen wir uns genauso verletzt und vor den Kopf gestoßen wie in unserer Kindheit.

Vergebende Gefühle können bei fortdauernder Misshandlung nicht aufkommen, weil die Angst uns automatisch aus der Herzzentriertheit in die Hypervigilanz oder Dissoziation treibt. Nur wenigen von uns gelingt es, sich angesichts anhaltender Feindseligkeit nicht automatisch ängstlich zu verkrampfen – selbst wenn die Feindseligkeit »nur« verbal ist. Dennoch ist unsere emotionale Natur erstaunlich flexibel, und viele von uns sind immer noch in der Lage, echtes Mitgefühl für ihre Eltern zu empfinden, wenn sie sich außerhalb der Reichweite ihrer Misshandlung befinden.

Wenn wir sicher sind, dass wir nicht verletzt werden, können einige von uns für fast jeden Vergebung empfinden. Aus der Distanz spüre ich manchmal Vergebung für die abscheulichsten Kriminellen der Gesellschaft. Studien zeigen, dass die meisten Gefängnisinsassen die Nachkommen von schwer gestörten Familien sind. Ihre Erziehung treibt sie eindeutig in die Richtung, gewalttätige Soziopathen zu werden. Wenn ich mir die Intensität des Missbrauchs in ihrer Kindheit vorstelle, den sie imitieren und wiederholen, habe ich Mitleid mit diesen armen, verlorenen und lieblosen Seelen. Ich möchte den kleinen Kindern in ihnen, die gezwungen wurden, die Gewalt ihrer Eltern nachzuspielen, vergeben und sie heilen.

Doch solche Empfindungen der Vergebung bedeuten nicht, dass ich mich mit einem von ihnen in einer dunklen Gasse befinden möchte. Es bedeutet auch nicht, dass sie meiner Meinung nach die Freiheit haben sollten, durch die Straßen zu streifen, wo sie erneut Gewalttaten verüben würden. Und natürlich bedeutet es auch nicht, dass ich irgendeine ihrer Gewalttaten vergebe. Doch wie sehr wünsche ich mir, dass diese armen Seelen von dem schrecklichen Schmerz befreit werden könnten, der ihre eigene liebevolle Natur für sie so unzugänglich macht.

Reale Gefühle der Vergebung können die Verleugnung erneut heraufbeschwören

> *... Wir können so leicht von dem, was wir erkämpft haben, abrupt in ein Leben zurückgleiten, das wir nie gewollt haben; und feststellen, dass wir wie in einem Traum gefangen sind, und dort sterben, ohne jemals aufzuwachen.*
>
> — Rilke

Reale Gefühle der Vergebung für einen noch misshandelnden Elternteil können für den Genesenden gefährlich sein. Es ist oft verlockend, solche Gefühle als Persilschein für die gesamte Beziehung zu interpretieren. Die destruktiven Folgen davon erlebe ich häufig bei meinen Klienten. Sie lassen sich in gewisser Weise von den eigenen aufrichtigen Gefühlen des Mitgefühls und der Vergebung, die durch das Trauern erreicht wurden, verwirren und hoffen und glauben oft, dass ihre Eltern bei ihrem nächsten Kontakt ähnlich zärtliche Gefühle zeigen werden. Das manchmal verzweifelte Verlangen danach macht aus ihrer Leugnung eine versteinerte Vergebung, und all die alten Abwehrmechanismen gegen das Gefühl des Schmerzes wegen der elterlichen Dysfunktionalität werden wieder hergestellt.

Mir tut es oft im Herzen weh, wenn ich diese Klienten nach einem mit solchen Erwartungen verbundenen elterlichen Kontakt treffe. Sie berichten manchmal von einem wunderbaren, liebevollen Umgang miteinander, zeigen aber dennoch sichtbare Anzeichen von Verstimmung. Wenn sie längeren Kontakt hatten, wirken sie oft eingeengt, erschöpft und abgestumpft. Sie haben sich möglicherweise erkältet, Rückenprobleme oder Migräne bekommen, Schlaflosigkeit oder Albträume erlebt. Im Allgemeinen wirken sie, als ob sie sich wieder in die beschämten und depressiven Kinder zurückentwickelt hätten, die sie in ihren Familien gezwungenermaßen waren.

Wenn die Eltern nun etwas weniger eklatant missbräuchlich geworden sind, verdeckt die Kombination von verzeihenden Gefühlen und der Dankbarkeit für diese kleinen Verbesserungen das weniger offensichtliche, gegenwärtig verletzende Verhalten. Dies gilt insbesondere für Eltern, die nicht mehr körperlich, aber immer noch verbal verletzend sind.

Die erneute Haltung der Verleugnung ist noch wahrscheinlicher, wenn die Eltern sich zwar nicht mehr feindselig verhalten, aber immer noch grundsätzlich gleichgültig sind. Verlockungen durch vermeintliches Interesse der Eltern, können leicht den illusorischen Glauben wiederherstellen, dass sich Mama und Papa doch wirklich um einen kümmern. Wenn ihre symbolischen Gesten der Fürsorge jedoch nicht durch authentisches oder langfristiges Interesse untermauert werden, dann öffnen sich gewöhnlich unsere alten Wunden der Scham und der Verlassenheit wieder schmerzhaft.

Wenn vergebende Gefühle die Verleugnung neu heraufbeschwören, können Besuche daheim die Erfolge von Monaten oder sogar Jahren der Arbeit an der Selbstachtung vorübergehend auslöschen. Z. T. habe ich sehr dramatische Situationen erlebt, die sich aus einem nur fünfminütigen Telefongespräch mit einem immer noch dysfunktionalen Elternteil ergeben haben.

Es gibt eine weitere Gefahr bei der Vergebung aus der Distanz. Wir neigen dazu, uns selbst gänzlich dafür verantwortlich zu machen, wie schrecklich wir uns nach dem Besuch unserer unveränderten Eltern fühlen. Ich habe in solchen Fällen schon viele Formen der folgenden Selbstbeschuldigung gehört:

> Ich bin einfach schlecht. Sie können wirklich nicht anders. Sie versuchen nicht, mich zu verletzen, und sie sind nicht annähernd so schlimm wie früher. Warum

> kann ich mich nicht ein bisschen mehr bemühen? Wenn ich nur nicht so bedürftig und überempfindlich wäre. Ich bin einfach zu verkorkst, um in dieser Hinsicht etwas zu erreichen. Warum kann ich nicht über meinen »Mist« hinwegkommen und einfach versuchen, mehr zu verzeihen?

Diese Überlebenden spötteln manchmal sogar über frühere Erfahrungen von echter Genesung und Vergebung und bezeichnen sie als falsch und wertlos – als weiteren Beweis dafür, dass sie »nichts richtig machen können«. Wenn sie, von toxischer Scham ergriffen, in sich gehen, kommen sie manchmal zu folgender Schlussfolgerung:

> Wenn ich wirklich verzeihen würde – wenn ich mich endlich dazu entschließen würde, die Vergangenheit zu überwinden und meinen Eltern wirklich zu vergeben –, dann könnte ich einen anständigen Besuch bei ihnen machen. Wenn ich mich nur nicht wie ein so verwöhntes Gör verhalten und so viel von ihnen erwartet hätte!

So ist es, wenn wir versuchen, dauerhaft an vergebenden Gefühlen festzuhalten. Legitime Verärgerung über elterliche Verletzungen lassen uns in die Rolle der Kindheit zurückfallen, die darin besteht, die volle Schuld für jede Missstimmung zwischen uns und unseren Eltern zu übernehmen.

Vergebung kann emotionale Ausbeutung verdecken

> *Menschen können vergeben; tadelnswertes Verhalten bleibt immer tadelnswert.*
>
> — Herbie Monroe

Leider führen verzeihende Gefühle gegenüber unseren Eltern, egal wie tiefgreifend und authentisch sie sind, nicht automatisch zu einer Veränderung ihrer Fähigkeit oder Bereitschaft, liebevoll und fürsorglich zu sein. Dies ist oft bei solchen Eltern der Fall, die uns unter Druck gesetzt haben, uns um sie zu kümmern. Wenn wir uns in einer versteinerten Vergebung befinden, wird vielen oft nicht bewusst, dass wir als Kind die Aufgabe des Erwachsenen übernehmen und Liebe geben mussten, ohne wenig oder gar nichts als Gegenleistung erwarten zu können.

Viele dysfunktionale Eltern sind in einem infantilen und extrem bedürftigen Stadium ihrer emotionalen Entwicklung hängengeblieben. Sie verabschieden sich nur äußerst widerwillig von der Rolle, bei der sich alles um sie dreht. Einige haben mit ihrer alten missbrauchenden Art und Weise aufgehört, fordern aber weiterhin die Aufmerksamkeit des erwachsenen Kindes.

Hier ist meine Erfahrung mit solch einer Situation: Mein Vater besuchte mich bei zwei verschiedenen Gelegenheiten, unmittelbar nachdem er eine Woche mit den Kindern meiner Schwester verbracht hatte. Obwohl er nicht mehr missbräuchlich ist, haben seine Besuche meine Wunden der Verlassenheit auf zweierlei Weise geschürt. Es waren ihm nicht nur meine Belange gleichgültig, sondern er versagte auch, wenn ich ihn nach meinem Neffen und meiner Nichte fragte. Obwohl sie seine einzigen Enkelkinder sind, die er besuchen darf, wusste er fast nichts über sie oder ihre Interessen.

Wenn unsere Eltern so narzisstisch mit uns umgehen, dann streuen sie Salz in unsere alten Wunden der Verlassenheit. Wie könnte es anders sein, als dass jede »Einbahnstraßen-Beziehung« zwischen Erwachsenen denjenigen verletzt, der immer gibt und selten empfängt?

Dennoch ist der Kontakt mit der immer noch dysfunktionalen Familie nicht unbedingt ohne Wert. Aus der Perspektive der Genesung hilft er, die Verleugnung zu reduzieren und unseren Schmerz und unsere Bedenken wegen unserer Verluste zu bestätigen. Dies gilt insbesondere für Familien, in denen die Eltern in etwa die gleichen geblieben sind wie in der Kindheit des Überlebenden. Klienten gegenüber, die einige Übung im Genesungsprozess haben, stelle ich Besuche »zu Hause« manchmal als »Erkundungstouren« dar.

Solche Besuche können auch der Genesung dienen, indem sie alte ungelöste Schmerzen hervorbringen, die sonst vielleicht nicht für eine Verarbeitung zur Verfügung stehen würden. Besuche zu Hause sind daher nützlich, unabhängig davon, ob es in unserer gegenwärtigen Beziehung zu unseren Eltern eine echte Heilung gibt oder nicht.

Es gibt natürlich eine Grenze der Nützlichkeit von schmerzhaften Besuchen im Elternhaus. Übermäßige Kontakte mit Familien, die noch immer missbräuchlich oder stark vernachlässigend sind, sind manchmal nichts anderes als die Kapitulation vor weiteren Misshandlungen. Diese Art von unbearbeitetem Wiederholungszwang verzögert die Genesung in der Regel mehr, als dass sie ihr hilft.

Meine persönliche Geschichte der Vergebung aus der Distanz

Da ich mich selbst in dieser Hinsicht in einem langsamen Lernprozess befinde, bin ich manchmal immer noch von den emotionalen, mit Angst und Scham verbundenen Flashbacks erschüttert, die ich in der Woche vor den Besuchen bei meinem Vater erlebe. Auch bin ich entsetzt darüber, wie lange es dauert, bis ich mich allein von einem zweitägigen Besuch bei ihm erhole.

Sooft ich auch wegen der schrecklichen Umstände seines Lebens geweint habe und sooft ich auch wütend über seine früheren Misshandlungen war und erkannt habe, dass ich mich nun leicht wehren könnte, wenn er mich jemals wieder angreifen sollte, ich kann mich in seiner Nähe immer noch nicht entspannen. So »irrational« es auch sein mag, nichts ruft mehr anhaltende Angst und Scham in mir hervor als die Zeit um einen seiner Besuche herum.

Und obwohl mir deutlich bewusst ist, warum das Kind in mir immer noch Angst vor ihm hat, bin ich immer noch erstaunt darüber, dass meine vielen Erlebnisse, in denen ich Vergebung ihm gegenüber empfunden habe, es mir nicht ermöglichen, seine Gesellschaft zu genießen. Wenn ich ihn längere Zeit nicht gesehen habe, fange ich an zu glauben, dass sein nächster Besuch bestimmt anders sein wird. Meine anhaltenden Erfahrungen mit dem Gefühl der Vergebung scheinen mich davon zu überzeugen, dass wir jetzt für eine entspannte und intime Beziehung bereit sind und dass er endlich in der Lage sein wird, mir ein warmherziges, väterliches Interesse zu zeigen. Je mehr Zeit zwischen den Besuchen vergeht, desto anfälliger bin ich dafür. Die Zeit scheint ein Verbündeter der Verleugnung zu sein, und ich habe neben meinem eigenen auch viele andere Fälle erlebt, in denen sich die Illusion von einer liebevollen Kindheit neu herausbildet.

Die wiederholte Erfahrung der Verleugnung bezüglich der Besuche meines Vaters lässt mich zutiefst staunen, wie sehr die Psyche das Bedürfnis nach der Illusion hat, geliebt zu werden. Das Bedürfnis nach der elterlichen Liebe ist in der Kindheit so entscheidend, dass die Psyche eine eindrucksvolle und dauerhafte Illusion davon erzeugen kann, ohne dass auch nur der geringste Beweis dafür gegeben ist.

Bis heute kann ich mich nur an zwei kurze Begebenheiten erinnern, bei denen mein Vater zu mir als Kind freundlich war. Trotzdem habe ich ihn vergöttert und wollte unbedingt in seine Fußstapfen treten. Bis zu meinem zwölften Lebensjahr war ich sicher, dass ich zur Marine gehen und dann eine Laufbahn als Ingenieur einschlagen würde, so wie er es getan hatte. Ohne es je von ihm zu hören, glaubte ich, dass er mich liebte, zumal meine Mutter darauf bestand, dass dem so sei. Mein Bedürfnis, dies zu glauben, erlaubte es mir, die erdrückenden Beweise des Gegenteils zu ignorieren.

Der vielleicht überzeugendste Beweis war, dass ich immer ängstlich und besorgt war, wenn ich mich in Armeslänge von ihm entfernt befand und seinen nächsten verbalen oder physischen Schlag in erhöhter Wachsamkeit erwartete. Ich kann sogar jetzt noch das unglaubliche Gefühl der Erleichterung spüren, das ich in diesen glückseligen Momenten empfand, wenn er auf der Couch eingeschlafen und vorübergehend außer Gefecht war. Noch kostbarer waren die Abende, wenn er bis spät in die Nacht arbeiten musste und nicht am Tisch saß. Absolute Befreiung erlebte ich bei den seltenen Gelegenheiten, wenn er wegen eines Arbeitsprojekts für einige Tage verreist war.

Doch trotz all dieser Kenntnisse gelingt es meinem inneren Kritiker immer noch gelegentlich, mich zu beschämen und mich glauben zu lassen, dass alles zwischen uns gut wäre, wenn ich die Vergangenheit ein für alle Mal überwinden würde. Innere Schamgefühle bestehen darauf, dass ich nichts als ein undankbarer Mensch bin, der sich nicht über die neue Sanftheit seines Vaters freut. Schließlich schlägt und kritisiert er mich nicht mehr und er schaut mich auch nicht mehr angewidert an! Ich sollte diesen Unsinn vergessen, dass Hunde nie über die Angst vor ihren Misshandlern hinwegkommen, wenn sie von ihnen auch nur wenige Wochen misshandelt wurden, als sie noch Welpen waren. Hätte ich mich nicht schon längst über die Sensibilität von Tieren hinaus entwickeln sollen?

Wie schwer ist es doch manchmal, dem sirenenhaften Ruf der toxischen Scham zu widerstehen! Dennoch muss ich mich weiterhin mithilfe der gesunden Schuldzuweisung für mich selbst einsetzen, wenn die Scham versucht, mich davon zu überzeugen, dass ich an der mangelnden Intimität mit meinem Vater schuld bin. Ich muss die Schuldzuweisung immer dann aktivieren, wenn es notwendig ist, mich an die Beständigkeit und Dauer des früheren Hasses meines Vaters zu erinnern. Die Furcht vor meinem Vater hat sich mit der Permanenz eines Instinkts in meine Psyche eingeprägt. Wie sollte es auch anders sein, nachdem ich während meiner gesamten Kindheit Tausende von Mahlzeiten in Angst und Schrecken neben ihm verbracht hatte:

Immer mehr sich zusammenziehend und kleiner werdend
immer auf den Moment des Vulkanausbruchs wartend,
spürend, wie seine Spannung steigt,
die Wut wahrnehmend, die sich in seinem röchelnden Atem verfestigt,

die anschwellenden Venen in seinem Nacken im Blick
seine Augen werden schmaler
sein Arm holt aus …

So sehr es mich schmerzt, dies zu schreiben, aber wir werden uns vielleicht nie nahe stehen, zumal er keine zusätzliche Heilung in unsere Beziehung bringen kann oder will, weil er Reue über seine frühere Brutalität zeigt. Ich wünschte, ich könnte Worte finden, die beredt genug sind, um mich mit ihm über die verletzenden Aspekte der Vergangenheit zu unterhalten. Leider haben mir vergangene Erfahrungen gezeigt, dass er über solche Dinge nur hämisch sprechen kann. Bei einem kürzlichen Besuch machte er einen Witz: »Ich weiß nicht, warum deine Schwester mich nicht sehen will, ich war nicht grausamer zu ihr als zu euch allen!« Die Unfähigkeit oder mangelnde Bereitschaft meines Vaters, etwas über seine Unzulänglichkeit als Elternteil anzuerkennen, macht es dem Kind in mir unmöglich, ihm zu vertrauen. Wie kann das Kind sicher sein, dass der wütende, furchterregende Riese in meinem Vater nicht nur ein langes Nickerchen auf der Couch macht, bevor er als derselbe alte gewalttätige Vater wieder aufwacht?

Trotzdem fühle ich mit wachsender Fähigkeit, Ambivalenz auszuhalten, immer noch häufig Liebe und Vergebung ihm gegenüber, wenn ich ihn eine Zeit lang nicht sehe oder nicht mit ihm spreche. Aus der Distanz mag ich ihn sogar ganz gern und schätze ihn. Ich bin dankbar für seinen genetischen Beitrag und für das relativ stabile Zuhause, das er mir geboten hat.

Ich lese auch gerne seine Briefe, die für mich sicher sind, da er nicht unmittelbar anwesend ist. Ich wünsche ihm in jeder Hinsicht das Beste, und ich freue mich aufrichtig, dass es ihm gelungen ist, im Alter etwas Freude am Leben zu finden. Manchmal empfinde ich sogar so viel Mitgefühl, dass ich mich stark genug fühle, ihm die uneingeschränkte Aufmerksamkeit und bemutternde Zuwendung zu geben, nach der er sich so sehnt.

Die fehlende Nähe zu meinem Vater ist ein anhaltender Verlust in meinem Leben, der mit dem Trauern immer erträglicher wird, aber unser Mangel an Intimität wird wahrscheinlich immer wehtun. Wenn es um eine dauerhaft schwerwiegende Misshandlung geht, kann der Schaden, der der Intimität in der Beziehung zu einem Elternteil zugefügt wird, irreparabel sein.

Ich bete, dass ich immer die Geduld haben werde, mit dieser schmerzhaften Realität aufrichtig umzugehen. Ich habe in der Vergangenheit zu viel mit denen gemeinsame Sache gemacht, die mich unter Druck gesetzt haben, meine Gefühle unter den Teppich des Bewusstseins zu kehren. Ich weiß, dass solche verleugneten Gefühle mich sicher wieder verfolgen und mir schaden werden – höchstwahrscheinlich in einer Weise, die die wirkliche Intimität verletzt, die ich glücklicherweise mit Freunden und anderen Familienmitgliedern pflege. Ich bete, dass ich mich zunehmend weigern kann, mich dafür zu schämen, dass ich nicht den elysischen Zustand der Vergebung erreicht habe, der es mir erlaubt, »einfach darüber hinwegzukommen«.

Einschränkung des Kontakts mit weiterhin dysfunktionalen Eltern

Vergebung aus der Distanz kann viele Facetten haben. Vielleicht möchten wir unsere Eltern gelegentlich immer noch sehen, auch wenn sie sich nicht so sehr verändert haben, dass wir uns bei ihnen sicher oder frei fühlen. In solchen Fällen können wir einen begrenzten Kontakt mit ihnen auf eine Weise arrangieren, die vielleicht sogar einen echten Genuss ermöglicht. Eine Reduzierung der Länge und Häufigkeit der Besuche ist in der Regel der Schlüssel dazu. Ich habe festgestellt, dass eintägige Besuche bei meinem Vater viel erträglicher sind als zweitägige.

Vielen von uns geht es auch besser, wenn sie ihre Eltern besuchen, als wenn sie von ihnen besucht werden. Wenn ein Elternteil, der sich nicht weiterentwickelt hat, bei Ihnen zu Hause ist, gibt es viel mehr Aspekte Ihres Lebensstils, die Ziel von potenzieller Kritik oder launischer Missbilligung sein können. Ich besuche auch lieber meinen Vater zu Hause, weil ich ihn dann normalerweise bitten kann, gleichzeitig andere Verwandte einzuladen. Zum Glück fühle ich mich mit ihnen entspannter und das verringert die Spannung, die ich schnell allein mit meinem Vater empfinde.

Andererseits gibt es Überlebende, die nicht einmal an einen Besuch im Haus ihrer Eltern denken können, ohne sich aufzuregen, besonders wenn es sich um dasselbe Haus handelt, in dem sie als Kinder traumatisiert wurden. Die »Rückkehr an den Tatort« ruft häufig schmerzhafte und überwältigende Flashbacks hervor. Aus diesem Grund rate ich Klienten, die ihre Eltern besuchen, immer, sich zuzugestehen, jederzeit zu fliehen, wenn sie sich überfordert fühlen. Wenn uns der Verlauf eines Besuchs nicht gefällt, können wir zur Tür hinausgehen, ein Taxi rufen, in ein Hotel gehen oder zu unserem eigentlichen Zuhause zurückkehren. Viele Klienten haben mir gesagt, dass es ausreicht, daran erinnert zu werden, dass sie solche »erwachsenen« Optionen haben, um sich bei ihren Besuchen im Elternhaus wesentlich entspannter zu fühlen.

Schließlich sind einige von uns am besten beraten, den Kontakt mit den Eltern auf die Post oder das Telefon zu beschränken. Und wie oben erwähnt, haben wir das Recht, ein Telefongespräch jederzeit zu beenden, falls unsere Eltern wieder in eine respektlose Kommunikation zurückverfallen.

Vergebung und Spiritualität

> *Ich habe viele sehr freie Menschen getroffen, dennoch glaube ich nicht, dass jemand dabei war, der gänzlich ohne Wut war.*
>
> — Stephen Levine

Innere spirituelle Erfahrungen werden manchmal von intensiven Gefühlen der Vergebung begleitet. Wenn unser Bewusstsein in der Lage ist, sich dem Göttlichen zu öffnen, sind wir oft von einer wundersamen Energie der Liebe, des Wohlbefindens und des Verständnisses erfüllt. Dieses Verständnis entfaltet sich manchmal zu der überwältigenden Erkenntnis, dass wir mit allen Wesen und Dingen auf sakrale Weise durch eine zugrunde liegende göttliche Matrix der Einheit und Vollkommenheit verbunden sind.

Das allumfassende Gefühl der Liebe, das typischerweise mit solchen spirituellen Öffnungen einhergeht, ist so tief, dass es sich manchmal zu Gefühlen der bedingungslosen Liebe und des Mitgefühls für alle fühlenden Wesen ausweitet (was im Großen und Ganzen die meisten dysfunktionalen Eltern einschließt). Wenn dies geschieht, erleben wir manchmal ein flüchtiges Gefühl, dass alles genau so ist und immer so war, wie es sein sollte. Wenn wir uns in diesem überirdischen Gefühlszustand befinden, fühlen wir uns gewöhnlich außerordentlich vergebend.

Wie erhaben diese Erfahrung auch sein mag, unsere Genesung leidet, wenn wir eine transpersonale Erfahrung der Vergebung mit zwischenmenschlicher Vergebung verwechseln. Spirituelle Erweckungen, so heilsam und wunderbar sie auch sind, erzeugen nicht auf magische Weise eine authentische Vergebung unserer realen Misshandler. Spirituelle Vergebung ist keine Alternative zum Trauerprozess, der der authentischen zwischenmenschlichen Vergebung vorausgehen muss.

Leider gibt es viele edel gesinnte Seelen, die sich auf die Ideale der Liebe und Vergebung berufen, um ihre unverarbeitete Geschichte der Verletzungen aus ihrem Bewusstsein zu halten. Einige nutzen die Meditation wie ein

Medikament, und ihre spirituelle Suche ist allzu oft übermotiviert, getrieben von dem Wunsch, den emotionalen Realitäten zu entfliehen. Einige Therapeuten nennen diese hochentwickelte Form der Dissoziation eine »Flucht in die Erleuchtung«.

Ich trauere um die Jahre, die ich auf der Suche nach dauerhafter, schmerzfreier Erleuchtung im Osten verbracht habe. Auf der verzweifelten Suche nach einem mystischen Allheilmittel für meine Depressionen und Ängste betäubte ich mich mit Meditation. Erst als ich mich viele Jahre später meiner Trauer stellte, lernte ich, wie ich die Meditation nutzen kann, um das Leben zu empfangen, anstatt ihm zu entkommen. Spirituelle Techniken wie die Vipassana-Meditation sind ausgezeichnete Werkzeuge, um Überlebenden zu helfen, gesund mit allen Aspekten ihrer selbst und ihrer Lebenserfahrung umzugehen.

William James, der Transzendentalist, der oft als der Begründer der Psychologie in den USA bezeichnet wird, war ein starker Befürworter des realistischen Umgangs mit den Herausforderungen des Lebens. Er beschrieb das gesunde Individuum und sagte:

> Der Mensch kann dieses Universum ertragen … Er kann immer noch einen Reiz darin finden, und zwar nicht durch ein »Vogelstraußverhalten«, sondern durch die pure innere Bereitschaft, sich der Welt trotz aller dort vorhandener abschreckender Dinge zu stellen.

Die Beziehungen zwischen Eltern und ihren erwachsenen Kindern können nicht heilen, wenn durch eine transpersonale Vergebung die Tatsache ignoriert wird, dass das Vertrauen noch nicht durch eine gründliche Auseinandersetzung mit der Vergangenheit wirksam wiederhergestellt wurde. Wenn wir uns nicht aktiv durch unseren Zorn und unsere Anschuldigungen hindurcharbeiten, lässt uns unsere spirituelle Praxis lediglich in einem stagnierenden Zustand der substanzlosen, versteinerten Vergebung zurück.

Darüber hinaus macht das Festhalten an der transpersonalen Vergebung – über ihre natürliche Dauer hinaus –, solche spirituellen Öffnungen in der Zukunft weniger zugänglich, so wie es bei jeder Erfahrung mit substanziellem emotionalem Inhalt der Fall ist.

Das heißt nicht, dass es keinen Platz für spirituelle Praxis bei der Erlangung von Vergebung gibt. Spirituelle Erfahrungen können sehr motivierend sein, denn sie zeigen uns, dass Vergebung möglich ist und eine wunderbare Erfahrung sein kann.

Als Teil der spirituellen Praxis können Gebete und Meditationen über Liebe, Mitgefühl und Vergebung sehr hilfreich sein, solange wir uns nicht in dem Glauben wähnen, etwas zu fühlen, was wir nicht wirklich fühlen. So paradox es auch erscheinen mag, wir verringern unsere Fähigkeit, echte Liebe und Mitgefühl zu empfinden, wenn wir versuchen, Vergebung zu erzwingen.

In diesem Licht könnte eine ausgewogene Affirmation oder ein Gebet zur Förderung einer gesunden Beziehung zur Vergebung so klingen:

> Ich bitte darum, mit dem reinigenden Wasser der Vergebung gesegnet zu werden. Ich bitte darum, auf eine heilsame und nicht gierige Weise mit der Vergebung Verbindung aufnehmen zu können. Sage mir, wem ich vergeben und mit wem ich zusammen sein kann, wem ich vergeben und ihn meiden soll, und wem ich nicht vergeben muss. Lehre mich, anderen zu verzeihen, indem ich mir selbst immer mehr vergebe.

Kapitel 12

Suche nach Vergebung für die eigene dysfunktionale Elternschaft

Mein Herz ist bei denjenigen Überlebenden, die erst im Nachhinein entdecken, dass sie ihre eigenen Kinder auf die gleiche nachteilige Weise erzogen haben, wie sie selbst erzogen wurden. Diese Überlebenden zeigen außergewöhnlichen Mut, wenn sie den Weg der Genesung wählen. Sie stehen vor dem schwierigen Dilemma, die Trauer über ihr eigenes Kindheitstrauma aufzuarbeiten, während sie gleichzeitig wissen, dass sie zu ähnlichen Verletzungen bei ihren Kindern beigetragen haben.

Der folgende sechsstufige Prozess soll den Überlebenden helfen, Wiedergutmachung bei ihren Kindern zu leisten, sodass echte Vergebung zwischen ihnen entstehen kann. Wir können diese Schritte auch so anpassen, dass wir die Vergebung von all jenen suchen, die wir verletzt haben.

1. Erkennen und zugeben, dass bestimmte Muster von missbräuchlichem und vernachlässigendem Verhalten nicht akzeptabel sind.
2. Um Verzeihung bitten und die Trauer über jegliche Verletzungen oder Verluste, die dieses Verhalten verursacht haben, zum Ausdruck bringen.
3. Sich auf mildernde Umstände beziehen, die zur unbewussten Wiederholung von Missbrauch und Vernachlässigung beigetragen haben.
4. Wiedergutmachung für die Verletzungen und Verluste leisten, wo dies angemessen und möglich ist. (Einige Eltern tun dies, indem sie die Therapie des erwachsenen Kindes teilweise oder ganz bezahlen, wenn dies möglich ist.)
5. Den erwachsenen Kindern zugestehen, ihre Gefühle über die Verletzung auf eine nicht missbräuchliche Weise zu äußern.

6. Versprechen, sich in Zukunft fairer zu verhalten und offen zu sein für Rückmeldungen über mögliche Rückschritte zu alten, schädlichen Umgangsformen.

Eine Vielzahl von Hindernissen kann diesen Prozess beeinflussen. Eines davon ist, dass einige erwachsene Kinder nicht wahrhaben wollen, dass ihre Eltern ihnen Schaden zugefügt haben. Viele hängen so sehr in ihrer Verleugnung fest, dass sie sich die Geständnisse und das Bedauern ihrer Eltern nicht anhören wollen. Vielleicht sind sie einfach unvorbereitet und noch nicht so weit, um sich der Erkenntnis zu stellen, dass etwas mit ihrer Kindheit nicht in Ordnung war. Das ist wichtig zu wissen, denn nur wenige erwachsene Kinder reflektieren ihre Kindheit in realistischer Weise vor dem dreißigsten Lebensjahr.

Trotzdem kann ein reumütiger Elternteil in den meisten Fällen zumindest den Vergebungsprozess einleiten und z. B. einen Brief an sein erwachsenes Kind schreiben, in dem die ersten drei Schritte aus der obigen Liste umgesetzt werden. Der Elternteil kann seine Wahrnehmung der Verluste seines erwachsenen Kindes in der Kindheit beschreiben und sich für seinen Anteil daran entschuldigen.

Wenn der Brief vom Kind nicht gut aufgenommen wird und es nichts mehr davon hören will, hat der Elternteil zumindest einen Samen für einen Genesungsprozess gepflanzt, der in späteren Jahren keimen kann. Außerdem hat es sich von verschwiegenen oder echten Familiengeheimnissen befreit.

Ein zweites Hindernis für die Wiedergutmachung von elterlichen Fehlern ist manchmal dann gegeben, wenn sich das erwachsene Kind in einem frühen Stadium seiner eigenen Genesung befindet. Der Überlebende fühlt sich möglicherweise zu verletzt oder verletzbar, um in dieser Zeit mit seinen Eltern über die Vergangenheit zu sprechen – ganz gleich, wie sehr sie sich entschuldigen. Einige Überlebende müssen sich möglicherweise längere Zeit distanzieren, um allein an ihrem Genesungsprozess zu arbeiten, bevor sie in der Lage sind, eine aktive Versöhnung mit ihren Eltern zu beginnen.

Beispiel für eine ausgewogene Entschuldigung

Ob wir nun schriftlich oder persönlich um Verzeihung bitten, wir schulden uns die Fairness, unsere mildernden Umstände zu erklären. Eine ausgewogene Entschuldigung könnte etwa so klingen:

Mein Sohn, ich möchte mit dir darüber sprechen, wie ich dich behandelt habe, als du noch sehr jung warst. Ich habe dich wirklich geliebt, und ich hatte das Gefühl, dass ich das Beste, wozu ich in der Lage war, getan habe. Jetzt weiß ich jedoch, dass es gewisse Dinge gab, für die ich dich bestraft habe, und gewisse Arten, wie dies geschah, die ungerecht und überaus verletzend für dich waren. Ich wünschte, ich hätte damals gewusst, dass es für dich in keiner Weise hilfreich war, sich über dich aufzuregen und sich zu sehr auf deine Fehler zu konzentrieren.

Ich bedauere zutiefst, dass ich dich verletzt habe, indem ich meine Eltern blind nachgeahmt und dich auf die gleiche ungerechte Weise bestraft habe, wie sie mich bestraft haben (je genauer diese Wege beschrieben werden, desto wirksamer ist die Entschuldigung). Es war damals schwer zu erkennen, dass diese Art in Wirklichkeit misshandelnd war, weil jeder um mich herum zu denken schien, dass dies gute Erziehungspraktiken waren.

Es tut mir besonders leid, dass ich dich bestraft habe, weil du geweint hast, und dich gezwungen habe, »erwachsen« zu werden und so früh in deinem Leben hart und stark zu sein. Ich bin auch sehr traurig, dass es viele wichtige Dinge gab, die ich nicht für dich als Kind getan habe. Ich wünschte, ich hätte in Bezug auf dich nicht so vieles vernachlässigt. Ich wünschte, ich hätte mir viel mehr Zeit genommen, dich wahrzunehmen, mit dir zu kuscheln, mit dir zu spielen und mit dir zu reden. Ich wünschte, ich hätte dir viel unmittelbarer all die wunderbaren Eigenschaften nennen können, die ich in dir sehe.

Lass mich jetzt davon erzählen. (So ausführlich wie angebracht.) Ich glaube, ich habe es dir als Kind nie erzählt, weil ich diese Art von Anerkennung von meinen Eltern nie erhalten habe. Mir war nicht klar, wie wichtig und gut dies für dich gewesen wäre. Man hatte mir beigebracht, dass du dadurch verwöhnt und übertrieben selbstbewusst werden würdest. Es tut mir wirklich leid, dass ich mir nicht schon viel früher darüber klar geworden bin. Es hätte mich in die Lage versetzt, dir die Fürsorge, Wertschätzung und Ermutigung zu zeigen, die du in jeder Hinsicht verdient hast.

Ich verstehe natürlich, dass du evtl. Wut und Schmerz wegen dieser Dinge empfindest. Ich denke, dass du absolut das Recht hast, über meine Fehler wütend zu sein. Ich lade dich ein, mir deine Gedanken und Gefühle darüber mitzuteilen, was dir in deiner Kindheit fehlte und dich verletzt hat. Ich würde gerne wissen, ob du Möglichkeiten siehst, wie ich das wieder gutmachen kann. Und vor allem hoffe ich, dass du eines Tages erkennen kannst, dass ich dir niemals in irgendeiner Weise Schaden oder unnötiges Leid zufügen wollte.

Dieses Beispiel ist lediglich ein Entwurf. Sein Heilungspotenzial wird erheblich gesteigert, wenn es mit persönlichen Details gefüllt wird. Je spezifischer und ausführlicher die Offenbarung ist, desto mehr wird sich der Elternteil von seiner Schuld erholen und desto größer ist der Nutzen für sein erwachsenes Kind.

Eine detaillierte Entschuldigung hilft erwachsenen Kindern enorm bei ihrem Genesungsprozess, besonders wenn sie noch immer darum kämpfen, Leugnung und Verharmlosung abzubauen. Viele von uns fühlen sich hilflos in ihrem Bemühen, sich ein genaues Bild von den ersten Jahren ihres Lebens zu machen. Unsere Dissoziation muss so groß gewesen sein, dass wir uns durch unsere prägenden Jahre scheinbar schlafwandlerisch bewegt haben, ohne viel von dem, was vor sich ging, zu registrieren. Für viele von uns ist die genaue Rekonstruktion der Vergangenheit ein Puzzle, dessen Teile erst nach und nach zur Verfügung stehen. Unsere Eltern sind oft die einzige Quelle für die wichtigsten Teile. Das Geständnis ihrer schrecklichen Misshandlungen, das meine Mutter mir gegenüber an ihrem Sterbebett gemacht hat, war ein unschätzbarer Wendepunkt in meinem Genesungsprozess.

Als Therapeut erlebe ich viele genesende Eltern, die ihre Rolle als Eltern in einem Schwarz-Weiß-Denken ausschließlich negativ bewerten. Obwohl sie selbst Überlebende von toxischer Scham sind, konzentrieren die sich oft nur auf ihre Fehler als Eltern. Ich habe jedoch noch nie jemanden getroffen, der sich aktiv mit seiner Genesung auseinandersetzt und der bei genauerer Betrachtung seinen Kindern nicht doch in irgendeiner entscheidenden Weise nützlich war.

Vor diesem Hintergrund ist es angebracht, im letzten Abschnitt des Entschuldigungsschreibens einige konkrete Informationen und Anekdoten darüber aufzunehmen, wie Sie Ihr Kind geliebt, geschätzt und ihm gedient haben. Um wirksam zu sein, muss dies in dem Sinne geschehen, dass Sie Ihrem Kind ein vollständiges und ausgewogenes Bild seiner Kindheit vermitteln. Wenn diese Informationen jedoch in einer Weise dargelegt werden, die die Schwere seines tatsächlichen Leidens in der Kindheit verharmlosen oder nicht ernst nehmen, ist der Effekt in der Regel kontraproduktiv.

Der Zeitpunkt der sich entschuldigenden Offenbarung ist wichtig. Genauso wie das erwachsene Kind nicht immer bereit ist, etwas über die Vergangenheit zu erfahren, muss auch der sich erholende Elternteil zunächst erhebliche Genesungsarbeit an seinen eigenen Verlusten leisten, bevor er entsprechend bereit ist, um Vergebung zu bitten. Wenn möglich, sollten Sie am besten warten, bis Sie ein gewisses Maß an Selbstmitgefühl erreicht haben. Andernfalls könnte Sie toxische Scham ergreifen, wenn und falls Ihr erwachsenes Kind Wut und Vorwürfe wegen Ihres Geständnisses zum Ausdruck bringt.

Es ist auch wichtig zu beachten, dass die meisten genesenden Eltern dem Zorn und den Anschuldigungen eines erwachsenen Kindes nicht unbegrenzt zuhören können – egal wie weit ihre Genesung vorangeschritten ist.

Es gibt nur eine begrenzte Anzahl von Entschuldigungen, die für eine bestimmte Ungerechtigkeit vorgebracht werden können, bevor sie als fortwährende Schuldfrage begraben werden muss. Wie wir in Kapitel 7 gesehen haben, ist es möglich, den größten Teil unserer Wut, insbesondere bei sehr belastenden Vorfällen, ohne die Anwesenheit eines Elternteils effektiv auszuagieren. Außerdem nützt es niemandem, wenn unser Zorn gegenüber unseren Eltern in ausfallender Weise geäußert wird.

Wir profitieren am meisten davon, wenn wir unsere aufgestaute Wut auf unsere verinnerlichten Eltern richten, statt auf unsere realen Eltern. Der innere kritische Elternteil mit seinem Arsenal an abfälligen Botschaften und Beschallungen ist jetzt die Hauptquelle unseres anhaltenden Selbsthasses und unserer toxischen Scham.

Die Lösung unerledigter Konflikte zwischen dem erwachsenen Kind und dem sich erholenden Elternteil erfordert oft eine permanente Kommunikation. Da er einer starken Belastung ausgesetzt ist, kann dieser Dialog manchmal zu weiterem Unmut und zu Frustration führen. Es ist oft viel Geduld erforderlich, um alte Wunden zu heilen und echte Intimität und Vertrauen entstehen zu lassen. Wenn der Versöhnungsprozess zusammenbricht oder destruktiv wird, kann es hilfreich sein, einen Therapeuten aufzusuchen, der auf die Genesung von dysfunktionalen Familien spezialisiert ist.

Wenn der Prozess der Erneuerung der Beziehung zwischen Eltern und erwachsenem Kind besonders erfolgreich ist, trauern beide Parteien manchmal gemeinsam, während sie die offenen alten Wunden »verarbeiten«. Als Therapeut habe ich mehrfach solch rührende Ereignisse erlebt. Wenn ein Elternteil aus Trauer weint, weil er sein Kind verletzt hat, wird das erwachsene Kind oft auch automatisch zu Tränen gerührt. Es ist auf ergreifende Weise therapeutisch, endlich sichtbar das Mitgefühl von einem Elternteil zu erfahren. Starke Gefühle der Liebe und Vergebung begleiten häufig solche gemeinsam erlebten Momente.

So wunderbar diese Erfahrungen auch sind, sie garantieren keine dauerhafte Vergebung. Da sich das Bild der Misshandlungen in der Kindheit in der Regel erst allmählich entfaltet, verdrängen spätere Erinnerungen an unverarbeitete Traumata manchmal noch die jungen Empfindungen der Vergebung durch Gefühle der Wut und Entfremdung. Diese feindseligen Gefühle können vorübergehend eine zuvor erzielte Nähe zerstören.

Keiner der Überlebenden muss an solchen Rückschlägen verzweifeln. Wenn sich beide Parteien wieder auf einen nicht beleidigenden Dialog einlassen, können sie durch eine »neue« Rückbesinnung auf die Vergangenheit die Gefühle der Vergebung neu stimulieren. Wenn diese Unterbrechungen mehrmals erfolgreich überwunden werden, wächst das Vertrauen, dass künftige Beeinträchtigungen auf eine Weise gelöst werden, die die Intimität tatsächlich vertieft.

Zwei abschließende Bemerkungen sind hier hervorzuheben. Unabhängig davon, wie hilfreich und wünschenswert sie auch sein mag, niemand braucht eine Entschuldigung seiner Eltern, um zu genesen. Ebenso wenig brauchen Eltern die Vergebung ihrer Kinder, um sich selbst für ihre Fehler in der Vergangenheit zu vergeben. Die wichtigste Vergebung bei der Genesung – die Selbstvergebung – erfolgt im innersten Heiligtum des Selbst.

Vergebung, Reparenting und das innere Kind

> *Wahrscheinlich wäre auch ich durch dieses zwanghafte Bedürfnis, die Eltern zu schützen, stecken geblieben … wenn ich nicht mit meinem inneren Kind Kontakt aufgenommen hätte, das erst spät in meinem Leben auftauchte und mir sein Geheimnis verraten wollte … nun stand ich vor einer offenen Tür … Aber ich konnte die Tür nicht schließen und das Kind bis zu meinem Tod allein lassen. Ich traf eine Entscheidung, die mein Leben tiefgreifend verändern sollte, … mein Vertrauen in dieses fast autistische Wesen zu setzen, das die jahrzehntelange Isolation überlebt hatte.*
>
> — Alice Miller

Die oben skizzierten Schritte auf der Suche nach Vergebung können von allen Überlebenden genutzt werden, nicht nur von dysfunktionalen Eltern. Fast alle von uns sind zuweilen schreckliche Eltern für unsere inneren Kinder.

Während unsere inneren Kinder darauf warten, elterliche Fürsorge von uns zu erfahren, hoffen sie, dass wir uns entschuldigen und all die Jahre, in denen wir den Missbrauch und die Vernachlässigung unserer Eltern nachgeahmt haben, wiedergutmachen. Unsere inneren Kinder müssen erfahren, dass es uns leidtut, dass wir sie nicht vor dem inneren kritischen Elternteil geschützt und ihnen keine Liebe, Unterstützung und Ermutigung gegeben haben.

Leider fällt es vielen von uns schwer, sich zu entschuldigen, weil wir als Kinder gelernt haben, Entschuldigungen mit Eingeständnissen von Fehlerhaftigkeit und Wertlosigkeit zu verbinden. Viele von uns sind unbewusst der Meinung, dass sie ihr Leben lang schon nichts anderes machen, als sich zu entschuldigen. Wir können es nicht mehr ertragen, in irgendeiner

Weise um Entschuldigung zu bitten – innerlich wie äußerlich. Zum Glück sind wir jetzt soweit zu lernen, wie wir uns entschuldigen und gleichzeitig unser Selbstwertgefühl bewahren können. Eine nicht beschämende Entschuldigung ist in der Tat ein Zeichen von hohem Selbstwertgefühl. Echte Selbstachtung bleibt sowohl bei Misserfolgen als auch bei Erfolgen erhalten.

Viele von uns haben auch Schwierigkeiten, sich bei ihrem inneren Kind zu entschuldigen, weil sie keine authentische Beziehung zu ihm haben. Wir verbinden uns nicht in einer sinnvollen und grundlegenden Weise, weil wir so viel Angst vor seinem Schmerz und seinen Erinnerungen haben. Unser inneres Kind hat genauso viel Angst vor uns wie es vor unseren Eltern hatte. Warum sollte es anders sein? Wir behandeln es genauso schlecht, wie es unsere Eltern taten, und vor uns kann es sogar noch weniger fliehen als vor ihnen.

Wenn wir unser inneres Kind ständig beschämen, weil es Gefühle und Bedürfnisse hat, versteckt es sich vor uns. Die meisten von uns geben nur Lippenbekenntnisse ab, dass sie sich um ihr inneres Kind kümmern würden, und wenden sich reflexartig voller Abscheu ab, wenn es sich auf irgendeine wirklich kindliche Weise zeigt. Die meisten inneren Kinder schmachten ewig in dem dunklen, einsamen Gefängnis des Unbewussten, ohne Hoffnung, jemals erwünscht zu sein, um am Leben in seiner ganzen Fülle teilzunehmen. Vielleicht ist das der Grund, warum wir die Vorstellung von der Hölle so glaubwürdig finden.

Wenn wir die Wiedergutmachung für unsere inneren Kinder ernst nehmen, müssen wir ihnen Mitgefühl dafür zeigen, wie hart und einsam ihr Leben gewesen ist. Wir werden uns mit ihnen verbinden, indem wir ihr Leid (ihre Trauer) mitempfinden. Wir werden offen sein für die Quelle ihrer nicht geweinten Tränen und für ihre höllische Wut, und wir werden ihre rechtmäßig geäußerten Klagen über unendlich zahlreiche ungerechte Bestrafungen und Vernachlässigungen anerkennen. Wir werden ihnen erlauben, uns und unseren Eltern die Schuld dafür zu geben, dass wir sie wiederholt verraten haben. Wir werden ein für alle Mal die widerwärtige Praxis beenden, ihren Schmerz herablassend mit dem von Kindern in einem armen Land oder in einer dramatischer missbrauchenden Familie zu vergleichen.

Suche nach Vergebung für unser eigenes schlechtes Reparenting

Niemandem gelingt ein perfektes Reparenting. Wir kommen nicht umhin, zumindest gelegentlich einige der Fehler unserer Eltern zu wiederholen, egal wie gut unsere Absichten sind. Der Wiederholungszwang hat in der Tat eine entmutigende Wirkung. Oft werden wir, ohne uns dessen bewusst zu sein, ungeduldig und weisen unser inneres Kind zurück, wenn es müde oder einsam ist oder einfach nur unsere Aufmerksamkeit braucht. Eine solche familiäre Nachstellung lässt das innere Kind gewöhnlich aus dem Bewusstsein verschwinden, lautlos und ohne, dass man es merkt. Erst wenn wir versuchen, uns wieder mit unserem inneren Kind zu verbinden, stellen wir plötzlich fest, dass all die Lebendigkeit, die wir in unserer Beziehung zu ihm aufgebaut hatten, verschwunden ist.

Dennoch sind die von uns bereuten Fehler beim Reparenting durchaus reparierbar, da unser inneres Kind bemerkenswert empfänglich für aufrichtige Entschuldigungen ist. Unser inneres Kind hat eine unglaubliche Fähigkeit zur Vergebung. Es hat enorme ungerechte Behandlungen durch seine Eltern verziehen, bevor es sich der Verzweiflung hingab, niemals in einer liebevollen Beziehung zu sein.

Wir können uns bei unserem inneren Kind entschuldigen, indem wir ihm sagen, dass es uns leidtut, es verletzt zu haben. Wir können es auffordern, gemeinsam traurig und wütend über unseren zurückliegenden Vertrauensbruch zu sein. Wenn wir sein Bedürfnis anerkennen, über unser Versagen, es zu lieben und zu beschützen, zu trauern, beweist das, dass wir seine Verletzung und seinen Schmerz ernst nehmen, besonders wenn wir die Schuld daran tragen.

Unser inneres Kind wird empfänglicher für unsere Entschuldigungen sein, wenn wir es an unsere mildernden Umstände erinnern. Wir können ihm sagen, dass wir nicht perfekt sind, dass wir noch lernen, fürsorglich mit ihm umzugehen, und dass wir manchmal unbeabsichtigt und unbewusst beschämendes Verhalten einfach aus Gewohnheit wiederholen und nicht, weil wir uns über es ärgern.

Wir können der Entschuldigung gegenüber unserem inneren Kind mehr Gewicht geben, indem wir uns erneut verpflichten, uns für es einzusetzen, toxische Beschämung abzuwehren und durch liebevolle Worte und Taten zu ersetzen. Unser inneres Kind vertraut unseren Entschuldigungen in dem Maße, in dem wir uns tatsächlich fürsorglich und achtsam ihm gegenüber verhalten. Unsere ständige aktive Unterstützung verleiht unseren Bitten um Vergebung Glaubwürdigkeit.

Schließlich können wir unser inneres Kind bitten, uns bei unseren Bemühungen um ein fürsorgliches Verhalten zu unterstützen, indem es uns mitteilt, wenn es sich bestraft oder verlassen fühlt. Wir können ihm versichern, dass wir den gesunden Ärger begrüßen werden, der instinktiv in ihm entsteht, wenn wir uns wie unsere Eltern verhalten.

Vergebung, Schuldzuweisung und das innere Kind

Wann immer ich merke, dass ich mein inneres Kind wieder einmal durch schimpfende Selbstgespräche vor den Kopf gestoßen habe, entschuldige ich mich bei ihm auf folgende Weise. (Diese Entschuldigung entstand, weil ich zutiefst enttäuscht war, dass ich die schöne, belebende Beziehung, die ich zu meinem inneren Kind geschaffen hatte, vorübergehend verloren hatte. Sie entstand in mir während einer Meditation unmittelbar im Anschluss an die Trauer über diesen Verlust.)

> Hey Pete – ich weiß nicht, wo du bist, aber ich befürchte, dass ich dich wieder im Stich gelassen habe. Ich weiß, dass ich versprochen habe, dich nicht zu beschämen oder zu vergessen, so wie Mama und Papa es getan haben, aber ich glaube, dass ich es wieder getan habe, ohne es überhaupt zu merken.
>
> Du bist bestimmt wütend auf mich und versteckst dich, wie du dich früher in diesem Schrank versteckt hast, wenn Mama ihre Launen hatte und sie an dir ausließ. Ich weiß, dass ich genauso wie sie wirken muss, aber bitte denke daran, wie viel gütiger ich heute bin als sie es war.
>
> Ich möchte wirklich gern, dass du mir sagst, auf welche Weise ich dich im Stich gelassen habe. Es ist wirklich okay, wenn du sauer auf mich bist. Wenn ich dir wehgetan habe, kannst du mir Vorwürfe machen. Es tut mir so leid, dass ich manchmal immer noch gemein zu dir bin. Bitte sag mir, was ich getan habe, damit ich besonders vorsichtig sein kann, um es nicht wieder zu tun. Bitte gib mir eine Chance, es wiedergutzumachen.

Zum ersten Mal seit Monaten hörte ich die schwache, junge Stimme meines inneren Kindes tief in mir. Es war wütend:

> Ja genau, du Lügner! Du Lügner! Du hast es versprochen und dein Versprechen gebrochen. Du bist genau wie SIE. Du meinst keines dieser netten Dinge, die du sagst. Du sagst, du liebst mich, aber du kümmerst dich nicht wirklich um mich.

> Du hast gesagt, wir würden zum Strand gehen, nachdem du deinen Papierkram erledigt hast, und wir haben es nicht getan. Du hast mir gesagt, dass du jeden Tag Zeit damit verbringen willst, dich bei mir zu melden, und du rennst nur von einer Sache zur nächsten.
>
> Und du hast gesagt, ich könne dir sagen, wenn jemand meine Gefühle verletzt, aber du hast mir den Mund verboten, als ich sauer war, weil dieser Typ uns wegen eines schlechten Spielpasses angeschrien hat. Du hast gesagt, du würdest mich nicht beschämen, wenn ich Fehler mache, und du hast mich mit allerlei Beschimpfungen bombardiert, weil ich beim Basketball drei Würfe hintereinander verpasst habe. Du bist ein Tyrann, genau wie sie. Du magst mich nur, wenn ich perfekt bin oder wenn ich keinen Ärger mache!

Ich muss mich an diesem Tag in einem Zustand der Gnade befunden haben, denn ich konnte ohne Mühe den berechtigten Zorn und die gesunden Vorwürfe meines inneren Kindes wahrnehmen. Seine Mitteilungen brachten mich tatsächlich zum Weinen. Ich weinte vor Erleichterung, als ich wieder von ihm hörte, und ich weinte aus Trauer um den Teil von mir, der so viel Verlassenheit erlitten hatte und wieder einmal verlassen worden war. (Während ich schreibe, weine ich erneut – köstliche Tränen der Dankbarkeit – für die belebende Beziehung, die ich zu meinem inneren Kind aufrechterhalte, indem ich ihm seinen gesunden Zorn mir gegenüber zugestehe.)

Ich war nicht nur dankbar für die Lebendigkeit dieser erneuten Verbindung mit meinem kindlichen Selbst, sondern mir war auch klar, wie außerordentlich genau und hilfreich sein Feedback war. Zum Glück konnte ich seine Gefühle sofort bestätigen. Ich antwortete:

> Oh Pete, es tut mir wirklich leid! Du hast so recht, und ich bin so froh, dass du es mir sagst. Ich habe mich genau wie Mama und Papa verhalten! Und das ist absolut das Letzte, was ich will. Du hast recht, mir Vorwürfe zu machen. Wenn du mir sagst, wie gemein ich dir gegenüber bin, hilft mir das, mich daran zu erinnern, nicht wie sie zu sein. Als ich klein war, wollte ich genau wie sie sein, und manchmal vergesse ich, dass ich ihre Gemeinheit kopiere. Ich möchte wirklich damit aufhören. Du kannst jederzeit auf mich wütend sein, wenn ich mich so verhalte. Das hilft mir, mich zu erinnern und mein Wort zu halten, absolut immer auf deiner Seite zu sein.

Im Verlauf unseres Dialogs hat mir mein inneres Kind nicht nur vergeben, sondern sich auch von Herzen und begeistert wieder auf mich eingelassen. Seine Vergebung kam so mühelos, nachdem ich seinen Zorn bestätigt hatte, dass ich wirklich überrascht war. Die Möglichkeit, eine adäquate Beschwerde zu äußern, hat bei meinem inneren Kind wirklich eine Wandlung vollzogen. Immerhin hatte es noch nie zuvor die Möglichkeit gehabt, Anschuldigungen wegen missbräuchlicher Behandlungen durch einen Erwachsenen zu äußern. Diese neue Berechtigung schien viel Vertrauen zwischen uns zu schaffen.

Ich wünschte, ich könnte sagen, dass ich nur einen einzigen solchen Dialog brauchte, um mich vom Verrat an meinem inneren Kind zu heilen. Es hat tatsächlich viele solcher Dialoge gebraucht, um meine Beziehung zu ihm am Leben zu erhalten, denn ich bin nach wie vor nicht perfekt in der Fürsorge für mein inneres Kind. Indem ich jedoch offen bleibe für den Tanz zwischen Vergebung und Schuldzuweisung, bin ich immer in der Lage, meine Fehler beim Reparenting zu heilen. Das gilt vor allem deshalb, weil ich im Laufe der Zeit mein inneres Kind immer seltener beschäme und verlasse und weil ich immer mehr Zeit darauf verwende, seinen Input zu begrüßen und seine Leidenschaft zu wecken.

Wir alle können eine Version dieses Prozesses nutzen, um die unvermeidlichen Fehler, die wir beim Reparenting machen, wiedergutzumachen. Wie wunderbar paradox ist es, dass die Offenheit für die Beschwerden und verletzten Gefühle unseres inneren Kindes uns befähigt, liebevollere und funktionellere Eltern für uns selbst zu werden.

Durch unsere ständige Übung ermöglichen wir die schöne Erfahrung, dass unser inneres Kind uns leicht vergeben kann. Wenn unser inneres Kind uns verzeiht und sich sicher genug fühlt, um an unserem Leben teilzunehmen, werden wir durch seine einzigartige Perspektive und seine lebendige Präsenz bereichert. Seine ansteckende Neugierde und Faszination für die unendlichen, alltäglichen Wunder des Lebens kann so unsere Ehrfurcht vor Gottes Schöpfung wecken. Der Dichter Angelus Silesius erinnert uns in seinem Gedicht *Es liegt an dir* daran:

> Ach, könnte nur dein Herz
> zu einer Krippe werden,
> Gott würde noch einmal
> ein Kind auf Erden werden.

Kapitel 13

Selbstvergebung

Für die Art und Weise, wie ich mich selbst verletzt habe, durch Handeln oder Nicht-Handeln, aus Angst, Schmerz oder Verwirrung, drücke ich nun eine vollkommene und im Herzen gefühlte Vergebung aus, ich vergebe mir, ich vergebe mir.

— Jack Kornfield

Die Bitte um Verzeihung bei unserem inneren Kind für Fehler beim Reparenting ist ein wirksamer Weg zur Selbstvergebung. Wenn wir öfter die Erfahrung machen, dass unser inneres Kind uns verzeiht, verzeihen wir uns selbst meist auch in größerem Maße. Dazu schrieb ich das Gedicht *Die Blüte der Selbstvergebung:*

Vergebung
beginnt mit dem Selbst,
sie beginnt nicht zu blühen,
es sei denn, sie keimt, wurzelt und wächst
als Staude im
Garten des Herzens
barmherzig mit sich selbst.
Auch wenn es im Herzen weder ewigen Frühling noch Sommer gibt,
wird es eine reiche Blütezeit geben,
da die innere Sonne der Selbstliebe
und das kristallklare Wasser
des selbstmitfühlenden Verständnisses
endlos blühende Jahreszeiten
der erlösenden Selbstvergebung nähren.
So sehr ich mir selbst verzeihen kann,

so sehr kann ich auch anderen verzeihen.
Was ich wirklich anderen vergebe,
ist ein alter Schmerz von mir,
befreit von Selbsthass,
und beruhigt und versorgt
wie ein Vogel
mit einem gebrochenen Flügel.

Selbstvergebung und Vergebung gegenüber anderen

Was mir das Herz verschließt, verschließt auch mein Herz zu dir.

— Stephen Levine

Ohne das Gefühl der Selbstvergebung ist es uns verwehrt, die Vergebung anderer zu empfangen. Viele von uns sind schonungslos unversöhnlich sich selbst gegenüber, wenn sie feststellen, dass sie einen anderen unabsichtlich verletzt haben. Die Verletzung durch uns scheint so unverzeihlich, dass wir uns zu sehr schämen, um eine Entschuldigung zu versuchen – oder wir gehen ins andere Extrem und entschuldigen uns für unsere bloße Existenz. Beide Positionen wurzeln so sehr in Selbstverachtung, dass wir keine echte Vergebung akzeptieren können, selbst wenn sie uns angeboten wird.

Dennoch können wir lernen, echte Trauer darüber auszudrücken, dass wir andere verletzt haben, ohne anfallsartig in Gefühle von Selbsthass und toxischer Scham zu geraten. Niemand, egal wie sehr er sich der Genesung verschrieben hat, ist davor gefeit, gelegentlich das verletzende Verhalten seiner Eltern nachzuahmen. Wenn wir uns dafür einsetzen, unser unbewusst verletzendes Verhalten zu verringern, schulden wir uns selbst Vergebung.

Wenn wir die Selbstvergebung kultivieren, wird uns schließlich klar, dass wir auch die Vergebung anderer verdienen. Ihre Vergebung wird natürlich leichter geschehen, wenn wir auch Toleranz und Verständnis für ihr unbeabsichtigt verletzendes Verhalten entwickeln.

Selbstvergebung für frühere Fehler und eingefahrene Angewohnheiten

> *Der Mensch wird nicht für seine Sünden bestraft, sondern durch sie. Deshalb muss er sich jeden Tag aufs Neue selbst vergeben, immer und immer wieder.*
>
> — Sheldon Kopp

Wir alle haben in der Vergangenheit, vor allem durch den Wiederholungszwang, schuldhafte Handlungen begangen. Sobald wir uns für diese Verfehlungen vollständig entschuldigt haben, brauchen und verdienen wir unsere eigene Vergebung. Es muss in dem Genesungsprozess ein Zeitpunkt kommen, zu dem wir aufhören, uns selbst zu geißeln, und uns selbst abschließend begnadigen – unabhängig davon, ob uns die Geschädigten vergeben oder nicht. Ich trauere um viele Klienten und Freunde, die sich ständig die Schuld für früher begangene Misshandlungen geben, die sie jetzt nicht mehr begehen. Der unbarmherzige Prozess der Selbstbeschuldigung, der uns in der Kindheit eingeflößt wurde, muss in Frage gestellt werden.

Dasselbe gilt für die Gegenwart. Viele co-abhängige Überlebende bestrafen sich selbst unbarmherzig für geringfügige und unschuldige Taktlosigkeiten, die sie bei anderen nicht bestrafen würden. Wenn wir uns aufrichtig bemühen, die Überreste unserer alten schädlichen Angewohnheiten zu beseitigen, schulden wir uns bei Fehlern dieselbe Toleranz, die wir anderen gegenüber einnehmen würden. Vielleicht hilft uns Stephen Levines Meditation über Selbstvergebung dabei, dies zu erreichen:

> Werde dir deines Gefühls der Unwürdigkeit und der Wut auf dich selbst bewusst – lass es von dir abfallen. Lass es los. Öffne dich der Möglichkeit der Vergebung… Es tut so weh, sein Herz vor sich selbst zu verschließen … Nenne deinen Vornamen und sage dir in deinem Herzen: »Ich vergebe dir« … Öffne dich der Selbstvergebung. Lass die Bitternis, Härte, und Verurteilung deiner selbst los … Lass einen Lichtstrahl der Barmherzigkeit auf dich gerichtet sein. Erlaube deinem Herzen, sich dir zu öffnen. Lass dieses Licht, diese Fürsorge für dich selbst wachsen.

Selbstvergebung und tief verwurzelter Selbsthass

> *Wenn du dich um Vergebung bemühst, beginne mit den kleinen Dingen … mach dich nicht selbst fertig, indem du das Schwerste zuerst versuchst.*
>
> — Stephen Levine

> *Die Verzweiflung ist unmittelbar proportional zu dem Maß an Energie und Tiefe, das im Dienste des Selbsthasses eingesetzt wird. Emotionales Wohlbefinden und eine relative Freiheit von zerstörerischem innerem Chaos sind unmittelbar proportional zu dem Maß an Energie und Tiefe, das im Dienste des (Selbst-) Mitgefühls eingesetzt wird.*
>
> — Theodore Rubin

Bei unseren Bemühungen, Selbstvergebung zu üben, erleben die meisten anfangs viele Fehlschläge und Rückschritte in die toxische Selbstbeschuldigung. In der Anfangsphase der Genesung fühlen wir uns vielleicht entmutigt, wenn wir feststellen, wie oft wir wieder uns selbst oder unser inneres Kind verfluchen. Manchmal fühlen wir uns zu machtlos, um uns selbst davon abzuhalten, unsere persönlichen Litaneien des Selbsthasses zu skandieren.

Auch hier müssen wir Geduld und Selbstvergebung üben, denn wir können immer wieder zu einer uns selbst unterstützenden Haltung zurückkehren. Manchmal kann dies erreicht werden, indem wir Gaye Hendrix' paradoxen Ratschlag befolgen »liebe dich selbst, auch wenn du dich vorübergehend im Selbsthass verloren hast«. Hendrix empfiehlt Selbstliebe für alle schmerzhaften inneren Erfahrungen:

> Wir sollten uns mehr mit Gefühlen und anderen wichtigen Dingen beschäftigen. Sich selbst zu lieben, scheint jedoch etwas zu sein, das wir gewöhnlich dabei vergessen. Und natürlich ist es genau das, was uns und unser Wachstum zum Stillstand bringt, wenn wir es nicht tun. Wenn du diese Ungeduld verspürst, dieses Bedürfnis, etwas *tun* zu müssen, versuche dich dafür zu lieben, dass du dich so fühlst, und tue dann das Allerliebste, was du tun kannst.

Sich selbst dafür zu hassen, dass man sich hasst, ist eine der unerschütterlichsten Bastionen toxischer Scham. Es ist ein Prozess, der schnell in Verzweiflung umschlägt. Wir können den Selbsthass auch verringern, indem wir uns aggressiv weigern, uns selbst zu attackieren, und indem wir die Schuld für den

Selbsthass von uns selbst auf diejenigen abwälzen, die uns überhaupt erst gelehrt haben, uns selbst zu hassen.

Leider gibt es einige Situationen, in denen nichts hilft, um uns vor dem Selbsthass zu retten. Manchmal ist es unser einziger Ausweg, dem Rat von Carl Jung zu folgen: »... die Schotten dicht zu machen und den emotionalen Sturm überstehen.« Solche Erfahrungen lehren uns, dass keine intensive emotionale Erschütterung ewig andauert. Wenn wir uns in der Tat lange genug im inneren emotionalen Chaos befunden haben und es vollständig erleben, löst es sich schließlich auf und wird durch eine andere innere Erfahrung ersetzt.

Selbstvergebung und existenzielles Leid

Viele werden so abhängig von Selbstvorwürfen, dass sie automatisch Verantwortung für Unglücksfälle übernehmen, für die sie absolut nichts können. Ich hatte einmal innerhalb einer Woche drei verschiedene Klienten, die behaupteten, dass das Erdbeben von San Francisco 1989 durch ihre »schlechten« Gedanken verursacht worden sei.

Wir alle sind Tragödien ausgesetzt, über die wir keine Kontrolle haben. Wie Harold Kushner in *Wenn guten Menschen Böses widerfährt* aufzeigt, müssen wir uns selbst für existenzielle Leiden vergeben, die als natürlicher Teil der menschlichen Existenz auftreten.

In seinem Buch *Existenzielle Psychotherapie* geht Irwin Yalom überzeugend darauf ein, wie wir alle ohne eigenes Verschulden immer wieder an Einsamkeit, Unfällen, Verlust und Tod leiden. Egal, wie viele Freunde wir haben, wir alle fühlen uns manchmal hoffnungslos allein. Ganz gleich, wie viele Absicherungen wir vornehmen, wir alle verlieren Dinge und Menschen, die uns lieb und teuer sind.

Diese Verluste sind an sich schon, ohne die zusätzliche Last der Selbstvorwürfe und Selbstverurteilung, schmerzhaft genug. Vor allem in solchen schrecklichen Zeiten, in denen uns das Schicksal übel mitspielt, müssen wir gnädig mit uns selbst sein und uns selbst vergeben. Wir müssen uns von der Altlast lösen, in solchen Situationen in der Kindheit kein Pardon bekommen zu haben, und in unseren Herzen einen selbstberuhigenden Zufluchtsort für uns schaffen. Vielleicht können wir sogar lernen, in solchen Zeiten die kluge Perspektive von Robert Bly anzunehmen:

Bei Tragödien geht es nicht so sehr um Persönlichkeitsfehler, sondern um Abgründe, von denen manche Menschen sich angezogen und gedrängt fühlen, sich ihnen hinzugeben.

Selbstvergebung, Vergebung anderen gegenüber und mildernde Umstände

Was du willst, das andere dir tun, das füg dir selber zu.

— Herbie Monroe

Eine aufrichtige und nicht unterwürfige Entschuldigung stärkt das Vertrauen und schafft Intimität. Die Fähigkeiten, die wir durch die Entschuldigung bei unserem inneren Kind erwerben, können genutzt werden, um bei anderen Wiedergutmachung zu leisten.

Vielen fällt es jedoch schwer, über ihre mildernden Umstände zu sprechen, ganz gleich, wie relevant sie sind. Auch wenn unsere Gerichtsbarkeit es uns erlaubt, zu unserer Verteidigung auf mildernde Umstände zu plädieren, kommen viele von uns aus Verhältnissen, in denen Rechtfertigungen kategorisch verboten waren.

Die meisten dysfunktionalen Eltern reagieren auf die Rechtfertigungen ihrer Kinder, als seien sie ein weiterer Beweis für deren Schuld. Erklärungsversuchen wird oft mit verschärften Strafen begegnet. Schwingt auch bei Ihnen etwas unangenehm nach, wenn Sie folgende Standardphrasen lesen? »Was für eine traurige Ausrede ist das?« »Mach es nicht noch schlimmer für dich, indem du mir eine deiner dummen kleinen Ausreden auftischst!« »Es ist mir egal, wer deinen Stift (Mütze, Hemd, Fahrrad usw.) mitgenommen hat, du kleiner Rotzlöffel, ich muss wieder einen neuen kaufen!« »Wenn du jetzt versuchst dich herauszuwinden, bekommst du wirklich Schwierigkeiten!« »Ich sehe in deinen Augen, dass du es getan hast – zwinge mich nicht, noch härter zuzuschlagen, weil du auch noch lügst!« Aufgrund der Häufigkeit dieser Art von Misshandlungen sind »Rechtfertigungen« in unserer Kultur weitgehend tabuisiert worden.

Ich erinnere mich an einen schrecklichen Tag in der Kindheit, als mein Instinkt, mich auf meine mildernden Umstände zu berufen, endgültig ausgelöscht wurde. Auf dem Heimweg von einem Freund wurde ich von einer Gruppe von Jungen »überfallen« und verprügelt. Dabei wurde meine Hose zerrissen. Als ich zu Hause ankam, war meine Mutter wütend über mein zerzaustes Äußeres und weigerte sich, meine Unschuldsbeteuerungen anzuhören.

Mein Einwand, dass es nicht meine Schuld war, machte sie wütend: »Komm mir nicht mit einer deiner lahmen Ausreden. Es sind deine Hosen. Du trägst sie und bist für sie verantwortlich!« Sie hat mich nicht nur windelweich geschlagen, sondern mir die »volle Breitseite« gegeben und mir die schlimmste Strafe von allen verabreicht, indem sie die gefürchtete Drohung ausstieß: »Warte, bis dein Vater nach Hause kommt.«

Den ganzen Tag lang lief ich in meinem Zimmer herum, in der quälenden Zeitlosigkeit des Wartens auf eine Tracht Prügel. Von Zeit zu Zeit hoffte ich halbherzig, dass mein autoritärer Vater, der sicherlich als Kind ähnliche unverschuldete Übergriffe erlitten hatte, es verstehen würde. Und so war ich den ganzen Tag vom Grübeln darüber besessen, wie ich meinen Fall darlegen sollte.

Als er endlich nach Hause kam, versuchte ich meine Verteidigung loszuwerden. Sofort wurde er wütend und schlug mich bewusst und systematisch zweimal: »Das ist dafür, dass du dir die Hose zerrissen hast, und das dafür, dass du versucht hast, dich rauszuwinden.«

So starb meine Hoffnung, jemals meine Eltern oder eine andere Autoritätsperson um Gnade bitten zu können. Von da an wusste ich, dass ich die volle Verantwortung für jedes Missgeschick, in das ich verwickelt war, übernehmen musste.

Solche alten Traumata halten viele von uns davon ab, sich auf mildernde Umstände zu berufen. Wie in der Kindheit akzeptieren wir oft das harte Urteil anderer über unsere unbeabsichtigten Delikte, ohne uns zu verteidigen – innerlich oder nach außen. Stattdessen ziehen wir uns gewöhnlich schweigend zurück, während unser innerer Kritiker seinen kränkenden Chorgesang zu den Verurteilungen anstimmt, die wir ohne Widerrede akzeptiert haben.

Einige von uns erleben auch die andere Seite dieser Dynamik. Wir verbieten allen anderen, die mildernden Umstände ihrer Fehler oder unangemessenen Handlungen zu erklären, weil wir selbst auch nicht unser Recht und unsere Möglichkeit eingefordert haben, unsere angebrachten Rechtfertigungen anzuführen (uns selbst wie auch anderen gegenüber).

Es gibt zwei wichtige mildernde Umstände, auf die wir uns mit Recht beziehen können, wenn wir andere um Verzeihung bitten. Der erste ist, dass wir als Menschen von Natur aus unvollkommen und anfällig für Fehler sind. Mein Gedächtnis ist nicht perfekt und es kann passieren, dass ich ein Versprechen vergesse. Ich bin nicht immer sehr geschickt, und es kann sein, dass ich etwas

Wertvolles von jemand anderem fallen lasse und zerbreche. Ich bin mir nicht immer bewusst, wann ich meinen Ärger über etwas verdrängt habe, und es kann sein, dass ich gelegentlich unfair und überfordert auf jemand anderen reagiere.

Wenn diese Vorkommnisse nicht zur Gewohnheit werden und sie nicht Ausdruck eines passiv-aggressiven Verhaltens sind, dann muss ich mir verzeihen, dass ich kein perfekter Freund bin. Ich kann auch halbwegs hoffen, dass mir ebenfalls verziehen wird, wenn ich mich erst einmal vollständig entschuldigt habe.

Der zweite mildernde Umstand ist, dass wir alle einem Wiederholungszwang unterliegen und dazu neigen, gelegentlich die Ungerechtigkeiten unserer Eltern nachzuahmen. Wie können wir wissen, dass es partnerschaftliche Liebe gibt, wenn wir aus Familien kommen, in denen faire und respektvolle Beziehungen selten oder gar nicht vorkamen? Während wir uns darum bemühen, gesünder miteinander umzugehen, sind wir dazu bestimmt, gelegentlich unsensibel gegenüber unseren Liebsten zu sein.

Wenn wir die Besonderheiten unserer mildernden Umstände mit denen, die wir verletzt haben, besprechen, können sie vielleicht erkennen, dass unsere Gefühllosigkeit unbeabsichtigt war.

Hier ist ein Beispiel dafür. Ich habe mich einmal über meine Partnerin geärgert, weil sie den Tisch »falsch« gedeckt hatte. Aufgrund meiner emotionalen Genesungsarbeit merkte ich sofort, dass ich überreagierte. Als ich mich auf meine inneren Empfindungen einließ, entdeckte ich, dass meine Überreaktion auf einen Aspekt einer Misshandlung in meiner Kindheit zurückzuführen war, den ich nicht vollständig gelöst hatte. Plötzlich erinnerte ich mich an die regelmäßig auftretende Impulsivität meiner Mutter vor dem Abendessen. Wie viele unzählige Male hat sie mich oder meine Schwestern angeschrien, weil wir den Tisch nicht richtig gedeckt hatten?

Als ich meiner Partnerin diesen Hintergrund beschrieb, um mich bei ihr zu entschuldigen, ließ sie mit mir die Trauer nachwirken, die ich immer noch wegen dieser alten schmerzhaften Vorfälle empfand. Als wahre Freundin ermöglichte sie mir nicht nur, diesen alten Schmerz herauszulassen, sondern zeigte auch selbst einfühlsam ihren Ärger über das Mobbing meiner Mutter. Durch diesen gemeinsamen Austausch entstanden Verständnis und Mitgefühl, die es uns beiden ermöglichten, mir gegenüber aufrichtig vergebend zu sein. Mit der Zeit verstärken sich Selbstvergebung und die Vergebung anderer als sich gegenseitig ergänzende Prozesse, die es uns ermöglichen, zunehmend empathischer und verzeihender zu werden.

Wenn wir unsere mildernden Umstände auf eine Weise mitteilen, die Raum für Entschuldigungen, Trauer, Wiedergutmachungen und revidierte Absichten lässt, gewinnen wir enorm an Intimität und Vertrauen zu anderen und zu uns selbst. Meine neu entdeckte Fähigkeit, mich mit aufrichtigem Bedauern zu entschuldigen und gleichzeitig mein Selbstwertgefühl zu bewahren, erscheint mir manchmal als der überzeugendste Beweis dafür, dass ich endlich ein vollwertiger Erwachsener geworden bin.

Gegenseitige Vergebung

… oder vielleicht können wir uns nur über die Brücke der Trauer erreichen.

— Howard Nelson

Ein Mensch, der sein eigenes Schicksal in seiner ganzen Tragik bewusst durchlitten hat, spürt auch viel deutlicher und schneller das Leiden des anderen … Er wird über fremde Gefühle, egal welcher Art, nicht spotten können, wenn er die eigenen ernst nehmen kann. Er wird den Teufelskreis der Verachtung nicht mehr weiterdrehen.

— Alice Miller

Beziehungen werden dadurch gefestigt, dass man sich gegenseitig zugesteht, über mildernde Umstände zu sprechen. Wir bewegen uns auf einer höheren Ebene der Liebe, wenn wir uns bereiterklären, jeden Schmerz, der sich aus der Vergangenheit überträgt und sich auf unsere gegenwärtige Situation auswirkt, zu besprechen und aufzuarbeiten. Die zwingendsten mildernden Umstände sind oft die bisher unentdeckten Traumata aus der Vergangenheit, die typischerweise erst im Bewusstsein auftauchen, wenn sich die Intimität vertieft hat.

Hier ist ein fiktives Beispiel dafür, wie aus der gemeinsamen Diskussion mildernder Umstände Vertrauen erwachsen kann. Sie und ich gehen zusammen eine Straße entlang, als ich stolpere und für ein paar Schritte unbeholfen ins Straucheln komme. Ohne Arglist – aber unbewusst einen Ihrer sarkastischen Elternteile imitierend – lachen Sie und rufen aus, dass ich ungeschickt sei, und sagen mir, dass ich niemals Fred Astaire sein werde. Dies triggert meine Empfindlichkeit, die auf jahrelangen verletzenden Hänseleien in meiner Kindheit beruht, und ich fühle mich plötzlich sehr bestürzt. Ich schäme mich und kämpfe mit dem Impuls, meine Wut zu zeigen.

Obwohl meine emotionale Reaktion in einem drastischen Missverhältnis zu dem relativ kleinen Stich Ihrer Neckerei steht, ist es ein verständlicher emotionaler Flashback. Wenn ich mir jedoch nicht bewusst bin, dass ich die Neckerei durch den Filter jahrzehntelanger heftiger Hänseleien erlebe, könnte ich mürrisch werden oder Sie beschuldigen, mich zu verletzen. Wenn ich Letzteres täte, könnte ich in Ihnen einen entsprechenden emotionalen Flashback von Scham und Wut auslösen. Vielleicht hat Ihnen ein destruktives Elternteil immer wieder gesagt, dass Sie ein verletzendes Kind sind, das ständig hasserfüllte Dinge sagt. Auch Sie könnten plötzlich intensive Demütigung oder Wut empfinden – unverhältnismäßig im Vergleich zur Schwere unseres Missverständnisses.

Wenn wir beide die primäre Quelle unserer intensiven Gefühle nicht kennen, wird unser Verhältnis in der Regel zu einer Vielzahl von Missverständnissen führen, die unsere Intimität zerstören. Einer oder beide werden vielleicht in ausfallender Weise wütend und unsere Entfremdung kann eskalieren; auch können einer oder beide sich verschließen und sich in Scham oder Furcht zurückziehen oder unsere Verzweiflung mit Schweigen oder durch einen ablenkenden Themenwechsel überdecken.

Wenn wir mit ungezügelter Wut reagieren, entladen wir beim anderen unbewusst unseren unverarbeiteten Ärger über Verletzungen aus der Kindheit. Dies kann sich weiter verschlimmern, wenn wir beide zunehmend überwältigt werden – ein Flashback der Zeiten, in denen wir in der Kindheit wütend wären. Wir könnten sogar in eine herabsetzende Auseinandersetzung geraten und die gleichen schreckliche Wutäußerungen unserer Eltern übernehmen. Es kann sein, dass einer oder beide von uns am Ende so verärgert oder verängstigt sind, dass wir beschließen, unsere Beziehung zu beenden.

Im anderen Extrem können uns Angst und Scham daran hindern, unsere starken emotionalen Reaktionen aufeinander zu erkunden, und wir können uns in unsere alten Abwehrmechanismen der Verleugnung und Dissoziation zurückziehen. Dann kann eine dicke emotionale Mauer zwischen uns entstehen und wir könnten allmählich das Interesse an der Fortsetzung unserer Freundschaft verlieren. Ich habe beobachtet, dass viele eigentlich gute Beziehungen auf tragische Weise so enden.

Entschlüsselung der Vermengung aus vergangenem und gegenwärtigem Leid

Wenn wir unsere Beziehungen gesund und intakt halten wollen, müssen wir lernen, über mildernde Umstände zu sprechen. Das hält nicht nur den Prozess der gegenseitigen Vergebung am Leben, sondern ermöglicht es uns auch, die Heilungschancen zu nutzen, die sich ergeben, wenn zurückliegendes Leid sich mit gegenwärtigem Ärger verbindet. Um das Beste aus diesen Situationen zu machen, müssen wir erkennen, wann wir in einen emotionalen Flashback verwickelt sind. Wenn wir das nicht tun, werden wir wahrscheinlich alte Gefühle der Wut summarisch auf die uns gegenwärtig nahe Stehenden übertragen, anstatt sie auf ihre ursprüngliche Quelle in der Vergangenheit zurückzuführen.

Sobald mir klar wird, dass ich mich inmitten eines emotionalen Flashbacks befinde, kann ich deutlich machen, dass dieser die Quelle meiner unverhältnismäßig großen Verärgerung ist. In diesem Sinne ist Folgendes ein Beispiel dafür, wie ich auf die im vorigen Abschnitt beschriebene Interaktion reagieren könnte:

> Es tut mir wirklich leid, was gerade passiert ist. Ich merke jetzt erst, dass ich wegen einer alten, ungelösten Verletzung auf Ihre Bemerkung zu meinem Stolpern absolut überreagiert habe. Auch wenn ich für einen Moment dachte, Sie wollten mich kränken, wird mir jetzt klar, dass Sie das natürlich nicht beabsichtigt haben. Sie waren mir immer ein wunderbarer Freund, und es tut mir leid, dass einige meiner vergangenen »Sachen« aufgewühlt wurden und sich mit dem vermischt haben, was gerade zwischen uns passiert ist.
>
> Wenn ich mich auf die Gefühle von Wut, Angst und Scham konzentriere, die durch Ihren Kommentar ausgelöst wurden, werde ich an all die Male erinnert, in denen ich von meiner Familie wegen einfacher Fehler und Unfälle grausam gehänselt wurde. Es schmerzt mich gerade tatsächlich, wenn ich mir die spöttischen Blicke auf ihren Gesichtern vorstelle.
>
> Ich »verstehe« auch, warum ich bei diesem Thema besonders empfindlich bin. Ich wette, ich wurde als Kind sicher tausendmal als »ungeschickt« bezeichnet. Ich erschaudere, wenn ich an die Situation vor all meinen Verwandten zurückdenke, als meine Mutter mich als »Tollpatsch« beschimpfte, weil ich über den Rand des Wohnzimmerteppichs gestolpert war.
>
> Je mehr ich mich auf diese Gefühle konzentriere, desto klarer erinnere ich mich an die Situation, als meine Mutter mich als spastisch beschrieb, als ich zum ersten Mal den Mut zum Tanzen aufbrachte. Es war bei der Hochzeit meiner Cousine. Ich fühlte mich so gedemütigt, dass ich fünfzehn Jahre lang nicht mehr tanzte. Wow, wie sauer und traurig fühle ich mich deshalb!

> Mein Gott! Ich bin wütend darüber, wie viel ich von diesem Mist ertragen musste. Ich würde am liebsten wegen jeder Situation, in der meine Mutter mich öffentlich gedemütigt hat, laut aufschreien. Es tut mir total leid, dass ein Teil meiner Wut auf Sie übergesprungen ist.
>
> Und obwohl ich mich nur leicht über Ihre Bemerkung geärgert habe und Sie bitten möchte, mich in solchen Situationen oder auf diese Weise nicht noch einmal zu necken, bin ich mir sicher, dass fünfundneunzig Prozent meiner Gefühle damit zu tun haben, dass meine Eltern unablässig auf mir herumgehackt haben.
>
> Verdammt! Ich bin so zornig wegen ihrer Schikanen. Ich wünschte, ich könnte in meiner jetzigen Rolle als Erwachsener die Zeit zurückdrehen zu jeder dieser Situationen. Ich würde ihnen klarmachen, wie feige sie waren, auf jemandem herumzuhacken, der so klein und wehrlos ist. Ich würde diese Wut, die ich jetzt empfinde, dazu benutzen, ihren Missbrauch sofort zu beenden.

Je nachdem, wo wir uns befunden haben, und je nach dem Grad unserer Vertrautheit miteinander und mit diesem Prozess könnte ich mich an diesem Punkt sogar abwenden und etwas noch stärker Befreiendes tun, wie z. B. ein imaginäres Bild meiner Eltern anschreien oder einen Stein gegen eine Wand werfen.

In geeigneten Abständen würde ich Sie auch einladen, sich auf das zu konzentrieren, was Sie aus der Vergangenheit in diese Situation mit eingebracht haben. Ich würde mich freuen, wenn Sie die Gefühle zum Ausdruck bringen würden, die Sie auf Ihrer Suche nach dem Ursprung Ihrer Reaktion auf mich entdecken.

Es ist eine unermessliche Bereicherung, wenn wir einen vertrauenswürdigen Freund haben, der bereit ist, wieder auftauchendes Leid aus der Kindheit aus dieser Perspektive heraus gemeinsam zu erforschen und zu verarbeiten. Unsere Genesung wird dadurch gefördert, dass wir in nicht verletzender Weise unsere alte Wut und unsere Tränen loslassen können, die wir frei assoziierend in Zusammenhang mit einer zwischen uns entstandenen Kränkung aufdecken können.

Wenn wir unsere Wut konstruktiv verarbeiten, gewinnen wir ein größeres Maß an Sensibilität für das Sicherheitsbedürfnis des anderen. Das schafft das Vertrauen, das unsere Kommunikation verwundbarer und authentischer werden lässt, eine grundlegende Voraussetzung für das Erwachen echter, gefühlsbasierter Vergebung.

Darüber hinaus werden wir mit fortschreitender Genesung immer weniger von nachwirkenden Verletzungen aus der Kindheit beeinträchtigt. Es gibt weniger unverarbeitete Schmerzen aus der Vergangenheit, die die Gegenwart emotional vergiften. Emotionale Flashbacks treten seltener und weniger intensiv auf und werden leichter erkannt. Wir werden zunehmend davon befreit, unsere emotionalen Verstimmungen fälschlicherweise unseren Liebsten zuzuschreiben.

Kapitel 14

Den Eltern echte Vergebung entgegenbringen

Wenn wir den Schmerz zulassen, den wir in uns tragen, erleben wir Vergebung als Erleichterung, als Befreiung des Herzens. Wir erleben, dass Vergebung im Wesentlichen um unserer Selbst willen geschieht, ein Weg, um den Schmerz der Vergangenheit nicht länger zu tragen.

— Jack Kornfield

Wirkliche Vergebung für unsere Eltern ist die Gnade, die aus wirksamer Trauer entsteht, und kein Gedanke, keine Absicht und kein Glaube kann sie ins Leben rufen, ohne in den Bereich der Gefühle hinabzusteigen. Das soll nicht heißen, dass Absicht und Vergebung nichts miteinander zu tun haben. Echte Gefühle der Vergebung können aus dem Bewusstsein herausgehalten werden, wenn wir glauben, dass Vergebung nicht möglich ist. Aus diesem Grund ist die gesündeste geistige Haltung, die man gegenüber der Vergebung einnehmen kann, eine Haltung der Empfänglichkeit für ihr spontanes und ungezwungenes Auftreten während oder nach dem Trauern.

Bei den meisten von uns kommen die ersten wirklichen Gefühle der Vergebung durch ein mitfühlendes Weichwerden gegenüber uns selbst und unserem inneren Kind. Dies geschieht vor allem, wenn unser Trauern von Scham befreit wird. Unsere selbstmitfühlenden Tränen lösen unsere Verleugnung auf, und wir werden von dem Drama unserer lieblosen Kindheit erschüttert. In unserem Herzen entsteht eine Zärtlichkeit gegenüber dem leidenden Kind, das wir waren. Schließlich fühlen wir Erbarmen mit uns selbst.

Wenn das Selbstmitgefühl tiefer wird und sich durchzusetzen beginnt, entwickelt es sich zum Selbstschutz. Wir verzichten auf die lähmende Loyalität gegenüber dem familiären Erbe der gewohnheitsmäßigen Selbstbeschuldigung und Selbstaufgabe. Schließlich wird der Perfektionismus infrage gestellt, und wir vergeben uns aufrichtig, dass wir nicht perfekt sind. Wir prangern die Vorstellung als absurd an, dass wir ungeliebt waren (schuldig dafür, dass wir geboren wurden!), weil wir nicht genügend schön, klug, sportlich, freundlich und hilfreich waren. Wir verpflichten uns, uns selbst voll und ganz zu lieben und zu verzeihen – Schwächen, Fehler, Ungereimtheiten, Gefühlsschwankungen und alles andere.

Wenn die Selbstvergebung reift, öffnet sich unser Herz für die Möglichkeit, unseren Eltern wahrhaft zu verzeihen. Selbstvergebung ist eine unersetzliche Voraussetzung für die Vergebung gegenüber den Eltern. Wenn diese Vergebung nicht in einem tiefen, verzeihenden Mitgefühl für uns selbst gründet, ist sie kaum mehr als eine leere Denkübung.

Wenn die Vergebung den Eltern gegenüber echt und substanziell ist, entsteht sie gewöhnlich durch die Berücksichtigung von deren mildernden Umständen. Wenn dies geschieht, sehen wir in ihnen die verletzten Kinder, die ebenfalls Opfer wurden, und wir haben Mitleid mit ihnen. Die Anteilnahme öffnet sich dann dem Mitgefühl, das sich wiederum zur Vergebung entfaltet.

Dynamische Vergebung

> *Aus dem Morast der Trauer erwächst der Lotus der Vergebung.*
>
> — Robin Bishop

Während die emotionale Genesung voranschreitet, fühlen sich die meisten von uns zunehmend vergebend. Der wirksamste Weg, diese Entwicklung am Leben zu erhalten, besteht darin, sich daran zu erinnern, dass das Trauern über die Verluste der Kindheit ein andauernder, lebenslanger Prozess ist, der manchmal vorübergehend Gefühle des Verzeihens verdrängt. Wir bewahren unsere emotionale Vitalität, solange wir unsere Vergebung nicht erstarren lassen oder fälschlicherweise aktivieren, um das Wiederaufleben von Angst, Schmerz oder Wut zu verdecken.

Da echte Vergebung in erster Linie ein Gefühl ist, ist sie, wie alle anderen Gefühle auch, vergänglich – niemals vollständig, niemals dauerhaft. Vergebende Gefühle kommen und gehen auf unvorhersehbare Weise. Kein emotionaler

Zustand kann dazu veranlasst werden, als dauerhafte Erfahrung zu bestehen. So gerne wir dies auch leugnen würden, so sehr ist dies für jeden von uns eine Ursache für anhaltende Lebensfrustration, und so sehr wir auch dazu erzogen und ständig dazu ermutigt werden, unsere Gefühle zu wählen und zu kontrollieren, so sehr liegen Emotionen per Definition des menschlichen Wesens doch weitgehend außerhalb der Möglichkeiten der freien Wahl und des Willens.

Nichtsdestotrotz können wir eine relativ konstante Haltung der Vergebung einnehmen, auch wenn wir uns nicht ständig vergebend fühlen können. Es kann sein, dass wir uns im fortgeschrittenen Stadium der Genesung als »vergebend« erleben, wenn wir erkennen, dass wirksames Trauern unweigerlich die Gefühle des Vergebens erneut stimuliert.

Dasselbe gilt für die Liebe. Obwohl wir nicht immer verliebt sein können, können wir doch immer zur Liebe zurückkehren. Bei ausreichender Übung führt uns das Trauern durch Enttäuschung und Entfremdung hindurch immer wieder zurück zur Liebe. Im Laufe der Zeit können wir uns mit der Liebe als einem unserer wesentlichen Merkmale identifizieren und uns gegenüber den uns nahe Stehenden fair und freundlich verhalten, selbst wenn wir uns anders fühlen.

Wenn wir an diesem Punkt unserer Genesung angelangt sind, können wir uns wirklich als liebevolle Menschen erkennen, auch wenn wir uns nicht immer als liebevoll empfinden. Das ist in etwa so, als wenn wir jemanden richtigerweise als energievoll bezeichnen, auch wenn er manchmal müde ist oder sich ausruhen muss.

Wenn wir unser liebevolles, herzzentriertes Wesen wiederentdeckt haben, können wir mitfühlend auf den anderen reagieren – ohne zuckersüße Zuschaustellung von falscher Freundlichkeit. Gute Eltern fühlen sich ihren Kindern gegenüber nicht immer liebevoll. Bei ausreichender emotionaler Genesung können sie jedoch ihre enttäuschten Gefühle leicht akzeptieren und aufarbeiten, sodass immer wieder echte Gefühle der Warmherzigkeit für ihre Kinder zurückkehren. Je mehr Eltern das ganzheitliche Fühlen als Weg der Rückkehr zur Liebe pflegen, desto mehr sind sie in der Lage, ihre Kinder in normalen Zeiten der Ungeduld und Frustration liebevoll zu behandeln.

Gay Hendricks erläutert diesen Begriff im Hinblick auf die bedingungslose Selbstliebe:

> Der Akt der Selbstliebe scheint jedoch außerhalb von Zeit und Raum zu liegen, sodass er uns zur Verfügung steht, egal in welchem Bereich wir uns befinden. Mit anderen Worten, es ist ebenso möglich, sich selbst zu lieben, wenn man nicht mehr

weiterweiß, wie sich selbst zu lieben, wenn man sich frei fühlt. An beiden Enden des Spektrums scheint die Selbstliebe die einzige Wahl zu sein, die wir haben.

Selbst wenn wir uns unsere Emotionen nicht aussuchen können, so haben wir doch große Auswahlmöglichkeiten bezüglich der Art und Weise, wie wir auf sie reagieren – und aus ihnen heraus agieren. Es gibt keine absoluten Gesellschaftsmodelle, an die wir uns halten müssen, Modelle, die entweder Gefühle vollständig verleugnen oder destruktiv ausagieren.

Wenn wir eine weitere Erinnerung aufdecken, mit einem emotionalen Flashback zu kämpfen haben oder uns von Überresten der Misshandlung in der Kindheit behindert fühlen, können wir die wieder auftauchenden Vorwürfe gegenüber unseren Eltern zulassen, ohne ihnen oder uns selbst gegenüber feindselig zu werden. Gestärkt durch neue Erfahrungen, bei denen es zwischen den emotionalen Polen fließend hin und her schwingt, können wir darauf vertrauen, dass wir schließlich zur Vergebung zurückkehren werden, wenn wir unsere wiedererwachten Kindheitsverletzungen vollständig verarbeitet haben.

In dem Maße, wie wir ganzheitlicher fühlen, wird Vergebung zu etwas, das wir wertschätzen und von dem wir erwarten, es erneut zu erleben. Wir verwechseln jedoch unseren Glauben an ihren Wert nicht mit dem Glauben, dass Vergebung einfach möglich ist, wann immer wir es wünschen.

Vergebung als Teil der Liebe

Die Vergebung ist ein Akt des Herzens, eine Hinwendung dazu, den Schmerz, den Groll und die Empörung loszulassen, die so lange als Last getragen wurde.

— Stephen Levine

Wie die meisten Vertreter der transpersonalen Psychotherapie glaube ich, dass vor unserer Inkarnation die Liebe unser Zuhause war und ebenso das Zuhause ist, in das wir im Tod zurückkehren. Das ist für mich eine der tiefsten Bedeutungen des Spruchs: Gott ist Liebe. Ich glaube auch, je mehr wir unsere emotionale Natur wiedererlangen, umso mehr werden wir in der Lage sein, dieses Zuhause unser ganzes Leben lang wieder zu besuchen.

Enttäuschung und Verlust blockieren vorübergehend unsere liebevolle Wertschätzung des Lebens, bis wir den Schmerz, der von Natur aus damit einhergeht, verarbeiten können. Mit zunehmender Übung wird das Trauern ein immer wirksameres Mittel, um uns wieder mit dem liebenden Höheren Selbst, das in jedem menschlichen Herzen lebt, zu verbinden. Wenn der Nebel des emotionalen Schmerzes durch Trauern aufgelöst wird, scheint die innere Sonne der Liebe wieder ungehindert auf das Selbst wie auch auf andere.

Die Liebe ist das Absolute, das die scheinbare Dualität, Paradoxie und Ambivalenz aller menschlichen Erfahrungen transzendieren kann. Wenn wir die Gnade haben, die Liebe in ihrer tiefsten spirituellen und emotionalen Manifestation zu erfahren, erweitert sie unser Bewusstsein, um die wesentliche Einheit und Vollkommenheit aller Dinge wahrzunehmen. Die Höhere Liebe erlaubt uns, alle Polaritäten einzubinden und zu schätzen. Ken Wilber führt dies näher aus:

> Es geht nicht darum, die Gegensätze zu trennen … sondern vielmehr darum, sowohl die positiven als auch die negativen Gegensätze zu vereinen und zu harmonisieren, indem eine Ebene erkannt wird, die über beide hinausgeht und beide einschließt. Und diese Ebene ist das *Bewusstsein der Einheit* selbst … Wenn die Gegensätze als eins erkannt werden, verschmilzt Zwietracht zu Eintracht, aus Kämpfen werden Tänze und aus alten Feinden werden Liebende. Dann sind wir in der Lage, uns mit unserem ganzen Universum anzufreunden, und nicht nur mit einer (der positiven) Hälfte davon.

Wenn ich die Liebe im Bewusstsein der Einheit erlebe, empfinde ich Mitgefühl für alle Wesen, unabhängig von ihren Handlungen. Ich empfinde Liebe für andere, unabhängig davon, wo sie sich mit ihrem Verhalten auf dem Kontinuum zwischen den Extremen von Grausamkeit und Mitgefühl, Verrat und Loyalität, Rückzug und Hinwendung befinden. Wenn die Liebe mein Herz auf diese Weise weitet, erkenne ich die Überzeugungskraft der mildernden Umstände eines jeden und die Verzeihbarkeit seines Handelns.

Diese himmlische Erfahrung der Liebe ist auch vergänglich. Dennoch sind ihre Auswirkungen oft tiefgreifend genug, um uns dauerhaft von der Vorherrschaft der Liebe zu überzeugen. Und obwohl der Glanz der transzendenten Liebe allmählich und unausweichlich nachlässt, öffnet sie unser Herz oftmals für regelmäßigere Erfahrungen der weltlichen Liebe.

Der ganzheitlich empfindende Mensch erlebt die Liebe immer wieder auf ergreifende Weise in so alltäglichen Formen wie der Liebe zu seinem Kind, seinen Freunden, zur Natur, Schönheit und Musik. Walt Whitman, der Liebe und Gott ebenfalls gleichsetzte, machte das Übermaß an Liebe im irdischen Leben zum zentralen Thema seines epischen Gedichts *Grashalme*. Dieser Auszug veranschaulicht, wie die Liebe in diesem gefühlvollen Weisen seinen Höhepunkt findet:

> Ich sehe etwas von Gott in jeder der vierundzwanzig Stunden des Tages und in jeder ihrer Minuten,
> In den Gesichtern von Männern und Frauen sehe ich Gott und in meinem eignen Gesicht im Spiegel,
> Ich finde Briefe von Gott in den Straßen verstreut, ein jeder gezeichnet mit Gottes Namen,
> Und ich lasse sie liegen an ihrem Ort, denn ich weiß dass weitere rechtzeitig ankommen werden für immer und ewig.

Da all diese Formen der Liebe ebenfalls vergänglich sind, ist die ultimativ vergebende Haltung schließlich die Vergebung unserer selbst, wenn wir die Liebe verloren haben – zu unseren Kindern, unseren Eltern, unseren Freunden, uns selbst oder unserem Leben gegenüber. Das schönste Paradoxon erscheint, wenn wir uns selbst dafür vergeben, dass wir uns schuldig fühlen und nicht immer vergebend sind.

Liebe ist in jeder Hinsicht so wunderbar, dass wir uns immer wieder vormachen, Liebe zu empfinden, obwohl es nicht zutrifft. Ich möchte noch einmal betonen, dass das Verdecken eines verleugneten Gefühls durch ein unechtes Gefühl uns nur noch weiter von der Liebe entfernt.

Unaufrichtige Beschwörungen emotionaler Liebe rufen mehr Misstrauen als Zuneigung hervor. Vorgetäuschte Emotionalität ist wie ein Pflaster, das nicht an der eiternden Wunde haften bleibt, die es zu verbergen versucht.

Wenn Gefühle wie Liebe und Vergebung vergänglich sind, was können wir dann tun, wenn wir zu lange ohne sie ausgekommen sind? Wie können wir uns während längerer Perioden der Isolation von diesem warmen, zarten Gefühl des Wohlwollens, das von unserem Herzen ausgeht, trösten? Die moderne Mystikerin Carol Ruth Knox beantwortet diese Fragen in diesem Prosagedicht über die Liebe:

> Sie kommt und geht, nicht wahr?
> Manchmal hat sie zu tun mit den Menschen und wie sie
> uns behandeln, manchmal nicht
> Manchmal hat sie zu tun
> mit dem Mond,
> mit dem Geld,
> mit den Fragen des Lebens
> mit nichts
> mit allem
> mit den Jahreszeiten, der Zeit,
> mit dem, was wir gegessen haben
> mit …

Es scheint, als habe die Kunst der Liebe nichts damit zu tun, ob man liebt oder nicht (das tun wir alle auf unsere Art), sondern ob man vertraut, dass die Liebe, wenn sie geht, ihre Gründe hat, und wiederkehren wird.
Und zwar immer.

Wir Menschen sind von Natur aus Instrumente der Liebe
(wie das ganze Universum!).
Wenn die Liebe uns durchweht,
singen wir von selbst ein Liebeslied.
Und wenn kein Liebeswind weht,
mögen wir uns fremd und gleich einer Trauerweide fühlen,
die Liebe aber ist dort hinaus gegangen, wo
Wind ihre Segel wieder füllt,
sodass sie wiederkehren kann
und unsere sehnsüchtigen Instrumente
aufs Neue zum Klingen bringt.

Was sollen wir tun, während wir warten?

Wir werden natürlich weinen –
etwas so Schönes wie die Liebe
hinterlässt ein klaffendes Loch, wenn sie nicht mehr da ist.

Wir werden die Liebe als Erinnerung in unserem Herzen bewahren
und zärtlich und mitfühlend
mit uns selbst warten,
wenn wir fragend und zweifelnd umherirren,
bis wir uns erinnern:
»Die Liebe kehrt immer wieder.«

Wie dankbar bin ich dafür, dass ich meine Trauer wiederentdeckt habe und für die vielen Begegnungen der Liebe, die sie mir gebracht hat. Durch das Trauern und die offenherzige Kommunikation mit anderen habe ich gelernt, dass die Liebe meine allumfassende Domäne ist, selbst wenn Wut, Angst oder Scham im Vordergrund stehen. Ich weiß, dass ich wieder zur Liebe zurückkehren werde, wenn ich meine unterschiedlichen Gefühle des Getrenntseins und des Leidens wirksam empfunden, zum Ausdruck gebracht oder kommuniziert habe. Mein Gedicht *Puero Scorpio*, das ich geschrieben habe, als ich aus meiner ersten dunklen Seelennacht wieder auftauchte, beschreibt meine Erfahrung, dass ich unweigerlich zur Liebe zurückkehren werde.

Ich wurde einsam geboren,
um die Ruinen des emotionalen Hungers zu durchstreifen,
auf der Suche nach Liebe
mit endlosen Qualen, denn es war nie genug.
Ich bin ein Erbauer von Bauwerken,
die unberechenbar von den Gerüsten
in Ruinen ihrer Grundmaterialien stürzen,
die darum betteln, recycelt zu werden in meinen endlosen
Versuchen,
mit den allgegenwärtigen
Wechseln der Szenerien des Lebens
fertig zu werden.
Ich wurde geboren, um zu leiden
und Zeuge der mit Teppichen verhangenen Risse meines Herzens zu sein.
Ich wurde mit gebrochenem Herzen
und ohne Liebe geboren
und viele Male einfach nur gebrochen.
Und doch, herrlicher Gott,
preise ich dich
und staune über den Geist, den du mir gabst,
der sich immer wieder
neu erhebt,
um etwas Neues oder Altes zu entdecken,
das mich einfach
zum Frohlocken bringt.
Oh, wie sehr liebt Gott das Kind!
und schenkt uns allen ein ewiges Kind,
mit dem wir überschäumend, ewig
wiedergeboren werden und unsere funkelnde Freude
neu erblühen lassen;
mit dem wir frisch und neu
in ergreifender Fülle umherwandern,
um noch einmal, mit wunderbarem, erlösten Staunen,
entflammt
auf die erlesene Schönheit
dieses kostbaren Lebens zu blicken.

Unzählige durchs Trauern hervorgerufene Wiedergeburten bestärken meinen Glauben daran, dass ich durch das umfassende Gefühl für die Liebe in meinem Herzen, das sich als Dankbarkeit für das Leben manifestiert, immer wieder neu erlöst werde. Ich liebe es, wie diese Dankbarkeit im Gebet des Heiligen Augustinus beschrieben wird:

> Frage die Schönheit der Erde,
> die Schönheit des Meeres,
> die Schönheit der Luft, die sich ausdehnt und sich verbreitet,
> die Schönheit des Himmels,
> die Ordnung der Sterne,
> die Sonne, die mit ihrem Glanz den Tag erhellt;
> Frage den Mond, der mit seinem Schein die Finsternis der Nacht mäßigt,
> die wilden Tiere, die sich im Wasser bewegen,
> auf Erden wandeln,
> in der Luft fliegen;
> Frage die Seelen, die sich verbergen,
> Leiber, die sich zeigen,
> Sichtbares, das sich leiten lässt,
> Unsichtbares, das leitet.
> Frage sie,
> Alle antworten dir: Schau, wie schön wir sind.
> Ihre Schönheit ist ein Bekenntnis.
> Wer hat diese der Veränderung unterliegenden Dinge gemacht,
> wenn nicht der Schöne,
> der der Veränderung nicht unterliegt?

Und so schließe ich dieses Buch und hoffe, dass Sie dem Beispiel von William Butler Yeats folgen:

> Ich bin bereit, bei allem,
> Komme was da wolle,
> In Tat und Geist
> Mich bis zum Kern zu wagen,
> Mit jedem Schicksal mich zu messen und mein Los zu tragen!
> Hat einer so wie ich die Reue erst verjagt,
> Fließt eine tolle,
> So große Süße durch die Brust,
> Dass alles, worauf wir blicken, gesegnet
> Und wir von allem gesegnet,
> Sodass wir lachen und singen vor Lust.

Mögen Sie betend die Gnade erhalten, die in diesem Auszug aus Jack Kornfields Gedicht *Mother of Mercy Meditation* zum Ausdruck kommt:

> Mögen alle Wesen frei von Leiden sein.
> Mögen die Herzen aller Wesen offen sein für ihren Schmerz …
> Mögen alle Wesen in Frieden sein.
> Mögen alle Wesen die Schatten der Vergangenheit im Licht
> der heilenden Gegenwart auflösen.
> Mögen wir alle in Barmherzigkeit leben und füreinander sorgen.
> Und mögen wir alle einander in uns selbst schätzen lernen.

Anhang A

Eine Übersicht zur Bewertung von elterlicher Misshandlung und Vernachlässigung (Kapitel 8 enthält eine ausführlichere Darstellung dieser Kategorien.)

Misshandlung

VERBALE

Beschimpfungen, destruktive oder ungerechtfertigte Kritik, Sarkasmus, Hänseleien, verbale Erniedrigung, Verleumdung, Herabsetzung, Lügen, Doppelbotschaften, Doppelmoral: »Tu, was ich sage, nicht, was ich tue.«

SEELISCHE

Religiöse Erziehung, die besagt, dass ein Kind von Grund auf schlecht ist, die Freuden des Lebens sündig sind oder dass Gott ein strafendes Wesen ist. Überzeugungen, die gesunde Teile des Selbst mit Scham belegen wie Sexualität oder ein ausgeglichenes Eigeninteresse. Erbsünde. Ewige Verdammnis. Fundamentalismus.

Vernachlässigung

VERBALE

Die »Keine-Diskussion«-Regel. Die fehlende Bereitschaft, sich immer wieder auf Gespräche einzulassen. Kein Zulassen von Fragen. Der »emotional abwesende Vater«. »Kinder sollten gesehen und nicht gehört werden.«

SEELISCHE

Fehlende Anleitung zum Gebet oder zur Meditation, um sich mit einer liebenden Höheren Macht zu verbinden, an die man sich um Gnade, Hilfe oder Segen wenden kann. Versagen, das grundsätzlich Gute im Kind zu erkennen oder sein seelisches Wachstum zu unterstützen. Keine Unterrichtung und kein Vorleben von ethischen Maßstäben und »richtigem Handeln«.

Misshandlung

EMOTIONALE

Wut abladen und Beschämen durch Gesichtsausdruck, Körpersprache, Schreien oder erregten Tonfall. Jähzorn, Hass, Erniedrigung, Beschämung, Einschüchterung. Emotionaler Inzest: das Kind für die emotionalen Gefühle der Eltern benutzen. Bestrafung für emotionalen Ausdruck. »Jungs weinen nicht.« »Liebe Mädchen werden nicht böse.«

PHYSISCHE

Die meisten körperlichen Bestrafungen: Ohrfeigen, Schläge, Haareziehen, wiederholte wütende oder heftige Schläge. Sexueller Missbrauch. Überdisziplinierung oder Überbeanspruchung des Kindes. Verbot zu spielen. Das Kind zu einer »menschlichen Maschine« statt zu einem menschlichen Wesen machen.

Vernachlässigung

EMOTIONALE

Mangel an Zärtlichkeit, Wärme, Mitgefühl, herzzentrierter emotionaler Liebe. Desinteresse und mangelnde Fürsorge. Mangelnde Empfänglichkeit für die Gefühle des Kindes. Kein Zulassen von gesunder Wut. Keine Entschuldigung für Ungerechtigkeiten. Kein vorbildhaftes gesundes Ausdrücken von Gefühlen. Kein Humor und keine Freude.

PHYSISCHE

Schlechte Gewohnheiten in Bezug auf Körperpflege, Ernährung, Schlaf oder Bewegung. Mangel an Berührungen oder anderem gesundem körperlichem Umgang. Toxische Atmosphäre, die zu permanenter Anspannung, Flachatmung, Hypervigilanz oder Dissoziation führt (siehe Kapitel 6). Fernsehen als Babysitter. Keine Erziehung zu gesunden Arbeitsgewohnheiten und Disziplin.

*Überblick über gesunde elterliche Erziehungspraktiken und -fähigkeiten**

Verbale Förderung: Eifrige Teilnahme am Gespräch. Großzügiges Lob und positives Feedback. Bereitschaft, alle Fragen zu beantworten. Unterrichtung, Vorlesen von Geschichten, Bereitstellung von Mitteln für die weitere sprachliche Entwicklung.

Seelische Förderung: Erkennen und Bestätigen der grundlegend guten und liebevollen Natur des Kindes. Anregende Erlebnisse voll Freude, Spaß und Liebe, um dem Kind das Gefühl zu vermitteln, dass das Leben ein Geschenk ist. Spirituelle oder philosophische Anleitung, um dem Kind zu helfen, schmerzhafte Aspekte des Lebens zu integrieren. Förderung des kreativen Selbstausdrucks des Kindes. Häufiger Kontakt mit der Natur.

Emotionale Förderung: Begrüßen und Wertschätzen des gesamten emotionalen Ausdrucks. Vorbild für nicht beleidigende Gefühlsäußerungen sein. Anleitung zur sicheren Wutäußerung, ohne sich selbst oder andere zu verletzen (siehe Kapitel 5). Liebe, Wärme, Zärtlichkeit und Mitgefühl. Tränen als Ausdrucksmöglichkeit von Verletzungen zulassen. Sichere Zuflucht bieten. Humor.

Körperliche Förderung: Gesunde Ernährung und ein ausgewogener Schlafrhythmus. Anleitung zur Körperpflege, Disziplin und Verantwortung. Unterstützung des Kindes bei der Entwicklung von Hobbys, externen Interessen und einem eigenen, persönlichen Stil. Hilfe bei einem ausgeglichenen Verhältnis von Ruhe, Spiel und Arbeit.

* Wo immer es praktisch möglich ist, können sich die Überlebenden diese Formen der Fürsorge selbst geben, wenn diese in der Kindheit vermisst wurden. Kapitel 9 bietet eine praktische Anleitung, um dies zu erreichen.

Anhang B

*Die Menschheitscharta des Rechts auf Selbstausdruck**

1. Ich habe das Recht, dass man mir mit Respekt zuhört.
2. Ich habe das Recht, nein zu sagen, Grenzen zu setzen und diese selbst zu bestimmen.
3. Ich habe das Recht, Fehler zu machen.
4. Ich habe das Recht, eigene Bedürfnisse, Gefühle, Meinungen, Überzeugungen, Interessen und Vorlieben zu haben. Ich habe das Recht, zu mögen, was ich mag, und zu wollen, was ich will.
5. Ich habe das Recht, meine Meinung zu ändern. Ich habe das Recht, mich für eine andere Vorgehensweise zu entscheiden.
6. Ich habe das Recht, mit anderen darüber zu verhandeln, was sich ändern sollte.
7. Ich habe das Recht, um emotionale Unterstützung oder Hilfe zu bitten, wobei ich akzeptiere, dass es Grenzen gibt, wie viel ich von jemandem außer mir selbst erwarten kann.
8. Ich habe das Recht, wütend zu sein und dies in nicht beleidigender Weise zum Ausdruck zu bringen
9. Ich habe das Recht, mich gegen Sarkasmus, destruktive Kritik und ungerechte Behandlung zu wehren.
10. Ich habe das Recht, die Verantwortung für die Probleme anderer zurückzuweisen.
11. Ich habe das Recht, mich ambivalent zu fühlen und manchmal paradox zu denken oder zu handeln.
12. Ich habe das Recht, manchmal nichts zu tun, Zeit zu vergeuden und mich zu weigern, vom Druck permanenter Produktivität dominiert zu werden.
13. Ich habe das Recht, unvernünftig zu sein, solange ich niemanden damit in Gefahr bringe.
14. Ich habe das Recht, zu spielen und gelegentlich kindisch und unreif zu sein.
15. Ich habe das Recht, mich zu beklagen – über meine eigenen Probleme und über die existenziellen Ungerechtigkeiten des Lebens.

16. Ich habe das Recht, meine eigenen Entscheidungen zu treffen und ungebetenen Rat zurückzuweisen.
17. Ich habe das Recht, mich in einem entspannten Tempo zu bewegen, wann immer dies möglich ist.
18. Ich habe das Recht, erfolgreich zu sein und stolz auf meine Leistungen zu sein.
19. Ich habe das Recht, mich selbst zu mögen und stolz auf meine Einzigartigkeit zu sein.
20. Ich habe das Recht zu sagen: »Ich weiß es nicht«, »Ich verstehe es nicht« oder »Es ist mir egal«.
21. Ich habe das Recht, den Vorschlägen in diesem Buch zu folgen oder sie zu missachten.

*Adaptiert und erweitert von den »Bill of Assertive Human Rights« in Manuel J. Smiths *Sag nein ohne Skrupel* und »The Bill of Rights« in Gravitz und Bowden's *Recovery: A Guide for Adult Children of Alcoholics.*

Anhang C

*Affirmationen für das Reparenting des inneren Kindes**

> *Gedanken – reine Gedanken – haben nur die Energie von elektrische Batterien – für den einen gut wie das Sonnenlicht, für den anderen schädlich wie Gift*
>
> — Frances Hodgson Burnett

Baby

Willkommen in der Welt.
Ich bin so froh, dass du geboren bist.
Du bist absolut perfekt, so wie du bist.
Ich bin froh, dass du ein Junge/Mädchen bist.
Es ist eine Freude, dich anzuschauen.
Du bist ein Geschenk an die Welt.
Ich liebe, wer du bist.

Kleinkind

Alle deine Gefühle sind für mich in Ordnung.
Du kannst dich für alles interessieren.
Ich liebe es, dir beim Erforschen zuzuschauen.
Ich freue mich immer, dich zu sehen.
Du kannst die Dinge so oft tun, wie du willst.
Du kannst mögen, was du magst, und wollen, was du willst.
Ich mag es, wenn du Nein sagst.
Ich mag es, wenn du mir klarmachst, wenn ich deine Gefühle verletzt habe.

Du kannst alleine losziehen oder mit mir zusammen sein, sooft du willst.
Es ist in Ordnung, wenn du wütend bist, und ich lasse nicht zu, dass du dich oder andere verletzt, wenn du dich so fühlst.
Ich liebe, wer du bist.

Vorschulkind

Ich liebe es, wie du sprichst, und ich höre dir gerne zu.
Ich liebe es, wie du singst und tanzt.
Ich mag es, wie du für dich selber denkst.
Du kannst zur gleichen Zeit denken und fühlen.
Du kannst Fehler machen – sie sind deine Lehrer.
Du kannst wissen, was du brauchst und um Hilfe bitten.
Du kannst so viele Fragen stellen, wie du willst.
Du kannst deine eigenen Vorlieben und deinen eigenen Geschmack haben.
Ich liebe, wer du bist.

Schulkind

Es ist immer eine Freude, dich zu sehen und mit dir zusammen zu sein.
Es ist wunderbar, sich mit dir zu unterhalten.
Du kannst dich auf deine Intuition verlassen, dass sie dir bei deinen Entscheidungen hilft.
Ich liebe es, wie du deine eigenen Ideen und Meinungen hast.
Du kannst deine eigenen Werte bestimmen.
Ich liebe es, wie du um das bittest, was du willst und brauchst.
Du kannst deine Freunde selbst aussuchen und musst nicht jeden mögen.
Du kannst lernen, wann und wie man anderer Meinung sein kann.
Du kannst dir selbst und anderen gegenüber fair sein.
Du kannst dich manchmal konfus und ambivalent fühlen und nicht alle Antworten kennen.
Ich bin sehr stolz auf dich.
Ich liebe, wer du bist.

*Adaptiert und erweitert von John Bradshaws PBS-Fernsehserie über die dysfunktionale Familie

Danksagung

Ich danke den vielen Freunden, Klienten, Lehrern, Therapeuten und Autoren, deren heilende Wirkung sich direkt und indirekt in diesem Buch widerspiegelt. Ich hatte das Glück, eine Reihe von liebevollen, herzzentrierten Therapeuten zu haben: Jo Gaha, Derek Simmonds, Will Schutz, Bob Rosenbush und Lisa Schiffer – sowie liebevolle Therapeuten-Freunde: Jude Gee, Deb Bonham, Maria Cogburn, Leah Lazar, Randi Myrseth und Nancy Ashworth. Ich danke euch allen für eure heilende Liebe und euren wunderbaren Einfluss, indem ihr mich dabei unterstützt habt, das grundlegende Recht auf Wertschätzung meiner Gefühle und meines Selbst einzufordern. Ich danke euch auch für eure positive Wirkung auf meine Entwicklung als Psychotherapeut.

Ich möchte auch all den psychologischen und spirituellen Theoretikern meine Anerkennung aussprechen, deren Ideen in diesem Buch von zentraler Bedeutung sind. Viele werden uns durch moderne Befürworter z. B. der psychologischen Ideen von Freud und Jung sowie der spirituellen Lehren von Buddha und Laotse vermittelt. Die prägendsten von ihnen waren für mich Ken Wilber, Alice Miller, Elizabeth Kübler-Ross, Sheldon Kopp, Stephen Levine, Steven Arroyo, Alan Watts, Will Schutz, John Bradshaw, Irwin Yalom, Bryan Whittine, Walt Whitman sowie alle, die in der Bibliografie aufgeführt sind.

Außerdem habe ich zahlreiche Auszüge aus Stephen Mitchells wunderbarer Anthologie sakraler Poesie *The Enlightened Heart* verwendet sowie aus der Anthologie: *The Rag and Bone Shop of the Heart* von Robert Bly, James Hillman und Michael Meade.

Ich entschuldige mich bei allen, deren Ideen ich unbewusst verwendet und die ich nicht erwähnt habe, und sage Dank an Gott für die einzigartigen Formulierungen, die direkt in mein Bewusstsein gelangt sind.

Ich bin auch allen erwachsen gewordenen Kindern aus dysfunktionalen Familien – Freunden und Klienten – dankbar, die ihre schmerzlichen Geschichten mit mir geteilt haben. Danke, dass ich dadurch meine Beobachtungen über die Erziehungskrise in unserer Kultur untermauern konnte.

Dank auch an Robin Bishop für seine redaktionelle Unterstützung; er hat diesem Buch zu einem sehr entscheidenden Zeitpunkt Leben eingehaucht und es auf wertvolle Weise bereichert. Vielen Dank auch an meine guten Freundinnen Marilyn Clemo und Leah Lazar für ihre unschätzbare Hilfe bei der Bearbeitung.

Bibliografie

Abrams, Jeremiah (ed). Reclaiming the Inner Child, Los Angeles: Jeremy P. Tarcher, Inc., 1990.

Bach, George and Goldberg, Herb. Creative Aggression, New York: Avon, 1975.

Beaver, Daniel. Beyond The Marriage *Fantasy*, New York: Harper & Row, 1982.

Bender, Sheila. *Love From The Coastal Route*, Seattle: Puckabush Press, 1991.

Bettelheim, Bruno. *Ein Leben für Kinder. Erziehung in unserer Zeit*, Frankfurt: Büchergilde Gutenberg, 1987.

Bradshaw, John. *Wenn Scham krank macht: Verstehen und Überwinden von Schamgefühlen*, München: Knaur MensSana TB, 2006.

_______. *Bradshaw: On The Family*, Deerfield Beach, Fla: Health Communications, 1988.

Branden, Nathaniel. *How To Raise Your Self-Esteem*, New York: Bantam, 1987.

Briggs, Dorothy Corkville. *Your Child's Self-Esteem*, New York: Dolphin, 1975.

Brooks, C. *The Secret Everyone Knows*, San Diego: Kroc Foundation, 1980.

Campbell, Susan. *The Couple's Journey*, San Luis Obispo, Ca.: Impact Publishers, 1981.

Covitz, Joel. *Emotional Child Abuse: The Family Curse*, Boston: Sigo Press, 1986.

Faber, Adelle and Mazlish, Elaine. *How to Talk So Kids Will Listen and Listen So Kids Will Talk*, New York: Rawson, Wade Publishers, 1980.

Forward, Susan. *Betrayal of Innocence*, New York: Penguin, 1970.

Frey, William H., III. *Crying: The Mystery of Tears*, New York: Harper & Row, 1987.

Fromm, Erich. *Die Kunst des Liebens*, Berlin: Ullstein Verlag, 2017.

Fromm-Reichmann, Frieda. *Principles of Intensive Psychotherapy*, Chicago: University of Chicago Press, 1950.

Glendenning, Chellis. *My Name Is Chellis & I'm Recovering from Western Civilization*, Boston: Shambala, 1994.

Golas, Thadeus. *Der Erleuchtung ist es egal, wie du sie erlangst*, Basel: Sphinx Verlag, 1995.

Gravitz, Herbert and Bowden, Julie. *Recovery: A Guide For Adult Children Of Alcoholics*, New York: Simon & Schuster, 1985.

Guntrip, Harry. *Psychoanalytic Theory, Therapy, and the Self*, New York: Basic Books, 1971.

Hazelden. *Hazelden's Meditations*, San Francisco: Hazelden, 1985.

Hazelton, Lesley. *Dein Recht, dich schlecht zu fühlen. Mit Alltags-Depressionen leben*, München: Goldmann Verlag, 1995.

Hendrix, Gay. *Learning To Love Yourself*, New York: Prentice Hall Press, 1987.

Hoffman, Bob. *Getting Divorced from Mother & Dad*, New York: E. P. Dutton, 1976.

Houston, Jean. *The Possible Human*, Los Angeles: Jeremy Tatcher, 1982.

Jeffers, Susan. *Selbstvertrauen gewinnen: Die Angst vor der Angst verlieren*, München: Kösel, 2017.

Jung, Carl. *Erinnerungen, Träume, Gedanken*, Düsseldorf: Patmos Verlag, 2011.

Kopp, Sheldon. *Triffst du Buddha unterwegs*, Frankfurt: Fischer Verlag, 2011.

Kornfield, Jack. *Frag den Buddha – und geh den Weg des Herzens. Was uns bei der spirituellen Suche unterstützt*, München: Kösel Verlag, 2017.

Kübler-Ross, Elizabeth. *Interviews mit Sterbenden*. Freiburg: Verlag Herder, 2014.

Laing, R. D. *The Voice Of Experience*, New York: Pantheon Books, 1982.

Leech, Peter and Singer, Zeva. *Acknowledgement: Opening to the Grief of Unacceptable Loss*, Missoula, Mt: Zeva Singer, 1988.

Levine, Stephen. *Who Dies: Wege durch den Tod*, Bielefeld: Kamphausen Media GmbH, 2018.

_______. *Meetings At The Edge*, Garden City, New York: Anchor Press, 1984.

Love, Patricia. *The Emotional Incest Syndrome*, New York: Bantam, 1990.

Lowen, Alexander. *Bioenergetics*, New York: Coward, McCann, 1970.

Marris, Peter. *Loss and Change*, Garden City, New York: Anchor, 1975.

May, Rollo. *Love and Will*, New York: W. W. Norton, 1969.

McClelland, W. Robert. *God our Loving Enemy*, Nashville: Abingdon, 1982.

Meade, Michael, Robert Bly and James Hillman. *The Rag and Bone Shop of the Heart*, New York: Harper, 1992.

Middleton-Moz, Jane. *After the Tears: Reclaiming the Personal Losses of Childhood*, Deerfield Beach, Florida: Health Communications, Inc., 1986.

Miller, Alice. *Am Anfang war Erziehung*, Berlin: Suhrkamp, 1983.

_______. *Du sollst nicht merken. Variationen über das Paradies-Thema*, Berlin: Suhrkamp, 1983.

_______. *Das Drama des begabten Kindes und die Suche nach dem wahren Selbst*, Berlin: Suhrkamp, 2012.

Mitchell, Stephen. *The Enlightened Heart*, New York: Harper, 1989.

Missildine, W. Hugh. *Your Inner Child of the Past*, New York: Simon and Schuster, 1963.

Monroe, Herbie. *Wisdoms of a Dog Scholar*, Sydney: Unpublished, 1982.

Moore, Thomas. *Der Seele Raum geben: Wie Leben gelingen kann*, München: Claudius Verlag, 2010.

Norwood, Robin. *Wenn Frauen zu sehr lieben*, Hamburg: Rowohlt Verlag, 1990.

Oliver, Mary. *New And Selected Poems*, Boston: Beacon Press, 1992.

Peck, M. Scott. *Der wunderbare Weg: Eine neue spirituelle Psychologie*, München: Goldmann Verlag, 2004.

Roth, S. *Psychotherapy: The Art of Wooing Nature*, Northvale, NJ: Jason Aronson, 1987.

Rubin, Theodore. *Sich selbst annehmen. Der Weg vom Selbsthaß zum positiven Ich*, München: MVG Verlag, 1989.

_______. *Mach deinem Ärger Luft*, München: MVG Verlag, 1989.

Rumi. *Open Secret*, translated by John Moyne and Coleman Barks. Putney, Vermont: Threshold Books, 1984.

Satir, Virginia. *Familienbehandlung: Kommunikation und Beziehung in Theorie, Erleben und Therapie*, Freiburg: Lambertus, 2003.

Schatzman, M. *Soul Murder: Persecution in the Family*, New York: Jason Aronson, 1973.

Schaef, Anne Wilson. *Im Zeitalter der Sucht: Wege aus der Abhängigkeit*, München: DTV Verlag, 2007.

Schutz, Will. *Profound Simplicity*, New York: Bantam, 1979.

Semrad, E. Semrad, *The Heart of a Therapist*, ed. S. Rako and H. Mazer. New York: Jason Aronson, 1980.

Shain, M. *Hearts That We Broke A Long Time Ago*, New York: Bantam, 1982.

Smalley, Stuart. *I'm Good Enough, I'm Smart Enough, and Doggone It, People Like Me*, New York: Dell, 1992.

Smith, Manuel. *Sag nein ohne Skrupel*, München: MVG Verlag, 2005.

Short, Susanne. *Understanding Our Childhood: The Hidden Secret*, Psychological Perspectives, Fall, 1989.

Stein, Robert M. *Incest and Human Love: The Betrayal of the Soul*, Dallas: Spring Publications, 1973.

Stone, Hal and Sidra. *Du bist richtig. Mit der Voice-Dialogue-Methode den inneren Kritiker zum Freund gewinnen*, München: Heyne Verlag, 1995.

Vachss, Andrew. *You Carry The Cure in Your Heart*, Parade, Aug. 28, 1994.

Viorst, Judith. *Necessary Losses*, New York: Ballantine, 1986.

Walker, Alice. *Her Blue Body Everything We Know*, New York: Harcourt Brace Jovanovich, 1991.

Walker, Pete. *The Tao of Existential-Transpersonal Psychology*, Oakland: Unpublished Thesis, 1985.

Watts, Alan. *In My Own Way*, New York: Random House, 1972.

Whitman, Walt. *Leaves of Grass*, New York: Signet, 1958.

Wilber, Ken. *Wege zum Selbst: Östliche und westliche Ansätze zu persönlichem Wachstum*, München: Goldmann Verlag, 2008.

Woodman, Marion. *The Pregnant Virgin: A Process of Psychological Transformation*, Toronto: Inner City Books, 1985.

Yalom, Irvin. *Existential Psychotherapy*, New York: Basic Books, 1980.

Index

M

N

P

R

S

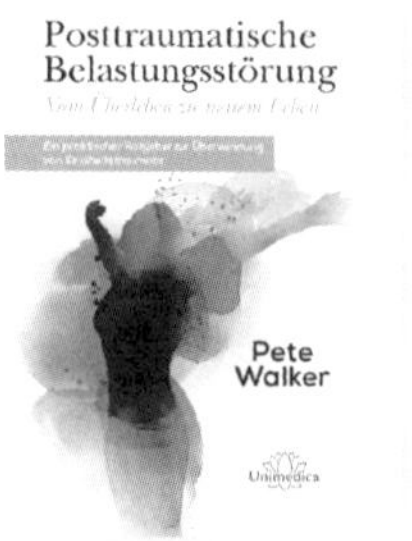

Pete Walker

POSTTRAUMATISCHE BELASTUNGSSTÖRUNG

Vom Überleben zu neuem Leben

360 SEITEN, GEB., € 22,80

Eine komplexe Posttraumatische Belastungsstörung (K-PTBS) ist weder angeboren noch charakterbedingt. Von dieser grundlegenden These ausgehend, hat der Autor und Therapeut PETE WALKER seinen einzigartigen multimodalen Ansatz zur (Selbst-)Hilfe entwickelt, der ihn international bekannt machte. Geschrieben aus der Sicht eines Betroffenen und eines zugleich hoch spezialisierten Therapeuten, vereinigt Walker in diesem Buch Authentizität und fachliche Kompetenz zu einem eigenständigen methodischen Konzept, das unzähligen Betroffenen bereits neue Lebensqualität geschenkt hat.

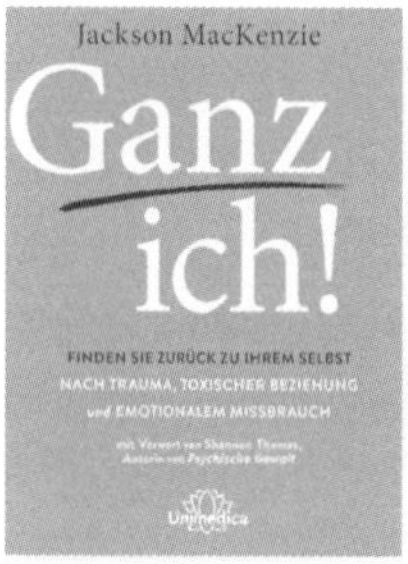

Jackson MacKenzie

GANZ ICH!

Finden Sie zurück zu Ihrem Selbst nach Trauma, toxischer Beziehung und emotionalem Missbrauch

280 SEITEN, GEB., € 22,80

JACKSON MACKENZIE hat über seine Plattform PsychopathFree.com bereits Millionen von Betroffenen geholfen, die Erfahrungen einer toxischen Beziehung mit Borderlinern, Narzissten oder Soziopathen zu verarbeiten. In GANZ ICH! legt er seine eigenen Verletzungen offen und zeigt seinen persönlichen Weg zur seelischen Heilung.

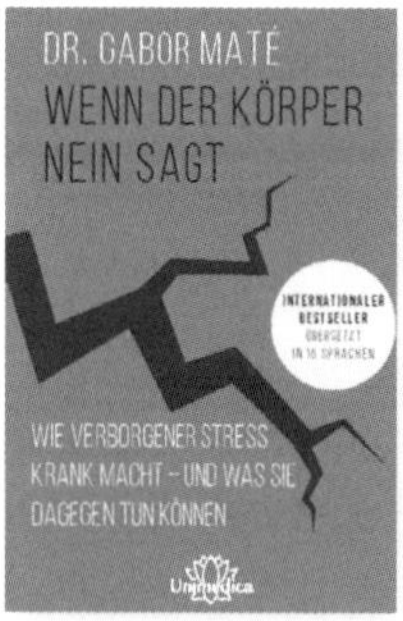

Dr. Gabor Maté

WENN DER KÖRPER NEIN SAGT

Wie chronischer Stress krank macht und was Sie dagegen tun können

328 SEITEN, GEB., € 24,80

Kann ein Mensch buchstäblich an Einsamkeit sterben? Gibt es einen Zusammenhang zwischen der Fähigkeit, Gefühle auszudrücken, und Alzheimer? Gibt es so etwas wie eine »Krebspersönlichkeit«? Das Buch WENN DER KÖRPER NEIN SAGT von DR. GABOR MATÉ stützt sich auf wissenschaftliche Forschungsergebnisse und die jahrzehntelange Erfahrung des Autors als praktizierender Arzt. Das Buch gibt Antworten auf diese und andere wichtige Fragen zur Bedeutung der Leib-Seele-Einheit in Bezug auf Krankheit und Gesundheit sowie auf die Rolle, die Stress, Stressbewältigung und die individuelle emotionale Verfassung bei vielen häufig vorkommenden Krankheiten spielen.

WEITERE TITEL IM UNIMEDICA VERLAG

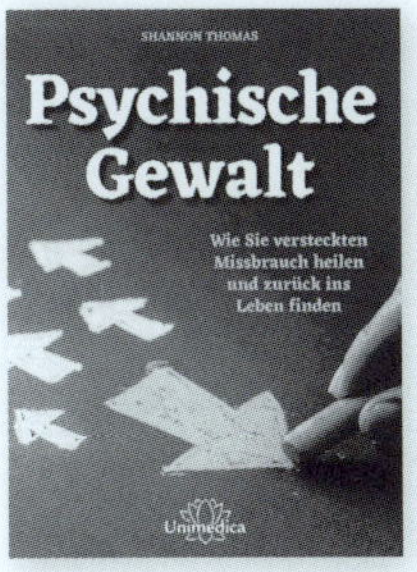

Shannon Thomas

PSYCHISCHE GEWALT

Wie Sie versteckten Missbrauch heilen und zurück ins Leben finden

304 SEITEN, GEB., € 19,80

Psychischer Missbrauch findet sich überall. Er hinterlässt keine blauen Flecken oder Knochenbrüche, ist aber genauso erschütternd wie physische Gewalt. Dieser Heilungsplan, mit dem SHANNON THOMAS bereits zahlreiche Betroffene zurück ins Leben führen konnte, hat bei Therapeuten und Medizinern weltweit für großes Aufsehen gesorgt. Das ausführliche Tagebuch zur Selbstreflexion gibt eine klare Anleitung für alle, die nach den traumatischen Erfahrungen psychischer Gewalt nach seelischer Heilung suchen.

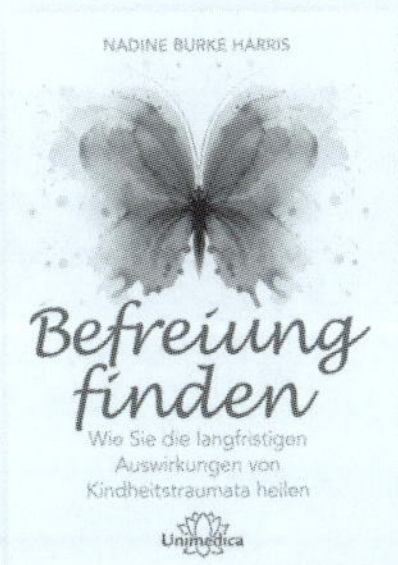

Nadine Burke Harris

BEFREIUNG FINDEN

Wie Sie die langfristigen Auswirkungen von Kindheitstraumata heilen

312 SEITEN, GEB., € 19,80

Die erstaunliche Erkenntnis dieses Buches ist, wie tief unser Körper von Kindheitstraumata geprägt werden kann: Sie verändern unsere biologischen Systeme und halten ein Leben lang an. Aber das Buch gibt Hoffnung: Sechs Werkzeuge - Schlaf, psychische Gesundheit, gesunde Beziehungen, sportliche Betätigung, Ernährung und Achtsamkeit durch Meditation — sind entscheidend, um Befreiung von negativen Kindheitserfahrung zu finden. Damit klärt dieser Ratgeber nicht nur über schwere soziale Missstände auf, sondern bietet Betroffenen auch praktische Hilfe.

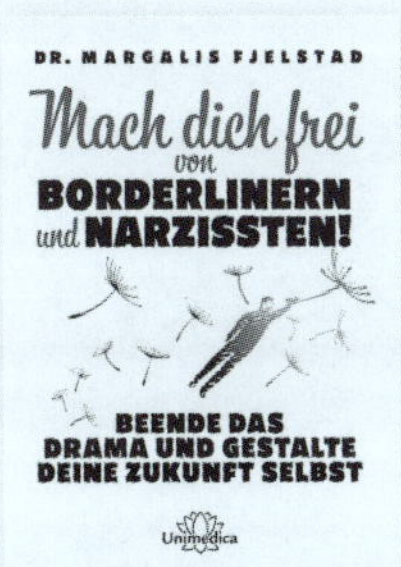

Dr. Margalis Fjelstad

MACH DICH FREI VON BORDERLINERN UND NARZISSTEN!

Beende das Drama und gestalte deine Zukunft selbst

264 SEITEN, GEB., € 24,80

MENSCHEN MIT BORDERLINE- ODER NARZISSTISCHER PERSÖNLICHKEITSSTÖRUNG SIND MEISTER DER MANIPULATION. IN MACH DICH FREI VON BORDERLINERN UND NARZISSTEN BESCHREIBT DIE ERFAHRENE PSYCHOTHERAPEUTIN DR. MARGALIS FJELSTAD